Wallwiener ▪ Grischke ▪ Brucker ▪ Taran ▪ Bastert

Gynäkologische Onkologie

8. Auflage

Mit Beiträgen von

Harald Abele
Michael Bamberg
Hubert J. Bardenheuer
Matthias W. Beckmann
Kristin Bosse
Sara Y. Brucker
Stefan Buchholz
Claus D. Claussen
Günter Emons
Tanja Fehm
Falko Fend
Bernd Gerber
Gerald Gitsch
Eva-Maria Grischke
Markus Hahn
Monika Hampl
Andreas Hartkopf
Annette Hasenburg
Gisela Helms
Melanie Henes
Daniel Herr
Hajo Herzog
Peter Hillemanns
Jürgen Hoffmann
Anne K. Höhn
Markus Hoopmann
Lars-Christian Horn
Jutta Hübner
Jens Huober
Thomas Iftner
Atanas Ignatov
Fritz Jänicke
Wolfgang Janni
Ingolf Juhasz-Böss
Karl O. Kagan
Jens Keßler
Ludwig Kiesel
Rainer Kimmig
Martin C. Koch
Friedrich Kommoss
Stefan Kommoss
Hans-Georg Kopp
Bernhard Krämer
Thorsten Kühn
Christian la Fougère
Barbara Lawrenz
Sigurd F. Lax
Bianca Lederer
Dinah Lier
Sibylle Loibl
Michael P. Lux
Patrizia Marini
Mario Marx
Alfred O. Mueck
Volkmar Müller
Christoph Mundhenke
Felix Neis
Klaus J. Neis
Huu Phuc Nguyen
Konstantin Nikolaou
Martin K. Oehler
Olaf Ortmann
Karoline Pfeiffer
Stefan P. Renner
Kerstin Rhiem
Olaf Rieß
Achim Rody
Christian Rudlowski
Ingo B. Runnebaum
Jessica Salmen
Norbert Schäffeler
Anton Scharl
Cornelia Scheungraber
Barbara Schmalfeldt
Dietmar Schmidt
Marcus Schmidt
Rita Schmutzler
Andreas Schneeweiss
Florian Schütz
Julia Seitz
Stephan Seitz
Katja C. Siegmann-Luz
Katharina Smetanay
Christof Sohn
Erich-Franz Solomayer
Rainer Souchon
Elena Sperk
Annette Staebler
Elmar Stickeler
Thomas Strowitzki
Florin-Andrei Taran
Martin Teufel
Falk C. Thiel
Philipp Wagner
Uwe Wagner
Christina B. Walter
Diethelm Wallwiener
Markus Wallwiener
Nicola Weidner
Frederik Wenz
Isabell Witzel
Achim Wöckel
Linn Wölber
Stephan Zipfel
Daniel Zips
Wolfgang Zubke

Gynäkologische Onkologie

8., erweiterte und völlig überarbeitete Auflage

Herausgegeben von

Diethelm Wallwiener, Eva-Maria Grischke
Sara Y. Brucker, Florin-Andrei Taran
Gunther Bastert

Unter Mitherausgabe von

Sven Becker, Matthias W. Beckmann, Tanja Fehm, Andreas Hartkopf, Ludwig Kiesel, Heinz Kölbl, Martin K. Oehler, Christof Sohn, Erich-Franz Solomayer, Uwe Wagner, Markus Wallwiener

Begründet von

Heinrich Schmidt-Matthiesen und Gunther Bastert

Mit Prologen von

Olaf Ortmann für die DKG und
Tanja Fehm für die AGO

Mit einem Geleitwort von

Rüdiger Schulz-Wendtland für die DGS

Mit 96 Abbildungen und 52 Tabellen

Zytostatikaschemata von **A**braxane® bis **Y**ondelis®
zusätzlich zum **Download** unter **www.schattauer.de/2415**
Bitte geben Sie den Zugangscode ein:
Wallwiener-2415-8wGbdA

Schattauer

Ihre Meinung zu diesem Werk ist uns wichtig!
Wir freuen uns auf Ihr Feedback unter www.schattauer.de/feedback
oder direkt über QR-Code.

Bibliografische Information der Deutschen Nationalbibliothek
Die Deutsche Nationalbibliothek verzeichnet diese Publikation in der Deutschen Nationalbibliografie; detaillierte bibliografische Daten sind im Internet über http://dnb.d-nb.de abrufbar.

E-Mail: info@schattauer.de
Internet: www.schattauer.de
Printed in Germany

Projektleitung: Eva Wallstein, Stuttgart
Lektorat: Dipl.-Biol. Lars Wilker, Wittmoldt
Umschlagabbildung: © underdogstudios – Fotolia.com; © pixelcaos – Fotolia.com
Satz: Fotosatz Buck, Kumhausen/Hachelstuhl
Druck und Einband: Mayr Miesbach GmbH, Miesbach

Auch als E-Book erhältlich:
ISBN 978-3-7945-6989-2

ISBN 978-3-7945-2415-0

Prolog

Liebe Kolleginnen und Kollegen,
die gynäkologische Onkologie hat in den letzten 10 Jahren erhebliche Innovationen erfahren. Dies ist einerseits durch neue Erkenntnisse aus einer Vielzahl von präklinischen und klinischen Studien bedingt, andererseits hat sich die Versorgungsstruktur in der Onkologie, insbesondere aber auch in der gynäkologischen Onkologie, relevant geändert. Optimales klinisches Handeln erfolgt heutzutage auf Basis der besten verfügbaren Evidenz. Das onkologische Leitlinienprogramm, welches durch die *Deutsche Krebshilfe*, die *Deutsche Krebsgesellschaft*, die *Arbeitsgemeinschaft Deutscher Tumorzentren* und die *Arbeitsgemeinschaft der Wissenschaftlich Medizinischen Fachgesellschaften* getragen wird, ermöglicht eine Prüfung der Evidenz und die Umsetzung klinischer Handlungsempfehlungen in S3-Leitlinien. Diese existieren für das Mammakarzinom und gynäkologische Malignome. Die in Leitlinien formulierten Handlungsempfehlungen sind die Grundlage für Diagnostik, Therapie und Nachsorge in Brustzentren und gynäkologischen Krebszentren. Leitlinien sind somit ein substanzielles und nicht mehr wegzudenkendes Instrument für eine optimale klinische Versorgung von Krebspatienten. Leitlinien können und wollen Lehr- und Fachbücher aber nicht ersetzen. Und nur diese können das Verständnis für Fachwissen schulen und dieses vermitteln. Die **Gynäkologische Onkologie** in der 8. Auflage gibt einen umfassenden Überblick über die gynäkologische Onkologie in allen Facetten. Es werden sowohl Grundlagen als auch die klinische Anwendung von diagnostischen und operativen Methoden von den Autoren vermittelt. Systematisch werden die unterschiedlichen gynäkologischen Malignome dargestellt in der Abfolge Epidemiologie, Ätiologie, Pathologie, Früherkennung, Diagnostik, operative und medikamentöse Behandlungsstrategien, Strahlentherapie, Nachsorge und Rezidivtherapie. Eine Reihe von Kapiteln ist speziellen und klinisch-therapeutischen Schwerpunkten gewidmet. Abschließend erhält der Leser einen Überblick über strukturelle Aspekte der onkologischen Versorgung. Das Buch bietet so eine wertvolle Hilfe bei der klinischen Arbeit und ist darüber hinaus auch hervorragend geeignet, um Kollegen, die in der Fachweiterbildung zum Schwerpunkt gynäkologische Onkologie sind, auf diesem Weg zu begleiten. Ich wünsche allen Leserinnen und Lesern dieses Werks viel Freude bei der Lektüre und bin mir sicher, dass es den von Herausgebern und Autoren gewünschten Nutzen im klinischen Alltag des gynäkologischen Onkologen haben wird.

Prof. Dr. med. Olaf Ortmann
Direktor der Universitätsfrauenklinik Regensburg
Vizepräsident der Deutschen Krebsgesellschaft e. V. (DKG)

Geleitwort

Liebe Kolleginnen und Kollegen,
Forschung und Wissenschaft in Gynäkologie und Geburtshilfe fördern, engagiert für die Brustgesundheit von Frauen arbeiten. Das sind die Ziele der Deutschen Gesellschaft für Senologie e. V. (DGS) sowie der Deutschen Gesellschaft für Gynäkologie und Geburtshilfe e. V. (DGGG). Beide Fachgesellschaften wollen den Erfahrungsaustausch zwischen Wissenschaftlern unterschiedlicher medizinischer Disziplinen sowie Leistungserbringern im Gesundheitswesen anregen.
Sowohl die mit 40 Jahren noch junge DGS als auch die 130-jährige DGGG verstehen sich als Plattform, über die aktuelle medizinische Erkenntnisse für unterschiedliche Facharztgruppen verbreitet werden sollen. Das vorliegende Werk ist ein gelungenes Beispiel dafür, Wissen an alle Kolleginnen und Kollegen – vor allem in der Gynäkologie und onkologischen Gynäkologie – für eine bestmögliche Behandlung ihrer Patientinnen weiterzugeben.
Die **Gynäkologische Onkologie**, die Ihnen nun vorliegt, wurde jetzt zum achten Mal aufgelegt. Das zeigt, wie wichtig – gerade in Zeiten von Dr. Google – ein aktuelles Standardwerk zu gynäko-onkologischem Fachwissen auf Basis des neuesten Leitlinienprogramms ist, mit Unterstützung der *Deutschen Krebsgesellschaft*, der *Deutschen Krebshilfe*, der *Arbeitsgemeinschaft Deutscher Tumorzentren* und der *Arbeitsgemeinschaft der Wissenschaftlich Medizinischen Fachgesellschaften*.
Essenziell zu diesem Buch beigetragen haben Autoren unterschiedlichster Fachgebiete und Spezialisierungen: Gynäkologen, Radiologen, Chirurgen, Internisten, Radioonkologen, Pathologen und Plastische Chirurgen. Sie alle haben ihre onkologische Expertise in den Buchabschnitt „Organbezogene maligne und prämaligne Erkrankungen" eingebracht. Ob Mammakarzinom, Trophoblasterkrankungen oder Zervixkarzinom, alle Entitäten werden strukturiert und übersichtlich – in der Abfolge Epidemiologie, Ätiologie, Vorsorge, Diagnostik, Pathologie und Therapie – dargestellt.
Zum hohen praktischen Nutzen dieses Buches tragen daneben aber auch ausgewählte Kapitel zu speziellen Schwerpunktthemen bei wie „Bone modifying agents", „Schmerztherapie", „Hormonersatztherapie" oder auch „Fertilität, Schwangerschaft und Krebs" im Buchabschnitt „Spezielle klinisch-therapeutische Schwerpunkte".
Für diese 8. Auflage danken möchte ich auch den Herausgebern Prof. Diethelm Wallwiener, Prof. Eva-Maria Grischke, Prof. Sara Y. Brucker, Prof. Florin-Andrei Taran sowie Prof. Gunther Bastert.

Prof. Dr. med. Rüdiger Schulz-Wendtland
Leiter der Gynäkologischen Radiologie
des Radiologischen Instituts des Universitätsklinikums Erlangen
Präsident der Deutschen Gesellschaft für Senologie e. V. (DGS)

Prolog

Liebe Kolleginnen und Kollegen,

15 Jahre sind vergangen seit der letzten Ausgabe des vorliegenden Buches – Jahre, in denen die gynäkologische Onkologie rasante Fortschritte gemacht hat, sowohl hinsichtlich der Qualitätssicherung und Etablierung von Leitlinien als auch in der Optimierung der klinischen Versorgung. Im Nachfolgenden möchte ich nur einige Meilensteine nennen. Mittlerweile sind in Deutschland die zertifizierten Brust- und Genitalkrebszentren gelebte Realität. Die Mehrzahl der Patientinnen wird inzwischen in solchen spezialisierten Zentren behandelt. Eine Vielzahl von interdisziplinär erstellten Leitlinien trägt dazu bei, dass evidenzbasierte Diagnostik-, Therapie- und Nachsorgepfade für Patientinnen mit gynäko-onkologischen Krankheitsbildern etabliert werden konnten. Die Ergebnisse von klinischen Studien nationaler und internationaler Studiengruppen haben sowohl die operative als auch die medikamentöse und Strahlentherapie (z. B. intraoperative Strahlentherapie, Hypofraktionierung) bei gynäko-onkologischen Krankheitsbildern revolutioniert. So gehört die standardmäßige Axilladissektion beim Mammakarzinom der Vergangenheit an. Vor dem Hintergrund einer verstärkt zum Einsatz kommenden neoadjuvanten Therapie nimmt die operative Radikalität des Mammakarzinoms immer weiter ab. Minimalinvasive OP-Techniken gewinnen zunehmend an Bedeutung in der operativen Therapie des Endometrium- und Zervixkarzinoms. Zielgerichtete Systemtherapien sind fester essenzieller Bestandteil in innovativen Therapiekonzepten. Darüber hinaus orientieren sich medikamentöse Therapiekonzepte nicht mehr allein an klinisch-pathologischen Faktoren, sondern berücksichtigen zunehmend molekulare Subtypen, molekularbiologische Risikoprofile und prädiktive Marker. Dies ist vor allem das Verdienst intensiver Forschungsbemühungen und der routinemäßigen Integration von Biobanking und translationalen Begleitprogrammen im Rahmen klinischer Therapiestudien. Der nächste Schritt in die Zukunft wird die Implementierung der personalisierten Medizin mit Hilfe des „Next-Generation Sequencing" (NSG) und „Big Data" sein. Ziel ist es, Tumorgewebe molekulargenetisch zu analysieren und basierend auf den therapierelevanten Mutationen des Tumors eine geeignete Therapie auszuwählen. In den ersten onkologischen Zentren werden nun molekulare Tumorboards eingerichtet, um diesem neuen Trend Rechnung zu tragen.

Anhand der aufgeführten Beispiele wird ersichtlich, welch dramatischer Wandel sich in der Gynäko-Onkologie in den letzten Jahrzehnten vollzogen hat. Aufgrund der Fülle neuer Entwicklungen und Therapieverfahren ist es schwierig, für den klinischen Alltag den Überblick zu behalten und Patientinnen die neuesten Diagnostik- und Therapiestandards anzubieten. Das Lehrbuch **Gynäkologische Onkologie** stellt in der 8. Auflage hierfür eine wichtige Orientierung dar. Viele renommierte Autorinnen und Autoren, die zum Teil selbst an den neuen Leitlinien und Entwicklungen mitgearbeitet haben, wirkten an diesem Lehrbuch mit und haben so ein Standardwerk geschaffen, dass zum einen State-of-the-Art-Wissen vermittelt, zum anderen bereits auf zukünftige Entwicklungen in der Gynäko-Onkologie hinweist. Es wird somit ein wertvoller Begleiter in der klinischen Versorgung von Patientinnen mit gynäko-onkologischen Erkrankungen sein.

Prof. Dr. med. Tanja Fehm
Direktorin der Universitätsfrauenklinik Düsseldorf
Vorstand der Arbeitsgemeinschaft Gynäkologische Onkologie e. V. (AGO)

Vorwort

Die sich in der letzten Dekade fast überschlagenden Fortschritte im Bereich der Diagnostik, der systemischen und operativen Therapie in der Gynäkologischen Onkologie und Senologie zwingen zu einer in immer kürzeren Abständen notwendigen Aktualisierung vorhandener Fachbücher. Das Konzept der Minimierung des operativen Traumas („minimal access surgery"), das Operieren in funktionalen Grenzen, personalisierte Therapieansätze und die „molekulare Medizin" sind keine Zukunftsmusik mehr, sondern haben bereits Einzug in den ärztlichen Alltag gefunden – vor diesem Hintergrund war eine Neuauflage unserer **Gynäkologischen Onkologie** unbedingt erforderlich.

Ziel unserer Neuauflage ist nach wie vor die Darstellung des aktuellen Standard- und Expertenwissens zu Diagnostik, Therapie und Nachsorge in der Gynäkologischen Onkologie und Senologie. In der vorliegenden Auflage wurden alle Kapitel daher neu verfasst. Darüber hinaus ist eine Reihe neuer Kapitel hinzugekommen, um den Innovationen und aktuellen Tendenzen gerecht zu werden, beispielsweise die Kapitel „Onkoplastik in der modernen Senologie", „Bone modifying agents", „Psychoonkologische Intervention", „Translationale Medizin in der Onkologie" und viele weitere mehr.

No future without the past! Die Neuauflage setzt nicht nur bewährte Traditionen fort, sondern ergänzt diese um neues Wissen und den Ausblick auf moderne Bestrebungen. Ganz besonders freut es uns, die Traditionen der Heidelberger Schule, ausgehend von Fred Kubli und Gunther Bastert, der Frankfurter Schule, ausgehend vom Begründer dieses Werkes, Heinrich Schmidt-Matthiesen, und der Tübinger Schule, fortgeschrieben durch den federführenden Herausgeber, in dieser Auflage repräsentiert zu sehen.

Die Kapitel wurden von renommierten Kolleginnen und Kollegen mit ausgewiesener Expertise für die jeweilige Thematik verfasst. Der Leser erhält so nicht nur eine praxisorientierte, umfassende, aber auch das weniger Bekannte berücksichtigende Darstellung des jeweiligen Wissensgebiets – sondern insgesamt ein grundlegendes Praxis- und Nachschlagewerk von hoher Relevanz und Aktualität an die Hand.

Allen Mitherausgebern und Autoren danken wir recht herzlich für die konstruktive und hervorragende Zusammenarbeit. Ein besonderer Dank gilt dem Schattauer Verlag für sein Engagement, und hier insbesondere Herrn Dr. Wulf Bertram und Frau Eva Wallstein, sowie Herrn Lars Wilker, dem externen Lektor.

Herausgeber, Mitherausgeber und Autoren hoffen, mit dieser Neuauflage allen Wünschen und Bedürfnissen der onkologisch tätigen Ärzteschaft entsprechen zu können.

So wünschen wir dem Buch viel Erfolg – und hoffen, dass es unseren Lesern bei der Behandlung und Begleitung ihrer Patientinnen eine wirkliche Hilfe ist.

Tübingen, im Dezember 2016 **Die Herausgeber**

Anschriften

Anschriften der Herausgeber

Prof. Dr. med. Diethelm Wallwiener
Department für Frauengesundheit
Universitätsklinikum Tübingen
Calwerstraße 7
72076 Tübingen
diethelm.wallwiener@med.uni-tuebingen.de

Prof. Dr. med. Eva-Maria Grischke
Department für Frauengesundheit
Universitätsklinikum Tübingen
Calwerstraße 7
72076 Tübingen
eva-maria.grischke@med.uni-tuebingen.de

Prof. Dr. med. Sara Y. Brucker
Department für Frauengesundheit
Universitätsklinikum Tübingen
Calwerstraße 7
72076 Tübingen
sara.brucker@med.uni-tuebingen.de

Prof. Dr. med. Florin-Andrei Taran
Department für Frauengesundheit
Universitätsklinikum Tübingen
Calwerstraße 7
72076 Tübingen
florin-andrei.taran@med.uni-tuebingen.de

Prof. Dr. med. Dr. h. c. Gunther Bastert
Praxisklinik am Rosengarten
Augustaanlage 7–11
68165 Mannheim
info@prof-bastert.de

Anschriften der Mitherausgeber

Prof. Dr. med. Sven Becker
Klinik für Frauenheilkunde und Geburtshilfe
Theodor-Stern-Kai 7
60590 Frankfurt am Main
sven.becker@kgu.de

Prof. Dr. med. Matthias W. Beckmann
Frauenklinik
Universitätsklinikum Erlangen
Universitätsstraße 21–23
91054 Erlangen
fk-direktion@uk-erlangen.de

Prof. Dr. med. Tanja Fehm
Universitätsfrauenklinik Düsseldorf
Moorenstraße 5
40225 Düsseldorf
tanja.fehm@med.uni-duesseldorf.de

Prof. Dr. med. Andreas Hartkopf
Department für Frauengesundheit
Universitätsklinikum Tübingen
Calwerstraße 7
72076 Tübingen
andreas.hartkopf@med.uni-tuebingen.de

Prof. Dr. med. Ludwig Kiesel
Klinik und Poliklinik für Frauenheilkunde und Geburtshilfe
Albert-Schweitzer-Straße 33
48149 Münster
l.kiesel@uni-muenster.de

Prof. Dr. med. Dr. h. c. Heinz Kölbl
Klinische Abteilung für Allgemeine Gynäkologie und Gynäkologische Onkologie
Universitätsklinik für Frauenheilkunde
Währinger Gürtel 18–20
1090 Wien, Österreich
heinz.koelbl@meduniwien.ac.at

Prof. Martin K. Oehler
MD PhD FRANZCOG CGO
Royal Adelaide Hospital
University of Adelaide
Campus Royal Adelaide Hospital
Adelaide SA 5000, Australien
martin.oehler@adelaide.edu.au

Prof. Dr. med. Prof. h. c. Christof Sohn
Universitäts-Frauenklinik Heidelberg
Im Neuenheimer Feld 440
69120 Heidelberg
christof.sohn@med.uni-heidelberg.de

Prof. Dr. med. Erich-Franz Solomayer
Klinik für Frauenheilkunde, Geburtshilfe und Reproduktionsmedizin
Kirrbergerstraße 100
66424 Homburg/Saar
erich.solomayer@uks.eu

Prof. Dr. med. Uwe Wagner
Universitäts-Frauenklinik Marburg
Baldingerstraße
35043 Marburg
uwe.wagner@med.uni-marburg.de

Prof. Dr. med. Markus Wallwiener
Universitäts-Frauenklinik Heidelberg
Im Neuenheimer Feld 440
69115 Heidelberg
markus.wallwiener@med.uni-heidelberg.de

Anschriften der Autoren

Prof. Dr. med. Harald Abele
Department für Frauengesundheit
Universitätsklinikum Tübingen
Calwerstraße 7
72076 Tübingen
harald.abele@med.uni-tuebingen.de

Prof. Dr. med. Michael Bamberg
Universitätsklinikum Tübingen
Hoppe-Seyler-Straße 6
72076 Tübingen
michael.bamberg@med.uni-tuebingen.de

Prof. Dr. med. Prof. h. c. (RCH) Hubert J. Bardenheuer
Klinik für Anästhesiologie
Universitätsklinikum Heidelberg
Im Neuenheimer Feld 131
69120 Heidelberg
schmerzzentrum@med.uni-heidelberg.de

Prof. Dr. med. Matthias W. Beckmann
Frauenklinik
Universitätsklinikum Erlangen
Universitätsstraße 21–23
91054 Erlangen
fk-direktion@uk-erlangen.de

Dr. med. Kristin Bosse
Institut für Medizinische Genetik und Angewandte Genomik
Department für Frauengesundheit
Universitätsklinikum Tübingen
Calwerstraße 7
72076 Tübingen
kristin.bosse@med.uni-tuebingen.de

Prof. Dr. med. Sara Y. Brucker
Department für Frauengesundheit
Universitätsklinikum Tübingen
Calwerstraße 7
72076 Tübingen
sara.brucker@med.uni-tuebingen.de

PD Dr. med. Stefan Buchholz
Klinik für Frauenheilkunde und Geburtshilfe
Landshuter Straße 65
93056 Regensburg
sbuchholz@caritasstjosef.de

Prof. Dr. med. Claus D. Claussen
ZMF
Eberhard-Karls-Universität Tübingen
Waldhörnlestraße 22
72074 Tübingen
claus.claussen@med.uni-tuebingen.de

Prof. Dr. med. Günter Emons
Klinik für Gynäkologie und Geburtshilfe
Robert-Koch-Straße 40
37075 Göttingen
emons@med.uni-goettingen.de

Prof. Dr. med. Tanja Fehm
Universitätsfrauenklinik Düsseldorf
Moorenstraße 5
40225 Düsseldorf
tanja.fehm@med.uni-duesseldorf.de

Prof. Dr. med. Falko Fend
Institut für Pathologie und Neuropathologie
Liebermeisterstraße 8
72076 Tübingen
falko.fend@med.uni-tuebingen.de

Prof. Dr. med. Bernd Gerber
Universitäts-Frauenklinik Rostock
Südring 81
18059 Rostock
bernd.gerber@med.uni-rostock.de

Prof. Dr. med. Gerald Gitsch
Universitäts-Frauenklinik Freiburg
Hugstetter Straße 55
79106 Freiburg
gerald.gitsch@uniklinik-freiburg.de

Prof. Dr. med. Eva-Maria Grischke
Department für Frauengesundheit
Universitätsklinikum Tübingen
Calwerstraße 7
72076 Tübingen
eva-maria.grischke@med.uni-tuebingen.de

Prof. Dr. med. Markus Hahn
Department für Frauengesundheit
Universitätsklinikum Tübingen
Calwerstraße 7
72076 Tübingen
markus.hahn@med.uni-tuebingen.de

Prof. Dr. med. Monika Hampl
Frauenklinik der Heinrich Heine Universität
Moorenstraße 5
40225 Düsseldorf
hampl@med.uni-duesseldorf.de

Prof. Dr. med. Andreas Hartkopf
Department für Frauengesundheit
Universitätsklinikum Tübingen
Calwerstraße 7
72076 Tübingen
andreas.hartkopf@med.uni-tuebingen.de

Prof. Dr. med. Annette Hasenburg
Klinik und Poliklinik für Geburtshilfe und Frauengesundheit
Langenbeckstraße 1
55131 Mainz
annette.hasenburg@unimedizin-mainz.de

Dr. med. Gisela Helms
Department für Frauengesundheit
Universitätsklinikum Tübingen
Calwerstraße 7
72076 Tübingen
gisela.helms@med.uni-tuebingen.de

Dr. med. Melanie Henes
Department für Frauengesundheit
Universitätsklinikum Tübingen
Calwerstraße 7
72076 Tübingen
melanie.henes@med.uni-tuebingen.de

PD Dr. med. Daniel Herr
Universitäts-Frauenklinik Würzburg
Josef-Schneider-Straße 4
97080 Würzburg
herr_d@ukw.de

Dr. med. Hajo Herzog
ehemals:
Abteilung Gynäkologie und Geburtshilfe
Robert-Bosch-Krankenhaus
Auerbachstraße 110
70376 Stuttgart

Prof. Dr. med. Peter Hillemanns
Klinik für Frauenheilkunde und Geburtshilfe
Carl-Neuberg-Straße 1
30625 Hannover
hillemanns.peter@mh-hannover.de

Dr. med. Jürgen Hoffmann
Universitätsfrauenklinik Düsseldorf
Moorenstraße 5
40225 Düsseldorf
juergen.hoffmann@med.uni-duesseldorf.de

Dr. med. Anne K. Höhn
Arbeitsgruppe Mamma-, Gynäko- &
Perinatalpathologie
Institut für Pathologie
Liebigstraße 26
4103 Leipzig
annekathrin.hoehn@medizin.uni-leipzig.de

PD Dr. med. Markus Hoopmann
Department für Frauengesundheit
Universitätsklinikum Tübingen
Calwerstraße 7
72076 Tübingen
markus.hoopmann@med.uni-tuebingen

Prof. Dr. med. Lars-Christian Horn
Arbeitsgruppe Mamma-, Gynäko- &
Perinatalpathologie
Institut für Pathologie
Liebigstraße 26
4103 Leipzig
lars-christian.horn@uniklinik-leipzig.de

PD Dr. med. Jutta Hübner
Arbeitsgruppe Integrative Onkologie
Dr. Senckenbergisches Chrono-
medizinisches Institut
Theodor-Stern-Kai 7
60590 Frankfurt
huebner@med.uni-frankfurt.de

Prof. Dr. med. Jens Huober
Brustzentrum
Universitäts-Frauenklinik
Prittwitzstraße 43
89075 Ulm
jens.huober@uniklinik-ulm.de

Prof. Dr. rer. nat. Thomas Iftner
Institut für Medizinische Virologie
Sektion Experimentelle Virologie
Elfriede-Aulhorn-Straße 6
72076 Tübingen
sekretariat.iftner@med.uni-tuebingen.de

Prof. Dr. med. Atanas Ignatov
Universitätsfrauenklinik Magdeburg
Gerhart-Hauptmann-Straße 35
39108 Magdeburg
atanas.ignatov@med.ovgu.de

Prof. Dr. med. Fritz Jänicke
Klinik und Poliklinik für Gynäkologie
Universitätsklinikum Hamburg-Eppendorf
Martinistraße 52
20246 Hamburg
fritz.jaenicke@outlook.de

Prof. Dr. med. Wolfgang Janni
Universitäts-Frauenklinik Ulm
Prittwitzstraße 43
89075 Ulm
wolfgang.janni@uniklinik-ulm.de

Prof. Dr. med. Ingolf Juhasz-Böss
Klinik für Frauenheilkunde, Geburtshilfe und Reproduktionsmedizin
Kirrbergerstraße 100
66424 Homburg/Saar
ingolf.juhasz-boess@uks.eu

Prof. Dr. med. Karl O. Kagan
Department für Frauengesundheit
Universitätsklinikum Tübingen
Calwerstraße 7
72076 Tübingen
karl.kagan@med.uni-tuebingen.de

PD Dr. med. Jens Keßler
Klinik für Anästhesiologie
Universitätsklinikum Heidelberg
Im Neuenheimer Feld 131
69120 Heidelberg
schmerzzentrum@med.uni-heidelberg.de

Prof. Dr. med. Ludwig Kiesel
Klinik und Poliklinik für Frauenheilkunde und Geburtshilfe
Albert-Schweitzer-Straße 33
48149 Münster
l.kiesel@uni-muenster.de

Prof. Dr. med. Rainer Kimmig
Westdeutsches Tumorzentrum
Klinik für Frauenheilkunde und Geburtshilfe
Hufelandstraße 55
45122 Essen
rainer.kimmig@uk-essen.de

Dr. med. Martin C. Koch
Universitätsklinikum Erlangen
Universitätsstraße 21–23
91054 Erlangen
martin.koch@uk-erlangen.de

Prof. Dr. med. Friedrich Kommoss
Department of Pathology
Vancouver General Hospital
910 West 10th Avenue
Vancouver BC, V5Z 4E3, Kanada
fkommoss@mac.com

PD Dr. med. Stefan Kommoss
Department für Frauengesundheit
Universitätsklinikum Tübingen
Calwerstraße 7
72076 Tübingen
stefan.kommoss@med.uni-tuebingen.de

Prof. Dr. med. Hans-Georg Kopp
Medizinische Universitätsklinik II
Otfried Müller Straße 10
72076 Tübingen
hans-georg.kopp@med.uni-tuebingen.de

Prof. Dr. med. Bernhard Krämer
Department für Frauengesundheit
Universitätsklinikum Tübingen
Calwerstraße 7
72076 Tübingen
bernhard.kraemer@med.uni-tuebingen.de

Prof. Dr. med. Thorsten Kühn
Klinik für Frauenheilkunde und Geburtshilfe
Hirschlandstraße 97
73730 Esslingen
t.kuehn@klinikum-esslingen.de

Prof. Dr. med. Christian la Fougère
Abteilung für Nuklearmedizin
Radiologische Universitätsklinik
Otfried-Müller-Straße 14
72076 Tübingen
christian.lafougere@med.uni-tuebingen.de

Dr. med. Barbara Lawrenz
Edith-Stein-Straße 22
72127 Kusterdingen
barbara.lawrenz@web.de

Prim. Univ.-Prof. Dr. med. Sigurd F. Lax
Institut für Pathologie
LKH Graz Süd-West
Göstingerstraße 22
8020 Graz, Österreich
sigurd.lax@kages.at,
sigurd.lax@medunigraz.at

Dr. med. Bianca Lederer
GBG Forschungs GmbH
Martin Behaim Straße 12
63263 Neu-Isenburg
bianca.lederer@gbg.de

Dipl. oec. troph. Dinah Lier
Institut für Medizinische Virologie
Sektion Experimentelle Virologie
Elfriede-Aulhorn-Straße 6
72076 Tübingen
sekretariat.oftner@med.uni-tuebingen.de

Prof. Dr. med. Sibylle Loibl
GBG Forschungs GmbH
Martin-Behaim-Straße 12
63263 Neu-Isenburg
sibylle.loibl@gbg.de

Prof. Dr. med. Michael P. Lux
Frauenklinik
Universitätsklinikum Erlangen
Universitätsstraße 21–23
91054 Erlangen
michael.lux@uk-erlangen.de

Dr. med. Dr. rer. nat. Patrizia Marini
MVZ des Universitätsklinikums
Tübingen gGmbH
Lerchenstraße 27
70176 Stuttgart
patrizia.marini@med.uni-tuebingen.de

Dr. med. Mario Marx
Klinik für Plastische, Rekonstruktive und
Brustchirurgie
Heinrich-Zille-Straße 13
01445 Radebeul
mario.marx@elblandkliniken.de

Prof. Dr. med. Dr. rer. nat. Alfred O. Mueck
Department für Frauengesundheit
Universitätsklinikum Tübingen
Calwerstraße 7
72076 Tübingen
alfred.mueck@med.uni-tuebingen.de

Prof. Dr. med. Volkmar Müller
Klinik und Poliklinik für Gynäkologie
Universitätsklinikum Hamburg-Eppendorf
Martinistraße 52
20246 Hamburg
vmueller@uke.uni-hamburg.de

Prof. Dr. med. Christoph Mundhenke, M. A.
Frauenklinik
Universitätsklinikum Schleswig-Holstein,
Campus Kiel
Arnold-Heller-Straße 3
24105 Kiel
christoph.mundhenke@uksh.de

Dr. med. Felix Neis
Department für Frauengesundheit
Universitätsklinikum Tübingen
Calwerstraße 7
72076 Tübingen
felix.neis@med.uni-tuebingen.de

Prof. Dr. med. Klaus J. Neis
Bismarckstraße 39–41
66121 Saarbrücken
kjneis@gyn-saar.de

Dr. med. Huu Phuc Nguyen
Institut für Medizinische Genetik und Angewandte Genomik
Calwerstraße 7
72076 Tübingen
hoa.nguyen@med.uni-tuebingen.de

Prof. Dr. med. Konstantin Nikolaou
Abteilung für Diagnostische und Interventionelle Radiologie
Radiologische Universitätsklinik
Hoppe-Seyler-Straße 3
72076 Tübingen
konstantin.nikolaou@med.uni-tuebingen.de

Prof. Martin K. Oehler MD PhD FRANZCOG CGO
Royal Adelaide Hospital
University of Adelaide
Campus Royal Adelaide Hospital
Adelaide SA 5000, Australien
martin.oehler@adelaide.edu.au

Prof. Dr. med. Olaf Ortmann
Klinik für Frauenheilkunde und Geburtshilfe der Universität Regensburg
Caritas-Krankenhaus St. Josef
Landshuter Straße 65
93053 Regensburg
oortmann@caritasstjosef.de

Dr. med. Karoline Pfeiffer
Abteilung Psychosomatische Medizin und Psychotherapie
Universitätsklinikum Tübingen
Osianderstraße 5
72076 Tübingen
karoline.pfeiffer@med.uni-tuebingen.de

Prof. Dr. med. Stefan P. Renner, MBA
Frauenklinik
Universitätsstraße 21–23
91054 Erlangen
stefan.renner@uk-erlangen.de

PD Dr. med. Kerstin Rhiem
Zentrum Familiärer Brust- und Eierstockkrebs
Universitätsklinikum Köln (AöR)
Kerpener Straße 34
50931 Köln
kerstin.rhiem@uk-koeln.de

Prof. Dr. med. Olaf Rieß
Institut für Medizinische Genetik und Angewandte Genomik
Calwerstraße 7
72076 Tübingen
olaf.riess@med.uni-tuebingen.de

Prof. Dr. med. Achim Rody
Klinik für Frauenheilkunde und Geburtshilfe
Ratzeburger Allee 160
23538 Lübeck
achim.rody@uksh.de

Prof. Dr. med. Christian Rudlowski
Evangelisches Krankenhaus Bergisch Gladbach
Ferrenbergstraße 24
51465 Bergisch Gladbach
c.rudlowski@evk.de

Prof. Dr. med. Ingo B. Runnebaum, MBA
Klinik für Frauenheilkunde und Geburtshilfe
Bachstraße 18
07743 Jena
direktion-gyn@med.uni-jena.de

Dr. med. Jessica Salmen
Universitätsfrauenklinik
Moorenstraße 5
40225 Düsseldorf
jessica.salmen@med.uni-duesseldorf.de

Dr. sc. hum. Dipl.-Psych. Norbert Schäffeler
Abteilung Psychosomatische Medizin und Psychotherapie
Universitätsklinikum Tübingen
Osianderstraße 5
72076 Tübingen
norbert.schaeffeler@med.uni-tuebingen.de

Prof. Dr. med. Anton Scharl
Frauenklinik Klinikum St. Marien
Mariahilfbergweg 7
92224 Amberg
scharl.anton@klinikum-amberg.de

Dr. med. Cornelia Scheungraber
Klinik für Frauenheilkunde und Geburtshilfe
Bachstraße 18
07743 Jena
direktion-gyn@med.uni-jena.de

Prof. Dr. med. Barbara Schmalfeldt
Klinik und Poliklinik für Gynäkologie
Martinistraße 52
20246 Hamburg
b.schmalfeldt@uke.de

Prof. Dr. med. Dr. h. c. Dietmar Schmidt
Institut für Pathologie Viersen
Gereonstraße 14a
41747 Viersen
dischmi57@gmail.com

Prof. Dr. med. Marcus Schmidt
Klinik und Poliklinik für Geburtshilfe und Frauengesundheit
Langenbeckstraße 1
55131 Mainz
marcus.schmidt@unimedizin-mainz.de

Prof. Dr. med. Rita Schmutzler
Zentrum Familiärer Brust- und Eierstockkrebs
Universitätsklinikum Köln (AöR)
Kerpener Straße 34
50931 Köln
rita.schmutzler@uk-koeln.de

Prof. Dr. med. Andreas Schneeweiss
Nationales Centrum für Tumorerkrankungen
Im Neuenheimer Feld 460
69120 Heidelberg
andreas.schneeweiss@med.uni-heidelberg.de

Prof. Dr. med. Florian Schütz
Universitäts-Frauenklinik Heidelberg
Im Neuenheimer Feld 440
69120 Heidelberg
florian.schuetz@med.uni-heidelberg.de

Dr. med. Julia Seitz
Nationales Centrum für Tumorerkrankungen
Im Neuenheimer Feld 460
69120 Heidelberg
julia.seitz@med.uni-heidelberg.de

PD Dr. med. Stephan Seitz
Universitätsfrauenklinik Regensburg
Landshuter Straße 65
93053 Regensburg
sseitz@caritasstjosef.de

Prof. Dr. med. Katja C. Siegmann-Luz
Diagnostisches Brustzentrum & Mammografiescreening Brandenburg Ost
Köpenicker Straße 29
15711 Königs Wusterhausen
k.siegmann-luz@gmx.de

Dr. med. Katharina Smetanay
Nationales Centrum für Tumorerkrankungen
Im Neuenheimer Feld 460
69120 Heidelberg
katharina.smetanay@med.uni-heidelberg.de

Prof. Dr. med. Prof. h. c. Christof Sohn
Universitäts-Frauenklinik Heidelberg
Im Neuenheimer Feld 440
69120 Heidelberg
christof.sohn@med.uni-heidelberg.de

Prof. Dr. med. Erich-Franz Solomayer
Klinik für Frauenheilkunde, Geburtshilfe und Reproduktionsmedizin
Kirrbergerstraße 100
66424 Homburg/Saar
erich.solomayer@uks.eu

Prof. Dr. med. Rainer Souchon
ehemals:
Universitätsklinik für Radioonkologie
Hoppe-Seyler-Straße 3
72076 Tübingen
rainer.souchon@med.uni-tuebingen.de

Dr. med. Elena Sperk
Klinik für Strahlentherapie und Radioonkologie
Universitätsmedizin Mannheim
Theodor-Kutzer-Ufer 1–3
68167 Mannheim
elena.sperk@medma.uni-heidelberg.de

PD Dr. med. Annette Staebler
Institut für Pathologie und Neuropathologie
Liebermeisterstraße 8
72076 Tübingen
annette.staebler@med.uni-tuebingen.de

Prof. Dr. med. Elmar Stickeler
Klinik für Gynäkologie und Geburtsmedizin
Pauwelsstraße 30
52074 Aachen
estickeler@ukaachen.de

Prof. Dr. med. Thomas Strowitzki
Abteilung Gynäkologische Endokrinologie und Fertilitätsstörungen
Universitätsklinikum Heidelberg
Im Neuenheimer Feld 440
69120 Heidelberg
thomas_strowitzki@med.uni-heidelberg.de

Prof. Dr. med. Florin-Andrei Taran
Department für Frauengesundheit
Universitätsklinikum Tübingen
Calwerstraße 7
72076 Tübingen
florin-andrei.taran@med.uni-tuebingen.de

Prof. Dr. med. Martin Teufel
Abteilung Psychosomatische Medizin und Psychotherapie
Universitätsklinikum Tübingen
Osianderstraße 5
72076 Tübingen
martin.teufel@med.uni-tuebingen.de

PD Dr. med. Falk C. Thiel
Frauenklinik
Klinik am Eichert, Alb Fils Kliniken
Eichertstraße 3
73035 Göppingen
frauenklinik@af-k.de

Dr. med. Philipp Wagner
Department für Frauengesundheit
Universitätsklinikum Tübingen
Calwerstraße 7
72076 Tübingen
pp.wagner@med.uni-tuebingen.de

Prof. Dr. med. Uwe Wagner
Universitäts-Frauenklinik Marburg
Baldingerstraße
35043 Marburg
uwe.wagner@med.uni-marburg.de

Dr. med. Christina B. Walter
Department für Frauengesundheit
Universitätsklinikum Tübingen
Calwerstraße 7
72076 Tübingen
christina-barbara.walter@med.uni-tuebingen.de

Prof. Dr. med. Diethelm Wallwiener
Department für Frauengesundheit
Universitätsklinikum Tübingen
Calwerstraße 7
72076 Tübingen
diethelm.wallwiener@med.uni-tuebingen.de

Prof. Dr. med. Markus Wallwiener
Universitäts-Frauenklinik Heidelberg
Im Neuenheimer Feld 440
69115 Heidelberg
markus.wallwiener@med.uni-heidelberg.de

Dr. med. Nicola Weidner
Universitätsklinik für Radioonkologie
Hoppe-Seyler-Straße 3
72076 Tübingen
n.weidner@med.uni-tuebingen.de

Prof. Dr. med. Frederik Wenz
Klinik für Strahlentherapie und Radioonkologie
Universitätsmedizin Mannheim
Theodor-Kutzer-Ufer 1–3
68167 Mannheim
frederik.wenz@umm.de

PD Dr. med. Isabell Witzel
Klinik und Poliklinik für Gynäkologie
Martinistraße 52
20246 Hamburg
iwitzel@uke.de

Prof. Dr. med. Achim Wöckel
Universitäts-Frauenklinik Würzburg
Joseph-Schneider-Straße 4
97080 Würzburg
woeckel_a@ukw.de

PD Dr. med. Linn Wölber
Frauenklinik
Universitätsklinik Hamburg-Eppendorf
Martinistraße 52
20246 Hamburg
linn woelber@gmx.de

Prof. Dr. med. Stephan Zipfel
Abteilung Psychosomatische Medizin und Psychotherapie
Universitätsklinikum Tübingen
Osianderstraße 5
72076 Tübingen
stephan.zipfel@med.uni-tuebingen.de

Prof. Dr. med. Daniel Zips
Universitätsklinik für Radioonkologie
Hoppe-Seyler-Straße 3
72076 Tübingen
daniel.zips@med.uni-tuebingen.de

PD Dr. med. Wolfgang Zubke
Department für Frauengesundheit
Universitätsklinikum Tübingen
Calwerstraße 7
72076 Tübingen
wolfgang.zubke@med.uni-tuebingen.de

Inhalt

Organbezogene maligne und prämaligne Erkrankungen

Spezielle klinisch-therapeutische Schwerpunkte

Struktur und Vernetzung

Organbezogene maligne und prämaligne Erkrankungen

1 Mammakarzinom

Überblick

Andreas Hartkopf, Diethelm Wallwiener, Sara Y. Brucker

Das Mammakarzinom ist bei Weitem die häufigste Krebserkrankung des weiblichen Geschlechts: in den westlichen Industrienationen erkrankt im Laufe ihres Lebens jede achte Frau an Brustkrebs. Unter anderem bedingt durch das Altern der Bevölkerung, aber auch durch die zunehmend verbesserte Früherkennung ist die Inzidenz der Erkrankung weiter steigend. Gleichzeitig sinkt jedoch die Sterblichkeit, sodass die Gesamtzahl der pro Jahr an Brustkrebs verstorbenen Frauen seit vielen Jahren rückläufig ist.

Die **verbesserte Prognose** ist dem medizinischen Fortschritt bei Behandlung und Diagnostik geschuldet. Die Behandlung besteht im Wesentlichen aus operativer Therapie, Strahlentherapie und medikamentöser Therapie, die Diagnostik umfasst strukturierte Vorsorgeprogramme, wie das Mammografiescreening (schriftliche Einladung aller Frauen in Deutschland zwischen dem 50. und 69. Lebensjahr), aber auch die intensivierte Früherkennung und Identifikation von Patientinnen mit hohem Erkrankungsrisiko (familiäre Belastung, *BRCA1*- bzw. *BRCA2*-Mutationsträgerinnen), minimalinvasive Biopsien, die Behandlungsplanung bzw. Überwachung des Therapieerfolges und die Nachsorge.

Neben der onkologischen Sicherheit (die primäres Ziel jedweder Behandlung sein sollte) rücken **ästhetische und funktionelle Aspekte** sowie die Erhaltung der Lebensqualität zunehmend in den Vordergrund der Behandlung. Eindrücklich wird dies deutlich, wenn man die Anfänge der Mammakarzinomchirurgie (radikale Mastektomie und radikale Lymphknotenchirurgie) mit den heutigen operativen Innovationen vergleicht (brusterhaltende Therapien, minimalinvasive Wächterlymphknotenchirurgie und plastisch/ästhetisch rekonstruktive Techniken). Ein steigendes Verständnis für die Biologie der Erkrankung ermöglicht zudem die Entwicklung maßgeschneiderter und nebenwirkungsarmer medikamentöser Therapien.

Nicht zuletzt „profitiert" die **Forschung** von der Häufigkeit der Erkrankung. Um neue prognostische oder prädiktive Biomarker und personalisierte Behandlungskonzepte zu entwickeln, sind klinische und translationale Forschungsprojekte notwendig, die nur im Verbund multizentrischer Netzwerke realisiert werden können. Hierbei ist wesentlich, dass möglichst viele Patienten an klinischen Studien teilnehmen, denn die Teilnahme an einer klinischen Studie sichert nicht nur zukünftigen Generationen den medizinischen Fortschritt; da eine Patientin durch ihre Studienteilnahme in der Regel die jeweils modernsten Behandlungskonzepte erhält, verbessert die Studienteilnahme per se nachweislich die Prognose.

Im Kapitel werden Epidemiologie und Ätiologie, Diagnostik, Therapie und Nachsorge des Mammakarzinoms beschrieben. Spezielle diagnostische und therapeutische Aspekte der Behandlung von Patientinnen mit familiärem Brustkrebs werden in ► Kapitel 17 behandelt. Detaillierte Angaben zur medikamentösen Therapie finden sich in den ► Kapiteln 8, 9, 10 und 11.

Inhalt

1.1 Epidemiologie

Achim Wöckel

Brustkrebs zählt zu den häufigsten Malignomen der Frau weltweit. Im Durchschnitt erkranken jährlich etwa 70 000 Frauen bundesweit an Brustkrebs. Auf alle Altersgruppen bezogen, macht das Mammakarzinom in Deutschland rund ein Viertel der neoplastischen Erkrankungen aus. In der Altersgruppe der Frauen unter 60 Jahren beträgt der Anteil der Mammakarzinome an allen malignen Erkrankungen sogar rund ein Drittel. Brustkrebs zählt zu den häufigsten Todesursachen durch Krebs bei deutschen Frauen (vor Darmkrebs, Bronchialkarzinom, Pankreaskarzinom, Ovarialkarzinom und Magenkarzinom). In der Altersgruppe der 35- bis 55-jährigen Frauen ist das Mammakarzinom mit etwa 17 000 Todesfällen pro Jahr in Deutschland die häufigste Todesursache bezogen auf die Krebssterblichkeit (Robert Koch-Institut u. Gesellschaft der epidemiologischen Krebsregister 2015). Mammakarzinome werden zu den Erkrankungen des höheren Lebensalters gerechnet. Das mittlere Erkrankungsalter liegt bei 63,5 Jahren (Tumorregister München 2011).

Die Erfassung der jährlichen Neuerkrankungen in den westlichen Ländern zeigt einen Anstieg der Frühstadien der Mammakarzinome. Dieser Befund kann vermutlich als Effekt von Früherkennungsmaßnahmen interpretiert werden, weshalb sich auch in Zukunft das TNM-Spektrum weiter verschieben dürfte. Neben diesem vermehrten Auftreten der Frühstadien kommt es insgesamt auch seit 2006 häufiger zu Mammakarzinomen und somit zu einem Anstieg der bundesweiten Inzidenz. Die Ursache liegt zum einen darin, dass zunehmend mehr bevölkerungsbezogene Krebsregister mit in die Schätzung eingehen und damit quantitativ mehr Meldungen erfolgen. Zum anderen werden durch die Früherkennungsmaßnahmen und das 2005 eingeführte Screeningprogramm mehr Karzinome erfasst. Ende 2007 waren bereits mehr als 80 % der Screeningeinheiten in Betrieb, weshalb auch in den kommenden Jahren mit einer weiteren Steigerung der erfassten Inzidenz zu rechnen ist (Schrodi et al. 2011). In den USA zeigt sich ein Rückgang der Inzidenz der Mammakarzinome seit 2003. Als Ursache hierfür wird neben dem Einfluss des Mammografiescreenings vor allem der Rückgang der Verschreibungen von Hormonersatztherapeutika diskutiert. Aufgrund der demografischen Entwicklung wird jedoch in den kommenden Jahren wieder mit einem Anstieg der Inzidenz zu rechnen sein.

Seit Mitte der 1990er-Jahre zeigt sich ein Rückgang der Brustkrebsmortalitätsrate bundesweit. Dieser Trend konnte auch in den USA nachgewiesen werden, hier zeigte sich ein Rückgang der brustkrebsspezifischen Mortalität zwischen 1990 und 2007 um 11 % (Howlader et al. 2014). Ursache dürften die verbesserten adjuvanten Therapiemaßnahmen sein.

Literatur

Howlader N, Noone AM, Krapcho M et al. (Hrsg). SEER Cancer Statistics Review, 1975–2012. Bethesda: National Cancer Institute 2014. http://seer.cancer.gov/csr/1975_2012 (Zugriffsdatum: 18.01.2016).

Robert Koch-Institut, Gesellschaft der epidemiologischen Krebsregister (Hrsg). Krebs in Deutschland 2011/2012. 10. Ausgabe. Berlin: Robert Koch-Institut und die Gesellschaft der epidemiologischen Krebsregister in Deutschland e. V. 2015. www.rki.de (Zugriffsdatum: 18.01.2016).

Schrodi S, Engel J, Heywang-Köbrunner SH, Schubert-Fritschle G. Epidemiologie. In: Tumorzentrum München (Hrsg). Manual Mammakarzinom. München: Zuckschwerdt 2011.

Tumorregister München 2011. www.tumorregister-muenchen.de (Zugriffsdatum: 18.01.2016).

1.2 Ätiologie

Achim Wöckel

Bei der Entstehung des Mammakarzinoms muss heute eine multifaktorielle Genese diskutiert werden (Swerdlow et al. 2011): Zum einen steigt die Wahrscheinlichkeit an einem Mammakarzinom zu erkranken mit steigendem Lebensalter an. Zum anderen erhöht sich die Wahrscheinlichkeit bei weiteren Mammakarzinomerkrankungen in der Familie, insbesondere bei Verwandten ersten Grades. Frauen, die bereits anamnestisch andere Karzinome aufweisen, zeigen zudem ein deutlich erhöhtes Risiko für das Auftreten eines Mammakarzinoms als Zweitkarzinom.

Ein ätiologisch bedeutsamer Faktor ist die **lebenslange Östrogenbelastung**, welche die Karzinogenese zu begünstigen scheint. So gelten diverse Faktoren und die Kombination dieser Faktoren als begünstigend für die Entstehung des Mammakarzinoms. Solche Faktoren sind z. B.:

- späte Geburten (> 30 Jahre),
- Nulliparie,
- frühes Einsetzen der Menarche (< 11 Jahre),
- spätes Auftreten der Menopause jenseits des 52. Lebensjahres.

Ätiologisch besonders bedeutsam erscheint die Östrogenbelastung bei einem relativen Mangel an Gestagenen. Diese hormonelle Beeinflussung gilt als gesichert, sei es als *Ko-Karzinogen* oder als *promoting-factor* der Tumorentwicklung.

Ernährungsgewohnheiten stehen in diesem Kontext zunehmend im Fokus wissenschaftlicher Bemühungen. So tragen Übergewicht und Adipositas über eine gesteigerte Aromatisierung androgener Steroidhormone in Östrogene zu der ätiologisch bedeutsamen Karzinogenese des Mammakarzinoms bei. Eine Adipositas während der Postmenopause erhöht die Inzidenz um den Faktor 2–3. Daher liegt auch die Inzidenz des Mammakarzinoms aufgrund der Ernährungssituation in den westlichen Ländern deutlich höher als in Schwellen- und Dritte-Welt-Ländern.

Heute können als häufigste Ursache für das Entstehen von Mammakarzinomen **erworbene Veränderungen von Genen** angesehen werden. Hierfür werden multiple molekulare Ereignisse genetischer und epigenetischer Art verantwortlich gemacht. Dabei werden sowohl Zugewinne im Sinne von Genamplifikationen bestimmter Onkogene als auch entsprechende Verluste diverser Tumorsuppressorgene diskutiert. Eine Amplifikation des *Erb-B2*-Gens durch eine entsprechende Punktmutation führt so z. B. zu einer Überexpression des entsprechenden Genprodukts, einem Wachstumsfaktor aus der Gruppe der Tyrosinkinaserezeptoren, was zu einer Stimulation des Wachstums und der Motilität von Tumorzellen führen kann. Auf der anderen Seite konnte gezeigt werden, dass bei einer Vielzahl von Mammakarzinomen die Tumorsuppressorgene *p53* und *pRB110* alteriert sind und somit der Hemmeffekt der Tumorgenese aufgehoben ist.

Bis zu 20 % der Mammakarzinome beruhen auf hereditären genetischen Aberrationen. Dabei ist etwa die Hälfte auf Mutationen in hochpenetranten Genen zurückzuführen. Die beiden dafür bekanntesten ursächlichen Gene sind die Tumorsuppressorgene *BRCA1* und *BRCA2*. In der Gruppe der hereditär entstehenden bösartigen Tumoren der Brust sind Mutationen in diesen Genen zu 30–40 % die Ursache. Das Lebenszeitrisiko an Brustkrebs zu erkranken liegt unter diesen Voraussetzungen bei 70–90 %. Ebenfalls erhöht ist unter diesen Umständen das Erkrankungsrisiko für andere Malignome wie dem Ovarialkarzinom. Weitere hochpenetrante Gene, die jedoch nur in etwa 5 % der familiären Mammakarzinome nachzuweisen sind, können zusätzlich mit bestimmten Syndromen assoziiert sein (Mutation des *TP53*-Gens im Rahmen des Li-Fraumenti-Syndroms assoziiert mit Mammakarzinomen, Sarkomen, Hirnmalignomen, Leukämien; Mutation des *PTEN*-Gens im Rahmen des Cowden-Syndroms assoziiert mit Mammakarzinomen, Endometriumkarzinomen und Schilddrüsenmalignomen). Die übrigen 50 % der familiären Mammakarzinome werden durch ein komplexes Zusammenwirken von Genmutationen mit moderater oder niedriger Penetranz verursacht. Hierbei spielen v. a. heterozygote Mutationen in den Genen *PALB2*, *ATM*, *BRIP1* oder *CHEK2* eine Rolle (Meindl 2011).

Literatur

Meindl A. Das hereditäre Mammakarzinom. München: Zuckschwerdt 2011.

Swerdlow AJ, Jones ME, Schoemaker MJ et al. The Breakthrough Generations Study: design of a long-term UK cohort study to investigate breast cancer aetiology. Br J Cancer 2011; 105: 911–7.

1.3 Vorsorge

Eva-Maria Grischke

Neben Früherkennung und Screening spricht man beim Mammakarzinom auch von Prävention und präventiven Maßnahmen anstatt von Vorsorge.

Wesentlich ist dabei die Erfassung von Risikopatientinnen. Dies sind Frauen mit erhöhter familiärer Mammakarzinombelastung, wobei das Risiko vom Grad der Verwandtschaft und der Anzahl betroffener Familienangehöriger abhängt. Weitere Risikopatientinnen sind Frauen mit Präkanzerosen, aber auch Frauen im höheren Lebensalter. Sie stellen aufgrund der Altersverteilung des Mammakarzinoms (Erkrankungsgipfel >60. Lebensjahr) eine Risikogruppe dar. Maßnahmen zur **primären Prävention** können sowohl operativer als auch medikamentöser Art sein, wobei dies derzeit nur unter Studienbedingungen zu empfehlen ist.

Als **sekundäre Prävention** können die Früherkennungsmaßnahmen mittels bildgebender Verfahren bezeichnet werden. Generell werden als Maßnahmen zur Früherkennung die Brustselbstuntersuchung genannt, sowie die jährliche klinische ärztliche Brustuntersuchung und die Mammografie ab dem 50. Lebensjahr. Während die Brustselbstuntersuchung nach wie vor als wertvolles Instrument zur Förderung der Brustgesundheit deklariert wird, wird von der WHO darauf hingewiesen, dass für die ärztliche Brustuntersuchung ebenso wie für die Brustselbstuntersuchung keine Evidenz zur Senkung der Mortalität bestätigt werden konnte.

Nach wie vor ist allerdings die klinische Untersuchung ein wesentlicher Bestandteil der Diagnostik, insbesondere bei oberflächlich lokalisierten Befunden, aber auch bei Veränderungen wie Rötung, ekzematöser Mammillenveränderung und diffuser Induration des Düsenparenchyms. Die Mammografie gilt weiterhin als die einzige diagnostische Methode, für die im Rahmen der Früherkennung und des Screenings eine Senkung der Mortalität nachgewiesen werden konnte.

1.3.1 Mammografie außerhalb des Screenings

Ziele der Früherkennung sind die Diagnostik invasiver Karzinome in einem frühen und damit prognostisch günstigen Stadium sowie die Erkennung von In-situ-Karzinomen und Läsionen, die für ein deutlich erhöhtes Risiko für die Entstehung eines invasiven Karzinoms verantwortlich sind.

Bei Frauen im Alter unter 40 Jahren sollte die Mammografie nur in Einzelfällen nach individueller Nutzen-Risiko-Abwägung durchgeführt werden. Dies können sein:
- Nichtdurchführbarkeit oder eingeschränkte Beurteilbarkeit einer MRT,
- unklare oder auffällig Befunde bei der klinischen Untersuchung, in der MRT oder der Sonografie,
- kontrollbedürftige mammografische Vorbefunde (insbesondere Mikrokalk),
- Nachsorge bzw. in der Folge Vorsorge bei Mammakarzinomen in der Eigenanamnese.

Nach dem 40. Lebensjahr sollte die Mammografie in 1- bis 2-jährigen Abständen erfolgen. Nach der AGO-Leitlinie wird eine Mammografie in 12- bis 18-monatigen Intervallen in der Altersgruppe von 40–50 Jahren empfohlen bzw. in Abhängigkeit von der Beurteilbarkeit anderer Untersuchungsverfahren, der Dichte des Drüsenparenchyms und den mammografischen Vorbefunden. Die spezielle Betreuung von Mutationsträgerinnen wird in einem anderen Kapitel (► Kap. 17.2) gesondert besprochen.

Bei *BRCA2*-Mutationsträgerinnen ist aufgrund des häufigeren Vorkommens eines DCIS (duktales Carcinoma in situ) die Indikation zur Mammografie großzügiger zu stellen als bei Trägerinnen einer *BRCA1*-Mutation. Untersuchungsprogramme bei Patientinnen mit nachgewiesener pathogener Mutation in den Hochrisikogenen *BRCA1* und *BRCA2* beinhalten MRT-Mammografie und Sonografieuntersuchungen.

Als technischer Hinweis gilt, dass die Mammografie insbesondere bei prämenopausalen Patientinnen primär in digitaler Form erfolgen sollte. Eine digitale Tomosynthese sollte nur in speziellen Fällen zur weiteren Abklärung durchgeführt werden.

Eine ergänzende Sonografie wird empfohlen bei dichtem Parenchym (ACR 3–4; mammografische Parenchymdichte nach Einteilung des American College of Radiology), erhöhtem Risiko, mammografischer Läsion und zur Abklärung suspekter Läsionen in der MRT.

1.3.2 Mammografiescreening

Im Rahmen des Screenings werden **qualitätsgesicherte Reihenuntersuchungen** asymptomatischer Frauen durchgeführt. Das primäre Ziel ist, die Brustkrebsmortalität zu senken. Dazu werden Frauen ohne erhöhtes Risiko zwischen dem 50. und 69. Lebensjahr (Nationales Mammografie-Screening-Programm) alle 2 Jahre zu einer Mammografie eingeladen. Ergibt sich daraus weiterer Klärungsbedarf oder ein Malignomverdacht, sollten minimalinvasive Untersuchungen zum Einsatz kommen.

Aufwendige Verfahren wie MRT oder auch offene Biopsien sollten nur dann eingesetzt werden, wenn eine Klärung mittels Standardbildgebung und minimalinvasiver Untersuchung nicht möglich ist. Um den Patientinnen gleichzeitig einen positiven Screeningeffekt aber auch ein Minimum an Nebenwirkungen zu garantieren, sind die europäischen Screeningprogramme – im Gegensatz zu US-amerikanischen Screenings – in strenge Qualitätssicherungsprogramme eingebunden. Für die europäischen Programme bilden die European guidelines for quality assurance in breast cancer screening and diagnosis, kurz Europäische Leitlinien (EORTC-Leitlinien) die Grundlage.

Vorteile des Screenings

In Studien konnte bereits gezeigt werden, dass durch das Screening von 1 000 Frauen (alle 2 Jahre im Alter von 50–69) die Mortalität auf im Mittel 5 Todesfälle (2–7) im Gegensatz zu insgesamt 15–20 Todesfälle reduziert werden konnte. Die Zahl ist im Wesentlichen auch abhängig von der tatsächlichen Teilnehmerrate. Vergleichsdaten aus den anderen europäischen Ländern, wie den Niederlanden, Norwegen oder auch Schweden, sind nur eingeschränkt vergleichbar, da in diesen Ländern ein graues Screening, d. h. ein Screening veranlasst durch klinische Symptomatik, zusätzlich stattfand. Darüber hinaus war die angewandte Methodik teilweise umstritten. Es bestand eine unzureichende Nachbeobachtungszeit von nur 2 Jahren und Karzinomerkrankungen, die bereits vor Beginn des Screenings diagnostiziert worden waren, wurden nicht ausgeschlossen.

Neben der Reduktion der Mortalität ist ein wesentliches Kriterium die Erkennung des Mammakarzinoms in frühen, besser therapierbaren Stadien. Bestätigt wird dies durch geringere Mastektomieraten aus verschiedenen Screeningprogrammen und auch geringeren Raten an Axilladissektionen.

Als **potenzielle Nebenwirkung** des Screenings gelten falsch positive Befunde und die sogenannte Überdiagnose, d. h. operative Eingriffe und Maßnahmen bei benignen Befunden. Erste Ergebnisse zum Brustkrebsscreening in Deutschland brachten zu Beginn des Jahres 2014 die Daten von 2,7 Mio. Untersuchungen. Dabei konnte bestätigt werden, dass 80 % der invasiven Karzinome einen Durchmesser von < 2 cm aufwiesen und in 78 % noch kein Lymphknotenbefall vorlag.

Screening bei Hochrisikopatientinnen

Patientinnen mit einer nachgewiesenen pathogenen Mutation in den Hochrisikogenen *BRCA1* und *BRCA2*, die noch nicht erkrankt sind, sollten im Alter von 25 Jahren oder 5 Jahre vor dem frühesten Erkrankungsalter in der Familie in das individualisierte, intensivierte Screening aufgenommen werden. Dabei sollte eine MRT-Untersuchung einmal jährlich erfolgen. Die Mammografie wird in Abhängigkeit von der Beurteilbarkeit der anderen Untersuchungsverfahren, der Drüsenkörperparenchymdichte und den mammografischen Vorbefunden alle 1–2 Jahre ab einem Alter von 40 Jahren durchgeführt. Unter 40 Jahren erfolgt die Mammografie nur nach strenger individueller Indikationsstellung. Die Sonografie sollte alle 6 Monate erfolgen, möglichst nach der MRT-Untersuchung und in Kenntnis des MRT-Befundes.

Eine Übersicht dazu ist in der tabellarischen Zusammenstellung (► Tab. 1-1) zu finden.

Tab. 1-1 Früherkennungsprogramm für Risikopatientinnen nach definiertem Risiko (Bosse et al. 2014).

	***BRCA1/2* positiv**	**High risk (>30 % LZR) ohne Mutation (statistisches Risiko erhöht: Cyrillic, BOADICEA)**	**Moderate Risikogene (z. B. *CHEK2*)**
Gesunde Ratsuchende	Lebenszeitrisiko für Mammakarzinom ca. 70 %	verbleibendes LZR >30 % oder Heterozygotenrisiko >20 %	moderates Lebenszeitrisiko (20–30 % LZR), in Abhängigkeit des mutierten Gens
Intensivierte Früherkennung	ab 25. Lebensjahr oder 5 Jahre vor dem jüngsten Erkrankungsalter in der Familie: • klinische Untersuchung und • Sonografie alle 6 Monate • MR-Mammografie alle 12 Monate ab dem 40. Lebensjahr alle 1–2 Jahre zusätzlich Mammografie	ab dem 30. Lebensjahr jährlich: • klinische Untersuchung • Sonografie • MR-Mammografie ab dem 40. Lebensjahr alle 1–2 Jahre zusätzlich Mammografie	ab dem 30. Lebensjahr jährlich: • klinische Untersuchung • Sonografie • MR-Mammografie ab dem 40. Lebensjahr alle 1–2 Jahre zusätzlich Mammografie
Ende	mit 70. Lebensjahr und ACR 1	mit 50. Lebensjahr, Weiterbetreuung im Rahmen des Mammografiescreenings	mit 70. Lebensjahr und ACR 1
Sonstiges	Lebenszeitrisiko für Ovarialkarzinom • *BRCA1*: 35–63 % • *BRCA2*: 10–27 %		

ACR = American College of Radiology, LZR = Lebenszeitrisiko

Literatur

AGO (Arbeitsgemeinschaft Gynäkologische Onkologie). Guidelines Breast. 2014. www.ago-online.de/en/guidelines-mamma/march-2014/ (Zugriffsdatum: 18.01.2016).

Albert US, Kalder M, Schulte H et al. Das populationsbezogene Mammographie-Screening Programm in Deutschland. Inanspruchnahme und erste Erfahrungen von Frauen in 10 Bundesländern. Senologie 2011; 8: 145–54.

Bock K, Hecht G, Heiden IW et al. Krebsregisterdaten – Bedeutung von Intervallkarzinomen im Mammographie-Screening-Programm. Senologie 2013; 10: 12–4.

Bosse K, Helms G, Röhm C, Grischke EM. Klinisches Procedere bei unterschiedlichen genetischen Risiken, Hausinterne Standards UFK Tübingen. Qualitätshandbuch 2014.

Duffy SW, Tabar L, Olsen AH et al. Absolute number of lives saved and overdiagnosis in breast cancer screening, from a randomized trial and from the Breast Screening Programme in England. J Med Screen 2010; 17: 25–30.

Engel J, Kerr J, Hölzel D. Breast screening row overlooks basic medical facts. Breast 2002; 11: 460–1.

Heidinger O, Batzler WU, Krieg V et al. Häufigkeit von Intervallkarzinomen im deutschen Mammographie-Screening-Programm: Auswertungen des Epidemologischen Krebsregisters Nordrhein-Westfalen. Dtsch Arztebl Int 2012; 109: 781–7.

Heywang-Köbrunner SH. Mammography Screening – as of 2013, Mammographie-Screening – Stand 2013. Geburtsh Frauenheilk 2013; 73: 1007–16.

Leitlinienprogramm Onkologie (Hrsg). Früherkennung von Brustkrebs, eine Entscheidungshilfe für Frauen. Berlin: AWMF 2010.

Leitlinienprogramm Onkologie (Hrsg). Interdisziplinäre S3-Leitlinie für die Diagnostik, Therapie und Nachsorge des Mammakarzinoms. Berlin: AWMF 2012; 32–40. www.awmf.org/uploads/tx_szleitlinien/032-045OL_l_S3__Brustkrebs_Mammakarzinom_Diagnostik_Therapie_Nachsorge_2012-07.pdf (Zugriffsdatum: 18.01.2016).

Puliti D, Duffy SW, Miccinesi G et al. EUROSCREEN Working Group. Overdiagnosis in mammographic screening for breast cancer in Europe: a literature review. J Med Screen 2012; 19 (Suppl. 1): 42–56.

Samnakay N, Tinning J, Ives A et al. Rates for mastectomy are lower in women attending a breast-screening programme. ANZ J Surg 2005; 75: 936–39.

Schmutzler RK, Rhiem K, Breuer P et al. Outcome of a structure surveillance programme in women with a familiar predisposition for breast cancer. Eur J Cancer Breast 2006; 15: 483–9.

1.4 Diagnostik

1.4.1 Bildgebende Diagnostik: Screening

Katja C. Siegmann-Luz, Claus D. Claussen

Die **Mammografie** ist derzeit die einzige zur **Früherkennung** allgemein als wirksam anerkannte Methode (Leitlinienprogramm Onkologie 2012). Die digitale Mammografie ist vor allem bei dichtem Brustdrüsengewebe gegenüber der Film-Folien-Mammografie vorteilhaft. Ab dem 40. Lebensjahr überwiegt der Nutzen der Mammografie mögliche durch Röntgenstrahlung verursachte Schäden. Der Nutzen der Mammografie ist bis jenseits des 70. Lebensjahres belegt, dabei steigt die Diagnosesicherheit mit zunehmendem Lebensalter an (Sinclair et al. 2011). Die Brustkrebsfrüherkennung mittels Mammografie sollte bei asymptomatischen Frauen mit normalem Risikoprofil ab dem 50. Lebensjahr in 2-jährlichen Intervallen erfolgen. Ziel der Früherkennung ist der Nachweis von frühen Tumorstadien. Durch regelmäßige Mammografien kann die brustkrebsbedingte Mortalität der weiblichen Bevölkerung um bis zu 30 % gesenkt werden (Leitlinienprogramm Onkologie 2012). Im Rahmen von zentral organisierten, nationalen Screeningprogrammen werden asymptomatische Frauen einer definierten Altersgruppe in regelmäßigen Abständen zur Mammografie eingeladen. In Deutschland wurde das zweijährliche **Mammografiescreening** im Jahr 2009 flächendeckend für alle Frauen im Alter von 50–69 Jahren implementiert. Der Evaluationsbericht der Jahre 2008 und 2009 zeigte, dass 30 % der in dieser Zeit im Screeningprogramm detektierten Mammakarziome prognostisch günstige Frühkarzinome mit einer Tumorgröße von weniger als 10 mm waren (vor Einführung des Mammografiescreenings: 14 %).

Nicht alle Mammakarzinome sind mammografisch sichtbar. Es ist davon auszugehen, dass etwa 10–15 % aller Mammakarzinome mammografisch okkult sind. Die Sensitivität der Mammografie nimmt dabei mit zunehmender Brustdichte ab, vor allem weil karzinomsuspekte Herdbefunde durch dichtes, benachbartes Gewebe maskiert werden können (Chiu et al. 2010).

Die Mammografie ist die wichtigste Methode zur Mammakarzinomfrüherkennung und ist ab dem 40. Lebensjahr sinnvoll. Im Rahmen von Mammografiescreeningprogrammen werden asymptomatische Frauen einer definierten Altersgruppe regelmäßig zur Mammografie eingeladen. In Deutschland wurde das Mammografiescreening für alle Frauen im Alter von 50–69 Jahren in zweijährlichen Intervallen implementiert.

1.4.2 Erweiterte Diagnostik: nicht invasive und invasive Verfahren

Katja C. Siegmann-Luz, Claus D. Claussen

Mammografie

Die Mammografie ist nicht nur zur Früherkennung bei asymptomatischen Frauen ab dem 40. Lebensjahr, sondern auch zur Abklärung von suspekten klinischen oder sonografischen Befunden geeignet.

Mammografische Befunde, die auf ein Karzinom hinweisen können, sind **Verschattungen** oder **Mikroverkalkungen**. Bei den Verschattungen sind insbesondere solche malignomverdächtig, die eine höhere Dichte als das normale Drüsengewebe aufweisen, einen dreidimensional raumfordernden Charakter haben **(Herdbefunde)** und deren Begrenzung unscharf oder spikuliert ist (► Abb. 1-1). Mikroverkalkungen haben einen Einzeldurchmesser von weniger als 2 mm und können der einzige Hinweis auf ein duktales Carcinoma in situ (DCIS) sein. Malignomsuspekte Mikroverkalkungen haben unterschiedliche Einzelformen (pleomorph) und sind entlang des Milchgangsystems (duktal) angeordnet (► Abb. 1-2). Bei fortgeschrittenen Mammakarzinomen kann die Mammografie Zusatzbefunde wie ödema-

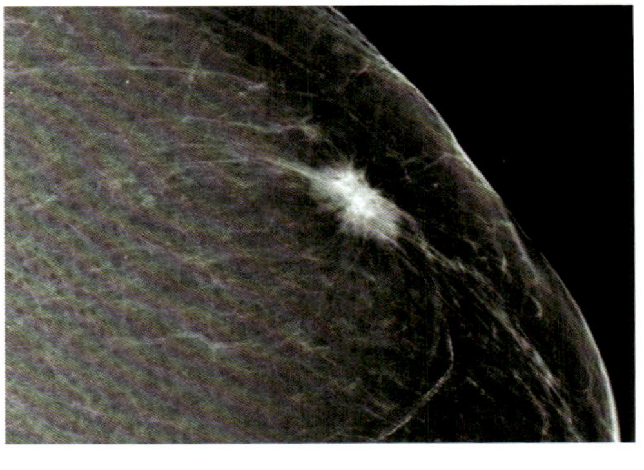

Abb. 1-1 Spikulierter, malignomtypischer Herdbefund (BI-RADS 5) in der Mammografie einer asymptomatischen Patientin (Histologie: invasives duktales Mammakarzinom).

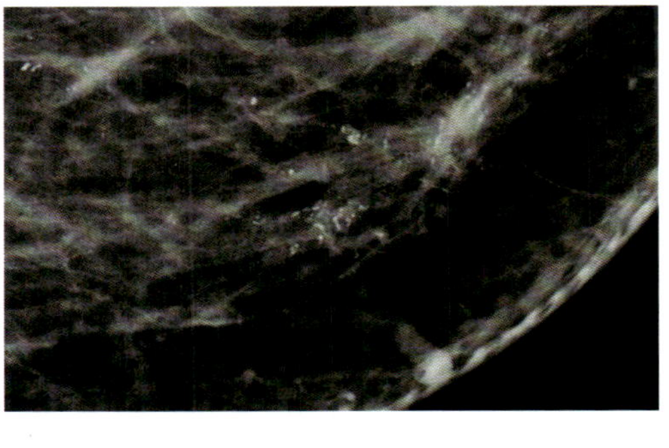

Abb. 1-2 Pleomorphe, segmental angeordnete, malignomtypische Mikroverkalkungen (BI-RADS 5) in der Mammografie einer asymptomatischen Patientin mit einem duktalen Carcinoma in situ von intermediärem Malignitätsgrad (DIN 2).

töse Dichteanhebung, cutane Einziehungen und Verdickungen, Mamillenretraktionen und vergrößerte axilläre Lymphknoten darstellen.
Mammografische Befunde werden üblicherweise nach dem **Breast Imaging Reporting and Data System (BI-RADS®)** des American College of Radiology klassifiziert (American College of Radiology 2013). Die BI-RADS-Kategorien geben eine Auskunft über das Malignomrisiko und bestimmen das weitere Vorgehen:

- BI-RADS 0: Unvollständige Bildgebung, keine endgültige Kategorisierung möglich,
- BI-RADS 1: Normalbefund,
- BI-RADS 2: sicher gutartiger Befund (Malignomwahrscheinlichkeit 0 %),
- BI-RADS 3: wahrscheinlich gutartiger Befund (Malignomwahrscheinlichkeit < 2 %), Verlaufskontrollen zum Beweis der Befundkonstanz empfohlen,
- BI-RADS 4: malignomsuspekter Befund (Malignomwahrscheinlichkeit 2–95 %), weitere Abklärung (Biopsie) empfohlen,
- BI-RADS 5: malignomtypischer Befund (Malignomwahrscheinlichkeit ≥ 95 %), weitere Abklärung (Biopsie) empfohlen,
- BI-RADS 6: histologisch gesichertes Mammakarzinom.

Bei unklaren Befunden in der Mammografie können mammografische Zusatzaufnahmen oder Spezialverfahren eingesetzt werden. Die wichtigsten Verfahren sind **Vergrößerungsmammografien** zur Mikrokalkdiagnostik und die mammografische **Tomosynthese (3-D-Mammografie)**. Letztere ermöglicht durch eine dreidimensionale Darstellung der Brust in Form von sehr dünnen (meist 1 mm) Schichtaufnahmen eine höhere Diagnosegenauigkeit vor allem bei dichtem Drüsengewebe. Auf diese Weise können mammografisch okkulte Karzinome abgegrenzt oder falsch positive mammografische Befunde reduziert werden.

Mammasonografie

Die Mammasonografie ist die wichtigste Ergänzungsmethode zur Mammografie. Sie sollte mit einem hoch auflösenden Linearschallkopf (≥ 7,5 MHz) durchgeführt werden. Bei **jungen Frauen** (< 40 Jahre) stellt die Mammasonografie das bildgebende Verfahren der ersten Wahl dar. Zur Vermeidung einer unnötigen Strahlenexposition sollte die Mammografie in diesen Fällen nur bei Malignomverdacht oder bei Hochrisikokonstellation (familiärer Brustkrebs) erfolgen.

In der Früherkennung kann die Sonografie in Kombination mit der Mammografie vor allem bei Frauen mit dichtem Drüsengewebe die Karzinomdetektionsrate erhöhen. Allerdings nimmt dadurch die Rate falsch positiver Befunde zu (Arbeitsgemeinschaft Gynäkologische Onkologie 2011). Die Mammasonografie ist nicht als alleinige Früherkennungs- bzw. Screeningmethode geeignet.

Neben der Karzinomfrüherkennung bei asymptomatischen Frauen ist die Mammasonografie vor allem zur **Abklärung** von unklaren klinischen und mammografischen Befunden geeignet. Die herausragende Eigenschaft der Sonografie besteht darin, liquide (vor allem Zysten) von soliden Herdbefunden differenzieren zu können.

Mammakarzinome sind sonografisch typischerweise als echoarme, randlich irreguläre Befunde mit echoreichem Randsaum und dorsaler Schallschattenbildung darstellbar

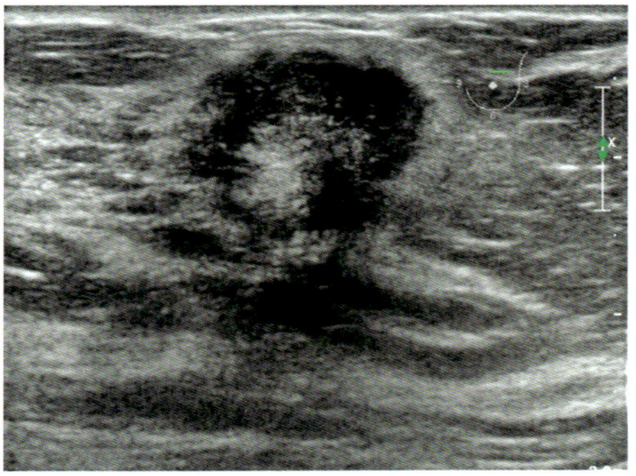

Abb. 1-3 Sonografiebild eines typischen Mammakarzinoms (invasiv-duktal, pT1cN0, G2).

(► Abb. 1-3). Sonografische Befunde werden analog zur Mammografie nach BI-RADS in die Kategorien 0 bis 6 klassifiziert (s. o.).

Magnetresonanztomografie

Die Mamma-MRT ist die sensitivste Methode zur Detektion von Mammakarzinomen. Die **Diagnosesicherheit** der MR-Mammografie wird dabei nicht durch dichtes Drüsengewebe beeinträchtigt. Karzinome zeichnen sich in der Regel durch eine starke Kontrastmittelaufnahme aus (► Abb. 1-4). Für invasive Karzinome liegt die Sensitivität der Mamma-MRT bei 89–100 % (Kuhl 2007a), für DCIS liegt sie bei etwa 80–90 %. Die Spezifität der Mamma-MRT ist niedriger und mit der der Mammografie vergleichbar. Die Mamma-MRT ist vor allem sinnvoll, um unklare mammografische und sonografische Befundkonstellationen zu klären oder um eine höhere Sensitivität bei der Früherkennung von Frauen mit stark erhöhtem Mammakarzinomrisiko (familiärer Brustkrebs) zu erzielen. Folgende **Indikationen** sind sinnvoll (Kuhl 2007b):

- Mammakarzinomfrüherkennung bei Hochrisikokonstellation,
- Primärtumorsuche bei axillären Lymphknotenmetastasen und unauffälligem klinischen, mammografischen und sonografischen Befund,
- Rezidivausschluss bei unklaren Narben nach brusterhaltender Therapie,
- prätherapeutische Planung bei gesichertem Mammakarzinom,
- Klärung inkonklusiver klinischer, mammografischer und sonografischer Befunde.

MR-mammografisch detektierte Befunde werden analog zur Mammografie und Sonografie nach BI-RADS kategorisiert (s. o.).

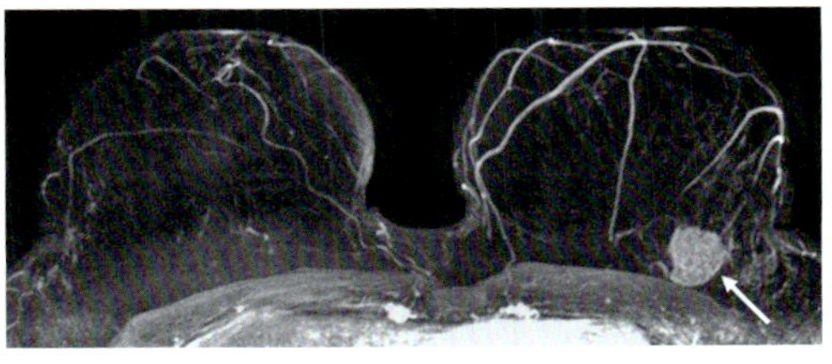

Abb. 1-4 Stark Kontrastmittel aufnehmendes Mammakarzinom links (Pfeil) in der MRT (invasiv-duktal, G3).

Galaktografie

Die pathologische Sekretion aus einem Milchgang sollte mittels selektiver operativer Duktektomie abgeklärt werden. Zur besseren präoperativen Planung ist eine Galaktografie zu empfehlen. Hierbei wird der sezernierende Milchgang sondiert, mit iodhaltigem Kontrastmittel gefüllt und anschließend mammografisch abgebildet. Auf diese Weise können pathologische intraduktale Befunde besser lokalisiert werden. Mit Einführung der intraoperativen Duktoskopie und der zunehmenden Anwendung der Mamma-MRT hat die Galaktografie in den letzten Jahren an Bedeutung verloren.

Bildgestützte Nadelbiopsien

Malignomsuspekte Befunde (BI-RADS 4 und BI-RADS 5) sollten präoperativ histologisch gesichert werden. Perkutane, bildgestützte Nadelbiopsien stellen das Mittel der Wahl dar. Dabei sollte das Verfahren eingesetzt werden, mit dem der Befund am besten zu sehen ist, vorzugsweise die sonografisch gestützte Hochgeschwindigkeits-Stanzbiopsie mit einer Nadelstärke von 14 Gauge. Suspekte Mikroverkalkungen haben meist kein sonografisches Korrelat und sollten mittels stereotaktischer Biopsie unter Röntgensicht abgeklärt werden. Wenn ein suspekter Befund nur in der Tomosynthese sichtbar ist (Verdacht auf Architekturstörungen), sollte eine tomosynthesegestützte Biopsie erfolgen. Ist ein suspekter Befund nur in der MRT sichtbar, sollte eine MRT-gestützte Biopsie erfolgen. Bei stereotaktischen, tomosynthesegesteuerten und MRT-gestützten Mammabiopsien sollten größerlumige Vakuumbiopsien (11 Gauge bis 7 Gauge) erfolgen, da sie gegenüber der 14-Gauge-Stanzbiopsie eine höhere Diagnosesicherheit erlauben (Leitlinienprogramm Onkologie 2012).

Sonografie und MRT sind Verfahren, die bei unklaren Befunden ergänzend zur Mammografie eingesetzt werden. Die MRT hat dabei die größte Sensitivität in der Mammakarzinomdetektion. Malignomsuspekte Befunde sollten mittels perkutaner, bildgestützter Stanz- oder Vakuumbiopsie abgeklärt werden.

Literatur

American College of Radiology (ACR). Breast Imaging Reporting and Data System Atlas (BI-RADS® Atlas). Reston: American College of Radiology 2013.

Arbeitsgemeinschaft Gynäkologische Onkologie e. V. (Hrsg). Guidelines Breast Version 2011.1D. www.ago-online.de/ (Zugriffsdatum: 18.01.2016).

Chiu SY, Duffy S, Yen AM et al. Effect of baseline breast density on breast cancer incidence, stage, mortality, and screening parameters: 25-year follow-up of a Swedish mammographic screening. Cancer Epidemiol Biomarkers Prev 2010; 19: 1219–28.

Leitlinienprogramm Onkologie der AWMF, Deutschen Krebsgesellschaft e. V. und Deutschen Krebshilfe e. V. S3-Leitlinie Mammakarzinom Juli 2012. www.leitlinienprogramm-onkologie.de/Mammakarzinom.67.0.html.06.07.2015.

Kuhl C. The current status of breast MR imaging. Part I. Choice of technique, image interpretation, diagnostic accuracy, and transfer to clinical practice. Radiology 2007a; 244: 356–78.

Kuhl C. Current status of breast MR imaging. Part 2. Clinical applications. Radiology 2007b; 244: 672–91.

Sinclair N, Littenberg B, Geller B, Muss H. Accuracy of screening mammography in older women. Am J Roentgenol 2011; 197: 1268–73.

1.4.3 Spezielle Diagnostik: pathologische Sekretion der Brust

Markus Hahn, Konstantin Nikolaou

Die pathologische Sekretion (► Abb. 1-5) ist ein Symptom, hinter dem sich viele Ursachen verbergen können. Daher ist eine genaue Anamnese zur Ursachenabklärung notwendig. Dabei ist die physiologische Sekretion der Brust von der pathologischen zu unterscheiden. Die Ursache der pathologischen Sekretion kann extramammärer (z. B. Prolaktinom, medikamenteninduziert, Hypothyreose, paraneoplastisches Syndrom, Trauma) oder intramammärer (Papillome mit oder ohne Atypien, DCIS, Mammakarzinom, Mastitis) Pathogenese sein.

Zum Ausschluss eines Mammakarzinoms ist eine pathologische Sekretion dann weiter abzuklären, wenn *mindestens* eines der folgenden Symptome vorliegt:

- serös-klares oder blutiges Sekret,
- spontanes, rezidivierendes Auftreten der Sekretion,
- Sekretion aus einem Milchgang.

Zur Abklärung dient der Algorithmus nach Hahn und Siegmann (► Abb. 1-6).

Klinische Untersuchung und Anamnese

Die Anamnese sollte folgende Punkte berücksichtigen:

- individuelles Risikoprofil,
- Art der Sekretion,
- Medikamenteneinnahme,
- senologische Vorerkrankungen,
- Trauma der Brust in den vergangenen 6 Monaten.

Die Wertigkeit des zytologischen Mamillenabstrichs wird in der Literatur unterschiedlich bewertet. Die Sensitivität liegt bei 13–17 %, bei einer Spezifität von 97–100 %. Somit ist bei Zellatypien im Abstrich weiter nach der Ursache zu suchen. Ein negatives Abstrichergebnis schließt aber Atypien nicht aus.

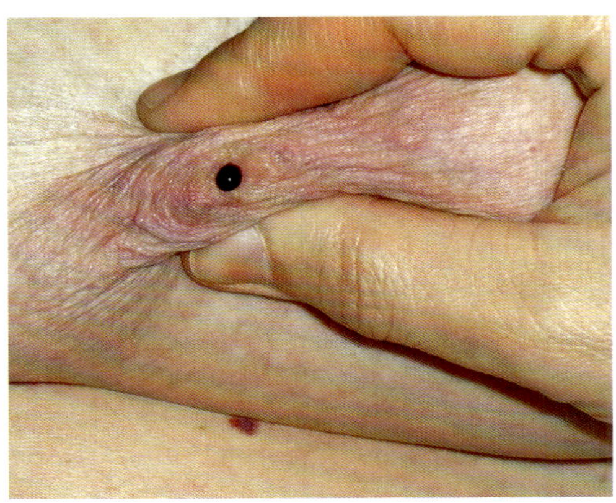

Abb. 1-5 Blutige Mamillensekretion bei Mammakarzinom.

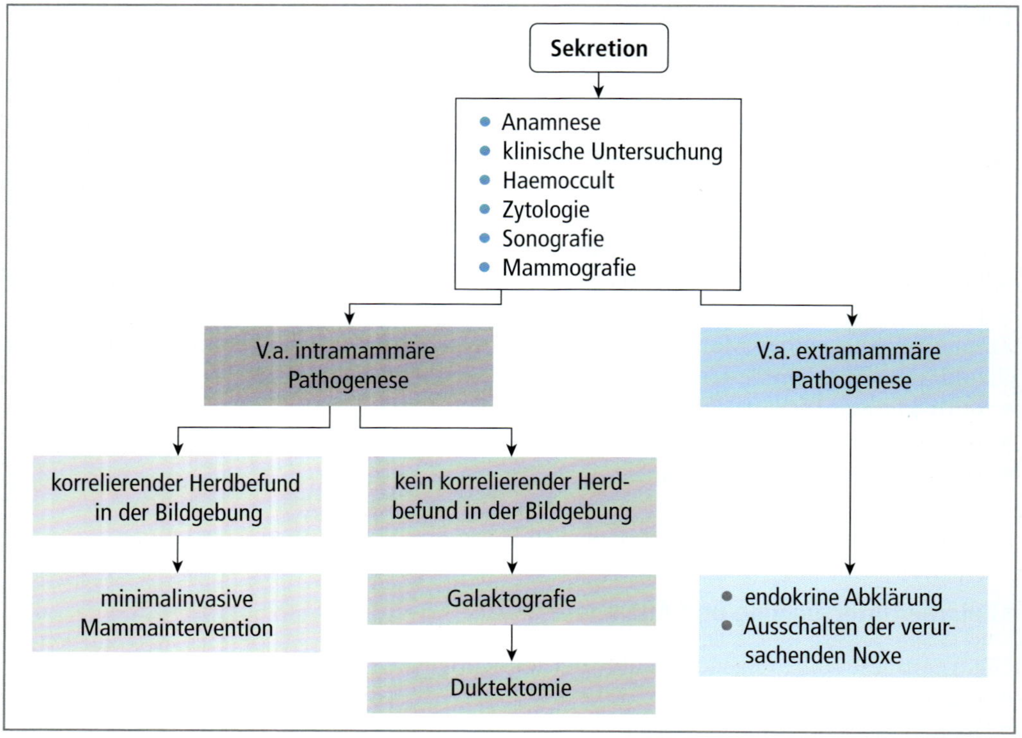

Abb. 1-6 Abklärungsalgorithmus nach Hahn und Siegmann bei pathologischer Sekretion (V. a. = Verdacht auf).

Die Sensitivität der duktalen Lavage ist trotz Gewinnung der 100-fachen Zellzahl gegenüber dem Mamillenabstrich nicht merklich erhöht.

Der Nachweis einer blutigen Sekretion gelingt einfach und schnell mittels Hemoccult®-Tests.

Labor

Laborchemische Untersuchungen erlauben, extramammäre Ursachen weiter abzugrenzen. Eine Erhöhung des Prolactins deutet auf ein Prolaktinom der Hypophyse hin. T3, T4 und TSH sind zum Ausschluss einer hypothyreotischen Stoffwechsellage zu bestimmen.

Alle weiteren Laborparameterbestimmungen ergeben sich aus der individuellen Anamnese.

Sonografie

Die Sonografie ermöglicht im B-Bild die Differenzierung intraduktaler Raumforderungen, die als häufige Ursache der Sekretion zu sehen sind. Die Untersuchung ist nicht belastend für die Patientin und ermöglicht neben der reinen Diagnostik auch die Steuerung von Biopsien. Somit gilt die Sonografie als Bildgebung der ersten Wahl bei der pathologischen Sekretion (► Abb. 1-7).

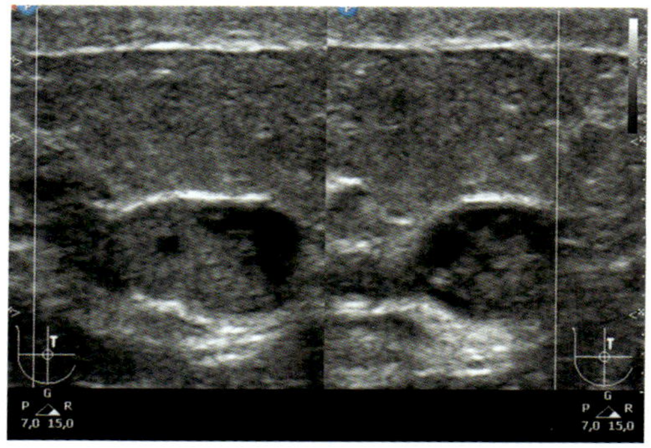

Abb. 1-7 Intraduktales Papillom, aufgefallen durch rezidivierende, klare Sekretion aus einem Milchgang.

Mammografie und Galaktografie

Zum Ausschluss von Mikrokalk als Hinweis auf ein DCIS und zum Ausschluss von soliden Herdbefunden sollte eine **Mammografie** erfolgen. Bei Patientinnen unter 40 Jahren ist die Indikation streng zu stellen.

Die **Galaktografie** eignet sich, um intraduktale Vegetationen durch Kontrastmittel darzustellen. Ihre technische Durchführung ist nicht einfach und bedarf einer größeren Erfahrung. In geübter Hand erzielt die Galaktografie jedoch eine hohe Sensitivität. Bei der Sondierung des pathologisch sezernierenden Milchganges sollte eine Via falsa auf jeden Fall vermieden werden, da sich sonst eine Duktektomie nur erschwert durchführen lässt (Grunwald et al. 2007).

Über den rein diagnostischen Wert hinaus stellt die Galaktografie dem Operateur den intramammären Verlauf des zu exzidierenden Milchganges dar. Vor jeder Milchgangsexstirpation sollten daher die Galaktografiebilder im Operationssaal projiziert werden.

Magnetresonanztomografie

Die MRT stellt keine Standardbildgebung bei pathologischer Sekretion dar. Sie sollte nur bei speziellen Fragestellungen erfolgen.

Histologische Sicherung

Sofern ein sicheres Korrelat für die Sekretion in einem bildgebenden Verfahren gefunden worden ist, kann dieser Befund minimalinvasiv weiter abgeklärt werden. Hierfür bieten sich die **Stanzbiopsie** oder **Vakuumbiopsie** an (Hahn et al. 2012; Krainick-Strobel et al. 2007).

> Sofern kein sicheres bildgebendes Korrelat für die Sekretion zu finden ist und der Verdacht einer intramammären Ursache besteht, sollte eine Milchgangsresektion erfolgen.

Die Exstirpation des Milchganges kann dabei entweder nach Sondierung und Blaufärbung erfolgen oder unter endoskopischer Kontrolle. Bei der Operation nach Urban wird der pathologisch sezernierende Milchgang mit Indigokarmin blau dargestellt. Ein Nachteil der Methode ist, dass der Farbstoff das gesamte Milchgangssystem des primären Milchganges

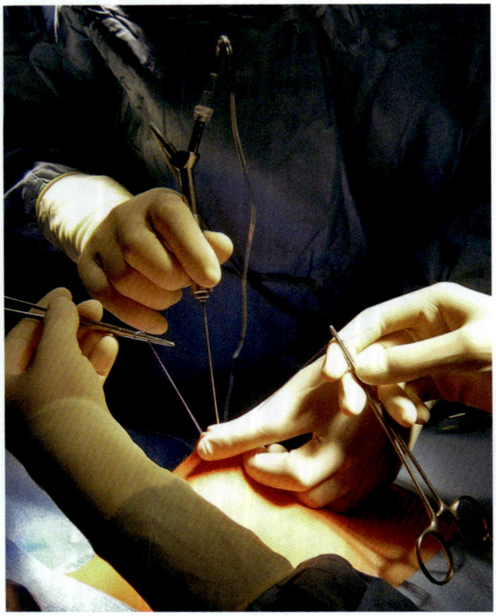

Abb. 1-8 Duktoskop mit 1,1-mm-Optik und zwei Arbeitskanälen für Wasserdilatation und Markierungsdraht.

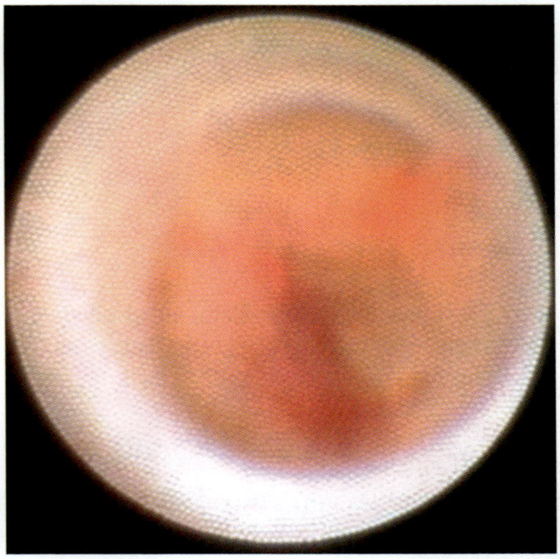

Abb. 1-9 Endoskopische Darstellung eines intraduktalen Papilloms.

darstellt und das Resektionsvolumen unnötig groß ist. Endoskope erlauben eine selektive Duktektomie mit direkter Visualisierung des pathologischen Korrelats (Ohlinger et al. 2014; Hahn et al. 2009). Hierbei kann auf die Blaufärbung verzichtet werden. Duktoskopisch lässt sich das Resektionsvolumen minimieren und eine selektive Milchgangsresektion durchzuführen (► Abb. 1-8; ► Abb. 1-9).

Offene Exzisionsbiopsie

Die offene Exzisionsbiopsie hat ein sehr enges Indikationsspektrum und sollte nur noch in den Fällen durchgeführt werden, in denen eine minimalinvasive Abklärung technisch nicht möglich ist.

Indikationen der offenen Biopsie:

- suspekte Befunde der Brust, die mit minimalinvasiven Interventionen nicht abgeklärt werden können (z. B. hautnah, thoraxwandnah),
- intrazystische Herdbefunde,
- intraduktale Herdbefunde,
- Re-Biopsie nach nicht repräsentativer minimalinvasiver Intervention,
- komplette Exzisionsbiopsie von B3-Befunden, nach interdisziplinärer Konferenz.

In Ausnahmefällen kann nach interdisziplinärer Konferenz die offene Exzisionsbiopsie durch eine großvolumige Vakuumbiopsie unter Ultraschallsicht ersetzt werden.

Der Eingriff kann sowohl in Lokalanästhesie als auch in Vollnarkose durchgeführt werden. Die Planung der Schnittführung sollte, sofern eine onkologische Folgeoperation wahrscheinlich ist, in die Gesamtplanung miteinbezogen werden. Bei non-palpablen Befunden ist die Befundmarkierung mit der Bildgebung durchzuführen, mit der sich dieser am sichersten darstellen lässt. Dabei sollte der Markierungsdraht zentral durch den Befund verlaufen. Das entfernte Gewebe ist dem Pathologen en bloc nach dreidimensionaler eindeutiger Lokalisationsmarkierung zu übergeben.

Sonografische Markierung: Die sonografische Markierung mittels Draht kann prä- und intraoperativ erfolgen. Die intraoperative Markierung hat den Vorteil, dass die Patientin in Vollnarkose die Markierungsprozedur nicht spürt. Bei schwer zu detektierenden Befunden empfiehlt sich die präoperative Drahtmarkierung, da erstens eine Kontrollmammografie die exakte Lokalisation des Drahtes zum Befund beweisen kann und zweitens im Falle der sonografisch okkulten Situation der Befund mittels Mammografie zu markieren ist. Eine intraoperative Präparatesonografie und/oder Präparatemammografie ist nach Exzision erforderlich. Manche Operateure bevorzugen die direkte Exzision unter Ultraschallsicht und verzichten auf eine Drahtmarkierung.

Mammografische Drahtmarkierung: Die mammografische Drahtmarkierung kann entweder frei Hand oder unter stereotaktischer Lokalisation durchgeführt werden. Dabei ist zu beachten, dass der intramammäre Verlauf des Drahts so kurz wie möglich zu halten ist. Nach Platzieren des Drahtes muss eine Kontrollmammografie die korrekte Lage dokumentieren. Eine intraoperative Präparateradiografie ist nach Exzision erforderlich.

MRT-Markierung: Die Markierung unter MRT-Sicht erfolgt in zwei Stufen. Im ersten Schritt wird der Befund mittels Clip unter MRT-Sicht markiert (Siegmann et al. 2009). Im zweiten Schritt wird der clipmarkierte Befund sonografisch oder mammografisch mittels Draht markiert. Eine Präparateradiografie ist zum Nachweis des Clips notwendig.

Nach einer Exzisionsbiopsie ist der Erfolg des Eingriffs zu dokumentieren. Man unterscheidet zwischen folgenden Biopsien:

- nicht-repräsentativ: Befund wurde nicht operativ erfasst und somit wurde nicht auswertbares Gewebe entfernt,
- repräsentativ: Befund wurde erfasst, aber nicht komplett entfernt,
- komplett: in Abhängigkeit davon, ob eine Korrelation zwischen histologischem Befund und bildmorphologischer Veränderung gegeben ist.

Der histologische Befund ist mit der präoperativen Verdachtsdiagnose zu korrelieren. Sollte keine Korrelation gegeben sein, ist der Fall in der postoperativen Konferenz zu besprechen. Bei nicht repräsentativer Biopsie sollte i. d. R. eine Re-Biopsie erfolgen.

Literatur

Grunwald S, Heyer H, Paepke S et al. Diagnostic value of ductoscopy in the diagnosis of nipple discharge and intraductal proliferations in comparison to standard methods. Onkologie 2007; 30: 243–8.

Hahn M, Fehm T, Solomayer EF et al. Selective microdochectomy after ductoscopic wire marking in women with pathological nipple discharge. BMC Cancer 2009; 9: 151.

Hahn M, Krainick-Strobel U, Toellner T et al. Interdisciplinary consensus recommendations for the use of vacuum-assisted breast biopsy under sonographic guidance: first update 2012. Ultraschall Med 2012; 33: 366–71.

Krainick-Strobel U, Huber B, Majer I et al. Complete extirpation of benign breast lesions with an ultrasound-guided vacuum biopsy system. Ultrasound Obstet Gynecol 2007; 29: 342–6.

Ohlinger R, Stomps A, Paepke S et al. Ductoscopic detection of intraductal lesions in cases of pathologic nipple discharge in comparison with standard diagnostics: the German multicenter study. Oncol Res Treat 2014; 37: 628–32.

Siegmann KC, Speck S, Baur A et al. Performance of a newly developed clip (Tumark Professional) for MRI-guided lesion localization after MRI-guided vacuum-assisted biopsy – first results. RoFo 2009; 181: 147–54.

1.4.4 Klinische Diagnostik: Symptomatik

Hajo Herzog

Maligne oder prämaligne Veränderungen der Brustdrüse sind nicht schmerzhaft. Tastbefunde und Mamillensekretion sind die klinischen Auffälligkeiten, für die am häufigsten ein Mammakarzinom die Ursache ist. Der Zusammenhang zwischen klinischer Auffälligkeit und einem Mammakarzinom wird in der Literatur mit 8–12 % angegeben (Aiello et al. 2004; Lumachi et al. 2002).

In 70–80 % der Fälle basiert die Diagnose auf einem auffälligen Tastbefund durch die Patientin selbst oder den Arzt. In 20–30 % liegen bildgebende Verfahren im Rahmen des Mammografiescreenings zugrunde.

Die **Selbstuntersuchung** der Brust führt nicht zu einer Reduktion der Brustkrebsmortalität und erhöht die Anzahl an invasiver Diagnostik (Stanzbiopsie, offene Entnahme einer Gewebeprobe) aufgrund benigner Veränderungen (Thomas et al. 2002). Kritiker sehen die Selbstuntersuchungen als Ursache für übertriebene Angst vor Brustkrebs durch eine Maßnahme ohne nachgewiesenen medizinischen Nutzen. Die Konsensuskonferenz der DGS aus dem Jahr 2000 unterstreicht jedoch den hohen Stellenwert der Selbstuntersuchung für eine Sensibilisierung der Frau für das Organ und entsprechende Wahrnehmung des Vorsorge- und Screeningangebots.

> *„Die Selbstuntersuchung der Brust trägt wesentlich zur individuellen Motivation und Bewußtseinsförderung für präventive Maßnahmen bei. Die regelmäßige, sachgerechte Selbstuntersuchung begünstigt die Entdeckung von Karzinomen. Auch wenn die Wirksamkeit der Selbstuntersuchung nicht überschätzt werden darf, muss die Selbstuntersuchung der Brust Bestandteil eines Früherkennungsprogrammes sein und bleiben. Sie kann nicht früh genug erlernt und begonnen werden, soll jedoch ab dem 30. Lebensjahr regelmäßig erfolgen.“*
>
> *(Deutsche Gesellschaft für Senologie [DGS], Konsensusberichte 2000)*

Inspektion

Bei der Inspektion werden beide Mammae in verschiedenen Körperhaltungen betrachtet. Die Patientin befindet sich in aufrecht sitzender oder stehender Position. Die Arme werden bei der ersten Inspektion in die Hüften gestemmt. Bei der zweiten Inspektion werden die Arme hinter dem Kopf verschränkt. Die Beurteilung erfolgt hinsichtlich:

- Symmetrie der Mammae und der Mamille,
- Aussehen der Mamillen: das Augenmerk liegt dabei auf einer Mamillenretraktion bei retromamillaren Tumoren und auf ekzematös veränderten Mamillen beim M. Paget,
- Einziehungen der Haut,
- Erhabenheiten und sichtbare Tumoren,

- Rötung: ein inflammatorisches Karzinom ist die klinische Diagnose bei über einem Drittel Rötung der Brustoberfläche,
- Peau d'orange: „Orangenhaut" durch ödematöse Hautveränderung über dem Tumor infolge eines Lymphstaus,
- Ulzerationen: exulzeriertes Mammakarzinom,
- spontane Sekretion.

Palpation

Bei der Palpation erfolgt ein bimanuelles Abtasten aller vier Quadranten beider Mammae von außen nach innen. Die nichttastende Hand wird dabei als Widerlager benutzt. Der Drüsenkörper wird beurteilt hinsichtlich:

- **Konsistenz:** fester oder weicher Drüsenkörper?
- **Resistenzen:** Größe von tastbaren Knoten? Walzenförmige Verdickungen?
  - Sind Resistenzen verschieblich bezüglich der Unterlage und der Haut (Fibroadenome sind meistens gut mobil, Karzinome nicht)?
  - Tasten sie sich derb und hart (Karzinom und Fibroadenom) oder eher prall-elastisch (Zysten)?
- **Plateauphänomen (Jackson-Phänomen):** Wird die Haut über einem Tastbefund zusammengeführt, kommt es bei Malignomen zu charakteristischen Einziehungen im Hautniveau (durch Traktion der Cooper-Ligamente am Unterhautgewebe bei Verlagerung des Tumors).
- **Sekretion (spontan oder auf Provokation):** Beurteilung des Sekrets (klar, milchig-trübe, blutig). Eine Sekretion sollte immer mittels Zytologie und ggf. Bakteriologie abgeklärt werden. Im Falle einer blutigen Sekretion sind eine Galaktografie zum Nachweis intraduktaler Prozesse und eine Histologiegewinnung notwendig (Stanzbiopsie bei Tastbefund/sonografischem Befund oder Operation nach Urban). In fast 48 % der Fälle liegt einer Mamillensekretion ein intraduktales Papillom zugrunde. Findet sich zeitgleich ein Tastbefund, handelt es sich zu 60 % um ein Karzinom (Gülay et al. 1994).

Im Anschluss an die Palpation der Brust wird immer Austasten beider Achselhöhlen vorgenommen. Hierbei werden tastbarer Resistenzen wie bei einem Brustbefund beurteilt.

Literatur

Aiello EJ, Buist DS, White E et al. Rate of breast cancer diagnoses among postmenopausal women with self-reported breast symptoms. J Am Board Fam Pract 2004; 17:408–15.

Deutsche Gesellschaft für Senologie (DGS). Konsensusberichte. Brustkrebs-Früherkennung in Deutschland. 2000. www.senologie.org/publikationen/konsensusberichte/brustkrebs-frueherkennung-in-deutschland (Zugriffsdatum: 23.02.2016).

Gülay H, Bora S, Kìlìçturgay S et al. Management of nipple discharge. J Am Coll Surg 1994; 178: 471–4.

Lumachi F, Ermani M, Brandes AA et al. Prevalence of breast cancer in women with breast complaints. Retrospective analysis in a population of symptomatic patients. Anticancer Res 2002; 22: 3777–80.

Thomas DB, Gao DL, Ray RM et al. Randomized trial of breast self-examination in Shanghai: final results. J Natl Cancer Inst 2002; 94: 1445–57.

1.5 Pathologie

1.5.1 Histologie

Stadieneinteilung

Falko Fend, Annette Staebler

Das invasive Mammakarzinom stammt von den Zellen der terminalen duktulo-lobulären Einheit ab und entspricht somit einem Adenokarzinom. Histologisch wird eine Vielzahl verschiedener Typen unterschieden, wobei das invasive Mammakarzinom, kein spezieller Typ (NST; WHO-Klassifikation 2012, vorher invasiv duktales Karzinom), und das lobuläre Karzinom zusammen über 80 % der Mammakarzinome ausmachen (► Abb. 1-10; ► Tab. 1-2).

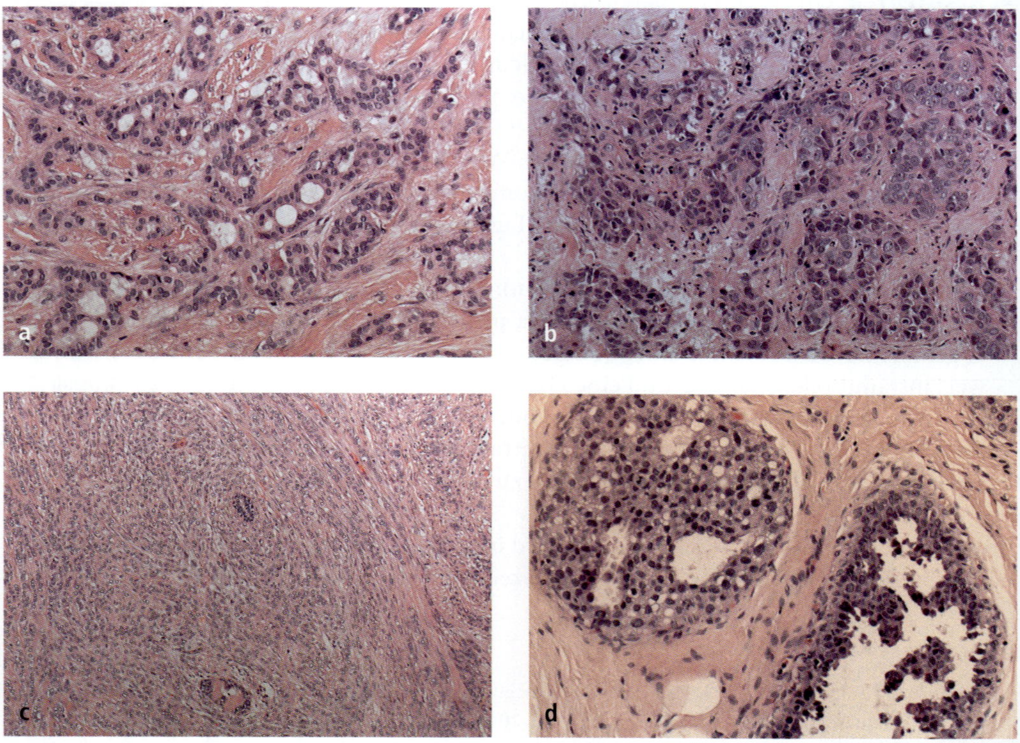

Abb. 1-10 Histologie des Mammakarzinoms. **a** Invasives Mammakarzinom NST G1. Der Tumor zeigt ausgeprägte Drüsenbildung und geringe Zell- und Kernatypien, 200-fache Vergrößerung. **b** Invasives Mammakarzinom NST G3. Der Tumor zeigt ein weitgehend solides Wachstum mit fehlender Drüsenbildung, ausgeprägten Zell- und Kernatypien und gesteigerter Mitosefrequenz, 200-fache Vergrößerung. **c** Klassisches invasives lobuläres Karzinom G2. Die monomorphen Tumorzellen sind in typischem Gänsemarschmuster ohne Drüsenbildung um einen präexistenten Gang angeordnet, 200-fache Vergrößerung. **d** Duktales Carcinoma in situ, intermediärer Malignitätsgrad. Hochgradig atypische Tumorzellen mit teils papillärem, teils kribriformem Wachstum füllen erweiterte Gangstrukturen aus, ohne das angrenzende Bindegewebe zu infiltrieren, 200-fache Vergrößerung.

Tab. 1-2 Histologische Subtypen des invasiven Mammakarzinoms (WHO-Klassifikation, Lakhani et al. 2012).

Subtyp	Häufigkeit	Bemerkungen
invasives Mamma-karzinom, NST alternativ: invasiv duktal	50–80 %	• breites prognostisches Spektrum in Abhängigkeit von Grading, Staging und biologischen Faktoren • 70–80 % ER-positiv, 15 % HER2-positiv
lobuläres Karzinom	5–15 %	• häufigere Multizentrizität und Bilateralität • klassische Form fast immer ER-positiv und HER2-negativ
tubuläres Karzinom	2 %	• meist kleine, hoch differenzierte Tumoren (G1) mit exzellenter Prognose
Karzinom mit medullären Merkmalen	< 1 %	• solide Karzinome (G3) mit ausgeprägtem lymphozytärem Begleitinfiltrat • oft triple-negativ
metaplastisches Karzinom	0,5–2 %	• Karzinom mit Arealen plattenepithelialer oder mesenchymaler Differenzierung
muzinöses Karzinom	2 %	• ausgeprägte Schleimbildung, fehlende Desmoplasie • meist ER-positiv, günstige Prognose
Karzinom mit apokriner Differenzierung	4 %	• partielle apokrine Differenzierung häufig auch im Karzinom NST • häufig Androgenrezeptorexpression
mikropapilläres Karzinom	1–2 %	• höhere Rate an Lymphknotenmetastasierung
inflammatorisches Karzinom	1–10 %	• massive dermale Lymphangiosis carcinomatosa, per definitionem Stadium T4d • meist NST G3
weitere seltene Typen	< 1 %	• breites Spektrum an Morphologie und klinischem Verhalten

NST = kein spezieller Typ

Grading

Das Grading des Mammakarzinoms stellt insbesondere für das invasive Karzinom NST einen wichtigen prognostischen Faktor und eine klinische Entscheidungshilfe dar. Es basiert auf der modifizierten Methode von Bloom und Richardson (Elston u. Ellis 1991), bei der Drüsenbildung, Kernmorphologie und Mitosefrequenz berücksichtigt werden (► Tab. 1-3).

Tab. 1-3 Grading des Mammakarzinoms (Elston u. Ellis 1991).

Merkmal	Punkte
Drüsen- und Tubulusbildung	1 (> 75 %), 2 (10–75 %), 3 (< 10 %)
Kernpleomorphie	1 (gering), 2 (mäßig), 3 (hoch)
Mitosefrequenz	1–3 (Zahl pro HPF, in Abhängigkeit vom Gesichtsfeld des Mikroskops)

Summe der Punkte 3–5: Grad 1; 6–7: Grad 2; 8–9: Grad 3, HPF = high-power field

Immunhistochemische Standardmarker

Bei allen invasiven Karzinomen werden als **prädiktive Marker** obligat die Expression des Östrogen- und des Progesteronrezeptors (ER/PR) sowie des HER2/ErbB2-Onkoproteins (HER2) mittels Immunhistochemie bestimmt. Etwa 80 % der Mammakarzinome zeigen eine Expression des ER in > 1 % der Tumorzellen, dem etablierten Schwellenwert (► Abb. 1-11). Der PR wird von 60–70 % aller Karzinome exprimiert, wobei aufgrund der Regulation der PR-Expression durch den Östrogensignalweg praktisch immer ein positiver ER-Status besteht. Etwa 20–25 % der Mammakarzinome sind komplett hormonrezeptornegativ, der Rest zeigt einen ER-positiv-PR-negativ-Status. Etwa 15 % der Karzinome weisen eine starke, auf einer Amplifikation des *HER2*-Gens beruhende Überexpression des HER2-Proteins auf (► Abb. 1-11), was mit einem Ansprechen auf eine gezielte Therapie mit Trastuzumab oder Lapatinib assoziiert ist.

Bei uneindeutiger Immunhistochemie (Score 2+, ► Tab. 1-4) muss eine Bestimmung der Genkopienzahl durch die Fluoreszenz-in-situ-Hybridisierung (FISH) oder die chromogene In-situ-Hybridisierung (CISH) erfolgen (► Tab. 1-4), die beide auch alternativ zur Immunhistochemie als primäre Detektionsmethode eingesetzt werden können. Die Auswertung des Hormonrezeptorstatus erfolgt mittels semiquantitativer Scores, bei denen der Prozentsatz der positiven Tumorzellen und die Färbeintensität in die Berechnung eingehen (Harvey et al. 1999; Remmele u. Stegner 1987), alternativ kann nur der Prozentsatz positiver Zellen angegeben werden. Zur Bestimmung des HER2-Status siehe nachfolgende Tabelle (► Tab. 1-4). Die Bestimmung sollte an der prätherapeutischen Stanzbiopsie erfolgen, wobei bei triple-negativen Karzinomen und gering differenzierten Karzinomen die Wiederholung am Resektat empfohlen wird.

! Aufgrund der hohen therapeutischen Relevanz sollten diese Untersuchungen von in der Methode erfahrenen Pathologen vorgenommen werden, die regelmäßig an externen Qualitätssicherungsmaßnahmen (Ringversuchen) teilnehmen.

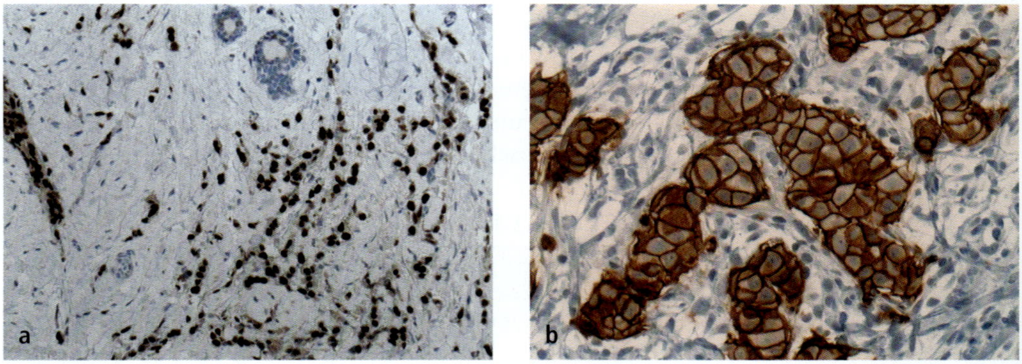

Abb. 1-11 **a** Invasives lobuläres Mammakarzinom mit starker und homogener ER-Expression. Die Kerne der Tumorzellen zeigen eine intensive Anfärbung. **b** Invasives Mammakarzinom NST G3 mit hochgradiger Überexpression (3+) des HER2-Onkoproteins. Es zeigt sich eine intensive, durchgehende, membranbetonte Positivität der Tumorzellen.

Tab. 1-4 Graduierung der HER2/ErbB2-Positivität (Wolff et al. 2013).

Score	Beurteilung	Bemerkungen
Immunhistochemie		
0	keine Anfärbung der Tumorzellen oder diskontinuierliche, kaum sichtbare Membranfärbung in < 10 % der Tumorzellen	
1+	diskontinuierliche, kaum sichtbare Membranfärbung in > 10 % der Tumorzellen	
2+	schwache oder mäßiggradige ringförmige Membranfärbung > 10 % der Tumorzellen oder starke komplette Membranfärbung in < 10 % der Tumorzellen	Überprüfung durch FISH/CISH erforderlich
3+	> 10 % der Tumorzellen mit starker kompletter Membranfärbung	Therapieindikation für Anti-HER2-Therapie
FISH/CISH		
Ratio[1] < 2 und < 4 Genkopien[2]	negativ	
Ratio[1] < 2 und 4–6 Genkopien[2]	grenzwertig	wenn Immunhistochemie 3+, dann Therapieindikation
Ratio[1] > 2 oder < 2 und > 6 Genkopien[2]	amplifiziert	Therapieindikation

[1] Ratio zwischen dem Zentromersignal Chromosom 7 und dem HER2-Signal in der FISH oder Zweifarben-CISH, [2] absolute Zahl an HER2-Signalen/Tumorzelle in der Einfarben-FISH

Die **Proliferationsaktivität**, bestimmt anhand des Prozentsatzes positiver Tumorzellen in der Färbung für das Ki67-Antigen mit dem paraffingängigen Antikörper MIB1, wurde in den letzten Jahren als prognostischer und prädiktiver Marker etabliert. Die noch mangelnde Standardisierung technischer Faktoren und der Auswertung sowie unterschiedliche Grenzwerte zwischen Hoch- und Niedrigrisiko (zwischen 11 und 20 % Ki67-positive Tumorzellen) stellen in der Praxis noch ein Problem dar. Während die Bestimmung des Ki67-Index von der Arbeitsgemeinschaft Gynäkologische Onkologie (AGO) und vom St.-Gallenkonsens 2013 (mit einem Grenzwert von 20 %) empfohlen wurde, fand er aufgrund der fehlenden Standardisierung in die S3-Leitlinie keinen Eingang (Goldhirsch et al. 2013; Scharl et al. 2013; Kreienberg et al. 2012). In der Praxis kann die Bestimmung des Ki67-Index eine Entscheidungshilfe für das weitere therapeutische Vorgehen insbesondere bei hormonrezeptorpositiven Mammakarzinomen bieten.

Präinvasive Vorstufen

Man geht davon aus, dass sich die große Mehrheit der invasiven Karzinome aus präinvasiven Vorstufen entwickelt, bei denen die neoplastische Population in Gängen und Lobuli entstanden ist, ohne die Basalmembran zu durchbrechen. Dazu gehören das duktale Carcinoma in situ (DCIS) und das lobuläre Carcinoma in situ (LCIS) oder die lobuläre intraepitheliale Neoplasie (LIN), sowie die nichtinvasiven papillären Karzinome. Wie beim invasiven Karzinom können aufgrund des histologischen Musters und der Kernmorphologie beim **DCIS** verschiedene Malignitätsgrade diagnostiziert werden. Die DCIS können sich sehr ausgedehnt entlang des Gangsystems ausbreiten und erfordern daher häufig ausgedehnte Operationen bis hin zur Ablatio. Durch Verkalkung von nekrotischen Tumorepithelien zeigen DCIS oft ausgedehnte lineare, den Gangstrukturen folgende Verkalkungen, die in der Mammografie dargestellt werden. Durch das Mammografiescreening werden deutlich mehr Patientinnen schon im Stadium der präinvasiven Vorstufen diagnostiziert. Trotz der oft großen Ausdehnung zeigen DCIS aufgrund des fehlenden Anschlusses an Lymphbahnen praktisch nie Lymphkontenmetastasen, bei den dokumentierten Fällen dürfte meist eine okkulte Mikroinvasion vorliegen. Um eine Durchbrechung der Basalmembran und damit eine Invasion nachzuweisen, können myoepitheliale Marker bzw. Basalzellmarker wie Zytokeratin 5/14 oder 5/6 sowie p63 oder SMMHC verwendet werden.

Die **atypische duktale Hyperplasie** und die **flache epitheliale Atypie** (FEA) stellen nichtobligate Präkanzerosen dar. Das **LCIS/LIN** wird mit Ausnahme des pleomorphen Typs des LCIS (ehemals LIN3) ebenfalls als nichtobligate Präkanzerose gesehen und stellt daher für sich allein im Gegensatz zum DCIS im Allgemeinen keine Operationsindikation dar.

Beim **Morbus Paget** handelt es sich um eine klinisch als Mamillenekzem imponierende, von den großen Milchgängen ausgehende, intraepitheliale Ausbreitung von Tumorzellen im Plattenepithel der Mamille und Areola. Zugrunde liegend findet sich meist ein invasives Karzinom NST oder ein DCIS hohen Malignitätsgrades.

Pathologisches Staging

Das pathologische (p) Staging des Mammakarzinoms nach der TNM(Tumor, Nodes, Metastasen)-Klassifikation der UICC/AJCC (Wittekind u. Meyer 2010) definiert die anatomische Ausbreitung der Erkrankung (▶ Tab. 1-5). Der Lymphknotenstatus stellt für das

Tab. 1-5 Pathologische Stadieneinteilung des Mammakarzinoms (vereinfacht, nach Wittekind u. Meyer 2010).

Klassifikation	Beschreibung
T – Primärtumor	
pTis	Carcinoma in situ (DCIS, LCIS) und isolierter Morbus Paget der Mamille
pT1	Tumor ≤2 cm
• pTmi	Mikroinvasion ≤0,1 cm
• pT1a	>0,1–0,5 cm
• pT1b	>0,5–1 cm
• pT1c	>1–2 cm

LK = Lymphknoten

Tab. 1-5 *(Fortsetzung)* Pathologische Stadieneinteilung des Mammakarzinoms (vereinfacht, nach Wittekind u. Meyer 2010).

Klassifikation	Beschreibung
pT2	>2–5 cm
pT3	>5 cm
pT4	Ausdehnung auf Haut oder Brustwand
• pT4a	Ausdehnung auf Brustwand (ohne Pectoralis)
• pT4b	Ödem, Ulzeration oder Satellitenknötchen der Haut
• pT4c	pT4b und pT4c gemeinsam
• pT4d	inflammatorisches Karzinom
N – regionäre Lymphknoten	
pN0	keine regionären Lymphknotenmetastasen, Nachweis von isolierten Tumorzellen oder Zellcluster < 0,2 mm/< 200 Zellen werden als N0i+ klassifiziert
pN1	Metastasen in 1–3 ipsilateralen LK, klinisch nicht erkennbar
• pN1mi	Mikrometastasen (> 0,2–2 mm)
• pN1a	ipsilaterale Metastasen in 1–3 axillären LK (mindestens eine > 2 mm)
• pN1b	Metastasen in 1–3 LK entlang der A. mammaria interna
• pN1c	Metastasen in 1–3 axillären LK *und* entlang der A. mammaria interna
pN2	
• pN2a	Metastasen in 4–9 axillären LK
• pN2b	Metastasen in klinisch erkennbaren LK entlang der A. mammaria interna *ohne* axilläre LK-Metastasen
pN3	
• pN3a	Metastasen in > 10 axillären LK *oder* ipsilateralen infraklavikulären LK
• pN3b	Metastasen in klinisch erkennbaren LK entlang der A. mammaria interna *und* axillärer LK-Metastasen *oder* > 3 axillären LK *und* entlang der A. mammaria interna
• pN3c	Metastasen in ipsilateralen supraklavikulären LK
M – Metastasen	Wird meist klinisch definiert (cM)
M0	keine Fernmetastasen
(p)M1	Fernmetastasen

LK = Lymphknoten

Mammakarzinom den wichtigsten konventionellen prognostischen Faktor dar. Neben dem TNM-Stadium sollten am Operationspräparat Lymph- (L) und Veneninvasion (V) und Ausbreitung in Perineuralscheiden (Pn) sowie der Resektionsstatus (R) angegeben werden.

Andere Neoplasien der Mamma

In der Mamma können selten auch andere Malignome beobachtet werden. Dazu gehören der Phylloidestumor, ein epithelial-mesenchymaler Mischtumor, der in Abhängigkeit von Größe, Begrenzung, Zellularität, Atypien und Mitoserate in benigne, Borderline und maligne Varianten unterteilt wird, primäre und sekundäre maligne Lymphome der Mamma, insbesondere das extranodale Marginalzonenlymphom (MALT-Lymphom) und das diffusgroßzellige Lymphom sowie seltene primäre Sarkome der Mamma. Eine Sonderstellung nehmen die Angiosarkome und atypischen vaskulären Tumoren der Mamma nach Operation und Bestrahlung wegen eines Mammakarzinoms ein.

Literatur

Elston CW, Ellis IO. Pathological prognostic factors in breast cancer. I. The value of histological grade in breast cancer: experience from a large study with long-term follow-up. Histopathology 1991; 19: 403–10.

Goldhirsch A, Winer EP, Coates AS et al. Personalizing the treatment of women with early breast cancer: highlights of the St. Gallen international expert consensus on the primary therapy of early breast cancer. Ann Oncol 2013; 24: 2206–23.

Harvey JM, Clark GM, Osborne CK, Allred DC. Estrogen receptor status by immunohistochemistry is superior to the ligand-binding assay for predicting response to adjuvant endocrine therapy in breast cancer. J Clin Oncol 1999; 17: 1474–81.

Kreienberg R, Albert US, Follmann M et al. Interdisziplinäre S3-Leitlinie für die Diagnostik, Therapie und Nachsorge des Mammakarzinoms. In: Kreienberg R (Hrsg) Leitlinienprogramm Onkologie. 3. Aufl. München: Zuckschwerdt 2012.

Lakhani SR, Ellis IO, Schnitt SJ et al. (Hrsg). WHO classification of tumours of the breast. Lyon: IARC 2012.

Remmele W, Stegner HE. Recommendation for uniform definition of an immunoreactive score (IRS) for immunohistochemical estrogen receptor detection (ER-ICA) in breast cancer tissue. Pathologe 1987; 8: 138–40.

Scharl A (Hrsg). Aktuelle Empfehlungen zur Prävention, Diagnostik und Therapie früher und fortgeschrittener Mammakarzinome. München: Zuckschwerdt 2013.

Wittekind C, Meyer HJ (Hrsg). TNM Klassifikation maligner Tumoren. 7. Auflage. Weinheim: Wiley-VCH 2010.

Wolff AC, Hammond ME, Hicks DG et al. Recommendations for human epidermal growth factor receptor 2 testing in breast cancer: American Society of Clinical Oncology/College of American Pathologists clinical practice guideline update. J Clin Oncol 2013; 31: 3997–4013.

Klinische Relevanz der neuen Marker

Isabell Witzel, Fritz Jänicke

Hintergrund

Systemische Therapieansätze haben in der Therapie des Mammakarzinoms zu höheren Heilungsraten geführt. Ein erstrebenswertes Ziel beim Einsatz systemischer Therapien ist es jedoch, Über- sowie Untertherapien zu vermeiden. Die Einbeziehung moderner Biomarker auf DNA-, RNA- und Proteinebene in die Diagnostik kann ermöglichen, den Nutzen einer Therapie besser abschätzen zu können und dadurch das rezidivfreie Überleben und

Gesamtüberleben sowie die Lebensqualität der einzelnen Patientin zu verbessern. Es kann prinzipiell zwischen prognostischen und prädiktiven Markern unterschieden werden.

Prognostische Marker korrelieren mit dem krankheitsfreien Überleben oder Gesamtüberleben einer Patientin, wenn diese keine weitere adjuvante Therapie erhalten würde. **Prädiktive Marker** zeigen an, ob eine bestimmte systemische Therapie bei einer Patientin wirkt. Um die Bestimmung einzelner Marker in der klinischen Routine empfehlen zu können, muss die vorliegende Datenlage beurteilt werden. Hierzu bewerten in regelmäßigen Abständen verschiedene Gremien auf nationaler und internationaler Ebene jeden Marker anhand der vorliegenden Literatur gemäß den Kriterien der evidenzbasierten Medizin.

Biomarkerbestimmung mittels Immunhistochemie

Der **Proliferationsmarker Ki67** ist in Zellen mit hoher Teilungsaktivität exprimiert. Diese Zellteilungsrate eines Tumors kann immunhistochemisch an Paraffingewebe bestimmt werden. Ki67 wird als Marker für die Unterscheidung zwischen den molekularen Subtypen Luminal A und Luminal B empfohlen (Goldhirsch et al. 2011). Die Grenzwerte für Ki67 sind allerdings immer noch in der Diskussion (Dowsett et al. 2011). Ki67 ist ein prognostischer und prädiktiver Marker (Yerushalmi et al. 2010). Problematisch an der Bestimmung ist die fehlende Objektivierbarkeit und untersucherabhängige Höhe der Ki67-Werte. Durch die Etablierung von Ringversuchen soll in Zukunft eine Qualitätssicherung für die Ki67 Bestimmung gewährleistet werden.

Biomarkerbestimmung im Tumorzytosol

Der **Urokinase-Plasminogen-Aktivator** (UPA) und dessen Inhibitor-1 (PAI-1) sind Teile eines Plasminogen-Aktivator-Systems. Der UPA überführt nach Rezeptorbindung Plasminogen in Plasmin. Plasmin baut mehrere Matrixproteine ab, wodurch sich die Tumorzelle besser über das Blutsystem ausbreiten kann. UPA/PAI-1 gehören aktuell zu den einzigen Biomarkern, deren Nutzen beim nodalnegativen Mammakarzinom in prospektiv-randomisierten Studien untersucht worden ist (Jänicke et al. 2001). Es existieren validierte Schwellenwerte (UPA < 3 ng/mg Gesamtprotein und PAI-1 < 14 ng/mg Gesamtprotein). UPA- und/oder PAI-1-Werte über dem Grenzwert korrelieren mit einer schlechteren Prognose. Der Nutzen einer adjuvanten Chemotherapie für Patientinnen mit UPA-/PAI-1-Werten über dem Grenzwert ist belegt (Harbeck et al. 2013). Die UPA-/PAI-1-Werte werden mittels ELISA im Frischgewebe von Tumoren bestimmt. Die Testung wird inzwischen in vielen Laboren der Gynäkologie oder Pathologie mit einem kommerziell erhältlichen ELISA (Femtelle®) angeboten. Um die Asservierung von Frischgewebe im klinischen Alltag gewährleisten zu können, ist eine gute Kooperation zwischen den Abteilungen der Radiologie, Pathologie und Gynäkologie notwendig.

Genexpressionstests

Seit vielen Jahren werden beim Mammakarzinom unterschiedliche Genaktivitäten im Tumorgewebe anhand von **RNA-Messungen** untersucht. Eine nach statistischen Algorithmen durchgeführte Expressionsanalyse kann Gene so gruppieren, dass ein Zusammenhang mit dem Krankheitsverlauf hergestellt werden kann. In den letzten Jahren wurden unterschiedliche Genprofile entwickelt und in Studien auf ihren Nutzen als prognostische oder prädiktive Marker untersucht. Die exakten Genprofile sind oftmals nicht bekannt. Die aktuell wichtigsten dieser Tests im klinischen Alltag sollen im Folgenden vorgestellt werden. Es ist bislang nicht belegt, dass eine Therapieumstellung anhand des Ergebnisses eines Tests zu einer Verbesserung des klinischen Outcomes führt (Azim et al. 2013).

Oncotype Dx: Oncotype Dx ist ein Test, der an Paraffingewebe durchgeführt werden kann und 21 Gene untersucht, die mit der Rezidivwahrscheinlichkeit korrelieren (21-Recurrence-Score). Mit einem Algorithmus wird die Expressionsstärke von 16 Krebsgenen und 5 Referenzgenen zu einem Recurrence Score (RS) berechnet. Die Einteilung erfolgt je nach Score von 0–100 in drei Gruppen (niedriges, intermediäres und hohes Risiko). Der Test wird zentral in den USA durchgeführt (Genomic Health Inc.). Der 21-Recurrence-Score wurde retrospektiv in großen Kollektiven von hormonrezeptorpositiven Mammakarzinomen evaluiert. Es besteht eine gute Korrelation zwischen Score und Rezidivrisiko. Der Nutzen einer Chemotherapie wird vor allem bei nodalnegativen Patientinnen abgeschätzt. Die Ergebnisse aus prospektiv-randomisierten Studien (z. B. TAILORx und WSG Plan B) haben den prognostischen Wert des Tests bestätigt.

Endopredict®: Endopredict ist ein Test, der an Paraffingewebe durchgeführt werden kann und 11 Gene (7 Krebsgene und 3 Referenzgene) untersucht. Die gemessene Expression wird in einem EP-Score zwischen 0 und 15 angegeben (≤ 5 niedriges Risiko, > 5 hohes Risiko). Unter Hinzunahme der Tumorgröße und des Nodalstatus wird der EpClin-Score berechnet, der eine noch genauere Rezidiveinschätzung erlaubt. Der Test kann dezentral durchgeführt werden. Er wurde retrospektiv in zwei großen Studien evaluiert (ABCSG-6, ABCSG-8) (Filipits et al. 2011). Der Test wird vor allem beim hormonrezeptorpositiven HER2-negativen postmenopausalen Mammakarzinom eingesetzt. Er erlaubt eine Einschätzung der Rezidivwahrscheinlichkeit unter adjuvanter endokriner Therapie innerhalb der ersten 5 Jahre, aber auch nach 5 Jahren endokriner Therapie (Dubsky et al. 2013). Ein daraus ableitbarer Nutzen einer zusätzlichen adjuvanten Chemotherapie kann abgeschätzt werden.

Mammaprint®: Mammaprint ist ein Test, der an Frischgewebe durchgeführt werden kann und 70 Gene untersucht, die mit der Rezidivwahrscheinlichkeit korrelieren. Mit Mammaprint wurden die ersten Daten zur Risikoabschätzung über Genexpressionsprofile publiziert. Der Test ist für Patientinnen bis 55 Jahre mit einem hormonrezeptorpositiven Mammakarzinom etabliert. Die Einteilung erfolgt in Risikozuordnungen (Hochrisiko/Niedrigrisiko). Der Test wird zentral in einem Labor in Amsterdam (Agendia Inc.) durchgeführt. Die Ergebnisse einer prospektiv-randomisierten Studie der Breast International Group (MINDACT – Microarray in Node-negative and 1 to 3 positive lymph node Disease may Avoid ChemoTherapy) liegen vor. Eine Testung in Paraffingewebe ist inzwischen entwickelt worden.

PAM50 (Prosigna®): Prosigna® ist ein Test, der an Paraffingewebe durchgeführt wird und 50 Gene untersucht. Sein Einsatz liegt vor allem darin, Mammakarzinome durch hierarchische Clusteranalysen und Vergleiche mit durchschnittlichen Expressionsprofilen eines Subtyps (sogenannte Centroiden) in molekulare Subtypen einteilen zu können (Nielsen et al. 2010). Des Weiteren wurde mit dem Test ein Risk of Recurrence Score gebildet. Hierzu wurden zu den molekularen Subtypen 19 proliferationsassoziierte Gene und die Tumorgröße hinzugefügt. Prosigna® konnte in drei Kollektiven eine prognostische Überlegenheit im Vergleich zu klinisch-pathologischen Parametern zeigen, in zwei Studien auch einen prädiktiven Wert für das Ansprechen auf Tamoxifen (Chia et al. 2012) und auf eine anthrazyklinhaltige Chemotherapie (Cheang et al. 2012), jedoch nicht auf eine Paclitaxel-haltige Chemotherapie (Martin et al. 2013). Der Test kann dezentral durchgeführt werden.

Tumorzellnachweis im Knochenmark oder Blut

Der Nachweis von disseminierten Tumorzellen in Knochenmarkaspiraten von Patientinnen mit Mammakarzinom ist vielfach als prognostischer Marker beschrieben worden. Der Nachweis von Tumorzellen im Blut ist technisch schwieriger. Er wird in einigen Forschungseinrichtungen oder durch kommerzielle Anbieter in Deutschland durchgeführt. Es gibt einen Zusammenhang zwischen dem Nachweis von Tumorzellen und einer schlechteren Prognose v. a. bei Patientinnen mit metastasiertem Mammakarzinom. Da eine klinische Konsequenz aktuell nicht belegt ist, soll die Tumorzellbestimmung im Blut nur im Rahmen von klinischen Studien durchgeführt werden.

Fazit

Es steht eine zunehmende Anzahl an Testverfahren zur Verfügung (► Tab. 1-6), die hauptsächlich dazu eingesetzt werden, den Nutzen einer adjuvanten Therapie abschätzen zu können. In der klinischen Routine wird der Nutzen von Biomarkern vor allem auf Grenzfälle be-

Tab. 1-6 Vergleich der relevanten Biomarker und aktuelle Empfehlung der AGO (Stand 2015).

Test	Firma	Ausgangsmaterial	Testmethode	Anzahl der Onkogene	Messung	Validierungsstudien[1]	AGO-Empfehlung
Ki67		Paraffingewebe	Immunhistochemie	1	dezentral	IBCSG VIII & IX, PACS 01, BCIRG 01	+
UPA/PAI-1 (Femtelle®)	American Diagnostica	Frischgewebe	ELISA	2	dezentral	Chemo-N0	+
OncotypeDx™	Genomic Health	Paraffingewebe	q-RT-PCR	21	zentral	NSABP B-14 & 20, ECOG 9127, SWOG 8814, ATAC	+
Endopredict®	Sividon	Paraffingewebe	q-RT-PCR	12	dezentral	ABCSG 6 ABCSG 8	+
Mammaprint®	Agendia	Frischgewebe (Paraffingewebe)	DNA-Microarrays	70	zentral	MINDACT	+
Prosigna®	Nanostring	Paraffingewebe	q-RT-PCR	50	dezentral	MA.5, MA.12, GEICAM/9906	+
Tumorzellen im Blut	verschiedene kommerzielle Anbieter	Blut	Cellsearch™	–	zentral	Success	+/–

\+ = begrenzter Vorteil, +/– = kein Vorteil, [1] wichtigste Studien, erhebt keinen Anspruch auf Vollständigkeit

schränkt bleiben, in denen eine Entscheidung für oder gegen eine adjuvante Chemotherapie mittels etablierter Parameter nicht gefällt werden kann. Der parallele Einsatz verschiedener Testverfahren sollte vermieden werden, da diskordante Ergebnisse nicht ungewöhnlich sind und die klinische Entscheidungsfindung beeinträchtigen können.

Literatur

Azim HA Jr, Michiels S, Zagouri F et al. Utility of prognostic genomic tests in breast cancer practice: The IMPAKT 2012 Working Group Consensus Statement. Ann Oncol 2013; 24: 647–54.

Cheang MC, Voduc KD, Tu D et al. Responsiveness of intrinsic subtypes to adjuvant anthracycline substitution in the NCIC.CTG MA.5 randomized trial. Clin Cancer Res 2012; 18: 2402–12.

Chia SK, Bramwell VH, Tu D et al. A 50-gene intrinsic subtype classifier for prognosis and prediction of benefit from adjuvant tamoxifen. Clin Cancer Res 2012; 18: 4465–72.

Dowsett M, Nielsen TO, A'Hern R et al. Assessment of Ki67 in breast cancer: recommendations from the International Ki67 in Breast Cancer working group. J Natl Cancer Inst 2011; 103: 1656–64.

Dubsky P, Brase JC, Jakesz R et al. The EndoPredict score provides prognostic information on late distant metastases in ER+/HER2- breast cancer patients. Br J Cancer 2013; 109: 2959–64.

Filipits M, Rudas M, Jakesz R et al. A new molecular predictor of distant recurrence in ER-positive, HER2-negative breast cancer adds independent information to conventional clinical risk factors. Clin Cancer Res 2011; 17: 6012–20.

Goldhirsch A, Wood WC, Coates AS et al. Strategies for subtypes – dealing with the diversity of breast cancer: highlights of the St. Gallen International Expert Consensus on the Primary Therapy of Early Breast Cancer 2011. Ann Oncol 2011; 22: 1736–47.

Harbeck N, Schmitt M, Meisner C et al. Ten-year analysis of the prospective multicentre Chemo-N0 trial validates American Society of Clinical Oncology (ASCO)-recommended biomarkers uPA and PAI-1 for therapy decision making in node-negative breast cancer patients. Eur J Cancer 2013; 49: 1825–35.

Jaenicke F, Prechtl A, Thomssen C et al. Randomized adjuvant chemotherapy trial in high-risk, lymph node-negative breast cancer patients identified by urokinase-type plasminogen activator and plasminogen activator inhibitor type 1. J Natl Cancer Inst 2001; 93: 913–20.

Martin M, Prat A, Rodriguez-Lescure A et al. PAM50 proliferation score as a predictor of weekly paclitaxel benefit in breast cancer. Breast Cancer Res Treat 2013; 138: 457–66.

Nielsen TO, Parker JS, Leung S et al. A comparison of PAM50 intrinsic subtyping with immunohistochemistry and clinical prognostic factors in tamoxifen-treated estrogen receptor-positive breast cancer. Clin Cancer Res 2010; 16: 5222–32.

Yerushalmi R, Woods R, Ravdin PM et al. Ki67 in breast cancer: prognostic and predictive potential. Lancet Oncol 2010; 11: 174–83.

1.5.2 Präinvasive Veränderungen

Anton Scharl

Veränderungen mit unsicherem biologischem Potenzial (B3-Läsionen)

Die im Folgenden beschriebenen Veränderungen werden i. d. R. bei der histologischen Befundung von Gewebeproben diagnostiziert, die zur Abklärung eines in der Mammografie oder Mammasonografie auffälligen Befundes indiziert wurden. Die histologische Begutachtung folgt der B-Klassifikation. Als B3 werden Veränderungen mit unsicherem biologischem Potenzial bezeichnet (Kreipe u. Thomssen 2015; Kreipe u. Rody 2013).

Flache epitheliale Atypie

Die flache epitheliale Atypie (FEA; Kolumnarzellmetaplasie mit/ohne Atypie, clinging carcinoma vom monomorphen Typ) ist in 77 % der Fälle mit suspektem Mikrokalk assoziiert. Ihr Entartungspotenzial ist gering (Risikoerhöhung um den Faktor 1,5 innerhalb von 17 Jahren); allerdings ist sie mit dem Auftreten von atypischen duktalen Hyperplasien oder DCIS assoziiert. Therapeutisch ist die komplette Entfernung des assoziierten Mikrokalks ausreichend. Wenn dies durch Vakuumsaugbiopsie möglich ist, erübrigt sich eine offene Biopsie. Wird FEA im Resektionsrand einer offenen Biopsie festgestellt, ist eine Nachresektion nur bei in der Bildgebung verbliebenem Korrelat erforderlich (Kreipe u. Thomssen 2015; Kreipe u. Rody 2013).

Lobuläre intraepitheliale Neoplasie

Die lobuläre intraepitheliale Neoplasie (LIN) beinhaltet die atypische lobuläre Hyperplasie (ALH) und das lobuläre Carcinoma in situ (LCIS). Sie ist selten (Inzidenz < 2 %), zeigt aber ein beidseits erhöhtes Brustkrebsrisiko an (7-fach in 10 Jahren). Histologisch bestehen atypische Epithelproliferationen in den terminalen duktulo-lobulären Einheiten. Wird eine LIN in der Stanz(Vakuum-)biopsie gefunden, besteht das Risiko eines benachbarten Karzinoms; eine Exzisionsbiopsie ist daher empfohlen. Wird eine LIN im Exzisionsrand bei brusterhaltender Therapie eines (nicht)invasiven Mammakarzinoms nachgewiesen, ist keine Nachresektion erforderlich, sofern die bildgebende Veränderung entfernt wurde. Die LIN muss abgegrenzt werden von der pleomorphen lobulären intraepithelialen Neoplasie und von der lobulären intraepithelialen Neoplasie mit Nekrose und extensiver Beteiligung und Konfluenz der Lobuli. Dies sind B5-Lasionen und müssen wie ein DCIS behandelt werden (Kreipe u. Thomssen 2015; Kreipe u. Rody 2013).

Atypische duktale Hyperplasie

Die Diagnose atypische duktale Hyperplasie (ADH) wird gestellt durch Ausschluss eines DCIS aufgrund qualitativer und quantitativer Merkmale; vereinfacht gesagt entspricht es einem gut differenzierten DCIS unter 2 mm Durchmesser. Die ADH zeigt ein beidseits erhöhtes Brustkrebsrisiko an (Faktor 4–10 über den Zeitraum von 20 Jahren). Bei einer ADH in der Stanz(Vakuum-)biopsie ist eine Exzisionsbiopsie mit gesunden Rändern empfohlen. Wird eine ADH im Exzisionsrand bei brusterhaltender Therapie eines (nicht)invasiven Mammakarzinoms nachgewiesen, ist keine Nachresektion erforderlich (Kreipe u. Thomssen 2015; Kreipe u. Rody 2013).

Duktales Carcinoma in situ

Ein duktales Carcinoma in situ (DCIS) wird wie ein invasives Mammakarzinom als B5-Läsion klassifiziert (Kreipe u. Sinn 2011). Es ist eine Präkanzerose und entwickelt sich unbehandelt in etwa 30–50 % innerhalb von 10 Jahren zu einem invasiven Karzinom. Das DCIS ist charakterisiert durch eine klonale Proliferation maligner Epithelzellen innerhalb der Milchgänge, welche im Unterschied zum invasiven Karzinom die Basalmembran nicht durchbrochen haben. Insofern ist es immer eine **Ausschlussdiagnose**, die eine sorgfältige histologische Untersuchung des gesamten Gewebes voraussetzt. Das Paget-Karzinom ist eine Sonderform des DCIS mit alleiniger Infiltration der Haut der Mamille. Mit zunehmendem

Einsatz der Screeningmammografie stieg die Häufigkeit von DCIS von früher 5–8 % auf in manchen Regionen bis zu 30 % aller malignen Brusterkrankungen.

Die **Prognose** eines adäquat behandelten DCIS ist ausgezeichnet, die Überlebensrate unterscheidet sich kaum von derjenigen eines gesunden Kollektivs. Das entscheidende Risiko ist das Lokalrezidiv (Blohmer u. Nitz 2015; Lux u. Souchon 2013).

Diagnostik

Gelegentlich wird das DCIS als palpable Läsion getastet oder durch Abklärung einer blutigen Mamillensekretion diagnostiziert. Meist ist es symptomlos und wird i. d. R. durch eine Mammografie und eventuell zusätzliche Vergrößerungsaufnahmen entdeckt. Die Verdachtsdiagnose durch Mammasonografie ist selten. Die Magnetresonanztomografie bringt allenfalls in Einzelfällen einen zusätzlichen Informationsgewinn zur Ausdehnung. Mammografisch verdächtig sind gruppierte pleomorphe Mikroverkalkungen. Deren histologische Abklärung, idealerweise minimalinvasiv durch stereotaktische Vakuumsaugbiopsie, ergibt in etwa einem Viertel der Fälle die Diagnose DCIS. Eine diagnostische offene Biopsie ist nur indiziert, wenn die minimalinvasive Abklärung nicht gelingt (Lux u. Souchon 2013).

! Eine intraoperative Schnellschnittdiagnostik ist schädlich, da sie – wegen des dadurch entstehenden Gewebsverlustes – eventuell den Nachweis einer (Mikro-)Invasion verhindert (Blohmer u. Nitz 2015; Lux u. Souchon 2013).

Prognosefaktoren

Die histologische Einteilung in einen niedrigen (G1), mittleren (G2) und hohen (G3) Kernmalignitätsgrad gibt einen Anhalt für das Risiko eines (invasiven) Rezidivs. Weitere Prognosefaktoren für ein lokales und lokoregionäres Rezidiv sind:

- das Alter der Patientin,
- die Resektionsränder,
- residualer tumorassoziierter Mikrokalk,
- die Größe der Läsion,
- Vorhandensein von Komedonekrosen (entstehen durch degenerative Verkalkung intraepithelialer Zellproliferationen),
- Fokalität,
- Architektur des Befundes und
- Diagnose durch Bildgebung gegenüber klinischem Symptom.

Prognostisch unbedeutend sind HER2-Überexpression und Hormonrezeptorexpression. Der auf Genexpressionsanalysen basierende DCIS-Score ist gegenwärtig (noch?) klinisch irrelevant. Der (modifizierte) Van-Nuys-Prognose-Index (VNPI) wurde von Silverstein et al. (2003) anhand retrospektiver Analysen erarbeitet und beruht auf Tumorgröße, Breite der Resektionsgrenzen, histologischer Klassifizierung und Alter der Patientin. Da mehrere Untersuchungen anderer Arbeitsgruppen seine Wertigkeit nicht bestätigen konnten, hat der VNPI heute allenfalls eine untergeordnete Bedeutung (Blohmer u. Nitz 2015; Lux u. Souchon 2013).

Therapie

Das DCIS ist im Gegensatz zum invasiven Karzinom eine lokale Erkrankung. Die Behandlung des DCIS dient der Prävention eines invasiven Mammakarzinoms. Die Festlegung der Therapie sollte in einer interdisziplinären Tumorkonferenz erfolgen.

Operation

Die Basis der Therapie ist die **brusterhaltende komplette Resektion** des DCIS mit gesunden Rändern (BEO). Um den Operateur zu leiten, werden i. d. R. unter mammografischer Sicht ein oder mehrere Drähte gelegt, welche das nicht tastbare DCIS-Areal präoperativ markieren; seltener erfolgt die Markierung mit Farbstoff. Nach Exzision erfolgt eine Präparateradiografie (oder bei sonografischer Markierung eine Präparatesonografie) um bei inkompletter Entfernung sofort eine Nachresektion durchführen zu können. Eine postoperative Mammografie (eventuell Sonografie) überprüft zusätzlich die vollständige Entfernung des in der Bildgebung suspekten Parenchymareals. Eine BEO ist auch bei Multifokalität prinzipiell möglich.

Das Exzidat muss markiert werden, um dem Pathologen eine räumliche Orientierung zu ermöglichen. Der Pathologe muss die Resektion in sano bestätigen und die Breite der tumorfreien Resektionsränder angeben. Ist eine komplette Entfernung durch BEO nicht möglich, erfolgt die Mastektomie (Blohmer u. Nitz 2015; Lux u. Souchon 2013).

Für die operativen Maßnahmen werden dieselben Techniken angewandt wie beim invasiven Mammakarzinom inklusive Onkoplastik, (Skin-sparing-)Mastektomie und primärer oder sekundärer Rekonstruktion.

Radiotherapie

Die BEO wird ergänzt durch die Bestrahlung der Brust. Einzelne prospektiv-randomisierte Studien, ebenso wie mehrere Metaanalysen der vier verfügbaren randomisierten Studien mit insgesamt fast 4000 Patientinnen, zeigten übereinstimmend, dass die Radiatio die Rate für invasive und nichtinvasive ipsilaterale Lokalrezidive jeweils halbiert. Mit Bestrahlung liegt die Lokalrezidivrate nach 10 Jahren bei etwa 13–15 %, ohne Bestrahlung bei knapp unter 30 %. Diese Reduktion gilt für alle Subgruppen des DCIS und auch dann, wenn das DCIS operativ in sano entfernt wurde. Die **Prognoseverbesserung** war abhängig vom Patientinnenalter aber unabhängig von anderen Risikofaktoren, wie der Breite des tumorfreien Resektionsrands. Allerdings hatte die Bestrahlung keinen Einfluss auf die Überlebensrate; die Prognose war insgesamt exzellent, auch bei einem invasiven Rezidiv (Goodwin et al. 2013; Correa et al. 2010; Bijker et al. 2006; Fisher et al. 1998).

Bisher konnte keine Gruppe von Patientinnen identifiziert werden, die nicht von der Bestrahlung profitiert. Daher ist die Radiatio prinzipiell indiziert. Bei fehlendem Einfluss auf die Mortalität müssen allerdings die Vorteile gegen die Nachteile der Radiotherapie abgewogen werden. Dies gilt insbesondere für Patientinnen mit niedrigem Rezidivrisiko (z. B. G1 oder G2 DCIS <6 mm mit weiten Resektionsrändern, hohes Patientinnenalter) (Blohmer u. Nitz 2015; Lux u. Souchon 2013). Um ein Lokalrezidiv zu vermeiden, müssen neun Frauen postoperativ bestrahlt werden. Die Metaanalysen fanden auf der anderen Seite keine signifikante Langzeittoxizität der Radiotherapie (Goodwin et al. 2013).

! Nach Mastektomie mit freien Resektionsrändern ist die Bestrahlung kontraindiziert (Blohmer u. Nitz 2015; Lux u. Souchon 2013).

Nodalstatus

Eine Abklärung des Lymphknotenstatus ist grundsätzlich nicht erforderlich. Allerdings muss immer damit gerechnet werden, dass die endgültige histologische Aufarbeitung eine Invasion zeigen kann und damit ein Lymphknotenstaging erforderlich wird. In Situationen, bei denen eine sekundäre Markierung des Sentinellymphknotens unzuverlässig wäre, besteht daher für die primäre Sentinelexzision (SLE) eine relative Indikation, z. B. bei Mastektomie.

! Eine Axilladissektion ist bei DCIS kontraindiziert (Blohmer u. Nitz 2015; Lux u. Souchon 2013).

Endokrine Therapie

Nach einer aktuellen Metaanalyse von zwei randomisierten Studien mit 3 375 Patientinnen vermindert **Tamoxifen** (20 mg/d über 5 Jahre) nach BEO mit oder ohne anschließender Strahlentherapie die Häufigkeit eines Rezidiv-DCIS signifikant um 25 %; ein invasives Lokalrezidiv wird ebenfalls um 21 % reduziert, aber ohne statistische Signifikanz. Das Risiko eines kontralateralen (nicht)invasiven Mammakarzinoms wird durch Tamoxifen halbiert. 15 Patientinnen müssen mit Tamoxifen behandelt werden, um ein erneutes Tumorereignis einer Brust (ipsi- oder kontralaterales invasives Karzinom oder DCIS) zu verhindern. Die Gesamtmortalität wurde durch Tamoxifen nicht beeinflusst. Dennoch ist angesichts der guten Prognose des DCIS der Einsatz von Tamoxifen wegen der bekannten Nebenwirkungen nicht generell indiziert. Die Vor- und Nachteile müssen kritisch bilanziert werden; ein positiver Hormonrezeptorstatus ist erforderlich. Derzeit kann kein eindeutiges Patientinnenkollektiv definiert werden, das von Tamoxifen besonders profitiert (Fisher et al. 1999). Zu anderen endokrinen Therapien liegen keine ausreichenden Daten vor (Blohmer u. Nitz 2015; Lux u. Souchon 2013).

! Eine Chemotherapie ist beim DCIS kontraindiziert.

Resektionsränder bei BEO

Das notwendige Ausmaß der tumorfreien Resektionsränder bei der BEO war und ist Gegenstand kontroverser Erörterungen. Basierend auf retrospektiven Analysen vor allem von Silverstein et al. (2003) wurden früher 10 mm tumorfreier Resektionsrand gefordert. Eine Metaanalyse, die vorwiegend auf Daten prospektiver Studien beruht (Dunne et al. 2009) zeigte, dass ab einem freien Resektionsrand von 2 mm und adäquater Radiotherapie eine ausreichende lokale Sicherheit besteht, die durch größere Resektionsränder nicht signifikant verbessert werden kann. Daher wird heute eine Resektion in sano mit mindestens 2 mm freiem Resektionsrand empfohlen, unter der Voraussetzung einer nachfolgenden Radiotherapie. Bei geringerem Abstand ist eine Nachresektion indiziert (Blohmer u. Nitz 2015; Lux u. Souchon 2013).

Die Diskussion um den Resektionsrand muss die insgesamt gute Prognose der Erkrankung berücksichtigen. Mit zunehmendem Resektionsrand steigt das Risiko für ungünstige Kosmetik oder es wird gar eine Mastektomie erforderlich mit negativem Einfluss auf die Lebensqualität und einem eventuellen zusätzlichen Aufwand und Risiko durch die Rekonstruktion.

Lokale Rezidive

Lokalrezidive sind in jeweils etwa 50 % erneut ein DCIS bzw. ein invasives Mammakarzinom. Die Prognose invasiver Rezidive scheint besser zu sein, als diejenige eines primär invasiven Karzinoms. Standardtherapie nach BEO mit postoperativer Bestrahlung ist bisher die Mastektomie. Das Rezidivrisiko nach erneuter BEO des Rezidivs beträgt etwa 30 %. Erfolgte nach der primären Operation keine Radiatio, ist in jedem Fall der erneute Versuch der Brusterhaltung mit anschließender Bestrahlung sinnvoll (Lux u. Souchon 2013).

Literatur

Bijker N, Meijnen P, Peterse JL et al. Breast-conserving treatment with or without radiotherapy in ductal carcinoma-in-situ: ten-year results of European Organisation for Research and Treatment of Cancer randomized phase III trial 10853 – a study by the EORTC Breast Cancer Cooperative Group and EORTC Radiotherapy Group. J Clin Oncol 2006; 24: 3381–7.

Blohmer JU, Nitz U. Duktales Carcinoma in situ. In: Scharl A, für die Kommission Mamma der AGO (Hrsg). Diagnose und Behandlung von Patientinnen mit primärem und metastatischem Mammakarzinom. www.ago-online.de/en/guidelines-mamma/march-2015/ (Zugriffsdatum: 01.09.2015).

Correa C, McGale P, Taylor C et al. Overview of the randomized trials of radiotherapy in ductal carcinoma in situ of the breast. J Natl Cancer Inst Monogr 2010; 2010: 162–77.

Dunne C, Burke JP, Morrow M, Kell MR. Effect of margin status on local recurrence after breast conservation and radiation therapy for ductal carcinoma in situ. J Clin Oncol 2009; 27: 1615–20.

Fisher B, Dignam J, Wolmark N et al. Lumpectomy and radiation therapy for the treatment of intraductal breast cancer: findings from National Surgical Adjuvant Breast and Bowel Project B-17. J Clin Oncol 1998; 16: 441–52.

Goodwin A, Parker S, Ghersi D, Wilcken N. Post-operative radiotherapy for ductal carcinoma in situ of the breast. Cochrane Database Syst Rev 2013; 11: CD000563.

Kreipe HH, Rody A. Intraepitheliale Proliferationen mit unsicherem biologischem Potential (B3-Läsionen). In: Scharl A (Hrsg). Aktuelle Empfehlungen zur Prävention, Diagnostik und Therapie primärer und fortgeschrittener Mammakarzinome – State of the Art 2013. München: Zuckschwerdt 2013: 64–71.

Kreipe HH, Thomssen C. Läsionen mit unsicherem biologischen Potenzial (B3). In: Scharl A, für die Kommission Mamma der AGO (Hrsg). Diagnose und Behandlung von Patientinnen mit primärem und metastatischem Mammakarzinom. www.ago-online.de/en/guidelines-mamma/march-2015/ (Zugriffsdatum: 01.09.2015).

Lux MP, Souchon R. Management des ductalen Carcinoma in situ der Brust (DCIS). In: Scharl A (Hrsg). Aktuelle Empfehlungen zur Therapie primärer und fortgeschrittener Mammakarzinome – State of the Art 2013. München: Zuckschwerdt 2013: 72–88.

Silverstein MJ et al. The University of Southern California/Van Nuys prognostic index for ductal carcinoma in situ of the breast. Am J Surg 2003; 186: 337–43.

Staley H, McCallum I, Bruce J. Postoperative Tamoxifen for ductal carcinoma in situ: Cochrane systematic review and meta-analysis. Breast 2014; 23: 546–51.

1.6 Therapie

1.6.1 Operative Therapie

Christof Sohn, Florian Schütz

Die Kunst, eine Brustkrebserkrankung adäquat operativ zu versorgen, liegt nicht in der Führung des Skalpells, sondern vielmehr in der richtigen Indikationsstellung, um ein individualisiertes allumfassendes Therapiekonzept prospektiv festzulegen. Wo früher Ärzte eminenzbasiert eine Behandlungsmethode festgelegt haben, stehen heute **interdisziplinäre Tumorkonferenzen** im Vordergrund. Hier kommen die Kerndisziplinen zusammen, die durch den Operateur, den Pathologen, den Brustdiagnostiker, den Systemtherapeuten und den Strahlentherapeuten vertreten werden.

Es verwundert, dass in den meisten Brustzentren die postoperativen Tumorkonferenzen seit Jahren etabliert sind, präoperativ jedoch eine interdisziplinaräre Festlegung der Behandlung nicht gewährleistet ist.

Besonders zu Beginn moderner Behandlungskonzepte müssen weitreichende Entscheidungen getroffen werden, die einer kritischen interdisziplinären Sicht und Diskussion bedürfen.

Darüber hinaus mögen Qualitätssicherung, Anzahl der Operationen pro Operateur sowie technische Voraussetzungen einen Einfluss auf das Operationsergebnis haben.

Prätherapeutische Tumorkonferenz

Unabdingbare Voraussetzungen einer Behandlungsempfehlung sind das intensive Gespräch mit der Patientin und die histologische Abklärung des Tumors. Nur so können die Therapieschritte und deren Reihenfolge bestimmt werden. Bei den Therapiestrategien des primären Mammakarzionoms gewinnt die **primäre Chemotherapie** (oder auch *neoadjuvante* Chemotherapie) bei primär operablem Mammakarzinom – also nicht nur bei inoperablen Stadien – immer mehr an Bedeutung. Eine Individualisierung der Chemotherapie, gemessen am klinischen Ansprechen des Primärtumors nach zwei Zyklen, und eine Umstellung der Therapie auf eine alternative Medikation scheint mit einer Verbesserung der Prognose in Subgruppen einherzugehen (von Minckwitz et al. 2013, 2012; Houssami et al. 2012).

Als weiterer Vorteil der neoadjuvanten Chemotherapie kann der Zeitgewinn bis zur Operation gesehen werden, welcher für eine **genetische Beratung** und ggf. eine Mutationsanalyse bei familiärer Risikokonstellation genutzt werden kann. Ob bei nachgewiesener *BRCA1*- oder *BRCA2*-Mutation eine Ausweitung der operativen Behandlung (z. B. beidseitige Mastektomie und Salpingoovarektomie) zum Vorteil der Patientin gereichen kann, konnte in prospektiven Studien bisher jedoch nicht nachgewiesen werden. Bei prämenopausalen Patientinnen kann eine Beratung bezüglich eines Kinderwunsches eine wichtige Rolle vor einer Operation spielen. Über fertilitätserhaltende Maßnahmen (z. B. eine Entnahme von Ovarialgewebe mit Kryokonservierung) sollte vor (neo-)adjuvanten Chemotherapien aufgeklärt werden.

Zur Festlegung einer individualisierten Behandlung müssen folgende Aspekte bekannt sein:
- klassisches Tumorstadium (TNM-Klassifikation, Lage des Tumors),
- Tumorbiologie (Grading, Hormon- und HER2-Rezeptorstatus, Proliferationsmarker [z. B. Ki67, Mib-1]),
- Alter der Patientin,
- Familienanamnese,
- Eigenanamnese,
- Wünsche der Patientin (z. B. Fertilität).

Gegebenenfalls können weitere Informationen benötigt werden, um eine Entscheidung zu treffen, z. B. Genexpressionstests, Plasminogenaktivaktoren, Mutationsanalysen.

Brusterhaltende Therapie

Das Ziel jeder onkologischen Operation an der Brust ist die **vollständige Exzision** des Tumors, welche histologisch nachvollzogen werden muss. Die Vollständigkeit der invasiven und eventuell begleitenden In-situ-Komponenten korreliert mit dem Auftreten eines Lokalrezidivs. Zwar haben sich über die Jahre die festen Vorstellungen von Schnitträndern und Mindestabständen relativiert, jedoch schlägt die aktuelle S3-Leitlinie weiterhin einen Mindestabstand der invasiven und In-situ-Komponenten von 1 mm vor (Houssami et al. 2010). Als Kontraindikationen für eine brusterhaltende Operation gelten das inflammatorische Mammakarzinom und befallene Resektionsränder trotz mehrfacher Nachresektion (Matro et al. 2015; Cellini et al. 2005).

Die brusterhaltende Operation mit konsekutiver Bestrahlung sollte grundsätzlich gegenüber der alleinigen Mastektomie favorsiert werden, da sie einen weniger belastenden Eingriff bei gleicher Prognose darstellt (Veronesi et al. 2002). Zur optimalen Applikation der Zielvolumina bei der Bestrahlung der Brust sollten Titanclips in die Nähe des Tumors gesetzt werden, welche bei der Planungs-CT visualisiert werden können (Bartelink et al. 2007). Eine präoperative Aufklärung über diese Maßnahme ist angeraten.

Ist die Läsion präoperativ nicht tastbar, muss sie durch eine **bildgebungsgesteuerte Markierung**, wie z. B. eine Drahtmarkierung, lokalisiert und entsprechend dieser Markierung exzidiert werden. Das entnommene Gewebe ist durch das gleiche bildgebende Verfahren, das zur Markierung gedient hat, intraoperativ auf Vollständigkeit zu überprüfen. Eine postoperative mammografische oder sonografische Kontrolle kann die Vollständigkeit des exstirpierten Befundes bestätigen (Blamey 1998). Intraoperative Sonografieuntersuchungen können die Nachresektionsraten ebenfalls verringern, wobei die Studien nicht auf die deutsche Krankenversorgung anzuwenden sein dürften (Ahmed u. Douek 2013).

Probeexzision

Offene Probeexzisionen an der Brust sind seit der Einführung der Stanzbiopsie zur Seltenheit geworden. Indiziert können diese lokal umschriebenen Gewebeproben sein, wenn bestimmte Risikoläsionen (B3-Pathologien) bei Stanzbiopsien gefunden werden, welche gehäuft mit Mammakarzinomen oder deren Vorstufen einhergehen. Zu diesen zählen radiäre Narben, adenomatöse Hyperplasien und flache Epithelatypien (FEA). Auch Fibroadenome oder Phylloidestumoren (ohne Atypien) können lokal exzidiert werden.

Bei Probeexzisionen sollte viel Augenmerk auf eine kosmetisch gelungene Schnittführung gelegt werden.

Segmentresektion

Die häufigste Operation bei Brustkrebs ist die Segmentresektion, welche je nach Tumor-Brust-Relation bei kleineren bis mittelgroßen Tumoren durchgeführt werden kann. Anders als bei der Lumpektomie, bei welcher der Tumor kugelförmig mit einem gewissen Sicherheitsabstand umschnitten wird, wird bei der Segmentresektion der Tumor mit einem Sicherheitsabstand von etwa 1 cm in alle Richtungen unter Mitnahme des Milchgangs, der zur Mamille führt, exidiert. Das keil- bis spindelförmig aussehende Segment sollte eindeutig mit Fäden oder Klammern in mindestens zwei nicht gegenüberliegenden Stellen markiert werden, damit eine adäquate Aufarbeitung durch einen spezialisierten Pathologen gewährleistet ist. In schwierigen Fällen bietet sich eine Markierung in vivo, d. h. präoperativ, an.

Stets sollte bei der Segmentresektion die Faszie des M. pectoralis major mitentfernt werden. Eine Entfernung der **Haut** über dem Tumor ist nicht grundsätzlich indiziert, es sei denn, der Verdacht einer Hautinfiltration läge klinisch oder in der Bildgebung vor. Aus diesem Grund muss bei einer Segmentresektion auch nicht streng über dem Tumor geschnitten werden, was früher postuliert wurde. Kosmetisch günstigere Schnittführungen wie im Areolarrand oder submammär kommen ebenfalls in Betracht. Ob über diese Schnittführungen auch der Sentinellymphknoten entfernt werden kann, ist häufig abhängig von der Lage des Tumors und der Größe der Brust.

Nach einer Segmentresektion kann die Adaptation der Wundränder zur Wiederherstellung der Brustdrüsenform ausreichen. Bei größeren Segmentresektionen können jedoch auch onkoplastische Techniken in Form von Verschiebelappenplastiken oder Rotationsplastiken notwendig sein.

Beim **Hautverschluss** sollte im Wissen der notwendigen Bestrahlung eine gute Deckung der Wundhöhle erfolgen. Das heißt, die Haut sollte dreischichtig (Fettgewebe – subcutane Adaptation – intracutane Hautnaht) verschlossen werden. Dies trifft auch für die Quadrantenresektion und die Mastektomien zu.

Quadrantenresektion

Bei größeren Tumoren oder ausgedehnten intraduktalen Tumorkomponenten (Mikroverkalkung) kann eine Quadrantenresektion mit **onkoplastischer Rekonstruktion** der Brustdrüse und ggf. Größenangleichung der kontralateralen Seite indiziert sein. Besonders bei Tumoren der inneren Quadranten müssen onkoplastische Techniken zum Einsatz kommen.

Bei diesen Techniken erfolgt eine Wiederherstellung der Brustdrüsenform, welche in den allermeisten Fällen mit einer optischen Verkleinerung der Brust einhergeht. Aus diesem Grund ist es meistens notwendig, Anteile der Haut über der Brustdrüse zu resezieren, um ein adäquates kosmetisches Ergebnis herstellen zu können. Diese Hautresektion kann je nach Lage des Tumors über eine doppelte mammilläre Schnittführung, eine B-Plastik, eine tumoradaptierte Reduktionsplastik oder weitere Schnittführungen erfolgen. Häufig ist eine Größenanpassung der kontralateralen Brust notwendig, welche primär oder nach erfolgter Bestrahlung durchgeführt werden kann.

Mastektomie

Von einer brusterhaltenden Therapie sollte Abstand genommen werden bei (Leitlinienprogramm Onkologie 2012):

- Vorliegen eines multizentrischen Karzinoms (bisher keine ausreichende Datenlage, keine Aussage zu kosmetisch akzeptablen Ergebnissen),
- inflammatorischem Mammakarzinom,
- ungünstigem Tumor-Brust-Größenverhältnis,
- keine Resektion in sano erreichbar trotz Nachresektion,
- Nachbestrahlung technisch nicht möglich (z. B. Armabduktion eingeschränkt, internistische Erkrankungen),
- Ablehnung der Bestrahlung durch die Patientin.

In diesen Fallen wird eine primäre Mastektomie erforderlich.

Bei der Mastektomie können mehrere Techniken nach den Resektionsgrenzen an der Haut unterschieden werden (Liedtke et al. 2014):

- modifiziert radikale Mastektomie (MRM),
- hautsparende (skin-sparing) Mastektomie (SSM),
- nippelsparende (nipple-sparing) Mastektomie (NSM).

Alle drei Techniken zeigen bei richtiger Indikationsstellung dieselbe onkologische Sicherheit (Lanitis et al. 2010).

Subkutane Mastektomien mit Belastung eines etwa 1 cm dicken Hautmantels sind bei invasiven Karzinomen nur noch in Einzelfällen zu empfehlen, da sie mit einer erhöhten Lokalrezidivrate einhergehen.

Jede Patientin, bei der eine Mastektomie durchgeführt werden soll, soll über die Möglichkeit einer sofortigen oder späteren Brustrekonstruktion bzw. den Verzicht auf rekonstruktive Maßnahmen aufgeklärt werden; dabei sollte ein Kontakt zu Betroffenen bzw. Selbsthilfegruppen oder Selbsthilfeorganisationen angeboten werden (Leitlinienprogramm Onkologie 2012).

Modifiziert radikale Mastektomie

Die modifiziert radikale Mastektomie sollte durchgeführt werden, wenn der Tumor die Haut zu infiltrieren scheint oder die Patientin keinen Wunsch nach einer primären oder sekundären Rekonstruktion hegt. Die typische spindelförmige Schnittführung, welche zum Processus axillaris hochgezogen werden kann, stellt die Standardschnittführung dar. Bei kleineren Brüsten können auch zirkuläre Schnittführungen mit einem tabaksbeutelartigen Verschluss möglich sein. Auch vertikale Schnittführungen können in Einzelfällen gewählt werden.

> Es ist darauf zu achten, dass mediale und laterale Fettbürzel soweit wie möglich vermieden werden, da diese eine spätere externe Prothesenanhaftung erschweren.

Auch wenn keine primäre oder sekundäre Rekonstruktion der Brust geplant ist, sollte so operiert werden, dass die Grundvoraussetzung hierfür gegeben wären. So sollte die Brustumschlagsfalte soweit möglich erhalten bleiben. Verziehungen oder Einziehungen sollten vermieden werden. Der Hautmantel sollte gleichbleibend in seiner Dicke präpariert werden. Der M. pectoralis major sollte (wenn nicht anders indiziert) geschont werden.

Hautsparende und nippelsparende Mastektomie

Die **hautsparende Mastektomie** sollte bei Wunsch nach primärer oder sekundärer Rekonstruktion favorisiert werden, wobei je nach Tumorlage eine möglichst kleine Schnittführung angepasst werden sollte. Die Dicke des Hautmantels ist direkt mit der Rezidivgefahr korreliert. Ein zu dicker Hautmantel erhöht die Gefahr, dass Drüsenanteile verbleiben, die bei Entartung zu einem Rezidiv führen könnten. Jedes fünfte Rezidiv scheint mit einer Metastasierung und somit einem palliativen Stadium assoziiert zu sein. Hautnekrosen durch einen zu dünnen Hautmantel sollten jedoch vermieden werden. Um die spätere Rekonstruktion einfacher zu gestalten, sollte die Brustumschlagsfalte bei der Präparation geschont werden.

Die **nippelsparende Mastektomie**, bei der der Hautmantel wie bei der hautsparenden Mastektomie nur sehr dünn belassen wird, scheint dann mit einer adäquaten onkologischen Sicherheit einherzugehen, wenn der Primärtumor und die intraduktale Tumorkomponente möglichst weit vom Nippel entfernt liegen (mindestens 2 cm) (Tokin et al. 2012).

Operation der Lymphabflusswege

Die Beurteilung des axillären Lymphknotenbefalls ist ein diagnostisches Verfahren, das unmittelbar mit der Brustoperation beim Mammakarzinom verbunden ist (Leitlinienprogramm Onkologie 2012). Die Wächterlymphknotentechnik (Sentinellymphknotenbiopsie) hat bei nodal unauffälliger Axilla die klassische axilläre Lymphonodektomie ersetzt. Hierzu wird im folgenden Abschnitt Stellung genommen.

Die **axilläre Lymphonodektomie**, welche mit einer höheren Komorbidität als die Sentinellymphknotenbiopsie einhergeht, sollte bei klinischem Verdacht auf befallene Lymphknoten oder nicht darstellbarem Sentinellymphknoten durchgeführt werden, wobei optimalerweise eine stanzbioptische Sicherung eines suspekten Lymphknotens vorliegen sollte. Eine sekundäre axilläre Lymphonodektomie bei befallenem Sentinellymphknoten bei initial klinisch unauffälliger Axilla sollte nicht mehr als absolute Notwendigkeit angesehen werden. Auf eine solche kann ohne signifikante Verschlechterung der lokalen und Gesamtprognose verzichtet werden (Giuliano et al. 2011).

Bei der systematischen axillären Lymphonodektomie sollten mindestens 10 Lymphknoten aus den Level I und II entfernt werden. Der N. thoracicus longus, das thorakodorsale Gefäßnervenbündel, die V. axillaris und die Nn. intercostobrachiales sollten dabei dargestellt und schonend präpariert werden.

Literatur

Ahmed M, Douek M. Intra-operative ultrasound versus wire-guided localization in the surgical management of non-palpable breast cancers: systematic review and meta-analysis. Breast Cancer Res Treat 2013; 140: 435–46.

Bartelink H, Horiot JC, Poortmans PM et al. Impact of a higher radiation dose on local control and survival in breast-conserving therapy of early breast cancer: 10- year results of the randomized boost versus no boost EORTC 22881–10882 trial. J Clin Oncol 2007; 25: 3259–65.

Blamey RW. The British Association of Surgical Oncology Guidelines for surgeons in the management of symptomatic breast disease in the UK (1998 revision). BASO Breast Specialty Group. Eur J Surg Oncol 1998; 24: 464–76.

Cellini C, Huston T, Martins D. Multiple re-excisions versus mastectomy in patients with persistent residual disease following breast conservation surgery. Amer J Surg 2005; 189, 662–6.

Giuliano AE, Hunt KK, Ballman KV et al. Axillary dissection vs no axillary dissection in women with invasive breast cancer and sentinel node metastasis: a randomized clinical trial. JAMA 2011; 305: 569–758.

Houssami N, Macaskill P, von Minckwitz G et al. Meta-analysis of the association of breast cancer subtype and pathologic complete response to neoadjuvant chemotherapy. Eur J Cancer 2012; 48: 3342–54.

Houssami N, Macaskill P, Marinovich ML et al. Meta-analysis of the impact of surgical margins on local recurrence in women with early-stage invasive breast cancer treated with breast-conserving therapy. Eur J Cancer 2010; 46: 3219–32.

Lanitis S, Tekkis PP, Sgourakis G et al. Comparison of skinsparing mastectomy versus non-skin-sparing mastectomy for breast cancer: a meta-analysis of observational studies. Ann Surg 2010; 251: 632–9.

Leitlinienprogramm Onkologie der AWMF, Deutschen Krebsgesellschaft e. V. und Deutschen Krebshilfe e. V. Interdisziplinäre S3-Leitlinie für die Diagnostik, Therapie und Nachsorge des Mammakarzinoms. Berlin: Deutsche Krebsgesellschaft 2012.

Liedtke C, Thill M, Hanf V, Schütz F; AGO Breast Committee. AGO Recommendations for the Diagnosis and Treatment of Patients with Early Breast Cancer: Update 2014. Breast Care 2014; 9: 189–200.

Matro JM, Li T, Cristofanilli M et al. Inflammatory breast cancer management in the national comprehensive cancer network: the disease, recurrence pattern, and outcome. Clin Breast Cancer 2015; 15: 1–7.

Tokin C, Weiss A, Wang-Rodriguez J, Blair SL. Oncologic safety of skin-sparing and nipple-sparing mastectomy: a discussion and review of the literature. Int J Surg Oncol 2012; 92: 18–21.

Veronesi U, Cascinelli N, Mariani L et al. Twentyyear follow-up of a randomized study comparing breast-conserving surgery with radical mastectomy for early breast cancer. N Engl J Med 2002; 47: 1227–32.

von Minckwitz G, Blohmer JU, Costa SD et al. Response-guided neoadjuvant chemotherapy for breast cancer. J Clin Oncol. 2013; 31: 3623–30.

von Minckwitz G, Untch M, Blohmer JU et al. Definition and impact of pathologic complete response on prognosis after neoadjuvant chemotherapy in various intrinsic breast cancer subtypes. J Clin Oncol 2012; 30: 1796–804.

Sentinellymphknotentechnik

Gisela Helms

Jahrzehntelang war die ipsilaterale Axilladissektion Teil der operativen Standardtherapie beim Mammakarzinom. Funktionelle ipsilaterale Schulter-Arm-Beschwerden, wie Schwellungen und Sensibilitätsstörungen im Arm, Schmerzen und Bewegungseinschränkungen im Schulterbereich bedeute(te)n für die betroffenen Frauen die wesentlichsten Langzeitprobleme und Beeinträchtigung ihrer Lebensqualität, weit vor möglichen kosmetischen Beeinträchtigungen nach einer Brustoperation (Kuehn et al. 2001). Besonders für nodalnegative Frauen bedeutet eine derartige Übertherapie unnötige Langzeitbeschwerden. Durch die Sentinellymphknotenbiopsie (SNB), der gezielten Entfernung von Sentinellymphknoten, können mit einem sehr viel kleineren operativen Eingriff bei gleicher onkologischer Sicherheit diese Langzeitfolgen deutlich in Ausmaß und Dauer gesenkt werden (Kreienberg et al. 2012; Helms et al. 2009). Im Jahr 1993 wurde die Methode der SNB zum ersten Mal beschrieben (Krag et al. 1993). Etwa 10 Jahren später gehörte sie bereits zur **Standardtherapie** des kleinen Mammakarzinoms bei initial klinisch und sonografisch unauffälligen axillären Lymphknoten.

Das Verfahren der Sentinellymphknotenbiopsie legt den geordneten Lymphabfluss der Brust in die ipsilateralen axillären Lymphknoten zugrunde. Um die Zuverlässigkeit des Verfahrens (sichere technische Anwendung und onkologische Sicherheit) zu garantieren, bedarf es einer präzisen und **qualitätsgesicherten interdisziplinären Zusammenarbeit** von Nuklearmedizinern, Operateuren und Pathologen.

Indiziert ist die SNB als diagnostisches Verfahren zur Erfassung des Nodalstatus bei klinisch unauffälligen Lymphknoten (Kreienberg et al. 2012).

Lymphatic Mapping

Zunächst erfolgt das Lymphatic Mapping, die Darstellung des Lymphabflusses. Als Tracer werden radioaktive Tc-99-markierte Kolloide (Teilchengröße 20–100 nm) und/oder Farbtracer wie Patentblau® verwendet. Bei Verwendung des Radioisotops besteht eine über 95%ige Detektionsrate mit guter Objektivierbarkeit und Reproduzierbarkeit. Die Ergänzung mit dem Farbtracer kann die Detektion erleichtern (Kuehn et al. 2005). Der Fluoreszenzfarbstoff Indocyaningrün erscheint bei einer Detektionstiefe bis maximal 2 cm für die hier besprochene Indikationsstellung bislang nicht generell als Ersatzmethode zum Technetium-Verfahren geeignet (Grischke et al. 2013).

Wichtige Aspekte der **Tracerapplikation** sind der Zeitabstand zur Operation und der Injektionsort. Technetium-99 hat eine Halbwertszeit von 6 h und kann im 1-Tages- oder 2-Tages-Protokoll verwendet werden. Als universeller Injektionsort bietet sich die subdermale periareoläre Region an. Abhängig von individuellen Gegebenheiten, z. B. größeren Narben der Brust oben außen, kann der Injektionsort angepasst werden. Eine Lymphszintigrafie (► Abb. 1-12) wird empfohlen. Sie ermöglicht die intraoperative Überprüfung bezüglich Lokalisation und Anzahl von Sentinellymphknoten, was wiederum einen qualitativen Einfluss auf die onkologische Sicherheit des Verfahrens (Falsch-Negativ-Rate niedrig halten) hat. Patentblau® flutet nach ca. 10–15 min im axillären Lymphabflussgebiet an und kann u. U. nach 30 min bereits nicht mehr zu erkennen sein. Die Variabilität ist sehr hoch. Gelegentlich kommt es zu (meist vorübergehenden, selten persistierenden) „Tattoos" über der Injektionsstelle, was bei der Wahl des Injektionsortes berücksichtigt werden sollte. Aus gleichem

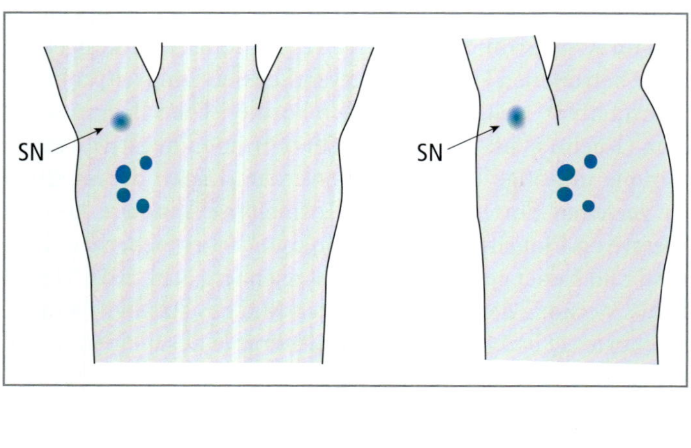

Abb. 1-12 Lymphszintigramm rechte Seite, Markierung mit Tc-99-Nanocoll. **a** Anterior-posteriore Aufnahme, **b** seitliche Aufnahme (SN = Sentinellymphknoten).

Grund wird hier die tiefere Injektion in das Parenchym empfohlen, eine Kontamination der Haut mit dem Farbtracer sollte vermieden werden.

Operatives Vorgehen

Nach sterilem Abdecken erfolgt zunächst die Lokalisierung des/der Sentinellymphknoten mit der Handsonde (Gammasonde mit Kollimator) in Abgleich mit der Lymphszintigrafie. Das axilläre Lymphabflussgebiet wird mäanderförmig mit langsamer Bewegung sondiert. Zu berücksichtigen ist, dass die Empfindlichkeit der Handsonde stark vom Abstand zum „strahlenden" Objekt abhängt, d.h. die Handsonde muss mit Kontakt zur Haut, je nach Schichtdicke der Subcutis auch mit leichtem Druck geführt werden. Der **typische Ort des Sentinellymphknotens** liegt an der Thoraxwand ungefähr am Kreuzungspunkt von vorderer Axillarlinie mit der Brustbasis (► Abb. 1-13).

Der operative Zugang kann je nach Situs über das mammäre Wundgebiet erfolgen oder über eine separate axilläre Hautinzision (idealerweise längs gestellt in der Behaarungsgrenze, ca. 3 cm lang). Die Präparation in subcutanem und axillärem Fettgewebe erfolgt stumpf durch Spreizen der Schere, was die Schonung von Blutgefäßen und das Erkennen von gefärbten Lymphbahnen ermöglicht. Lymphknoten, die die Kriterien eines Sentinellymphknotens erfüllen – Radioaktivität, Blaufärbung und/oder zuführende gefärbte Lymphbahn – sollten entfernt werden (► Abb. 1-14). In Einzelfällen, in denen sehr viele Lymphknoten diese Kriterien erfüllen, sollten mindestens die 3 meistspeichernden Lymphknoten entfernt werden bzw. diejenigen, die 10 % und mehr der Aktivität des meistspeichernden Sentinellymphknotens aufweisen. Die sorgfältige Präparation unter Schonung umgebenden perinodalen Fettgewebes oder anderer Nicht-Sentinellymphknoten ist selbstverständlich.

! Unerlässlich ist das digitale Austasten der Axilla, um suspekte, tumordurchsetzte, derbe Lymphknoten nicht zurückzulassen. Sie nehmen u. U. keinen Tracer auf und können so zu einem falsch negativen Ergebnis führen.

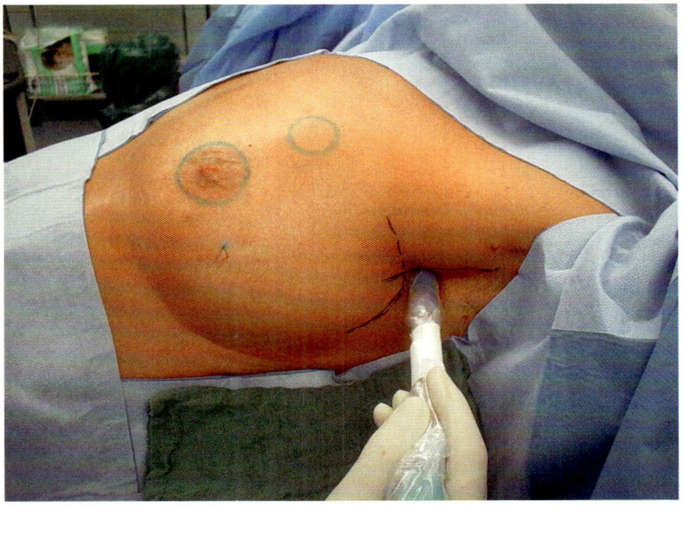

Abb. 1-13 Loco typico des Sentinellymphknotens der caudalen Axilla (links).

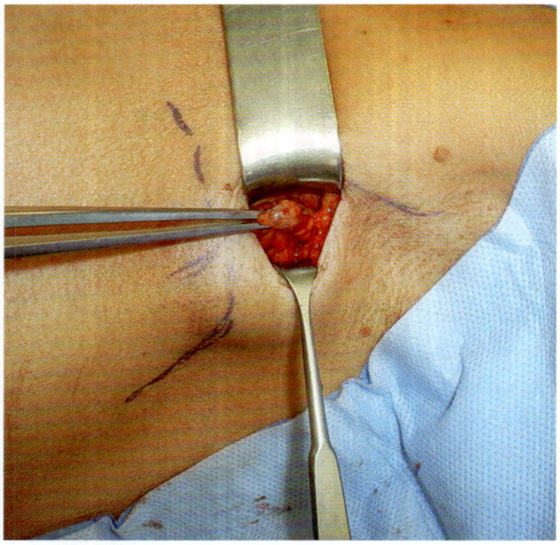

Abb. 1-14 Sentinellymphknoten (hier linke caudale Axilla).

Die histopathologische Aufarbeitung folgt einem festgelegten Vorgehen (Kuehn et al. 2005).

Literatur

Grischke EM, Röhm C, Helms G et al. Fluoreszenz-Markierung mit Indocyaningrün – eine neue Technik für die Sentinel-Node-Detektion beim Mammakarzinom?. Gyn Praktische Gynäkologie 2013; 18: 188–93.

Helms G, Kühn T, Moser L et al. Shoulder-arm morbidity in patients with sentinel node biopsy and complete axillary dissection – data from a prospective randomised trial. Eur J Surg Oncol 2009; 35: 696–701.

Krag DN, Weaver DL, Alex JC, Fairbank JT. Surgical resection and radiolocalization of the sentinel lymph node in breast cancer using a gamma probe. Surg Oncol 1993; 2: 335–9; discussion 340.

Kreienberg R et al. Interdisziplinäre S3-Leitlinie für die Diagnostik, Therapie und Nachsorge des Mammakarzinoms 2012, AWMF-Register-Nummer:032–045OL.

Kuehn T, Klauss W, Darsow M et al. Long-term morbidity following axillary dissection in breast cancer patients – clinical assessment, significance for life quality and the impact of demographic, oncologic and therapeutic factors. Breast Cancer Res Treat 2001; 64: 275–86.

Kuehn T, Bembenek A, Decker T et al. A Concept for the Clinical Implementation of Sentinel Node Biopsy in Patients with Breast Carcinoma with Special Regard to Quality Assurance. Cancer 2005; 103: 451–61.

SNB in der neoadjuvanten Therapie

Thorsten Kühn

Der Stellenwert der SNB im Rahmen einer neoadjuvanten Therapie ist bisher nicht eindeutig definiert. Verlässliche Daten sind nur für die Detektionsraten (Durchführbarkeit, diagnostische Genauigkeit) der SNB vor einer Systemtherapie verfügbar. Die Durchführung der SNB nach einer NACT (neoadjuvante Chemotherapie) könnte die Rate an ALD (axilläre Lymphknotendissektion) reduzieren, da 20–40 % der Patientinnen mit einem positiven Nodalstatus nach der Chemotherapie negative Lymphknoten aufweisen und damit nicht von einer ALD profitieren würden. Unklar ist dabei der Einfluss der vorgeschalteten Chemotherapie auf die Detektionsraten der SNB. Intensiv wurde in den letzten Jahren die Frage diskutiert, ob Patientinnen mit klinisch positivem Nodalstatus durch eine Chemotherapie „downgestaged" werden können, und ob dadurch die Rate an axillaerhaltenden Eingriffen erhöht werden kann, ähnlich wie die Rate an brusterhaltenden Eingriffen durch ein neoadjuvantes Behandlungskonzept optimiert wird.

Im Rahmen der San Antonio Breast Cancer Conference 2012 wurden zwei wesentliche Studien zur Rolle des SNB im Kontext einer neoadjuvanten Chemotherapie vorgestellt: In der deutschen **SENTINA-Studie** wurden Patientinnen in vier verschiedenen Kohorten untersucht, um die Wertigkeit der SNB vor und nach einer primär systemischen Therapie zu untersuchen (Kuehn et al. 2013). Insgesamt erhielten 1 022 Frauen eine SNB vor der neoadjuvanten Therapie. In dieser Gruppe zeigten sich hohe Detektionsraten von 99,1 % (95 % CI, 98,3–99,6 %; 1 013 von 1 022). Bei Frauen, die einen positiven Sentinellymphknoten vor der Chemotherapie aufwiesen, wurde untersucht, ob eine erneute SNB nach der Systemtherapie ein geeignetes Instrument darstellen könnte, um das Kollektiv der nodalnegativen Patientinnen nach einer Chemotherapie zu identifizieren. Die Detektionsrate lag jedoch nur bei 60,8 % und die Falsch-negativ-Rate (FNR) bei 51,6 %. Bei Frauen, die vor der neoadjuvanten Therapie suspekte Lymphknoten aufwiesen und nach der Chemotherapie einen unauffälligen Nodalstatus zeigten, lagen die Detektionsrate bei 80,1 % und die Falsch-negativ-Rate bei 14,2 %. Die Raten waren damit deutlich ungünstiger als bei primär operierten Patientinnen. Auffallend war in der Studie, dass die Falsch-negativ-Rate in hohem Maße von der Anzahl entfernter Sentinellymphknoten abhing. Bei Frauen, bei denen nur 1 Sentinellymphknoten identifiziert werden konnte betrug die FNR 24,3 %. Wurden 2 Sentinellymphknoten entfernt betrug die FNR 18,5 %. Erst bei 3 entfernten Sentinellymphknoten konnte eine verlässliche FNR < 10 % erzielt werden, eine Rate, die als minimaler Standard für die diagnostische Genauigkeit der SNB angesehen wird.

Sehr ähnliche Ergebnisse wurde von der zeitgleich vorgestellte **ACOSOG-1071-Studie** berichtet (Boughey et al. 2013). Auch in dieser Studie wurden die Detektionsrate und die FNR der SNB bei Patientinnen untersucht, die unter neoadjuvanter Chemotherapie von einem positiven zu einem negativen Nodalstatus konvertierten. Die Ergebnisse waren vergleichbar mit denen der SENTINA-Studie mit einer FNR im Gesamtkollektiv von 14,7 %. Für Patientinnen mit einem Sentinellymphknoten betrug die FNR 31,5 % für Frauen mit 2 entfernten Sentinellymphknoten 21,1 %. Erst ab 3 detektierten Sentinellymphknoten betrug die FNR < 10 %. Somit sind die Detektionsraten für Patientinnen nach einer Systemtherapie im Vergleich zu primär operierten Patientinnen deutlich ungünstiger, wenn vor der Behandlung positive Lymphknoten vorgelegen haben. In diesen Fällen kann daher nicht auf eine Axilladissektion verzichtet werden.

Aktuelle Empfehlungen in Deutschland

Bei Patientinnen, die vor einer NACT einen positiven Lymphknotenstatus aufwiesen, ist eine ALD nach der Systemtherapie erforderlich. Für Patientinnen, die vor der NACT einen klinisch negativen Nodalstatus aufweisen, kann in Deutschland die SNB sowohl vor als auch nach der Chemotherapie durchgeführt werden.

Zukünftige Studien

Zukünftige Studien mit onkologischen Endpunkten (disease free survival, overall survival) müssen durchgeführt werden, um möglicherweise trotz der etwas ungünstigeren Erfolgsraten ein axilläres Staging nach der NACT durchführen zu können. Dieses Vorgehen wäre aus onkologischer Sicht wünschenswert, da die pCR (pathologische Komplettremission) nach einer NACT zu einem immer wichtigeren prognostischen Faktor wird. Definitionsgemäß ist der Post-NACT-Nodalstatus für die Bestimmung der pCR erforderlich.

Literatur

Boughey JC, Suman VJ, Mittendorf EA et al. Sentinel lymph node surgery after neoadjuvant chemotherapy in patients with node positive breast cancer: the ACOSOG Z1071 (Alliance) clinical trial. JAMA 2013; 310: 1455–61.

Kuehn T, Bauerfeind I, Fehm T et al. Sentinel-lymph-node biopsy with breast cancer before and after neoadjuvant chemotherapy (SENTINA): a prospective multi-center cohort study. Lancet Oncol 2013; 14: 609–18.

1.6.2 Strahlentherapie

Rainer Souchon, Michael Bamberg

Einleitung

Die Therapie des Mammakarzinoms erfolgt interdisziplinär und multimodal. Die Strahlen- oder Radiotherapie (RT) ist als **kausale antineoplastische lokale Behandlungsmodalität** sowohl im Rahmen der Primärbehandlung des nichtinvasiven duktalen (DCIS) und des invasiven Mammakarzinoms als auch bei einem lokoregionalen Rückfall oder im Stadium der Metastasierung wesentlicher Bestandteil des onkologischen Behandlungskonzeptes. Ihr Einsatz ist begründet im tumoriziden Effekt ionisierender Strahlung. Bei lokal oder lokoregional begrenzter Erkrankung kann durch eine RT eine Steigerung der lokalen bzw. lokoregionalen Tumorkontrolle als notwendige Voraussetzung für eine dauerhafte Heilung bewirkt werden.

> Bei umschriebener Metastasierung oder Rezidivierung wird neben der tumoriziden auch die analgetische Wirkung der Bestrahlungsbehandlung therapeutisch genutzt.

Bei Patientinnen mit invasivem Karzinom führt die radiogene Verminderung der lokoregionalen Rezidivwahrscheinlichkeit durch verbesserte örtliche Tumorkontrolle darüber hinaus zu einer statistisch signifikanten Erhöhung der Überlebenswahrscheinlichkeit und zur Verminderung der tumorspezifischen Mortalität (Poortmans et al. 2015; EBCTCG 2014, 2011; Buchholz 2011; Poortmans 2007; Clarke et al. 2005). Statistisch betrachtet führt eine durch eine ergänzende Radiotherapie bewirkte Verhinderung von 4 Lokalrezidiven zu einer Vermeidung eines krebsbedingten Todesfalls im Verlauf von 15 Jahren (EBCTCG 2011; Clarke et al. 2005). Die proportionale Reduktion des Lokalrezidivrisikos durch die RT betrifft sämtliche Subgruppen von Patientinnen mit begrenztem Mammakarzinom und korreliert in ihrem Ausmaß mit der Anzahl individuell bestehender Risikofaktoren wie Tumorgröße, Resektionsstatus, lokoregionaler lymphogener Tumoraussaat, Grading, Alter, Menopausalstatus, *HER2*-neu-Überexpression und Östrogenrezeptorstatus. Positive Auswirkungen der RT auf die Überlebenswahrscheinlichkeit sind für Patientinnen mit hohem und intermediärem Risiko für einen lokalen oder lokoregionalen Erkrankungsrückfall belegt. Für diese Subgruppen wirkt sich eine durch die RT erreichbare Minderung des Rückfallrisikos absolut am stärksten aus (Poortmans et al. 2015; Buchholz 2011; EBCTCG 2011; Poortmans 2007; Clarke et al. 2005). Dabei gilt: je höher das individuelle Rückfallrisiko, desto größer der individuelle Benefit durch eine Radiotherapie. Ein *hohes Rückfallrisiko,* definiert als eine > 20%ige Wahrscheinlichkeit für ein lokoregionales Wiederauftreten, haben Patientinnen mit T3- und T4-Tumoren und/oder einem axillären Befall von > 3 Lymphknoten. Ein *intermediäres Risiko,* entsprechend einer Wahrscheinlichkeit eines lokoregionären Rezidivs von 10–20 %, besteht für Patientinnen mit T1- oder T2-Tumoren und 1–3 befallenen axillären Lymphknoten, einem Grading G3, einem intravasalen Tumorzellnachweis (Blut- und/oder Lymphbahnen) und bei denen mit lobulärem Subtyp (Poortmans 2007).

Zwar erhöhen auch **systemische adjuvante antineoplastische Therapien** signifikant die lokoregionale Tumorkontrolle, dennoch – und das ist hierbei klinisch entscheidend – reicht deren Effekt für die meisten Patientinnen nicht aus, um auf eine Strahlentherapie verzichten zu können. Der auf höchstem Evidenzniveau (LoE 1a) abgesicherte Nachweis des radiogenen Therapieeffektes widerlegt frühere Auffassungen, nach denen ein lokoregionaler Rückfall keinen relevanten Einfluss auf die Überlebenswahrscheinlichkeit hätte (Cuzick et al. 1987).

Radiobiologische Grundlagen

Die bei der Behandlung des Mammakarzinoms eingesetzte perkutane RT erfolgt mit hochenergetischen Photonen und Elektronen. Deren biologische Wirkung ermöglicht eine Eradikation makroskopischer und klinisch okkulter Tumormanifestationen. Der radiogene tumorizide Effekt kommt im Wesentlichen über die Bildung von **freien Radikalen** zustande, die Einzel- oder Doppelstrangbrüche an der DNA der bestrahlten Zellen auslösen. Von solchen radiogenen Zellschäden können sich Tumorzellen im Vergleich zu gesunden Zellen nicht bzw. weit weniger gut erholen. Aufgrund ihrer Wachstumsdynamik befinden sich maligne Zellen viel häufiger in radiosensitiven Zellzyklusphasen, z. B. in der Mitose. Zusätzlich werden durch eine Fraktionierung der RT, d. h. eine Aufteilung der zu applizierenden Gesamtstrahlendosis in viele Einzeldosen, DNA-Reparaturprozesse in gesunden Zellen initiiert und gleichzeitig proliferierende Tumorzellen in radiosensitive Zellzyklusphasen gedrängt. Der tumorzellabtötende Effekt der RT tritt dabei unabhängig von folgenden Parametern ein (Kunkler et al. 2015; EBCTCG 2015a, 2015b, 2011; van de Water et al. 2014; Abi-Raad et al. 2011; Buchholz 2011; Van Wely et al. 2011; Rowell 2009; Poortmans 2007; Clarke et al. 2005):

- von der Art des chirurgischen Vorgehens (Mastektomie oder unter Brusterhalt [BEO]),
- von einer antineoplastischen adjuvanten Systemtherapie (endokrine, Bisphosphonat-, Chemo-, Antikörpertherapie oder deren Kombinationen),
- vom Alter der Patientin,
- vom Nodalstatus (metastatisch befallene oder nicht befallene lokoregionale Lymphknoten).

Technisch-qualitative Aspekte

Wesentlicher Grund und entscheidender Faktor für die sich in den letzten 20 Jahren mit zunehmender Tendenz als positiv erweisenden Effekte einer adjuvanten RT in der Primärtherapie des Mammakarzinoms oder bei der Beherrschung von umschriebenen ossären oder zerebralen Metastasen sowie beim metastatisch bedingten spinalen Kompressionssyndrom sind die Weiterentwicklungen im diagnostischen, bestrahlungsplanerischen und technischen Bereich. Sie ermöglichen eine **Individualisierung** der Bestrahlungsbehandlung mit der Folge, dass die einzusetzende Strahlentherapiemodalität an die jeweilige anatomische Situation der Patientin individuell angepasst wird und die Durchführung der RT dementsprechend ausgerichtet werden kann (dreidimensionale, regelhaft erfolgende CT- oder MRT-gestützte Bestrahlungsplanung). Hierdurch wird gewährleistet, dass radiogene Belastungen der gesunden Nachbargewebe, insbesondere des Herzens und der Lunge, individuell auf ein Minimum reduziert werden können.

Um diese radioonkologischen Behandlungsziele zu erreichen, ist eine **optimale Qualität** sowohl der Bestrahlungsplanung als auch der Durchführung der RT Voraussetzung (Budach et al. 2015; Sautter-Bihl et al. 2014; Wenz et al. 2014; Sedlmayer et al. 2013; Poortmans et al. 2012). Der Einfluss dieses Qualitätsfaktors wurde als entscheidender Parameter für die lokale Tumorkontrolle, das erkrankungsspezifische Überleben und die kardiale Mortalität auf höchstem Evidenzniveau (LoE 1) nachgewiesen (Abi-Raad et al. 2011; Poortmans 2009; Palazzi et al. 2006; Prosnitz u. Marks 2006; Clarke et al. 2005).

Prognostische Aspekte

Das Ausmaß der RT *nach brusterhaltender operativer Therapie* (BEO) auf die Rate lokaler oder lokoregionaler Rückfälle und auf die Senkung der tumorspezifischen Mortalität ist abhängig vom Tumorstadium zum **Zeitpunkt der Diagnosestellung.** Die RT verringert bei der Klassifikation pN0 die lokale Rückfallrate („any recurrence") von 31 % auf 15,6 % (10 Jahre) und bei der Klassifikation pN+ von 63,7 % auf 42,5 % (10 Jahre) (EBCTCG 2011; de Bock et al. 2006).

Die 2011 publizierte aktuellste Auswertung in der Metaanalysen individueller Patientendaten aus randomisierten Studien durch die Early Breast Cancer Trialists' Collaborative Group (EBCTCG) bestätigt den bereits bekannten Überlebensvorteil durch eine adjuvante RT nach BEO (15-Jahres-Gewinn 3,8 % mit RT für alle Patientinnen, 3,4 % bei pN0- und 8,5 % bei pN+-Fällen) (Buchholz 2011; EBCTCG 2011; Clarke et al. 2005). Dieser Vorteil liegt in der gleichen Größenordnung wie der nach einer Mastektomie (Clarke et al. 2005). Die absolute Reduktion des Rezidivrisikos betrug 16 % (19 % vs. 35 %), die absolute Verringerung der tumorspezifischen Mortalitätsrate 4 % (21 % vs. 25 %). Die RT führte zu einer proportionalen Verminderung aller Rezidive um 50 % und übertraf damit die Effekte einer alleinigen Chemotherapie oder endokrinen Systemtherapie (Buchholz 2011; EBCTCG 2011).

Das Risiko für ein **isoliertes lokales Rezidiv** ist erhöht für prämenopausale Patientinnen und altersabhängig (Prosnitz u. Marks 2006). Das relative Risiko hierfür beträgt 2,34 bei den < 35-Jährigen und 1,60 bei den 35- bis 50-Jährigen und ist unabhängig von der Art der operativen Primärtherapie (de Bock et al. 2006). In der Untergruppe der prämenopausalen Patientinnen unter 40 Jahren beträgt das absolute Risiko eines isolierten lokoregionalen Rückfalls innerhalb von 10 Jahren trotz systemischer antineoplastischer Therapie 10–15 % nach Mastektomie (Taghian et al. 2004; van Dongen et al. 2000) und 20–30 % nach BEO.

Aktuelle Auswertungen von Subgruppen belegen, dass der Nutzen einer Radiotherapie auch für nichtinvasive DCIS nach BEO besteht, bei denen in etwa der Hälfte der Rezidivfälle dann ein invasives Wachstum vorliegt. Ein Effekt der RT auf die Überlebenswahrscheinlichkeit besteht beim alleinigen DCIS im Gegensatz zu den invasiven Karzinomen nicht (Clarke et al. 2005; Cuzick et al. 2011; McCormick et al. 2015; Motwani et al. 2011; Souchon et al. 2014; Wärnberg et al. 2014; Wapnir et al. 2011).

Patientinnen mit lobulärem Carcinoma in situ (LCIS) profitieren – im Gegensatz zu denen mit DCIS – nicht von einer RT nach BEO, da beim LCIS eine mögliche Entwicklung zum invasiven Karzinom nur sehr selten erfolgt und sich diese dann über Dekaden erstreckt.

Der Einfluss einer postoperativen RT nach Mastektomie (postmastectomy radiotherapy, PMRT) ist maßgeblich abhängig vom **Ausmaß der befallenen lokoregionalen Lymphknoten.** Entsprechend der 2014 publizierten Metaanalyse individueller Patientendaten aus randomisierten Studien von der Early Breast Cancer Trialists' Collaborative Group (EBCTCG) profitieren Patientinnen mit pN0-Status nur bei pT4/T3-Tumoren von einer PMRT. War der Vorteil einer adjuvanten PMRT für Patientinnen mit ausgedehntem regionalem Lymphknotenbefall (> 3 positive LK) hinreichend gesichert – mit Senkung der lokalen Rezidivraten um den Faktor 3–4 sowie Steigerung der Überlebenswahrscheinlichkeit um mindestens 6 % (Clarke et al. 2005) – und begründete die Indikation zur RT, war der PMRT-Effekt für Patientinnen mit 1–3 befallenen regionalen Lymphknoten unklar. Die Metaanalyse dokumentierte jetzt auch für Patientinnen mit 1–3 befallenen regionalen Lymphknoten signifikante Vorteile durch Steigerung der lokoregionalen Kontrolle ($2p < 0{,}00001$), Senkung der allgemeinen Erkrankungsrückfallrate (overall RR 0,8, $2p = 0{,}00006$) und der tumorspezifischen Mortalitätsrate (RR 0,8, $2p = 0{,}01$) (Hanf et al. 2015; EBCTCG 2014).

Verzicht auf eine Strahlentherapie

Unter den brusterhaltend operierten Patientinnen mit invasivem Mammakarzinom ist bis heute keine Subgruppe identifiziert worden, die nicht von einer adjuvanten RT profitiert. Das bedeutet, dass ein Verzicht auf eine Radiotherapie auch bei klinisch vermeintlich günstiger Befundkonstellation – und somit im Einzelfall vielleicht nur sehr geringem absoluten Vorteil – mit einer Erhöhung der lokalen Rezidivrate verbunden ist und somit einer Begründung bedarf (Kunkler et al. 2015; International Society of Geriatric Oncology [SIOG] 2014; van de Water et al. 2014; Kreienberg et al. 2012).

Technische Durchführung

Bei Anwendung einer technisch ausgefeilten, mit modernsten Bildgebungsverfahren gestützten **individualisierten Bestrahlungsplanung** ist eine exakte Anpassung an die tumorbiologisch erforderlichen Bestrahlungszielvolumina realisierbar. Das ermöglicht eine individualisierte, d. h. auf die jeweilige Körperform der Patientin individuell angepasste Applikation der benötigten Strahlendosis. Aus der Adaptation der RT an die individuelle Tumorbiologie resultiert eine verbesserte Schonung gesunder (z. B. pulmonaler oder kardialer) Strukturen mit Minderung radiogener Akut- und Spätfolgen. Vor allem die rasanten aktuellen technischen Entwicklungen der letzten Jahre in der RT führen – neben innovativen Konzepten – zu weiteren Verbesserungen des Risiko-Nutzen-Verhältnisses und damit des therapeutischen Indexes einer kurativen RT. Dementsprechend wurden nicht nur die radioonkologischen Indikationsstellungen für die Behandlung von Mammakarzinomen, sondern auch die dafür einzusetzenden Techniken der RT in den Leitlinien nach Kriterien der evidenzbasierten Medizin festgelegt (Budach et al. 2015a; Corradini et al. 2015; Jagsi 2014; Sautter-Bihl et al. 2014; Wenz et al. 2014; Nielsen et al. 2013; Sedlmayer et al. 2013).

Eine für die jeweilige Patientin individualisierte dreidimensionale computer- oder kernspintomografisch gestützte Bestrahlungsplanung bzw. der Einsatz eines virtuellen Beam-view-Verfahrens zur optimalen Erfassung des zu bestrahlenden Volumens von Brust und/oder Brustwand sowie des lokoregionalen Lymphabflusses sind heute geforderter Therapiestandard.

Hierdurch kann eine größtmögliche Minderung einer unerwünschten Strahlenbelastung von Herz und Lunge als weiteres klinisch wichtiges Ziel beim Einsatz der RT erreicht werden.

Als **Therapiestandard** für die perkutane RT der verbliebenen Brust oder der Thoraxwand und der lokoregionalen Lymphabflusswege mit 4–6 MV-Photonen gilt eine Gesamtdosis von 50–50,4 Gy, appliziert in Einzeldosen von 1,8–2,0 Gy, bei üblicherweise 5 Bestrahlungssitzungen (Fraktionen) pro Woche. Andere Fraktionierungsschemata mit höheren Einzeldosen, darin radiobiologisch begründeter Notwendigkeit zu geringerer Gesamtdosis und dementsprechend resultierender kürzerer Behandlungsdauer, die *Hypofraktionierungskonzepte*, sind in Studien erfolgreich eingesetzt worden (Budach et al. 2015b; Hanf et al. 2015; Zhou et al. 2015; Sedlmayer et al. 2013; Kreienberg et al. 2012; Smith et al. 2011; Yarnold et al. 2011; Harnett 2010; Whelan et al. 2010; Poortmans 2007; Prosnitz u. Marks 2006). In einer kanadischen Studie und in den britischen UK Standardisation of Breast Radiotherapy(START)-Trials zur Beurteilung des klinischen Effektes von Hypofraktionierungskonzepten gegenüber dem oben angegebenen normofraktionierten Standard erwiesen sich die hypofraktionierten Schemata als nicht unterlegen (Haviland et al. 2013; Whelan et al. 2010). Im START-A-Trial wurde in Einzeldosen von 2,66 Gy bei 5 Fraktionen pro Woche eine Gesamtdosis von 40 Gy appliziert, sodass dieses Hypofraktionierungskonzept in vielen Ländern als neuer Standard angesehen und in Leitlinien empfohlen wird. In Deutschland ist die Gleichwertigkeit von normo- gegenüber hypofraktionierter RT, nicht zuletzt wegen der als noch nicht ausreichend angesehenen Langzeitdaten zur Beurteilung radiogener Späteffekte, weiterhin in der Diskussion (Budach et al. 2015b; Hanf et al. 2015; Sedlmayer et al. 2013; Kreienberg et al. 2012). Eine hypofraktionierte RT wird daher nur bei bestimmten Konstellationen als Alternative zur Normofraktionierung empfohlen und somit in der alltäglichen Praxis in Deutschland nur begrenzt eingesetzt (Hanf et al. 2015; Sedlmayer et al. 2013).

Strahlentherapie nach operativer Therapie unter Brusterhalt

Die nach brusterhaltender operativer Therapie (BEO), unabhängig von deren Umfang, obligate Bestrahlungsbehandlung erfolgt üblicherweise als **perkutane Homogenbestrahlung** der verbliebenen Brust (whole breast irradiation; WBI).

Durch eine auf den Primärtumorbereich begrenzte Erhöhung der Strahlendosis in Form einer weiteren, auf diese Region beschränkten Erhöhung der Strahlendosis durch eine ergänzende Teilbrustbestrahlung (partial breast irradiation; PBI), einer sogenannten Boost-Radiotherapie, kann die lokale Tumorkontrolle signifikant verstärkt werden, allerdings ohne dass sich diese auf die Überlebenswahrscheinlichkeit auswirkt (Bartelink et al. 2015; 2007). Hiervon profitieren insbesondere jüngere Patientinnen, die bereits aufgrund ihres Alters eine ungünstigere Prognose haben (Bartelink et al. 2014; 2007; Werkhoven et al. 2011; Abdulkarim et al. 2011; Beadle et al. 2011; Gujral et al. 2011; Hennequin et al. 2011; Kim et al. 2011; Lupe et al. 2011; van der Sangen et al. 2011).

Die WBI mit (nachfolgender) Boost-RT ist bei jüngeren Patientinnen mit invasivem Karzinom heutiger Therapiestandard.

Eine **intraoperative RT** (IORT) als *alleinige* Radiotherapiemodalität und somit extreme Variante der Kombination einer Hypofraktionierung und einer akzelerierten PBI scheint wegen der auf den chirurgischen Behandlungszeitraum begrenzten Dauer attraktiv: Unmittelbar nach der chirurgischen Tumorexstirpation wird einmalig in gleicher Sitzung die RT im Bereich der Tumorresektionshöhle als Einzeit-RT unter Verwendung von 50-kV-Röntgenstrahlen oder von Elektronen mit einer als kurativ angesehenen Gesamtdosis appliziert (Azria et al. 2014; Vaidya et al. 2014; Veronesi et al. 2013;). Allerdings sind für die IORT ebenso wie für eine alleinige PBI weder das optimale nach BEO zu bestrahlende Brustvolumen noch die für die Tumorkontrolle benötigte Dosis geklärt. Somit sind die am individuellen Risiko orientierten Indikationsstellungen nicht definiert. Da die klinisch entscheidende Frage, ob die mit den verschiedenen Teilbrustbestrahlungsverfahren applizierten Dosen in ihrer biologischen Wirkung miteinander überhaupt vergleichbar sind, noch nicht mit einer für eine Empfehlung erforderlichen ausreichenden Sicherheit beantwortet werden kann und erforderliche Langzeitergebnisse fehlen, stellen diese RT-Verfahren derzeit noch keinen Therapiestandard dar. Dieses Verfahren sollte daher nur innerhalb von Studien eingesetzt werden (Sedlmayer et al. 2013; Kreienberg et al. 2012). Sie könnten jedoch eine Option sein für Patientinnen, bei denen eine WBI nicht durchführbar ist.

Strahlentherapie nach Mastektomie

Eine PMRT mit **Erfassung der Brustwand** (mit oder ohne begleitende RT der lokoregionalen Lymphabflussregionen) ist indiziert für Patientinnen mit hohem und intermediärem lokoregionalem Rückfallrisiko (EBCTCG 2014; Kreienberg et al. 2012; Clarke et al. 2005). War für Patientinnen mit hohem Risiko der Benefit der RT dokumentiert, herrschte bis in die jüngste Zeit Unklarheit, ob sich auch für die mit intermediärem Risiko bei lokoregionaler lymphogener Metastasierung (pN+) ein Überlebensvorteil durch die PMRT erzielen lässt. Sie wurde daher für diese Patientinnengruppe in den Leitlinien zunehmend empfohlen (NCCN 2015; Belkacemi et al. 2011; Cardoso et al. 2010), allerdings nicht einheitlich (NICE 2009). Während die Indikation für eine PMRT nach ein- oder beidseitiger Entfernung der Brustdrüse für Patientinnen mit einem T4-Tumor und/oder > 3 positiven Lymphknoten und/oder positiven Schnitträndern obligatorisch ist (mehreren Metaanalysen zufolge werden sowohl das lokoregionale Rezidiv- als auch das tumorspezifische Mortalitätsrisiko reduziert), war die Empfehlung bisher für Patientinnen mit niedrigerem T-Stadium und 1–3 positiven Lymphknoten nicht eindeutig (NCCN 2015; Liu et al. 2014; Li et al. 2013).

Die hierzu 2014 publizierte Metaanalyse der EBCTCG von 22 Studien hat eine diesbezügliche Klärung erbracht. Insgesamt waren 8 135 Frauen zwischen 1964 und 1986 nach

Mastektomie und axillärer Lymphknotendissektion entweder radiotherapiert oder nur nachbeobachtet worden. Im Ergebnis haben die lymphonodal positiven Frauen, deren Brustwand und lokoregionale Lymphabflusswege bestrahlt wurden, statistisch hochsignifikante Vorteile hinsichtlich ihrer 10-Jahres-Rückfall- und ihrer tumorspezifischen 20-Jahres-Überlebenswahrscheinlichkeiten. Diese Vorteile erwiesen sich als unabhängig von der Anzahl betroffener Lymphknoten und davon, ob die Patientinnen zusätzlich eine systemische antineoplastische Therapie erhielten (EBCTCG 2014; Poortmans 2014).

Strahlentherapie der lokoregionalen Lymphabflusswege

Der Wert einer Nachbestrahlung des regionalen Lymphabflusses konnte erst in den letzten Jahren durch prospektive und randomisierte Studien, insbesondere dem kanadischen NCIC-CTG MA.20-Trial mit > 1 800 Patientinnen (nach BEO), dem europäischen EORTC-Protocol 22922-10925 und dem EORTC-Protocol 22023-10981(AMAROS) mit jeweils > 4 000 Patientinnen (nach BEO oder Mastektomie) sowie einer französischen Studie mit > 1 300 Patientinnen (nach Mastektomie), anhand der Auswertungen von 10-Jahres- und somit aussagekräftigen Verlaufsdaten hinreichend beurteilt werden (Poortmans et al. 2015; Whelan et al. 2015; Donker et al. 2014; Budach et al. 2013; Hennequin et al. 2013): Liegen in den regionalen **axillären Lymphknoten** lediglich isolierte Tumorzellen oder Mikrometastasen vor, rechtfertigt das nicht eine RT der Axilla (Vestjens et al. 2012). Werden demgegenüber ein ausgedehnter axillärer Befall, d. h. > 3 befallene Lymphknoten, und/oder postoperative Tumorresiduen nachgewiesen, besteht einheitlich eine Empfehlung zur RT.

Die klinisch wichtige Frage, ob zusätzlich zu einer nach BEO obligaten RT der Brust (WBI), bei der aus physikalischen Gründen notwendigerweise auch axilläre Lymphabflussanteile in individuell unterschiedlichem Ausmaß erfasst werden, bei klinisch unauffälliger Axilla (cN0), jedoch positiven Sentinellymphknoten (pN+ (sn)) und Verzicht auf eine Axilladissektion eine RT der axillären Lymphabflussregion für die lokoregionale Tumorkontrolle erforderlich ist, wurde mit dem 2014 publizierten EORTC 10981-22023 AMAROS-Trial geklärt (Donker et al. 2014): Eine RT ist hinsichtlich der lokoregionalen Tumorkontrolle einer Axilladissektion gleichwertig und stellt somit eine Alternative zur operativen Axillaausräumung dar. Zur RT der **supra- und infraklavikulären mit oder ohne Miterfassung der Mammaria-interna-Lymphabflusswege** bei pN+ und insbesondere in der Konstellation von 1–3 befallenen Lymphknoten geben aktuelle Leitlinien differierende Empfehlungen, sodass individuell über eine RT entschieden werden sollte (NCCN 2015; Kreienberg et al. 2012; Belkacemi et al. 2011; Cardoso et al. 2010; NICE 2009). Die Resultate der NCIC-CTG MA.20- und EORTC-Protocol-22922-10925-Studien bestätigen übereinstimmend eine statistisch signifikante Senkung der Rezidivraten bzw. eine Steigerung der krankheitsfreien Überlebenswahrscheinlichkeit durch eine RT der regionalen Lymphregionen. Ein statistisch signifikanter, jedoch marginaler positiver Einfluss einer regionalen RT auf die allgemeine und die tumorspezifische 10-Jahres-Überlebenswahrscheinlichkeiten ließ sich im EORTC-Protocol 22922-10925, nicht jedoch im NCIC-CTG MA.20-Trial nachweisen (Poortmans et al. 2015; Whelan et al. 2015). Erhöhungen der radiogenen Toxizitäten oder der Zweitneoplasierate wurden nicht oder allenfalls geringfügig (Lymphödemrate, Lungenfibrose) beobachtet. Überraschend war in beiden Studien der Nachweis eines absolut höheren positiven Effektes der regionalen RT auf das fernmetastasenfreie Überleben im

Vergleich zu dem auf die lokoregionale Tumorkontrolle. Diese erstaunliche Beobachtung lässt vermuten, dass die Wirkung einer RT nicht auf die substanzielle Senkung des lokoregionalen Rezidivrisikos beschränkt ist, sondern möglicherweise auch einen systemischen Effekt haben könnte.

Literatur

Abdulkarim BS, Cuartero J, Hanson J et al. Increased risk of locoregional recurrence for women with T1–2N0 triple-negative breast cancer treated with modified radical mastectomy without adjuvant radiation therapy compared with breast-conserving therapy. J Clin Oncol 2011; 29: 2852–8.

Abi-Raad R, Boutrus R, Wang R et al. Patterns and risk factors of locoregional recurrence in T1-T2 node negative breast cancer patients treated with mastectomy: implications for postmastectomy radiotherapy. Int J Radiat Oncol Biol Phys 2011; 81: e151–7.

Bartelink H, Horiot JC, Poortmans PM et al. Impact of a higher radiation dose on local control and survival in breast-conserving therapy of early breast cancer: 10-year results of the randomized boost versus no boost EORTC 22881–10882 trial. J Clin Oncol 2007; 25: 3259–65.

Bartelink H, Maingon P, Poortmans P et al. Whole-breast irradiation with or without a boost for patients treated with breast-conserving surgery for early breast cancer: 20-year follow-up of a randomised phase 3 trial. Lancet Oncol 2015; 16: 47–56.

Beadle BM, Woodward WA, Buchholz TA. The impact of age on outcome in early-stage breast cancer. Semin Radiat Oncol 2011; 21: 26–34.

Belkacémi Y, Fourquet A, Cutuli B et al. Radiotherapy for invasive breast cancer: Guidelines for clinical practice from the French expert review board of Nice/Saint-Paul de Vence. Crit Rev Oncol Hematol 2011; 79: 91–102.

Buchholz TA. Radiotherapy and survival. Lancet 2011; 378: 1680–2.

Budach W, Bölke E, Matuschek C. Hypofractionated radiotherapy as adjuvant treatment in early breast cancer. A review and meta-analysis of randomized controlled trials. Breast Care 2015b; 10: 240–5.

Budach W, Kammers K, Boelke E et al. Adjuvant radiotherapy of regional lymph nodes in breast cancer – a meta-analysis of randomized trials. Radiat Oncol 2013; 8: 267.

Budach W, Matuschek C, Bölke E et al. DEGRO practical guidelines for radiotherapy of breast cancer V: Therapy for locally advanced and inflammatory breast cancer, as well as local therapy in cases with synchronous distant metastases. Strahlenther Onkol 2015a; 191: 623–33.

Cardoso F, Stordeur S, Vlayen J et al. Scientific support of the College of Oncology: update of the national guidelines on breast cancer. Good Clinical Practice (GCP). Brussels. Belgian Health Care Knowledge Centre (KCE). 2010. KCE Reports 143C. D/2010/10.273/77.

Clarke M, Collins R, Darby S et al. Effects of radiotherapy and of differences in the extent of surgery for early breast cancer on local recurrence and 15-year survival: an overview of the randomised trials. Lancet 2005; 366: 2087–106.

Corradini S, Niyazi M, Niemoeller OM et al. Adjuvant radiotherapy after breast conserving surgery – A comparative effectiveness research study. Radiother Oncol 2015; 114: 28–34.

Cuzick J, Sestak I, Pinder SE et al. Effect of tamoxifen and radiotherapy in women with locally excised ductal carcinoma in situ: long-term results from the UK/ANZ DCIS trial. Lancet Oncol 2011; 12: 21–9.

Cuzick J, Stewart H, Peto R et al. Overview of randomized trials comparing radical mastectomy without radiotherapy against simple mastectomy with radiotherapy in breast cancer. Cancer Treat Rep 1987; 71: 7–14.

de Bock GH, van der Hage JA, Putter H et al. Isolated loco-regional recurrence of breast cancer is more common in young patients and following breast conserving therapy: long-term results of European Organisation for Research and Treatment of Cancer studies. Eur J Cancer 2006; 42: 351–6.

Donker M, van Tienhoven G, Straver ME et al. Radiotherapy or surgery of the axilla after a positive sentinel node in breast cancer (EORTC 10981-22023 AMAROS): a randomised, multicentre, open-label, phase 3 non-inferiority trial. Lancet Oncol 2014; 15: 1303–10.

EBCTCG (Early Breast Cancer Trialists' Collaborative Group). Aromatase inhibitors versus tamoxifen in early breast cancer: patient-level meta-analysis of the randomised trials. Lancet 2015a; 386: 1341–52.

EBCTCG (Early Breast Cancer Trialists' Collaborative Group). Adjuvant bisphosphonate treatment in early breast cancer: meta-analyses of individual patient data from randomised trials. Lancet 2015b; 386: 1353–61.

EBCTCG (Early Breast Cancer Trialists' Collaborative Group), McGale P, Taylor C, Correa C et al. Effect of radiotherapy after mastectomy and axillary surgery on 10-year recurrence and 20-year breast cancer mortality: meta-analysis of individual patient data for 8135 women in 22 randomised trials. Lancet 2014; 383: 2127–35.

Gujral DM, Sumo G, Owen JR et al. Ipsilateral breast tumor relapse: local recurrence versus new primary tumor and the effect of whole-breast radiotherapy on the rate of new primaries. Int J Radiat Oncol Biol Phys 2011; 79: 19–25.

Hanf V, Schütz F, Liedtke C et al. AGO recommendations for the diagnosis and treatment of patients with early breast cancer: update 2015. Breast Care 2015; 3: 189–97.

Harnett A. Fewer fractions of adjuvant external beam radiotherapy for early breast cancer are safe and effective and can now be the standard of care. Why the UK's NICE accepts fewer fractions as the standard of care for adjuvant radiotherapy in early breast cancer. Breast 2010; 19: 159–62.

Haviland JS, Owen R, Dewar J et al. The UK Standardisation of Breast Radiotherapy (START) trials of hypofractionating for treatment of early breast cancer: 10-year follow-up results of two randomized controlled trials. Lancet Oncol 2013; 14: 1086–94.

Hennequin C, Azria D. The future of breast cancer radiotherapy: From one size fits all to taylor-made treatment. Cancer Radiother 2011; 15: 455–9.

Hennequin C, Bossard N, Servagi-Vernat S et al. Ten-year survival results of a randomized trial of irradiation of internal mammary nodes after mastectomy. Int J Radiat Oncol Biol Phys 2013; 86: 860–6.

Jagsi R. Progress and controversies: radiation therapy for invasive breast cancer. CA Cancer J Clin 2014; 64: 135–52.

Kim K, Chie EK, Han W et al. Age < 40 years is an independent prognostic factor predicting inferior overall survival in patients treated with breast conservative therapy. Breast J 2011; 17: 75–8.

Kreienberg R et al. Interdisziplinäre S3-Leitlinie für die Diagnostik, Therapie und Nachsorge des Mammakarzinoms. Version 3.0, Aktualisierung 2012. www.awmf.de (Zugriffsdatum: 23.02.2016).

Kunkler IH, Audisio R, Belkacemi Y et al. Review of current best practice and priorities for research in radiation oncology for elderly patients with cancer: the International Society of Geriatric Oncology (SIOG) task force. Ann Oncol 2014; 25: 2134–46.

Kunkler IH, Williams LJ, Jack WJ et al. Breast-conserving surgery with or without irradiation in women aged 65 years or older with early breast cancer (PRIME II): a randomised controlled trial. Lancet Oncol 2015; 16: 266–73.

Li Y, Moran MS, Huo Q et al. Post-mastectomy radiotherapy for breast cancer patients with t1–t2 and 1–3 positive lymph nodes: a meta-analysis. PLoS One 2013; 8: e81765.

Liu D, Chen Y, Deng M et al. Lymph node ratio and breast cancer prognosis: a meta-analysis. Breast Cancer 2014; 21: 1–9.

Lupe K, Truong PT, Alexander C et al. Subsets of women with close or positive margins after breast-conserving surgery with high local recurrence risk despite breast plus boost radiotherapy. Int J Radiat Oncol Biol Phys 2011; 81: e561–8.

McCormick B, Winter K, Hudis C et al. RTOG 9804: A prospective randomized trial for good-risk ductal carcinoma in situ comparing radiotherapy with observation. J Clin Oncol 2015; 33: 709–15.

Motwani SB, Goyal S, Moran MS et al. Ductal carcinoma in situ treated with breast-conserving surgery and radiotherapy: A comparison with ECOG study 5194. Cancer 2011; 117: 1156–62.

NCCN (National Comprehensive Cancer Network). Clinical Practice Guidelines in Oncology: Breast Cancer. www.nccn.org. Version V.3.2015. www.nccn.org/professionals/physicians_gls/pdf/breast.pdf (Zugriffsdatum: 26.09.2015).

NICE (National Institute for Health and Clinical Excellence). Early and locally advanced breast cancer: diagnosis and treatment. www.nice.org.uk. 2009. www.nice.org.uk/CG80 (Zugriffsdatum: 04.08.2015).

Nielsen MH, Berg M, Pedersen AN et al. Delineation of target volumes and organs at risk in adjuvant radiotherapy of early breast cancer: national guidelines and contouring atlas by the Danish Breast Cancer Cooperative Group. Acta Oncol 2013; 52: 703–10.

Palazzi M, Tomatis S, Valli MC et al. Impact of radiotherapy technique on the outcome of early breast cancer treated with conservative surgery: A multicenter observational study on 1,176 patients. Int J Radiat Oncol Biol Phys 2006; 65: 1361–7.

Poortmans P. Evidence based radiation oncology: breast cancer. Radiother Oncol 2007; 84: 84–101.

Poortmans P. Postmastectomy radiation in breast cancer with one to three involved lymph nodes: ending the debate. Lancet 2014; 383: 2105–6.

Poortmans P, Aznar M, Bartelink H. Quality indicators for breast cancer: revisiting historical evidence in the context of technology changes. Semin Radiol Oncol 2012; 22: 29–39.

Poortmans PM, Collette S, Kirkove C et al. Internal mammary and medial supraclavicular irradiation in breast cancer. N Engl J Med 2015; 373: 317–27.

Prosnitz LR, Marks LB. Postmastectomy radiotherapy: quality counts! J Natl Cancer Inst 2006; 98: 3–4.

Rowell NP. Radiotherapy to the chest wall following mastectomy for node-negative breast cancer: A systematic review. Radiother Oncol 2009; 91: 23–32.

Sautter-Bihl ML, Sedlmayer F, Budach W et al. DEGRO practical guidelines: radiotherapy of breast cancer III – radiotherapy of the lymphatic pathways. Strahlenther Onkol 2014; 190: 342–51.

Sedlmayer F, Sautter-Bihl ML, Budach W et al. DEGRO practical guidelines: radiotherapy of breast cancer I: Radiotherapy following breast conserving therapy for invasive breast cancer. Strahlenther Onkol 2013; 189: 825–33.

Smith BD, Bentzen SM, Correa CR et al. Fractionation for whole breast irradiation: an American Society for Radiation Oncology (ASTRO) evidence-based guideline. Int J Radiat Oncol Biol Phys 2011; 81: 59–68.

Souchon R, Sautter-Bihl M-L, Sedlmayer F et al. DEGRO practical guidelines: radiotherapy of breast cancer II – Radiotherapy of non-invasive neoplasia of the breast. Strahlenther Onkol 2014; 190: 8–16.

Taghian A, Jeong JH, Mamounas E et al. Patterns of locoregional failure in patients with operable breast cancer treated by mastectomy and adjuvant chemotherapy with or without tamoxifen and without radiotherapy: results from five National Surgical Adjuvant Breast and Bowel Project randomized clinical trials. J Clin Oncol 2004; 22: 4247–54.

van de Water W, Bastiaannet E, Scholten AN et al. Breast-Conserving surgery with or without radiotherapy in older breast patients with early stage breast cancer: A systematic review and meta-analysis. Ann Surg Oncol 2014; 21: 786–94

van der Sangen MJ, van de Wiel FM, Poortmans PM et al. Are breast conservation and mastectomy equally effective in the treatment of young women with early breast cancer? Long-term results of a population-based cohort of 1,451 patients aged ≤ 40 years. Breast Cancer Res Treat 2011; 127: 207–15.

van Dongen JA, Voogd AC, Fentiman IS et al. Long-term results of a randomized trial comparing breast-conserving therapy with mastectomy: European Organization for Research and Treatment of Cancer 10801 trial. J Natl Cancer Inst 2000; 92: 1143–50.

Van Wely BJ, Teerenstra S, Schinagl DA et al. Systematic review of the effect of external beam radiation therapy to the breast on axillary recurrence after negative sentinel lymph node biopsy. Br J Surg 2011; 98: 326–33.

Vestjens JH, de Boer M, van Diest PJ et al. Prognostic impact of isolated tumor cells in breast cancer axillary nodes: single tumor cell(s) versus tumor cell cluster(s) and microanatomic location. Breast Cancer Res Treat 2012; 131: 645–51.

Wapnir IL, Dignam JJ, Fisher B et al. Long-term outcomes of invasive ipsilateral breast tumor recurrences after lumpectomy in NSABP B-17 and B-24 randomized clinical trials for DCIS. J Natl Cancer Inst 2011; 103: 478–88.

Wärnberg F, Garmo H, Emdin S et al. Effect of radiotherapy after breast-conserving surgery for ductal carcinoma in situ: 20 years follow-up in the randomized SweDCIS trial. J Clin Oncol 2014; 32: 3613–8.

Wenz F, Sperk E, Budach W et al. DEGRO practical guidelines for radiotherapy of breast cancer IV: radiotherapy following mastectomy for invasive breast cancer. Strahlenther Onkol 2014; 190: 705–14.

Werkhoven E, Hart G, Tinteren H et al. Nomogram to predict ipsilateral breast relapse based on pathology review from the EORTC 22881–10882 boost versus no boost trial. Radiother Oncol 2011; 100: 101–7.

Whelan TJ, Olivotto IA, Parulekar WR et al. Regional nodal irradiation in early-stage breast cancer. N Engl J Med 2015; 373: 307–16.

Whelan TJ, Pignol JP, Levine MN et al. Long-term results of hypofractionated radiation therapy for breast cancer. N Engl J Med 2010; 362: 513–20.

Yarnold J, Bentzen SM, Coles C et al. Hypofractionated whole-breast radiotherapy for women with early breast cancer: myths and realities. Int J Radiat Oncol Biol Phys 2011; 79: 1–9.

Zhou ZR, Mei X, Chen XX et al. Systematic review and meta-analysis comparing hypofractionated with conventional fraction radiotherapy in treatment of early breast cancer. Surg Oncol 2015; 24: 200–11.

Intraoperative Strahlentherapie

Elena Sperk, Frederik Wenz

Im Zuge der BEO gibt es nach zahlreichen Untersuchungen kein Subkollektiv, das nicht von einer RT der Restbrust profitiert. Beim Niedrigrisikokollektiv scheint jedoch eine Teilbrustbestrahlung (partial breast irradiation; PBI) ausreichend zu sein. Aufgrund des deutlich kleineren Bestrahlungsvolumens ist eine höhere Dosisapplikation in kürzester Zeit möglich. Dies kann auf verschiedene Art und Weise durchgeführt werden, entweder konventionell als 3-D-konformale oder intensitätsmodulierte perkutane Radiotherapie (34 Gy) oder mit speziellen Verfahren wie Brachytherapie oder als intraoperative Bestrahlung (IORT, 10–21 Gy).

> Die PBI kommt bei Erstdiagnose als alleinige Bestrahlung im Niedrigrisikostadium oder als vorzeitiger Boost zum Einsatz. Möglich ist auch eine Re-RT im Rezidivfall im Rahmen einer erneuten BEO.

Spezielle Verfahren

Die PBI kann als perkutane RT (3-D-konformal oder intensitätsmoduliert) oder Brachytherapie (Multikathedertechnik, Ballontechnik oder Hybridverfahren) erfolgen.

Die perkutane RT hat sich als PBI bis heute nicht durchgesetzt. Langzeitergebnisse zeigen vergleichbare Ergebnisse zur WBI. Bei der **Multikathetertechnik** werden bereits intraoperativ multiple Katheter (Durchmesser je 1,2 mm) in das Tumorbett für die gesamte Behandlung eingebracht und eine Gesamtdosis von etwa 34 Gy (Iridium-192) über 5–7 Tage appliziert. Nach 10 Jahren wurden 8 % Lokalrezidive (LR) beobachtet. Bei der **Ballontechnik** (MammoSite®, Axxent®, Contura®) wird während oder nach der BEO ein Ballon eingebracht und anschließend mit NaCl-Lösung gefüllt. Über einen Katheter wird dann die Strahlenquelle (Iridium-192, 50-kV-Röntgenquelle) eingebracht, mit einer Gesamtdosis von etwas 34 Gy in 10 Fraktionen (2-mal pro Tag, 6-h-Intervall). Die LR-Rate nach 1–5 Jahren beträgt 0–6 %. Neue **Hybridmethoden** (SAVI®, ClearPath®) erreichen die Konformität der Multikathetertechnik über nur einen Zugang. Hierzu gibt es noch keine Langzeitergebnisse.

Intraoperative Strahlentherapie mit Elektronen oder Niedervolt-Röntgenstrahlen

Elektronen werden intraoperativ entweder als Boost (10–16 Gy) oder als alleinige RT (18–23 Gy) eingesetzt. Dies kann entweder über einen Linearbeschleuniger oder mobile Geräte erfolgen (Mobetron®, Novac®, LIAC®). Hierzu wird ein Tubus in die Tumorhöhle eingebracht (4–7 cm Durchmesser). In der randomisierten ELIOT-Studie zeigte sich, dass eine alleinige PBI mit Elektronen nur bei Niedrigrisikopatientinnen erfolgen sollte. Als Re-RT bei Vorbelastung werden 21 Gy gegeben (LR 9 %).

Die IORT mit 50 kV **Röntgenstrahlen** (INTRABEAM®) bietet eine homogene sphärische Dosisverteilung. Diese wird an die angrenzende Tumorhöhle (20 Gy in 20–50 min) appliziert. Der steile Dosisgradient führt trotz hoher Einzeldosis zu einem maximalen Schutz der Risikoorgane (Herz, Lunge). In der randomisierten TARGIT-A-Studie wurde die Gleichwertigkeit der IORT, trotz etwas höherem LR-Risiko, als alleinige RT bei Niedrigrisikopatientinnen im Vergleich zur WBI gezeigt (LR 3,3 % vs. 1,1 %). Zudem haben Patientinnen nach alleiniger IORT ein 50 % geringeres Risiko höhergradige Langzeittoxizitäten zu entwickeln als Patientinnen nach WBI.

Die IORT ermöglicht ein risikoadaptiertes Vorgehen, sodass bei Vorliegen von Risikofaktoren in der finalen Histopathologie (T2, L1, pN+, R+, EIC, zweizeitige Nachresektion) eine Ganzbrustbestrahlung ergänzt werden kann.

Auch als geplanter vorgezogener Boost ist die IORT eine wirksame Methode (1–3 % LR) ohne erhöhtes Risikoprofil (chronische Hauttoxizität bei < 10 %). Es folgt eine WBI mit 46–50 Gy.

Bei einer Vorbestrahlung in der Anamnese (z. B. Mantelfeldbestrahlung bei Morbus Hodgkin, Rezidiv nach WBI) ist in der Regel die **Mastektomie** die Therapie der Wahl. Hier bietet die IORT mit 50 kV die Möglichkeit eine erneute BEO mit IORT durchzuführen (LR 10 %). Dies entspricht auch der Rezidivquote nach einer Mastektomie im Rezidivfall (10–30 %).

Literatur

Kamrava M, Kuske RR, Anderson B et al. Outcomes of Breast Cancer Patients Treated with Accelerated Partial Breast Irradiation Via Multicatheter Interstitial Brachytherapy: The Pooled Registry of Multicatheter Interstitial Sites (PROMIS) Experience. Ann Surg Oncol 2015; Suppl. 3: 404–11.

Meattini I, Saieva C, Marrazzo L et al. Accelerated partial breast irradiation using intensity-modulated radiotherapy technique compared to whole breast irradiation for patients aged 70 years or older: subgroup analysis from a randomized phase 3 trial. Breast Cancer Res Treat 2015; 153: 539–47.

Njeh CF, Saunders MW, Langton CM. Accelerated Partial Breast Irradiation (APBI): A review of available techniques. Radiat Oncol 2010; 5: 90.

Sedlmayer F, Reitsamer R, Fussl C et al. Boost IORT in Breast Cancer: Body of Evidence. Int J Breast Cancer 2014; 2014: 472516.

Sperk E, Welzel G, Keller A et al. Late radiation toxicity after intraoperative radiotherapy (IORT) for breast cancer: results from the randomized phase III trial TARGIT A. Breast Cancer Res Treat 2012; 135: 253–60.

Vaidya JS, Wenz F, Bulsara M et al. Risk-adapted targeted intraoperative radiotherapy versus whole-breast radiotherapy for breast cancer: 5-year results for local control and overall survival from the TARGIT-A randomised trial. Lancet 2014; 383: 603–13. Erratum in: Lancet 2014; 383: 602.

Veronesi U, Orecchia R, Maisonneuve P et al. Intraoperative radiotherapy versus external radiotherapy for early breast cancer (ELIOT): a randomised controlled equivalence trial. Lancet Oncol 2013; 14: 1269–77.

1.6.3 Onkoplastik in der modernen Senologie

Diethelm Wallwiener, Markus Hahn, Mario Marx, Stefan P. Renner, Sara Y. Brucker, Andreas Hartkopf, Jürgen Hoffmann[1]

Entwicklung der brusterhaltenden Operationen und der Onkoplastik

Erste Ansätze zur brusterhaltenden Behandlung des Mammakarzinoms kamen in den 1920er-Jahren auf. Dennoch blieben radikale Mastektomien, wie die Methode nach Rotter-Halsted, bis weit in die 1970er-Jahre weltweit vorherrschend.

Aus der Erkenntnis, dass sich durch eine noch so radikale Operation keine Mortalitätsverbesserung erzielen lässt, wurde zunächst die **modifizierte radikale Mastektomie**, dann die **brusterhaltende Therapie** (BET) eingeführt.

Durch die Entwicklung der brusterhaltenden Operationsverfahren mit axillärer Lymphonodektomie sowie adjuvanter Radiotherapie leiteten Umberto Veronesi und Bernard Fisher einen Paradigmenwechsel ein. So konnten in den 1980er-Jahren etwa 20 % und in den späten 1990er-Jahren knapp zwei Drittel der Mammakarzinome brusterhaltend operiert werden – wenn auch bei rund einem Drittel der Patientinnen mit unbefriedigenden kosmetischen und funktionellen Ergebnissen. Vor Einführung der onkoplastischen Techniken waren 30–50 % der Patientinnen mit dem kosmetischen Ergebnis unzufrieden.

Genealogie moderner onkoplastischer Lappenplastiken und Stielungen

Historische Ableitung der Onkoplastik vom Rundstiellappen

Alle Eigengewebelappenplastiken und Stielungen leiten sich historisch vom Rundstiellappen oder Röhrenlappen (engl. *tube flap*) ab. Filatow ersetzte 1916 erstmals ein fehlendes Augenlied mit der Rundstiellappenplastik und publizierte 1917 diese Methode.

Zunächst wird aus gesundem Gewebe ein Hautlappen abpräpariert und zu einem Stiel „gerollt“. Die seitlichen Ränder werden miteinander vernäht, wobei an einer Seite die Gefäßverbindung erhalten bleibt. Die andere, offene Seite des so entstandenen Stiels wird in den zu deckenden Defekt eingenäht, damit dort neue Gefäßverbindungen entstehen. Nach dem Anwachsen des Rundstiellappens wird der Stiel an der Entnahmestelle abgetrennt und in den Defekt implantiert und einmodelliert. Ist der Defekt zu weit von der Entnahmestelle entfernt und daher eine direkte Implantation nicht möglich, können weitere Eingriffe mit interimistischen Implantationen erforderlich sein („Wanderlappen“). Bis in die „Neuzeit“ mit der Entwicklung der gestielten oder freien Lappenplastiken dominierte der Mehrphasen-Rundstiel-/Paddel-Lappen die plastische Chirurgie.

Der wesentliche Unterschied zwischen den „historischen“ und den „modernen“ (Rundstiel-)Lappen besteht darin, dass sie nicht mehr in mindestens drei Operationsschritten bzw. Phasen – d.h. Anlage, interimistische Implantation und Implantation/Modellierung am Ort – gebildet werden, sondern direkt und einphasig in **derselben Operation** präpariert, transponiert und implantiert werden.

1 Dieser Beitrag ist eine gekürzte Fassung des Artikels Wallwiener D et al. Plastische Chirurgie. Die Bedeutung der Onkoplastik in der modernen Senologie. Geburtshilfe Frauenheilkd 2015; 75: 977–90.

Weiterentwicklung zur modernen Onkoplastik

Zur intramammären, also **internen Mammarekonstruktion** wird die Lappenplastik ohne Epithel, also deepithelialisiert, eingepasst, bei externer Implantation hingegen mit Epithel, zum Ausgleich eines Hautdefizites. Auch die unten beschriebenen „Coriumlappen" haben sich zur internen Formstabilisierung bewährt. Komplexe Onkoplastiken beinhalten meist die Kombination mehrerer zur internen Brustrekonstruktion notwendigen Lappen, wie glanduläre oder Haut-Fett-Drüsen-Lappen, diese zumeist epithelialisiert, in Form von Transpositions- oder Rotationslappen, in Kombination mit Mamillenstielungen vielfältiger Art. Beispiele hierfür sind tumoradaptierte Mastopexien oder Reduktionsplastiken bzw. die sogenannte B-Plastik als komplexe Lappenplastiken bzw. Kombinationen aus mehreren lokalen Gewebelappenplastiken.

Dank der Weiterentwicklung unserer operativen Fähigkeiten ist es heute Standard, verschiedene Gewebeebenen eines Transfervolumens zu nutzen. Mit der Separierung des Coriums gelingt es uns, neben dem Volumentransfer von Fett und oder Muskulatur auch statische Aufgaben an der Brust zu lösen. Begründet in den Kenntnissen über die vaskuläre Kompetenz des zu verlagernden Gewebes ist es angewandte Realität, aus einer Gewebeformation mehrere Substrukturen zu separieren und diese für eine optimale Integration in der zu rekonstruierenden Brust anzuwenden.

Zum Beispiel kann mit einem solide geplanten gestielten oder auch freien Gewebetransfer nicht nur zu ersetzendes Brustvolumen rekonstruiert werden, sondern auch die phänotypisch unentbehrlichen **Merkmale der Brust**, etwa der nicht mehr vorhandene Mamillen-Areola-Komplex, konzeptionell mitgestaltet werden (► Abb. 1-15). Im Umkehrschluss realisieren wir bei der Brustrekonstruktion mehrere operative Prozeduren unter der Subsumierung einer Methode.

Oft sind zur internen Brustrekonstruktion Kombinationen aus bis zu 3–5 verschiedenen Lappen- oder Gewebebrückenbildungen notwendig oder auch mehr. Gerade das macht das Verständnis der Nomenklatur, Definition und Klassifikation schwierig. Das moderne onkoplastische Spektrum beinhaltet zudem Fernlappen mit mikrovaskulären Anastomosen

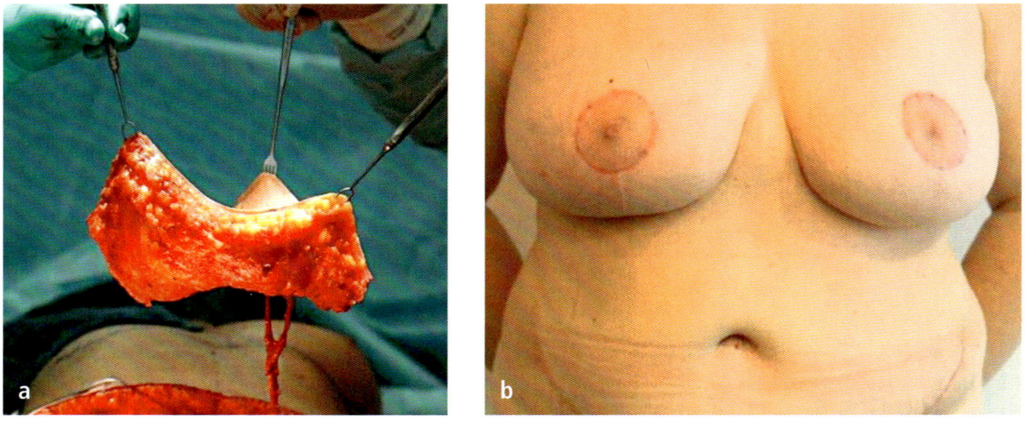

Abb. 1-15 Operationssitus. **a** DIEP(tiefer inferiorer epigastrischer Perforatorlappen)-Transplantat mit Gefäßversorgung, **b** Operationsergebnis beidseits.

zur Rekonstruktion nach ablativen Operationsverfahren mit der Notwendigkeit der interdisziplinären Kooperation.

Bei jetzt schon jährlich 8000 in Deutschland nach Ablatio durchgeführten Rekonstruktionen wird dies zukünftig nach präventiver Brustdrüsenentfernung (hautsparende Mastektomie, Glandektomie) bei *BRCA1/BRCA2*-Mutationsträgerinnen von besonderer Bedeutung sein. Statt der klassischen Ablatio mammae oder subkutanen Mastektomie gilt heute die **Glandektomie** (vollständige Entfernung der Brustdrüse inklusive der intrapapillären Milchgänge) beidseits unter Belassung des Hautmantels und des Mamillen-Areola-Komplexes zur homologen (mikrovaskuläre Fernlappen) oder heterologen Brustrekonstruktion (Prothesenrekonstruktion) als State of the Art.

Präoperative onkoplastische Strategieplanung

Nach der S3-Leitlinie Brustkrebs ist für alle onkoplastischen Operationen eine umfassende präoperative Strategieplanung und eine Aufklärung der Patientinnen bezüglich der primären oder sekundären Möglichkeit der Rekonstruktion unabdingbar.
Dies zeigt als Beispiel der Tübinger Algorithmus (► Abb. 1-16). Dabei spannt sich der Bogen von der brusterhaltenden Therapie ohne Onkoplastik bzw. mit komplexer Onkoplastik über die Prothetik, bis hin zu der Verwendung von gestielten Fernlappen oder Fernlappen mit mikrovaskulärer Anastomose.

Die präoperative Einschätzung bezüglich der BET kann weniger an der absoluten Tumorgröße (einschließlich einer eventuellen DCIS-Komponente) festgemacht werden als am prozentualen Tumorvolumen im Verhältnis zum Brustvolumen.

Ab einem Verhältnis von 15 % oder mehr sinkt – ohne Einsatz onkoplastischer Verfahren – die Zufriedenheit der Patientinnen mit dem Operationsergebnis. Ferner spielt neben dem Tumor-Brust-Volumenverhältnis der **Tumorsitz** eine maßgebliche Rolle. Beispielsweise ist ein Volumendefekt durch einen T2-Tumor (2–5 cm in der größten Ausdehnung) im oberen äußeren Quadranten leichter auszugleichen als bei einem gleich großen Tumor im oberen inneren Quadranten. Ohne die Anwendung onkoplastischer Techniken steigt die Rate prinzipiell vermeidbarer Mastektomien wiederum.

Eine Tübinger Analyse konnte zeigen, dass brusterhaltende Therapien unter Einsatz komplexerer Operationsverfahren in bis zu 40 % der Fälle erfolgen. Anders ist nach Entnahme des onkologisch notwendigen Resektionsvolumens die Wiederherstellung einer adäquaten Brustform ohne nennenswerte ästhetische Einschränkungen nicht möglich. Eine Brustrekonstruktion wurde bei 13 % aller mastektomierten Patientinnen durchgeführt, bei den 40- bis 60-jährigen Patientinnen waren es 23–25 %, bei den über 60-Jährigen waren es 6 %.

Klinisch-wissenschaftliche Abbildbarkeit

Voraussetzung für die wissenschaftliche Analyse und das Benchmarking zur Qualitätssicherung ist eine exakte klinisch-wissenschaftliche **Terminologie** der onkoplastischen Operationen. Daher wurde die Tübinger Klassifikation der Mammakarzinomoperationen auch mit dem Ziel entwickelt, die Begrifflichkeiten neu zu definieren und vor allem auch die Komplexität der onkoplastischen Operationen und des resultierenden Operationsaufwandes zu graduieren, um die Onkoplastik im Versorgungssystem abbilden zu können und dabei eine adäquate Qualitätssicherung und Vergütung zu ermöglichen.

Während sich frühere Klassifikationsansätze auf bestimmte Probleme, wie die Vermeidung sekundärer Operationen zur Korrektur chirurgischer Defekte, beschränkten, vermag die neue **komplexitätsorientierte Einteilung** die Brustkrebsoperationen systematisch nach generischen Gesichtspunkten in einem zweiteiligen (ablativ versus brusterhaltend), sechsstu-

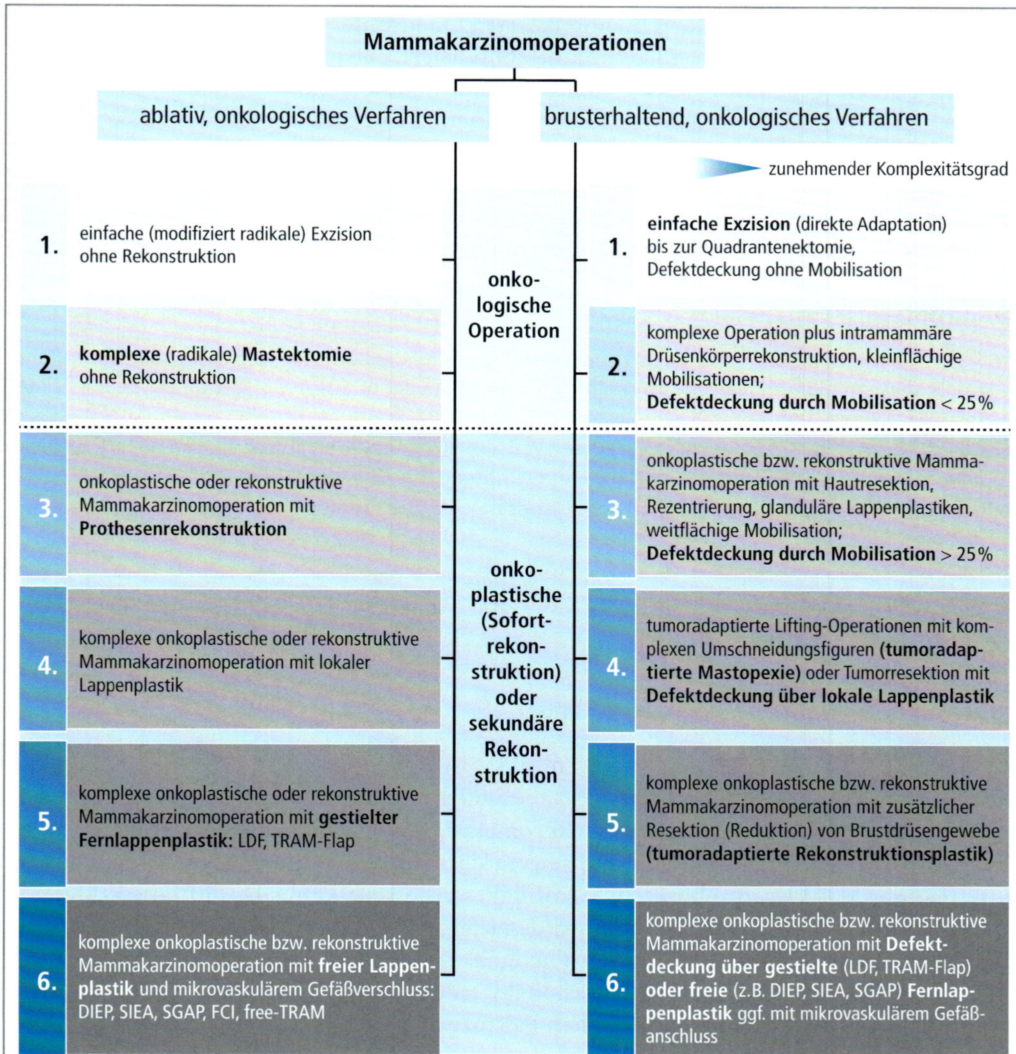

Abb. 1-16 Tübinger Klassifikation. DIEP=tiefer inferiorer epigastrischer Perforatorlappen, FCI=fasziocutaner Infraglutealllappen, LDF=Latissimus-dorsi-Lappen, SIEA=Superficial-inferior-epigastric-artery-Lappen, SGAP=superiorer Glutealarterien-Perforator-Lappen, TRAM=transverser Rectus-abdominis-musculocutaneus-Lappen.

figen Klassifikationssystem mit 12 Haupt-, 13 Sub- und 39 Sub-Subkategorien onkologischer sowie onkoplastischer bzw. rekonstruktiver Brustkrebsoperationen abzubilden.

Grundlage dafür war die Definition einer Rationale, aus der sich Messparameter für die Komplexität bzw. den Aufwand der onkoplastischen Operation ableiten. Als Surrogatparameter dient das Ausmaß der Mobilisierung des Drüsenkörpers von der Brustwand und/oder vom Hautmantel und/oder von Brustwarze (Mamille) bzw. Brustwarzenhof (Areola). Dabei wird aufgrund der anatomischen Vielfalt der Brustformen und Brustgrößen auf die individuellen Quadranten der Brust Bezug genommen. Somit entspricht der Schwierigkeitsgrad der Anzahl der präparatorisch mobilisierten Quadranten der Brust: Werden maximal 25 % des Drüsenkörpers (also *ein* Quadrant) mobilisiert, entspricht dies einer Mobilisation, die ohne größere Beachtung der Vaskularisation des verbleibenden Gewebes durchgeführt werden kann. Bei Mobilisierung von mehr als einem Quadranten (mehr als 25 %) muss die Vaskularisation des verbleibenden Gewebes beachtet und in der OP-Planung sowie -Durchführung mit einbezogen werden. Onkochirurgische, onkoplastische und rekonstruktive Eingriffe an der Brust lassen sich also nunmehr entsprechend ihrer chirurgischen Komplexität in *einem* umfassenden Klassifikationssystem abbilden.

Literatur

Fisher B, Anderson S, Bryant J et al. Twenty-year follow-up of a randomized trial comparing total mastectomy, lumpectomy, and lumpectomy plus irradiation for the treatment of invasive breast cancer. N Engl J Med 2002; 347: 1233–41.

Veronesi U, Cascinelli N, Mariani L et al. Twenty-year follow-up of a randomized study comparing breast-conserving surgery with radical mastectomy for early breast cancer. N Engl J Med 2002; 347: 1227–32.

Wallwiener D, Hahn M, Marx M et al. Plastische Chirurgie – Die Bedeutung der Onkoplastik in der modernen Senologie. Senologie 2016; 13: 7–19.

1.6.4 Systemtherapie

Adjuvante Chemotherapie

Jessica Salmen, Wolfgang Janni, Jens Huober

Indikationen

Das Ziel der adjuvanten Chemotherapie ist die Senkung der Rezidivrate sowie die Reduktion der Mortalität durch Eradikation von Mikrometastasen. Die Early Breast Cancer Trialist's Cooperative Group (EBCTCG) konnte zeigen, dass die adjuvante Chemotherapie das rezidivfreie und das Gesamtüberleben signifikant verbessern kann. Die 10-Jahres-Mortalitätsrate konnte um ein Drittel gesenkt werden (Peto et al. 2012). Allerdings profitiert nicht jede Patientin von einer zytostatischen Therapie. Damit die Entscheidung zur adjuvanten Chemotherapie möglichst individuell gestaltet werden kann, wird das jeweilige individuelle Rezidivrisiko anhand von **prognostischen Faktoren** abgeschätzt. Zusätzlich sind das Alter und der Menopausenstatus wichtige Faktoren.

Wichtig für die Therapieentscheidung ist gemäß der St. Gallener Kriterien die Beachtung des **molekularen Subtyps**. Frauen mit Luminal-A-Tumoren sprechen weniger gut auf eine Chemotherapie an und nur in Ausnahmefällen, z. B. bei zusätzlichen Faktoren wie ausgedehntem Lymphknotenbefall, sollte eine adjuvante Chemotherapie in Erwägung gezogen werden. Luminal-B-Tumoren, die auch hormonsensitiv sind, aber durch eine höhere Proliferation charakterisiert sind, haben eine schlechtere Prognose, und zumeist wird eine adjuvante Chemotherapie indiziert. Wenngleich die Frage, inwieweit eine Chemotherapie diese Prognose positiv beeinflussen kann, noch unzureichend geklärt ist. Patientinnen mit triple-negativen und HER2-positiven Tumoren sollten in der Mehrzahl der Fälle eine adjuvante Chemotherapie erhalten bzw. Letztere auch eine Anti-HER2-Therapie.

Ob die Integration neuer molekularer und genbasierter Assays (z. B. Oncotype DX®, Mammaprint®) zur weiteren besseren individuellen Behandlung im Vergleich zu einer optimalen mit auf Immunhistochemie basierten Markern beiträgt, bleibt weiterhin offen und muss vor Einsatz in der klinischen Routine in Studien ausreichend bewiesen werden. In der TailorX-Studie der NSABP und der MINDACT-Studie der Breast International Group werden diese beiden Gentests momentan prospektiv evaluiert.

! Der vermutete Nutzen einer adjuvanten Chemotherapie muss immer gegen die potenziellen Nebenwirkungen dieser Therapie abgewogen werden.

Das Panel von St. Gallen empfiehlt bei der Indikationsstellung Faktoren, die für die Gabe einer adjuvanten Chemotherapie sprechen sind (AGO 2016; Leitlinienprogramm Onkologie 2012; Goldhirsch et al. 2011):
- HER2/neu-positiver Tumor,
- endokrin nicht sensitiver Tumor,
- fraglich endokrin sensitiver Tumor,
- nodalpositives Karzinom (insbesondere wenn > 3 Lymphknoten befallen sind),
- hohes Grading (G3-Tumoren),
- hohes Ki67,
- triple-negatives Karzinom.

Chemotherapiesubstanzen

Vor einigen Jahren war CMF (Cyclophosphamid/Methotrexat/5-Fluorouracil) das Standardregime bei der Behandlung des frühen Mammakarzinoms. Aktuell wird CMF nur in Ausnahmefällen verabreicht.

Zu den Standardsubstanzen bei der heutigen Therapie des Mammakarzinoms gehören die Anthrazykline und die Taxane.

Sofern keine Kontraindikationen vorliegen, sollte das Therapieregime diese beiden Substanzen enthalten. Die AGO (Arbeitsgemeinschaft Gynäkologische Onkologie) hat den Einsatz der Substanzen bewertet (► Tab. 1-7).

Das Panel von St. Gallen bestätigt diese Empfehlungen bei Luminal-B- und HER2/neu-positiven Tumoren. Auch bei triple-negativen Karzinomen ist eine **Anthryzyklin-Taxan-haltige Therapie**, zumeist als sequenzielles Therapieregime (4 × EC [Epirubicin/Cyclophosphamid], 12 × Paclitaxel wöchentlich), die bevorzugte Therapie. In neoadjuvanten Phase-II-Studien zeigte sich bei Patientinnen mit einem triple-negativen Mammakarzinom mit einer platinhaltigen Therapie vor allem beim Vorliegen einer *BRCA*-Mutation eine hohe pCR-Rate. Die Addition von Platin zu einer Anthrazyklin-Taxan-haltigen Therapie, ggf. mit

Tab. 1-7 AGO-Empfehlungen zur adjuvanten Chemotherapie (AGO 2016).

Substanzen	Oxford		AGO
	Loe	GR	
Anthrazyklin-/Taxan-basiertes Regime	1a	A	++
dosisdichte Therapie bei hoher Tumorlast	1a	A	++
Docetaxel/Cyclophosphamid[1]	1b	B	+
Paclitaxel mono wöchentlich[1]	1b	B	+/–
CMF[1]	1a	A	+/–

[1] Wenn Anthrazykline nicht gegeben werden können; CMF = Cyclophosphamid/Methotrexat/5-Fluorouracil

dem PARP-Inhibitor Veliparib, wird momentan in der neoadjuvanten Brightness-Studie bei Patientinnen mit triple-negativem Mammakarzinom untersucht.

Zwei randomisierte Phase-II-Studien haben die zusätzliche Gabe von Platin in der neoadjuvanten Therapie untersucht. In der **Gepar-Sixto-Studie** erhielten alle Patientinnen mit einem HER2/neu-positiven oder triple-negativen Mammakarzinom eine neoadjuvante Chemotherapie mit 18 wöchentlichen Gaben von Taxol® und nichtpegyliertem liposomalem Doxorubicin und Bevacizumab. Es wurde randomisiert, ob die Frauen zusätzlich wöchentlich Carboplatin erhielten. Erste Daten zeigen, dass die pCR-Rate durch die Hinzunahme von Carboplatin signifikant verbessert werden konnte. Einen deutlichen Benefit wiesen Patientinnen mit einem triple-negativen Karzinom auf: Durch die Addition von Carboplatin konnte die pCR-Rate von 37,9 % auf 58,7 % gesteigert werden. In einer ersten Auswertung der Langzeitparameter konnte durch die Zugabe von Carboplatin eine Verbesserung des erkrankungsfreien 3-Jahres-Überlebens von 76,1 % auf 85,8 % ($p = 0{,}035$) bei den Patientinnen mit triple-negativem Tumor beobachtet werden (HR 0,56). In der zweiten randomisierten Phase-II-Studie der amerikanischen Studiengruppe CALBG wurden Patientinnen mit triple-negativem Tumor zu einer neoadjuvanten Therapie im 2 × 2-Design mit 12 × Paclitaxel wöchentlich ± Carboplatin ± Bevacizumab jeweils gefolgt von 4 × AC (Adriamycin/Cyclophosphamid) randomisiert. Dabei ergab sich eine signifikante Erhöhung der pCR-Rate von 41 % auf 54 % durch die zusätzliche Gabe von Carboplatin. Allerdings zeigte sich in dieser Studie bezüglich des ereignisfreien Überlebens (EFS) nach einer medianen Nachbeobachtungszeit von 39 Monaten keine Verbesserung des EFS durch die Zugabe von Carboplatin (3-Jahres-EFS 71 % vs. 76 % ohne/mit Carboplatin; HR 0,84, $p = 0{,}36$). Bei divergierenden Daten bzgl. des langfristigen Benefits einer platinhaltigen Therapie und noch nicht klar definierten Gruppen, welche am Besten von einer platinhaltigen Therapie profitieren, ist eine zusätzliche Platingabe noch kein obligater Bestandteil einer neoadjuvanten Therapie, kann jedoch vor allem bei Patientinnen mit einer *BRCA*-Mutation in Betracht gezogen werden (AGO 2013; Goldhirsch et al. 2011).

Die adjuvante Chemotherapie gehört zu den Standardbehandlungen des Mammakarzinoms. Ziel zukünftiger Studien wird es sein, weitere prädiktive und prognostische Faktoren zu evaluieren, die es ermöglichen, noch genauer die Patientinnen zu identifizieren, die von einer zytostatischen Therapie profitieren.

Dosisdichte und dosisintensivierte Therapie

Ob eine dosisdichte Chemotherapie einer konventionell dosierten Chemotherapie überlegen ist, wird widersprüchlich diskutiert. In der NSABP-38-Studie wurden 4894 nodalpositive Patientinnen zu 6 Zyklen TAC (Taxotere®/Adriamycin/Cyclophosphamid) konventionell alle 3 Wochen oder zu dosisdichtem (dd) 4 × EC → 4 × Paclitaxel (± Gemcitabin) alle 2 Wochen randomisiert (Byrski et al. 2010). Dabei konnten nach median 5,3 Jahren Beobachtungszeit keine signifikanten Unterschiede im erkrankungsfreien und Gesamtüberleben zwischen den beiden Therapieregimen beobachtet werden. Auch in einer englischen Studie ergab sich durch dd Epirubicin (4 × 100 mg/m^2 Körperoberfläche alle 2 oder 3 Wochen) gefolgt von 4 × CMF keine Verbesserung der Prognose bei 4391 Patientinnen. In einer weiteren Studie wurden 3294 Patientinnen nach 4 Zyklen dd AC zu Paclitaxel 175 mg/m^2 alle 2 Wochen mit Wachstumsfaktoren oder zu 12 Wochen Paclitaxel jede Woche (80 mg/m^2) ohne Wachstumsfaktoren randomisiert. Dabei ergaben sich weder im erkrankungsfreien noch im Gesamtüberleben signifikante Unterschiede.

In einer Studie der AGO wurde ein dosisdichtes dosisintensiviertes Regime mit sequenziell eingesetzten Anthrazyklinen, Taxanen und Cyclophosphamid mit 4 × EC → 4 × Paclitaxel alle 3 Wochen bei 1284 Patientinnen mit mindestens 4 befallenen Lymphknoten verglichen. Dabei ergab sich ein signifikanter Vorteil hinsichtlich des DFS (56 % vs. 47 %) und Gesamtüberlebens (69 % vs. 59 %) nach 10 Jahren. Auch in einer Studie der CALBG-Studiengruppe ergaben sich Vorteile einer dosisdichten Anthrazyklin-Taxan-haltigen Therapie (4 × AC → 4 × Paclitaxel bzw. 4 × Doxorubicin → 4 × Paclitaxel, 4 × Cyclophosphamid mit Wachstumsfaktoren) im Vergleich zu diesen Therapien alle 3 Wochen. Allerdings ist das in beiden Studien verwendete konventionelle Kontrollregime nach heutigem Maßstab nicht mehr als optimale adjuvante Therapie anzusehen. In allen Studien mit einem effektiveren Kontrollarm konnte kein eindeutiger Vorteil einer dosisdichten Therapie gezeigt werden.

Der absolute Nutzen einer dosisdichten Therapie ist daher fraglich und muss gegen die Kurzzeitrisiken (febrile Neutropenie, Infektionen und Mukositis) sowie die potenziellen Langzeitrisiken (kardiale Toxizität, sekundäre Neoplasien und prämature Menopause) abgewogen werden.

Literatur

AGO, Arbeitsgemeinschaft Gynäkologische Onkologie. Diagnostik und Therapie primärer und metastasierter Mammakarzinome. Adjuvante zytostatische und zielgerichtete Therapien. 2016.

Byrski T, Gronwald J, Huzarski T et al. Pathologic complete response rates in young women with BRCA1-positive breast cancers after neoadjuvant chemotherapy. J Clini Oncol 2010; 28: 375–9.

Goldhirsch A, Wood WC, Coates AS et al. Strategies for subtypes – dealing with the diversity of breast cancer: highlights of the St. Gallen International Expert Consensus on the Primary Therapy of Early Breast Cancer 2011. Annal Oncol 2011; 22: 1736–47.

Leitlinienprogramm Onkologie der AWMF, Deutschen Krebsgesellschaft, Deutschen Krebshilfe. Interdisziplinäre S3-Leitlinie für die Diagnostik, Therapie und Nachsorge des Mammakarzinoms; Langversion 3.0, Aktualisierung 2012. AWMF-Register-Nummer: 032-0450L. Berlin: Leitlinienprogramm Onkologie der AWMF, Deutschen Krebsgesellschaft e. V. und Deutschen Krebshilfe e. V. 2012.

Peto R, Davies C, Godwin J et al. Comparisons between different polychemotherapy regimens for early breast cancer: meta-analyses of long-term outcome among 100,000 women in 123 randomised trials. Lancet 2012; 379: 432–44.

Silver DP, Richardson AL, Eklund AC et al. Efficacy of neoadjuvant Cisplatin in triple-negative breast cancer. J Clin Oncol 2010; 28: 1145–53.

Von Minckwitz G, Loibl S, Schneeweiß A et al. Early survivla analysis of the randomized phase II trial investigating the addition of carboplatin to neoaadjuvant therapy for triple negative and HER2 positive early breast cancer (Gepar Sixto). San Antonio Breast Cancer Symposium 2015; San Antonio, abstract S2–04.

Von Minckwitz G, Loibl S, Schneeweiß A et al. Event-free and overall survival following neoadjuvant weekly paclitaxel and dose dense AC+/- carboplatin and or bevacizumab in triple negative breast cancer: outcomes from CALBG 40603 (Alliance). San Antonio Breast Cancer Symposium 2015; San Antonio, abstract S2–05.

Adjuvante endokrine Therapie

Andreas Hartkopf

Mammakarzinompatientinnen können, auch ohne den Befall der axillären Lymphknoten, Jahre nach erfolgreicher lokaler Therapie ein Fernrezidiv erleiden. Entsprechend müssen bereits in frühen Stadien der Erkrankung okkulte Mikrometastasen vorhanden sein. Dieses Phänomen wird als **minimale Resterkrankung** bezeichnet und reflektiert den systemischen Charakter der Erkrankung.

Da in der klinischen Routine bisher keine Diagnostik zur Überwachung der minimalen Resterkrankung verfügbar ist, basiert die Entscheidung bezüglich einer adjuvanten Systemtherapie auf statistischen Grundlagen: Prädiktive Marker (z. B. Hormonrezeptor- und HER2-Status) sagen uns, mit welcher Wahrscheinlichkeit eine Therapie wirksam ist; prognostische Marker (z. B. Tumorgröße, Lymphknotenstatus) sagen uns, wie wahrscheinlich ein Rezidiv oder das Auftreten von Fernmetastasen sind.

Angriffspunkt der endokrinen Therapie ist der **Östrogenrezeptor-Alpha** (ER). Etwa 60–75 % aller Mammakarzinome exprimieren ER (sie sind „ER-positiv“). Der ER ist ein zellulärer Transkriptionsfakor, der nach der Aktivierung durch Östrogene an regulatorische DNA-Abschnitte bindet. Hierdurch wird die Regulation der Zellproliferation, Apoptose und Migration beeinflusst, und unter anderem das Tumorwachstum gefördert.

Die endokrine Therapie (genaugenommen die „anti“endokrine Therapie) unterbindet die Wirkung von Östrogenen am ER. Sie kann, wie in den nachfolgenden Abschnitten dargestellt, auf mehreren Ebenen erfolgen, d. h. sowohl die Östrogensynthese reduzieren als auch die Östrogenwirkung am ER zum Angriffspunkt haben, d. h. die Bindungsstelle am Rezeptor blockieren.

> Die endokrine Therapie ist grundsätzlich bei allen ER- und/oder PR-positiven Tumoren indiziert und wird in der adjuvanten Situation nach der Operation bzw. nach Abschluss einer Chemotherapie und/oder Bestrahlung (sofern diese indiziert sind) begonnen. Sie kann auch nach adjuvanter Chemotherapie kombiniert mit Trastuzumab (sofern indiziert) durchgeführt werden. Insbesondere bei älteren, postmenopausalen Patientinnen mit großen Tumoren kann die endokrine Therapie auch vor der Operation, d. h. neoadjuvant erfolgen.

Selektive Östrogenrezeptormodulatoren

Selektive Östrogenrezeptormodulatoren (SERM) haben, je nachdem in welchem zellulärem bzw. gewebespezifischem Kontext sie zur Wirkung kommen, sowohl eine agonistische

(z. B. Endometrium, Knochen) als auch eine antagonistische (z. B. Mammakarzinomzellen) Wirkung auf den ER. Hauptvertreter der SERM ist **Tamoxifen**. Die 5-jährige Behandlung mit Tamoxifen führt bei ER-positiven Patientinnen zu einer signifikanten Reduzierung der Sterblichkeit, unabhängig vom Menopausenstatus, vom Lymphknotenstatus und unabhängig davon, ob eine Patientin Chemotherapie erhalten hat oder nicht (Davies et al. 2011). Klassischerweise beträgt die Dauer der Tamoxifen-Behandlung 5 Jahre. Neuere Studien weisen jedoch darauf hin, dass die sogenannte erweiterte Therapie über eine Dauer von 10 Jahren eine zusätzliche Verbesserung der Prognose bewirkt (Davies et al. 2013).

Tamoxifen wird insgesamt gut vertragen. Die häufigsten **Nebenwirkungen** der Tamoxifen-Behandlung sind wechseljahresähnliche Beschwerden (Nachtschweiß, Hitzewallungen, Trockenheit der Vagina, Dyspareunie, Blutungsstörungen). Weitere Nebenwirkungen sind Kopfschmerzen, Gelenkschmerzen, Schlaflosigkeit und depressive Verstimmung. Zudem besteht unter Tamoxifen-Einnahme eine erhöhte Thromboseneigung und ein erhöhtes Risiko zerebrovaskulärer Erkrankungen. Eine weitere unerwünschte Wirkung ist die proliferative Wirkung gegenüber dem Endometrium. Diese führt zu einer geringen (aber signifikanten) Erhöhung der Rate an Endometriumkarzinomen.

Aromataseinhibitoren

Aromataseinhibitoren (AI) unterbinden die Umwandlung von Androgenen in Östrogene, vor allem im Fettgewebe und in der Muskulatur. Sie werden zur Behandlung des hormonrezeptorpositiven Mammakarzinoms in der Postmenopause eingesetzt. Da die Östrogenproduktion der Ovarien nicht unterbunden wird, ist die AI-Behandlung prämenopausaler Frauen nicht sinnvoll. Man unterscheidet **steroidale Aromataseinaktivatoren** (Exemestan) von **nichtsteroidalen Aromataseinhibitoren** (Anastrozol, Letrozol). In der adjuvanten Situation gelten alle drei Substanzen als gleichartig effektiv mit ähnlichem Nebenwirkungsprofil.

Bei postmenopausalen ER-positiven Patientinnen führt die Behandlung mit einem AI im Vergleich zur Gabe von Tamoxifen zu einer weiteren Verbesserung der Prognose (Thurlimann et al. 2005). Die endokrine Therapie kann entweder direkt mit einem AI begonnen werden (sog. Upfront-Therapie), oder es kann nach Gabe von Tamoxifen (üblicherweise für 2–3 Jahre) auf den AI gewechselt werden (sog. Switch-Therapie) (Mouridsen et al. 2009). Die **Switch-Therapie** ist insbesondere dann sinnvoll, wenn der Menopausenstatus unklar ist.

Ähnlich wie bei der Einnahme von Tamoxifen stehen bei den **Nebenwirkungen** der Behandlung mit einem AI wechseljahresähnliche Beschwerden im Vordergrund. Allerdings fehlt die agonistische Komponente des Tamoxifens am Östrogenrezeptor. Einige der Tamoxifen-assoziierten Nebenwirkungen, wie das erhöhte Thromboserisiko, zerebrovaskuläre Erkrankungen oder die Endometriumhyperplasie, werden daher unter der Behandlung mit einem AI nicht oder seltener beobachtet. Auf der anderen Seite fehlen aber auch die protektiven Effekte der Östrogenwirkung. Entsprechend sind Fettstoffwechselstörungen, Frakturen, muskuloskelettale Schmerzen bzw. Gelenkschmerzen und in einigen Studien auch die ischämische Herzerkrankung unter einer AI-Therapie häufiger als bei der Behandlung mit Tamoxifen.

Ovarielle Ablation

Die ovarielle Östrogenproduktion kann prinzipiell durch zwei Mechanismen verhindert werden: Zum einen durch Bestrahlung oder chirurgische Entfernung der Eierstöcke (irreversibel), zum anderen medikamentös durch Beeinflussung der Hypothalamus-Hypophysen-Achse (reversibel), z. B. mit einem GnRH-Analogon wie **Goserelin** oder **Leuprorelin**. Die irreversiblen Verfahren haben zur alleinigen endokrinen Behandlung eher historischen Charakter. Allerdings hat die chirurgische Ovarektomie protektiven Charakter in Bezug auf die Entwicklung eines Ovarialkarzinoms, welches insbesondere bei Patientinnen mit familiärem Brustkrebs gehäuft vorkommt.

Die alleinige endokrine Therapie mit einem GnRH-Analogon scheint die Prognose von ER-positiven prämenopausalen Mammakarzinompatientinnen nicht zu verbessern.

Derzeit werden GnRH-Analoga vor allem dann eingesetzt, wenn bei prämenopausalen ER-positiven Patientinnen eine Kontraindikation gegenüber Tamoxifen besteht; in dieser Situation kann die Kombination mit einem AI sinnvoll sein. Ob bei prämenopausalen Patientinnen die Kombination eines GnRH-Analogon mit einem AI oder Tamoxifen der alleinigen Gabe von Tamoxifen überlegen ist, wurde kürzlich in den TEXT- und SOFT-Studien überprüft (Francis et al. 2015; Pagani et al. 2014). Hier zeigte sich insbesondere bei jüngeren Frauen, die zuvor eine Chemotherapie erhalten hatten, ein Benefit in Bezug auf das krankheitsfreie Überleben. Eine signifikante Beeinflussung des Gesamtüberlebens konnte allerdings nicht nachgewiesen werden. Insbesondere vor dem Hintergrund der Nebenwirkungen durch die Induktion der Menopause bleibt die Kombinationstherapie daher eine individuelle Entscheidung.

Literatur

Davies C, Pan H, Godwin J et al. Adjuvant Tamoxifen: Longer Against Shorter Collaborative. Long-term effects of continuing adjuvant tamoxifen to 10 years versus stopping at 5 years after diagnosis of oestrogen receptor-positive breast cancer: ATLAS, a randomised trial. Lancet 2013; 381: 805–16.

Davies GC, Godwin J, Gray R et al. Relevance of breast cancer hormone receptors and other factors to the efficacy of adjuvant tamoxifen: patient-level meta-analysis of randomised trials. Lancet 2011; 378: 771–84.

Francis PA, Regan MM, Fleming GF et al. Adjuvant ovarian suppression in premenopausal breast cancer. N Engl J Med 2015; 372: 436–46.

Mouridsen H, Giobbie-Hurder A, Goldhirsch A et al. Letrozole therapy alone or in sequence with tamoxifen in women with breast cancer. N Engl J Med 2009; 361: 766–76.

Pagani O, Regan MM, Walley BA et al. Adjuvant exemestane with ovarian suppression in premenopausal breast cancer. N Engl J Med 2014; 371: 107–18.

Thurlimann GB, Keshaviah A, Coates AS et al. A comparison of letrozole and tamoxifen in postmenopausal women with early breast cancer. N Engl J Med 2005; 353: 2747–57.

Adjuvante Targeted Therapie

Elmar Stickeler

Neben der endokrinen Behandlung, als etablierter zielgerichteter Therapie, versteht man unter der Targeted Therapie das medikamentöse Eingreifen in molekulare Mechanismen, die zellbiologische Prozesse wie Proliferation und Angiogenese regulieren. Die Charakterisierung des **Human Epidermal Growth Factor 2** (HER2) war ein Meilenstein in der Entwicklung innovativer Therapieansätze des Mammakarzinoms. Seine Überexpression führt zu einer gesteigerten Proliferationsrate der Tumorzellen mit aggressiverem und ungünstigerem Krankheitsverlauf (Pritchard et al. 2006).

Der humanisierte monoklonale Antikörper **Trastuzumab** (Herceptin®) ist spezifisch gegen HER2 gerichtet und steht als einzige zugelassene adjuvante Targeted Therapie in Kombination mit einer Chemotherapie zur Verfügung. Eine HER2-Positivität – als obligate Voraussetzung für den Einsatz von Trastuzumab – liegt in etwa 15–20 % der Fälle vor. Sie wird als Überexpression des Rezeptors, nachgewiesen durch Immunhistochemie mit > 30 % intensiver und kompletter Färbung (Score 3+) oder einer Genamplifikation, nachgewiesen durch Fluoreszenz(FISH)- oder chromogene In-situ-Hybridisierung (CISH), definiert (AGO 2012).

Studienlage

Die Evidenz für die adjuvante Therapie beruht auf 5 großen internationalen Studien mit mehr als 13 000 Patientinnen und 2 Metaanalysen, die ein signifikant verbessertes rezidivfreies ($p < 0{,}00001$), Gesamtüberleben ($p < 0{,}00001$) sowie Reduktion einer Metastasierung ($p < 0{,}0001$) für Trastuzumab nachweisen konnten. Insgesamt wird eine Halbierung des Rezidivrisikos erreicht (Yin et al. 2012; Viani et al. 2007).

In der **HERA-Studie** wurden über 5 090 nodalnegative und -positive Patientinnen behandelt. Das adjuvante Chemotherapieregime, das dem Trastuzumab sequenziell vorausging, war nicht fest vorgegeben. Trastuzumab wurde 1- oder 2-jährig mit einer Dosierung von 8 mg/kg Körpergewicht, gefolgt von 6 mg/kg dreiwöchentlich, appliziert. Mit der zweiten Zwischenanalyse der 1-jährigen Behandlung ließ sich eine signifikante Senkung des Rezidivrisikos um 46 % ($p < 0{,}0001$), unabhängig vom Chemotherapieregime oder dem Lymphknoten- und Hormonrezeptorstatus, erzielen. Das Mortalitätsrisiko wurde um 44 % gesenkt (Smith et al. 2009). Die finale Analyse nach 8-jährigem Follow-up, die auch die 2-Jahres-Behandlungsdaten berücksichtigt, bestätigte die bekannten Signifikanzen, ohne einen zusätzlichen Benefit für eine verlängerte Trastuzumab-Gabe nachzuweisen (Goldhirsch et al. 2012).

Die amerikanischen Studien **NSAPB-B31** und **NCCTG-N9831** waren vom Design ähnlich und wurden in einer joint analysis für die simultanen Arme gemeinsam ausgewertet. Die Medikation bestand aus Doxorubicin und Cyclophosphamid (4 × AC) gefolgt von Paclitaxel und wöchentlichem Trastuzumab (Erstdosis 4 mg/kg, Erhaltungsdosis 2 mg/kg) für insgesamt 52 Wochen. Das Trastuzumab wurde simultan oder sequenziell zum Taxan appliziert. Für 3 351 Patientinnen fand sich durch Trastuzumab eine signifikante Reduktion des Rezidivrisikos um 52 % und der Brustkrebsmortalität um 33 % (Romond et al. 2005).

In der **Breast Cancer International Research Group Studie 006** (BCIRG 006) wurden Patientinnen auch anthrazyklinfrei mit Taxotere®, Carboplatin für 6 Zyklen in Kombination mit Trastuzumab für 1 Jahr (TCH) behandelt. Durch die Kombination mit dem Antikörper wurde eine signifikante Verringerung des Rezidivrisikos um 49 % gegenüber dem Standardarm (4 × AC gefolgt von 4 × Docetaxel) erzielt, wobei die Effektivität mit der des zweiten Studienarmes (4 × AC gefolgt von 4 × Docetaxel + Trastuzumab) vergleichbar war (Slamon et al. 2009).

! In diesem Zusammenhang ist die potenzielle Kardiotoxizität des sonst gut verträglichen Trastuzumab zu beachten. Es werden erhöhte Raten symptomatischer Herzinsuffizienzen und Einschränkung der linksventrikulären Pumpfunktion bis 4,5 % beschrieben.

Wichtig ist daher das kardiale Monitoring, das entsprechend der aktuellen Empfehlungen durch Echokardiografie erfolgen sollte und bei signifikantem Abfall zu einer individualisierten Therapieführung mit engmaschigen Kontrollen oder auch Abbruch der Behandlung führen kann (AGO 2012). Für kardial vorbelastete Patientinnen kann auf Basis der BCIRG-006-Studienergebnisse die Kombination TCH angeboten werden, die mit 0,9 % keine erhöhte kardiale Toxizität aufweist (Slamon et al. 2009).

Behandlungsdauer

Die optimale Behandlungsdauer mit Trastuzumab beträgt nach den aktuellsten Daten und Empfehlungen ein Jahr. Da die finale Analyse der HERA-Studie für die 2-Jahres-Behandlung keine Vorteile gegenüber der 1-Jahres-Therapie nachweisen konnte, bleibt die Frage zur Effektivität einer verkürzten Therapie. Die FinHer-Studie konnte mit sehr kleiner Patientenzahl (n = 232) auch für eine verkürzte 9-wöchige Trastuzumab-Behandlung einen klinischen Benefit ermitteln (Joensuu et al. 2006). Allerdings sprechen die aktuellen Daten der großen französischen PHARE-Studie dagegen. Für über 3 000 Patientinnen war eine 6-monatige der 12-monatigen Standardbehandlung sowohl im Bezug auf das DFS (DFS-Ereignisse 13 % vs. 10,4 %; HR = 1,28) als auch auf das OS (HR = 1,47) deutlich unterlegen (Pivot et al. 2012).

Behandlungssequenz

Der Zulassungsstatus erlaubt sowohl die sequenzielle als auch die simultane Gabe von Trastuzumab zur Chemotherapie. Die Empfehlungen des simultanen Einsatzes zur taxanhaltigen Chemotherapie basieren vor allem auf einer Subgruppenanalyse der NCCTG-N-9831-Studie, die einen deutlichen Vorteil der simultanen gegenüber der sequenziellen Applikation ermittelte (Perez et al. 2009). Dies wird auch durch eine Metaanalyse unterstützt (Yin et al. 2012). Wenn auch Daten mit tolerabler Kardiotoxizität zur simultanen Applikation des Antikörpers mit Epirubicin bei Patientinnen ohne kardiale Risikofaktoren vorliegen, sollte Trastuzumab außerhalb von Studien nur sequenziell nach anthrazyklinhaltiger Chemotherapie eingesetzt werden.

Indikation

Der Benefit einer Trastuzumab-Behandlung wurde in allen Studien unabhängig von der Tumorgröße sowohl für nodal-positive als auch -negative Patientinnen belegt, allerdings wurden Tumorgrößen ≤ 1 cm nicht eingeschlossen. Die bestehende, wenn auch limitierte und meist retrospektive Datenlage unterstreicht jedoch, dass auch Patientinnen mit nodalnegativen, kleinen HER2-positiven Tumoren < 1 cm ein stark erhöhtes Risiko gegenüber HER2-negativen Tumoren aufweisen (Curigliano et al. 2009). Die aktuellen Empfehlungen sehen daher auch für diese Fälle den Einsatz von Trastuzumab vor, wenn bei weiteren Risikofaktoren eine Indikation zur Durchführung einer Chemotherapie besteht.

Weitere innovative Ansätze

Der orale Tyrosinkinaseinhibitor **Lapatinib**, der ebenfalls in den HER2-Pathway eingreift, konnte in der adjuvanten Situation innerhalb der ALTTO-Studie als Monotherapie gegenüber Trastuzumab sowie einer sequenziellen bzw. simultanen Kombination mit Trastuzumab nicht überzeugen, sodass dieser Behandlungsarm vorzeitig geschlossen wurde. Eine Analyse der Studie steht noch aus.

Auch der monoklonale Antikörper **Bevacizumab**, der gegen den Vascular Endothelial Growth Factor (VEGF) gerichtet ist, wird derzeit in adjuvanten Studien untersucht (BETH, Beatrice, E5103), sodass keine abschließende Empfehlung gegeben werden kann.

Literatur

AGO. Guidelines of the AGO Breast Committee: Diagnosis and treatment of patients with primary and metastatic breast cancer. 2015. www.ago-online.de (Zugriffsdatum: 23.02.2016).

Curigliano G, Viale G, Bagnardi V et al. Clinical relevance of Her2 overexpresssion/amplificationin patients with small tumor size and node-negative breast cancer. J Clin Oncol 2009; 27: 5693–9.

Goldhirsch A, Piccart-Gebhart MJ, Procter M et al. HERA Trial: 2 years versus 1 year of trastuzumab after adjuvant chemotherapy in women with Her2-positive early breast cancer at 8 years of median follow up. ESMO Congress 2012; Wien.

Joensuu H, Kellokumpu-Lehtinen PL, Bono P et al. Adjuvant docetaxel or vinorelbine with or without trastuzumab for breast cancer. N Engl J Med 2006; 354: 809–20.

Perez EA, Suman VJ, Davidson NE et al. Results of Chemotherapy Alone, with Sequential or Concurrent Addition of 52 Weeks of Trastuzumab in the NCCTG N9831 HER2-Positive Adjuvant Breast Cancer Trial. San Antonio Breast Cancer Symposium 2009; San Antonio.

Pivot X, Romieu G, Bonnefoi H et al. PHARE Trial results comparing 6 to 12 months of trastuzumab in adjuvant early breast cancer. ESMO Congress 2012; Wien.

Pritchard KI, Sheperd LE, O'Malley FP et al. HER2 and responsiveness of breast cancer to adjuvant chemotherapy. N Engl J Med 2006; 354: 2103–11.

Romond EH, Perez EA, Bryant J. Trastuzumab plus adjuvant chemotherapy for operable Her2-positive breast cancer. N Engl J Med 2005; 353: 1673–84.

Slamon DJ, Eiermann W, Robert N. BCIRG 006: Phase III radnomized trial comparing Doxorubicin and Cyclophosphamid followed by Docetaxel (AC→T) with Doxorubicin and Cyclophosphamid followed by Docetaxel and Trastuzumab (AC→TH with) Docetaxel, Carboplatin and Trastuzumab (TCH) in Her2/neu positive early breast cancer patients: BCIRG 0006 Study. San Antonio Breast Cancer Symposium 2009; San Antonio.

Smith I, Procter M, Gelber RD. 2.year follow-up of trastuzumab after adjuvant chemotherapy in Her2-positive breast cancer: a randomised controlled trial. Lancet 2009; 369: 29–36.

Viani GA, Afonso SL, Stefano EJ et al. Adjuvant trastuzumab in the treatment of her-2-positive early breast cancer: a meta-analysis of published randomized trials. BMC Cancer 2007; 7: 153.

Yin W, Jiang Y, Sehn Z et al. Trastuzumab in the adjuvant treatment of Her2-positive early breast cancer patients: a meta-analysis of published randomized controlled trials. PLoS One 2012; 6: e21030.

Neoadjuvante Therapie

Eva-Maria Grischke

Unter einer neoadjuvanten bzw. einer primären systemischen Therapie (PST) des primären Mammakarzinoms versteht man eine medikamentöse Systemtherapie, die in der Regel eine Chemotherapie und ggf. auch eine Antikörpertherapie beinhaltet und der eigentlichen operativen Therapie vorangestellt ist.

Indikationen waren zunächst das inflammatorische Mammakarzinom (weiterhin noch State of the Art) und das lokal fortgeschrittene Mammakarzinom mit fehlender oder eingeschränkter Operabilität. Hinzu kamen Indikationen wie Wunsch auf Brusterhalt mit dem Ziel der Tumorverkleinerung, um sekundär bei ungünstiger Ausgangssituation ggf. doch ein brusterhaltendes Vorgehen ermöglichen zu können.

Mit dem Nachweis, dass die PST beim Mammakarzinom bezüglich des Gesamtüberlebens und des krankheitsfreien Intervalls keine Nachteile bietet, wird die PST häufig auch als elegantes In-vivo-Modell gesehen, um die Wirkung und Effektivität neuer Substanzen abschätzen zu können.

Damit können folgende Kriterien zu dem Rat bzw. der Entscheidung für eine PST führen:

- Versuch, eine Brusterhaltung zu ermöglichen bei primär indiziertem ablativem operativem Vorgehen,
- Verbesserung des kosmetischen Outcomes durch Tumorverkleinerung,
- Identifikation von Patientinnen mit niedrigem Rezidiv-Metastasierungs-Risiko bei Erreichen einer histopathologischen Komplettremission (verbunden mit einem statistisch signifikanten besseren Gesamtüberleben),
- Gewinnung von Zeit bis zum Erhalt eines Gentestergebnisses zur weiteren Planung des operativen Vorgehens (Patientin mit Verdacht auf *BRCA1/2*-Mutation),
- generell in jeder Situation, wenn eine adjuvante Chemotherapie indiziert ist,
- Möglichkeit im Rahmen von Studien neue Substanzen, die in der Metastasierung aber noch nicht in der adjuvanten Therapie zugelassen sind, einzusetzen (In-vivo-Modell).

Insbesondere beim triple-negativen Mammakarzinom korreliert eine histopathologische Komplettremission (pCR) signifikant mit einem langen krankheitsfreien Intervall. Dies konnte im Rahmen einer Metaanalyse von Cortazar et al. (2012) beim SABCS 2012 gezeigt werden ($p < 0{,}001$).

Bei **HER2-positiven Mammakarzinomen** korreliert eine pCR signifikant mit dem krankheitsfreien Überleben bei allen Subtypen, vor allem bei hormonrezeptornegativen und HER2-positiven Tumoren ($p < 0{,}001$). Bei den HER2-positiven Tumoren wurden die spezifischen Targeted Therapien wie Herceptin® und Lapatinib in den früheren Studien und aktuell neu auch Pertuzumab in Kombination mit Trastuzumab überprüft. Im Rahmen der GeparQuinto-Studie erwies sich dabei die Kombination EC gefolgt von Docetaxel und Trastuzumab mit einer pCR-Rate beim HER2-positiven Mammakarzinom von 31,3 % nur mit einem Signifikanzniveau von $p < 0{,}05$ besser als die Chemotherapie in Kombination mit Lapatinib bei einer pCR-Rate von 21,7 %. Im Rahmen der Neo-ALTTO-Studie zeigte die duale Anti-HER2-Therapie mit Lapatinib und Herceptin® in Kombination mit Paclitaxel die höchste Rate an histopathologischer Komplettremission. Dabei kam es zu einer pCR in der Brust in 51,3 % der Fälle und zu einer pCR in Brust und Lymphknoten in 46,9 %. Die Daten der Neosphere-Studie mit dem Einsatz von Pertuzumab in Kombination mit Trastuzumab überzeugten, sodass Pertuzumab seit Juli 2015 in der Kombination mit Trastuzumab für 3–4 Zyklen zur neoadjuvanten Therapie zugelassen ist.

Eine weitere wesentliche Frage ist die nach dem Therapiekonzept **beim triple-negativen Mammakarzinom**. Diese Fragestellung wurde im Rahmen der GEPARDO-Studien konsequent verfolgt. Während GeparTrio durch den Einsatz des TAC-Chemotherapieregimes beim triple-negativen Mammakarzinom histopathologische Komplettremissionen von 39 %

erreichen konnte, zeigte sich im Rahmen von GeparQuinto durch den Zusatz von Bevacizumab zur konventionellen Chemotherapie mit EC, gefolgt von DOC eine Verbesserung der pCR von 33 auf 43 %. Die Kombination von Paclitaxel, Doxorubicin, Carboplatin und Bevacizumab zeigte eine weitere Verbesserung des Ansprechens auf 64 %. Dabei erwies sich die 3-fache Zytostase allerdings verstärkt myelotoxisch. Weitere Studienkonzepte, z. B. im Rahmen des Adapt-Studiendesigns, setzen neben nab-Paclitaxel/Carboplatin als Vergleichsarm nab-Paclitaxel/Gemcitabin ein, beim triple-negativen Mammakarzinom primär vorangestellt. Die Anthrazyklin-Cyclophosphamid-Kombination kann dann je nach Response des Prüfarztes ergänzt werden. Vorabergebnisse zeigen ein sehr gutes Tumoransprechen.

In weiteren Studien werden aktuell gezielte Fragen an die PST gestellt, z. B. nach:

- dem Stellenwert von Carboplatin und von PARP-Inhibitoren beim triple-negativen Mammakarzinom – auch in Abhängigkeit einer *BRCA1/2*-Mutation,
- dem Therapieansprechen für HER2-gerichtete Substanzen wie Pertuzumab und T-DM1 (Trastuzumab/Emtansin),
- dem unterschiedlichen Therapieansprechen beim HER2-positiven Mammakarzinom in Abhängigkeit vom Hormonrezeptorstatus,
- der Aussagefähigkeit von Testverfahren zur Erfassung von Gensignaturen beim hormonrezeptorpositiven Mammakarzinom für die Entscheidung, ob eine Chemotherapie sinnvoll bzw. erforderlich ist,
- speziellen Therapieschemata zum Zytostatikaeinsatz für ältere Hochrisikopatientinnen (> 70 Jahre).

Operative Therapie

Bei Einsatz einer primären Systemtherapie sollten prätherapeutisch und im Follow-up bzw. zur Response-Beurteilung alle bildgebenden Verfahren wie Sonografie, Mammografie und MRT eingesetzt werden.

> Wichtig ist vor Therapiebeginn eine Clipmarkierung, um insbesondere bei einer Komplettremission die Tumorlokalisation zu dokumentieren.

Die **definitive Operationsplanung** erfolgt nach abgeschlossener primärer Systemtherapie und weitgehendem Tumoransprechen nach erneuter aktualisierter Bildgebung. Analog zur primär operativen Therapie ist eine operative Entfernung des Tumors mit adäquatem Sicherheitsabstand erforderlich.

Auch bei klinischer Komplettremission ist eine operative Intervention zur **histologischen Sicherung** erforderlich. Bei der Operationsplanung ist zu berücksichtigen, dass trotz einer erheblichen Reduktion des Tumorvolumens bzw. der Tumormasse die Größe, d. h. die Ausdehnung des verbliebenen Tumorrestes durch die Therapie nicht unbedingt beeinflusst wird.

Das Risiko einer **Zweitoperation** beträgt 10–20 % und muss mit den Patientinnen entsprechend im Vorfeld besprochen werden. Die günstigste Zeit nach abgeschlossener Chemotherapie für die Operationsplanung ist in der Regel ein Zeitraum von 3–4 Wochen nach der letzten Zytostatikaverabreichung.

Sentinellymphknotenbiopsie

Im Rahmen einer primären Systemtherapie oder nach einer primären Systemtherapie ist die Datenlage für die Aussagefähigkeit der Sentinellymphknotenbiopsie unsicher und kann deshalb nicht empfohlen werden (SENTINA-Studie). Die Sentinellymphknotenbiopsie wird deshalb vor Therapiebeginn empfohlen, wenn klinisch und bildmorphologisch kein axillärer Lymphknotenbefall vermutet wird. Handelt es sich um einen negativen Sentinellymphknoten d. h. es liegt kein Tumornachweis vor, muss die Axilla bei der operativen Intervention im Bereich der Mamma nicht mehr tangiert werden. Bei bildmorphologisch auffälliger Axilla vor Therapiebeginn sollte, wenn möglich, eine histologische Sicherung, z. B. durch Feinnadelbiopsie oder Stanze, erfolgen. Falls nicht möglich oder nicht erwünscht, sollte auch bei bildmorphologischem Therapieansprechen, immer eine komplette axilläre Lymphonodektomie im Rahmen der mammachirurgischen Intervention erfolgen (Level I + II, ggf. III).

Strahlentherapie

Die Indikation zur adjuvanten Strahlentherapie und auch das Ausmaß der Bestrahlung (Mamma bzw. Thoraxwand ggf. mit Lymphabfluss) entscheiden sich jeweils nach der Primärsituation, d. h. dem Ausgangsstatus vor Beginn der primär systemischen Therapie. Danach wird die Indikation zur Strahlentherapie im Bereich der Mamma aber auch der Axilla gestellt. Dies bedeutet in jedem Falle eine Bestrahlung von Brust- und Tumorbett (hierzu entsprechende Clipmarkierung) nach brusterhaltender Therapie auch bei histopathologischer Komplettremission und die Radiatio der kompletten Thoraxwand bei primär multizentrischem Karzinom. Auch die Indikation zur Bestrahlung des Lymphabschlusses bzw. der Lymphabflussgebiete orientiert sich an der prätherapeutischen Situation. Bei klinischem Vorliegen eines cN2-Stadiums oder höhergradiger Stadien sollten in jedem Falle die Lymphabflussgebiete mit bestrahlt werden, auch wenn im Rahmen einer kompletten axillären Lymphonodektomie kein Tumornachweis mehr vorliegt.

Literatur

Cortazar P et al. San Antonio Breast Cancer Symposium 2012; San Antonio.

Gianni L, Pienkowski T, Im YH et al. Efficacy andd safety of neoadjuvant pertuzumab and trastuzumab in women with lovally advanced, inflammatory, or early HER2-positive breast cancer (NeoSphere): a randomised multicentre, open-label, phase 2 trial. Lancet Oncol 2012; 13: 25–32.

Kuehn T, Bauerfeind I, Fehm T et al. Sentinel-lymph-node biopsy in patients wirh breast cancer before and after neoadjuvant chemotherapy (SENTI-NA): a prospective, multicentre cohort study. Lancet Oncol 2013; 14: 609–618.

Untch M, Loibl S et al. Lapatinib vs trastuzumab in combination with neoadjuvant antharcycline-taxan based chemotherapy primary efficacy endpoint analysis of the Gepar-quinto study (GBG 44). San Antonio Breast Cancer Symposium 2010; San Antonio

Von Minckwitz G, Eidtmann H et al. Neoadjuvant chemotherapy with or without bevacizumab: primary efficacy endpoint analysis of the Geparquinto study (GBG 44). San Antonio Breast Cancer Symposium 2010; San Antonio.

Von Minckwitz G, Eidtmann H, Loibl S et al. Integrating bevacizumab, everolimus, and lapatinib into current neoadjuvant chemotherapy regimen for primary breast cancer. Safety results of the Gepar-Quinto trial. Ann Oncol 2011; 22: 301–6.

Von Minckwitz G, Schneeweiss A, Salat CT et al. A randomized phase II trial investigating the addition of carboplatin to neoadjuvant therapy for triple-negative and Her2-positive early breast cancer. J Clin Oncol 2013; 31: Suppl. Abstr 1004.

Von Minckwitz G, Untch M, Nüesch E et al. Impact of treatment characteristics on response of different breast cancer phenotypes; pooled analysis of the German neo-adjuvant chemotherapy trials. Breast Cancer Res Treat 2011; 125: 145–56.

1.6.5 Nachsorge

Eva-Maria Grischke

Das aktuelle Nachsorgekonzept konzentriert sich auf die Erfassung des lokoregionären bzw. intramammären Rezidivs nach Brusterhalt bzw. ablativer Primärtherapie und die Früherkennung eines kontralateralen Mammakarzinoms. Da aktuell wissenschaftliche Daten bezüglich der Effektivität einer Apparatemedizin-orientierten Nachsorge fehlen, basiert das aktuelle Nachsorgekonzept auf einer klinischen, vor allem symptomorientierten Nachsorge.

Weitere Schwerpunkte der Nachsorge sind eine Verbesserung der **Lebensqualität** der Patientin sowie eine Verbesserung der **körperlichen Leistungsfähigkeit**. Von großer Bedeutung ist dabei die Reduktion therapiebedingter Nebenwirkungen nach Operation, Systemtherapie und Strahlentherapie.

Primär ist das Nachsorgekonzept fokussiert auf die Früherkennung und Behandlung potenziell kurativ behandelbarer Rezidive. Dies beinhaltet das Lokalrezidiv ipsilateral, das sowohl als Rezidiv im Bereich der Thoraxwand aber auch als intramammäres Rezidiv mit einer Inzidenz von 7–20 % auftreten kann, abhängig von dem Zeitintervall der Nachbeobachtung.

Des Weiteren gilt es, das potenziell kurabele kontralaterale Mammakarzinom frühzeitig zu erkennen. Das relative Risiko beträgt hierfür 2,5–5 mit einer Inzidenz von 0,5–1 % pro Jahr. **Hauptziel der Nachsorge** ist deshalb die frühzeitige Diagnose

- des Lokalrezidivs ipsilateral,
- des lokoregionären Rezidivs nach Mastektomie,
- des kontralateralen Rezidivs,
- und die frühzeitige Diagnose von Zweittumoren, insbesondere des kontralateralen Mammakarzinoms, aber auch – im Rahmen der Vorsorge – des Ovarialkarzinoms, des Endometriumkarzinoms und des kolorektalen Karzinoms.

Weitere Aufgaben sind die **psychotherapeutische Betreuung** zur Krankheitsbewältigung, ggf. auch Angebote zur Vermittlung professioneller Hilfe. Dies kann in Form von Psychotherapie, Ergotherapie, Familientherapie oder auch als Unterstützung bei einer Kontaktaufnahme zu Selbsthilfegruppen erfolgen. Ein weiterer Schwerpunkt kommt der **sozialmedizinischen Überwachung** zu. Dies beinhaltet Angebote bzw. Vermittlung von sozialen Hilfen wie Erfassung der Schwerbehinderung und Ausstellen eines Schwerbehindertenausweises, die Einleitung von Rehabilitationsmaßnahmen und Vermittlung von entsprechenden Angeboten. Von Bedeutung sind ebenfalls die frühzeitige **Erfassung von therapiebedingten Nebenwirkungen** insbesondere auch unter einer adjuvanten endokrinen Therapie und die Einleitung von Maßnahmen wie Sportintervention, Vitamin-D- und Calcium-Substitution. Die Früherkennung von Metastasen tritt dabei in den Hintergrund.

Tab. 1-8 Brustkrebsnachsorge (inkl. CLIS, DCIS): Empfehlung für asymptomatische Patientinnen (mod. nach ASCO-Empfehlungen 2012, NCCN 2.2011 und S3-Leitlinie 2012).

	Nachsorge/Follow-up[1]		Screening
Jahre nach Primärtherapie	1–3	4, 5	>6
Anamnese, klinische Untersuchung, Beratung	Inv.: alle 3 Monate	Inv.: alle 6 Monate	Inv.: alle 12 Monate
	CLIS/DCIS: alle 6–12 Monate		CLIS/DCIS: alle 12 Monate
Selbstuntersuchung	monatlich		
Bildgebende Diagnostik, Laboruntersuchungen	indiziert nur bei Symptomatik +/- Befunden +/- Verdacht auf Rezidiv/ Metastasen		
Mammografie und Sonografie	Inv., BET[2]: • ipsilateral: alle 12 Monate • kontralateral: alle 12 Monate	Inv., BET[2]: • beidseits alle 12 Monate	
	Inv., Mastektomie: kontralateral alle 12 Monate		
	CLIS/DCIS: alle 12 Monate		

[1] Fortlaufende Nachsorgeuntersuchungen bei noch laufender adjuvanter Therapie, [2] erste Mammographie nach BET 6–12 Monate nach komplettierter Radiatio; BET = brusterhaltender Therapie, CLIS = lobuläres Karzinom in situ, DCIS = duktales Carcinoma in situ, Inv. = invasives Mammakarzinom

Während der Früherkennung von symptomatischen Metastasen eine Bedeutung zukommt, tritt die Routinediagnostik zur Früherkennung asymptomatischer Metastasen in den Hintergrund. Danach orientieren sich auch die entsprechenden Maßnahmen. Das aktuelle Nachsorgekonzept der AGO ist in der Tabelle (► Tab. 1-8) dargestellt.

Da bislang eine schwerpunktmäßig apparative Nachsorge keine Verbesserung der 5-Jahres-Überlebensraten im Vergleich zu einer **symptomorientierten Nachsorge** zeigte, beinhaltet die aktuelle Leitlinie keinen routinemäßigen Einsatz von apparativen Maßnahmen, wie routinemäßige Laboruntersuchung auf Tumormarker, Lebersonografie, Skelettszintigrafie, Thorax-Röntgenaufnahme, CT-Untersuchung sowohl betreffend Thorax und Abdomen als auch die PET oder die Ganzkörper-MRT. Neue Methoden, wie die Detektion disseminierter oder zirkulierender Tumorzellen (DTZ bzw. CTC) werden in klinischen Studien überprüft.

Daten zu apparativen Nachsorgeuntersuchungen

Skelettszintigrafie

Die Bedeutung der Skelettszintigrafie ist in den Hintergrund getreten, da sie, routinemäßig als jährliche Untersuchung durchgeführt, teilweise eine falsche Sicherheit suggeriert. Da Skelettmetastasen schnell symptomatisch werden, ist der gezielte Einsatz der Szintigrafie zur Abklärung von Knochenschmerzen ausreichend. Zu berücksichtigen ist, dass der frühzeitige Einsatz von **knochenspezifischen Medikamenten** wie Bisphosphonaten oder dem RANK-

Ligand-Antikörper Denosumab bei einer ossären Metastasierung nachweislich signifikant schwere skelettale Ereignisse reduzieren kann, möglicherweise sogar mit Verbesserung der Überlebenszeit.

Thorax-Röntgenuntersuchung

Die routinemäßige Durchführung von Thorax-Röntgenaufnahmen konnte bislang die Prognose bei Patientinnen mit Mammakarzinom nicht verbessern, da zum einen die Aussagefähigkeit zur frühen Erkennung von Lungenmetastasen gering ist, und eine entsprechende Kosten-Nutzen-Effektivität nicht bestätigt werden konnte.

Entsprechend der Fragestellung ist anstelle der Thorax-Röntgenaufnahme symptomorientiert frühzeitig eine **Thorax-CT-Untersuchung** zu bevorzugen, bei besserer Aussagefähigkeit zur Detektion von Lungenmetastasen

Abdomensonografie

Eine isolierte Lebermetastasierung als primäre Lokalisation eines metastasierten Mammakarzinoms ist relativ selten, lange asymptomatisch und mit insgesamt einer schlechten Prognose verbunden. Die Daten zur Lebersonografie resultieren noch aus einer Zeit, in der Ultraschallgeräte mit geringerer sensitiver Technik eingesetzt wurden, die per se nicht sehr aussagefähig waren.

Aktuelle Daten hierzu unter Berücksichtigung neuerer Technologien fehlen allerdings.

Tumormarkerkontrolle

Auch durch neuere teilweise noch nicht abgeschlossene Studien kommt der Tumormarkerkontrolle in der Routinenachsorge möglicherweise eine Bedeutung zu. Dabei handelt es sich um eine Tumormarkernachsorgestudie, bei der im Falle eines Markeranstiegs ein bildgebendes Verfahren, aktuell vorzugsweise die PET ergänzend eingesetzt wird (Stieber et al. 2006).

Die bereits vorliegenden Ergebnisse bestätigen, dass die in der Studie erfassten Tumormarkererhöhungen bei 6-wöchigen Kontrollintervallen und standardisierter Interpretation zu einer hohen Spezifität von fast 100 % führen. Die Studie konnte auch zeigen, dass zu einem hohen Prozentsatz Patientinnen im Stadium einer Oligometastasierung erfasst werden konnten. Sämtliche Metastasen, die durch die Tumormarkererhöhung nachgewiesen werden konnten, befanden sich noch in einem asymptomatischen Stadium. Allerdings muss auch eingeschränkt ergänzt werden, dass bislang aufgrund der geringen Fallzahl (600 Patientinnen) und einer fehlenden Randomisierung noch keine Aussage zum Gesamtüberleben getroffen werden konnte.

Bedeutung von disseminierten und zirkulierenden Tumorzellen

Auch ohne Lymphknoten- oder Organmetastasierung können maligne Tumoren einzelne Tumorzellen hämatogen in das Knochenmark oder Blut streuen (DTZ; disseminierte Tumorzellen im Knochenmark bzw. CTC; circulating tumor cells im Blut). Im Durchschnitt finden sich bei der primären Diagnose eines Mammakarzinoms bei etwa 20–30 % der Patientinnen DTZ im Knochenmark bzw. bei 10–15 % CTC im Blut. Mehrere Studien und auch eine Metaanalyse geben Hinweis darauf, dass es sich bei einem DTZ-Nachweis um einen signifikanten Prognosefaktor handelt. Studien konnten auch eine prognostische Bedeutung des Nachweises von CTC in der metastasierten Situation bestätigen. Das einzige von der FDA zugelassene Verfahren hierzu ist das CellSearch System®. Die prognostische Bedeutung wird in der adjuvanten Situation und im Rahmen der Nachsorge in großen Multicenterstudien überprüft.

Körperliche Aktivität in der Nachsorge

Insbesondere beim Mammakarzinom und beim Colonkarzinom spielt die körperliche Aktivität auch eine Bedeutung im Rahmen der **Primärprävention.** Eine wesentliche Bedeutung kommt auch der **Sekundärprävention** zu, d.h. der Reduktion von Rezidiven, insbesondere bei postmenopausalen Patientinnen mit hormonrezeptorpositivem Tumor. Im Rahmen von Studien konnte gezeigt werden, dass körperliche Aktivität in Abhängigkeit des Ausmaßes eine 50%ige Reduktion des Rezidivrisikos bewirkt. Um körperliche Aktivität zu objektivieren und vergleichen zu können, wurde die Einheit „MET" geschaffen. Ein metabolisches Äquivalent, definiert als 1 MET-Stunde, entspricht einem Energieverbrauch von 4,2 kJ (1 kcal) pro Kilogramm Körpergewicht und Stunde. Empfohlen werden 4 MET-Stunden pro Tag.

Neben der günstigen Beeinflussung des Rezidivrisikos führt regelmäßiges Ausdauertraining zu einer psychosozialen Stabilisierung, Angstabbau, Steuerung von Selbstvertrauen, Zunahme des Selbstwertgefühls, Zufriedenheit und Verbesserung der Stresstoleranz.

Bedeutung der Ernährung in der Tumornachsorge

Prinzipiell sind keine speziellen Tumordiäten zu empfehlen. Hypokalorische Mangeldiäten sollten vermieden werden, ebenso wie eine einseitige Ernährung.

Empfohlen wird in der Regel eine **ausgewogene, normokalorische Ernährung** mit dem Ziel der Erreichung eines Normalgewichtes. Wesentlich sind Inhaltsstoffe wie Vitamine und Ballaststoffe, bei insgesamt proteinreicher, kohlenhydratbetonter und fettarmer Diät. Trotz Risikoreduktion um 24 % durch Reduktion des Fettanteils in der Nahrung zeigte sich kein Einfluss auf das Gesamtüberleben. Eine fettarme Diät scheint insbesondere hormonrezeptornegativen Patientinnen zugutezukommen, möglicherweise als Resultat eines günstigen Einflusses auf die Sekretion von IGF (Insulin-like growth factor).

Literatur

AGO (Arbeitsgemeinschaft gynäkologischer Onkolgie). AGO Empfehlungen Version 2014. www.ago-online.de (Zugriffsdatum: 23.02.2016).

Bernstein L, Henderson BE, Hanisch R et al. Physical exercise and reduced risk of breast cancer in young women. J Nat Canc Inst 1994; 86: 1–8.

Friedenreich CM, Rohan TE. A review of physical activity and breast cancer. Epidemiol 1995; 6: 311.

Hayes DF, Cristofanilli M, Budd GT et al. Circulating tumor cells at each follow-up time point during therapy of metastatic breast cancer patients predict progression-free and overall survival. Clin Cancer Res 2006; 12: 4218–24.

Holmes M, Chen WY, Feskanich D et al. Physical activity and survival after breast cancer diagnosis. JAMA 2005; 293: 2479–86.

Hölzel D, Thieme C Die Skelettszintigraphie in der Nachsorge des Mammakarzinoms. Dt Med Wschr 1986; 111: 1191–9.

Leitlinienprogramm Onkologie der AWMF, Deutschen Krebsgesellschaft und Deutschen Krebshilfe. Nachsorge mit Rezidiv- und Metastasendiagnostik und Therapiebegleitung. In: Interdisziplinäre S3-Leitlinie für die Diagnostik, Therapie und Nachsorge des Mammakarzinoms. Berlin: Leitlinienprogramm Onkologie 2012; 259–69.

Oxford Centre for Evidence-based Medicine. Levels of Evidence and Grade of Recommendations. 2009. www.cebm.net (Zugriffsdatum: 23.02.2016).

Stieber P, Nagel D, Heinemann V. Proc ASCO 24 Pt I. J. Clin Oncol 2006; 18S (June 20 suppl): 10554.

Thune I, Brenn T, Lund E, Gaard M. Physical activity and the risk of breast cancer. NEJM 1997; 336: 1269–75.

1.6.6 Rezidive und Metastasen

Systemtherapie beim rezidivierten und metastasierten Mammakarzinom

Julia Seitz, Katharina Smetanay, Andreas Schneeweiss

Das metastasierte Mammakarzinom ist eine chronisch verlaufende, nicht heilbare Erkrankung. Zur Behandlung stehen zytostatische, endokrine und neue zielgerichtete „Targeted" Therapien zur Verfügung. Bei positivem Hormonrezeptorstatus sollte primär eine endokrine Therapie erfolgen. Bei Ansprechen auf die endokrine Therapie dauert die erste Remission im Median 9–12 Monate, bei Einsatz weiterer neuer Substanzen ggf. sogar kürzer. Unter nachfolgenden endokrinen Therapien wird die Remissionszeit kürzer. Bei hormonrezeptornegativem Mammakarzinom, fehlendem Ansprechen auf endokrine Therapien, starken Beschwerden oder rascher Progredienz der Erkrankung ist die palliative Chemotherapie indiziert. Bei positivem HER2/neu-Status sollte zusätzlich eine gegen HER2/neu gerichtete Therapie verwendet werden.

Endokrine Therapie

Die endokrine Therapie des metastasierten Mammakarzinoms kann in der **Postmenopause** sowohl mit einem Antiöstrogen (Tamoxifen oder Fulvestrant) oder einem Aromatasehemmer (Letrozol, Anastrozol, Exemestan) begonnen werden. Für den primären Einsatz eines Aromatasehemmers spricht die in mehreren Studien gezeigte höhere Effektivität im Vergleich zur Tamoxifen-Therapie. Zudem zeigten sich signifikant weniger thromboembolische und zerebrovaskuläre Komplikationen bei einer allerdings erhöhten Rate an muskuloskelettalen Komplikationen (Buzdar et al. 2002; Mouridsen et al. 2001; Nabholtz et al. 2000). Ist die Metastasierung unter oder kurz nach Beenden einer adjuvanten Aromataseinhibitortherapie eingetreten, sollte primär Tamoxifen oder Fulvestrant eingesetzt werden.

Der steroidale und die nichtsteroidalen Aromataseinhibitoren zeigen keine komplette Kreuzresistenz zueinander, sodass auch hier eine sequenzielle Therapie möglich ist.

Nach Versagen der Tamoxifen- und einer Aromataseinhibitortherapie kann das erste reine Antiöstrogen Fulvestrant eingesetzt werden. An letzter Stelle der Sequenz stehen aufgrund des ungünstigen Nebenwirkungsprofils die Gestagene (Megestrol, Medroxyprogesteron). Im Rahmen der Bolero-II-Studie wurde die endokrine Therapie mit dem Aromatasehemmer Exemestan um den mTOR-Inhibitor Everolimus (RAD 001) ergänzt. Diese Kombination konnte das progressionsfreie Überleben postmenopausaler Frauen signifikant von 4,1 auf

11,0 Monate steigern. Mitte 2012 führten u. a. diese Daten zur Zulassung des mTOR-Inhibitors in Kombination mit Exemestan beim metastasierten hormonrezeptorpositiven Mammakarzinom nach Versagen eines nichtsteroidalen Aromatasehemmers (Baselga et al. 2012).

Bei der palliativen, endokrinen Therapie in der **Prämenopause** wird analog zur Therapie in der Postmenopause ebenfalls die sequenzielle Anwendung der verfügbaren endokrinen Therapieoptionen empfohlen. Aufgrund der gegenwärtigen Datenlage ist die Kombinationstherapie von Tamoxifen mit einem GnRH-Agonisten der Monotherapie mit Tamoxifen vorzuziehen (Klijn et al. 2001). Die Frage, ob analog zur Therapie der postmenopausalen Frau, die Primärtherapie mit Aromataseinhibitoren plus GnRH-Agonisten effektiver ist, kann aufgrund der aktuellen Datenlage nicht abschließend geklärt werden. Sollte die Metastasierung der Erkrankung ≤ 1 Jahr nach Beenden einer adjuvanten Tamoxifen-Therapie auftreten, gilt die Empfehlung für eine Kombinationstherapie mit einem GnRH-Agonisten und einem Aromataseinhibitor.

Der Einsatz von **CDK4/6-Inhibitoren** in Kombination mit Letrozol oder auch Fulvestrant wird derzeit in Studien bei der prämenopausalen Patientin in Kombination mit GnRH-Analoga und Fulvestrant und bei der postmenopausalen Patientin in Kombination mit Letrozol oder Fulvestrant überprüft. Aktuell stehen aus dieser neuen Substanzklasse drei Vertreter zur Verfügung: Palbociclib, Abemaciclib und Ribociclib. Durch Einsatz von Palbociclib mit Letrozol in der First-Line-Therapie konnte das progressionsfreie Intervall bei der postmenopausalen Patientin von 10 auf 20 Monate verlängert werden (Finn et al. 2014). Die Substanz ist in den USA bereits für diesen Indikationsbereich zugelassen. Untersuchungen zum Einsatz dieser Substanzen auch in der Second-Line-Therapie werden aktuell noch durchgeführt.

Zytostatische Therapie

Trotz der großen Vielzahl definierter Therapieregime gibt es in der metastasierten Situation keine festgelegten Sequenzen einzelner Chemotherapieschritte. Vielmehr muss sich die Therapiewahl an folgenden Parametern orientieren:

- Alter der Patientin,
- Allgemeinzustand,
- Komorbiditäten,
- Vortherapien,
- Aggressivität der Erkrankung,
- individuelle Wünsche und Bedürfnisse der Patientin.

Die Therapie sollte jeweils bis zum Progress der Erkrankung, bei belastenden Kombinations-Chemotherapien eventuell auch bis zum besten Ansprechen, oder bis zum Auftreten intolerabler Nebenwirkungen fortgeführt werden.

Nach einer **anthrazyklinhaltigen Vortherapie** wird die Wiederaufnahme einer Anthrazyklingabe vor allem durch die Kardiotoxizität limitiert. Sollte daher ein Rezidiv innerhalb der ersten 12 Monate nach Beenden einer Anthrazyklintherapie auftreten, wird eine taxangestützte Chemotherapie (Docetaxel, Paclitaxel, nab-Paclitaxel) empfohlen. Auch Monotherapien mit Vinorelbin oder Capecitabin können diskutiert werden. In der primären, zytostatischen Palliativbehandlung erreichten die Taxane Remissionsraten von 25–48 % (Sledge et al. 2003). Eine höhere Effektivität kann mit einer taxanbasierten Kombinationstherapie erreicht werden (Albain et al. 2008; O'Shaughnessy et al. 2002). Relevante Nebenwirkungen der „konventionellen" Taxane (Paclitaxel und Docetaxel) entstehen durch die erforderlichen Lösungsmittel. Das Nanopartikel-Albumin-gebundene Paclitaxel (nab-Paclitaxel) ist dagegen ein lösungsmittelfreies Taxan, das die natürlichen Transporteigenschaften von Albumin nutzt. Somit sind typische Nebenwirkungen der konventionellen Taxane, wie z. B. allergische Reaktionen, deutlich reduziert. Zusätzlich zeigte sich nab-Paclitaxel den konventionellen Taxanen bezüglich Ansprechen und progressionsfreiem Überleben überlegen (Gradishar et al. 2009, 2005; Blum et al. 2007).

Eine bevorzugte Therapie für die Behandlung des **anthrazyklin- und taxanvorbehandelten Mamakarzinoms** gab es lange nicht, bis 2010 die Daten der EMBRACE-Studie präsentiert wurden. Hierbei handelte es sich um eine Phase-III-Studie bei multipel vortherapierten Patientinnen, die nach Versagen von anthrazyklin- und taxanhaltigen Standardtherapien Eribulin mit einer Therapie nach Wahl des Arztes verglich. Durch Eribulin wurde eine signifikante Steigerung des Gesamtüberlebens um 2,5 Monate erzielt (13,12 Monate vs. 10,65 Monate, p: 0,004). Die Toxizitäten wie Blutbildveränderungen, Alopezie, Fatigue und periphere Polyneuropathien sind im Praxisalltag als tolerabel einzustufen und rechtfertigen den Einsatz von Eribulin nach Versagen der anthrazyklin- und taxanhaltigen Standardchemotherapeutika (Cortes et al. 2011). Alternativ kann nach ausreichend langem Abstand zur Vortherapie und unter Berücksichtigung der Kumulativtoxizitäten eine Reexposition mit den genannten Substanzen erfolgen. Darüber hinaus haben sich in diesem Patientenkollektiv Substanzen wie Capecitabin, Vinorelbin oder pegyliertes liposomales Doxorubicin bewährt. Bei Capecitabin handelt es sich um eine oral verfügbare Substanz. Nach Anthrazyklin- und Taxanvorbehandlung zeigen Studien Remissionsraten unter einer Capecitabin-Monotherapie von 20–28 % (Fumoleau et al. 2004). Die Nebenwirkungen, insbesondere das sogenannte Hand-Fuß-Syndrom, lassen sich durch entsprechende Dosismodifikationen gut steuern. Das Vincaalkaloid Vinorelbin zeigt in Phase-III-Studien als First-Line-Monotherapie Remissionsraten von 40–60 %. Die Applikation kann oral oder als Infusionstherapie erfolgen. Dosislimitierend sind vor allem Myelotoxizitäten und periphere Polyneuropathien (Blajman et al. 1999) Hinsichtlich der Kombinationstherapien, z. B. bei hoher Tumorlast und entsprechendem Remissionsdruck erwiesen sich platinbasierte Kombinationen wie z. B. Gemcitabin/Cisplatin als effektiv.

Die Tabelle zeigt mögliche Mono- und Kombinationschemotherapien in der Palliativsituation (► Tab. 1-9).

Neue Targeted Therapie

Im folgenden Kapitel werden aufgrund ihrer klinischen Relevanz Trastuzumab, alleine bzw. in der Kombination mit Pertuzumab, Lapatinib als small molecule, das Antikörper-Wirkstoff-Konjugat aus Trastuzumab und Emtansin und Bevacizumab kurz vorgestellt. Wir verweisen für weitere Informationen auf das Kapitel zur (neo)adjuvanten Targeted Therapie (► Kap. 10).

Trastuzumab, der monoklonale, humanisierte Antikörper gegen den HER2/neu-Rezeptor, zeigt beim HER2-überexprimierenden metastasierten Mammakarzinom alleine objektive Ansprechraten von 15–35 % (Cobleigh et al. 1999). Die progressionsfreie Zeit und das Gesamtüberleben konnten in mehreren Studien durch die zusätzliche Gabe eines Chemotherapeutikums (Taxan, Vinorelbin, Capecitabin, Gemcitabin, Platinderivate) signifikant verlängert werden (Bartsch et al. 2008, 2007; Marty et al. 2005; Pegram et al. 2004; Burstein

Tab. 1-9 Häufig verwendete Mono- und Kombinationschemotherapien in der Palliativsituation.

Wirkstoffe	Dosierung[1]	Applikation	Zeiten
Doxorubicin/Epirubicin			
• Doxorubicin	20 mg/m²	i. v.	wöchentlich
• Epirubicin	30 mg/m²	i. v.	wöchentlich
pegyliertes liposomales Doxorubicin	50 mg/m²	i. v.	Tag 1, 29
Paclitaxel	80 mg/m²	i. v.	wöchentlich
nab-Paclitaxel	125 mg/m²	i. v.	Tag 1, 8, 15, 29
Docetaxel	100 mg/m²	i. v.	Tag 1, 22
Capecitabin	2500 mg/m²	p. o.	Tag 1–14 Wiederholung an Tag 22
Vinorelbin	35 mg/m²	i. v.	wöchentlich
Vinorelbin	80 mg/m²	p. o.	wöchentlich
Gemcitabin	1000 mg/m²	i. v.	Tag 1, 8, 22
Eribulinmesylat	1,4 mg/m2	i. v.	Tag 1, 8, 22
Paclitaxel/Gemcitabin			
• Paclitaxel	175 mg/m²	Inf. (3h)	Tag 1
• Gemcitabin	1250 mg/m²	i. v.	Tag 1, 8 Wiederholung Tag 22
Docetaxel/Gemcitabin			
• Docetaxel	75 mg/m²	i. v.	Tag 1
• Gemcitabin	1000 mg/m²	i. v.	Tag 1, 8 Wiederholung Tag 22
Paclitaxel/Capecitabin			
• Paclitaxel	175 mg/m²	Inf (3h)	Tag 1
• Capecitabin	2000 mg/m²	p. o.	Tag 1–14 Wiederholung Tag 22

[1] Angaben i. d. R. auf die Körperoberfläche bezogen; Inf = Infusion

Tab. 1-9 *(Fortsetzung)* Häufig verwendete Mono- und Kombinationschemotherapien in der Palliativsituation.

Wirkstoffe	Dosierung[1]	Applikation	Zeiten
Docetaxel/Capecitabin			
• Docetaxel	75 mg/m²	i. v.	Tag 1
• Capecitabin	2000 mg/m²	p. o.	Tag 1–14 Wiederholung Tag 22
Cisplatin/Gemcitabin			
• Cisplatin	30 mg/m²	i. v.	Tag 1, 8
• Gemcitabin	750 mg/m²	i. v.	Tag 1, 8 Wiederholung an Tag 22
Doxo- oder Epirubicin/Cyclophosphamid			
• Doxo-/Epirubicin	60/75 mg/m²	i. v.	Tag 1
• Cyclophosphamid	600 mg/m²	i. v.	Tag 1 Wiederholung an Tag 22
Doxo- oder Epirubicin/Docetaxel			
• Doxo-/Epirubicin	50/75 mg/m²	i. v.	Tag 1
• Docetaxel	75 mg/m²	i. v.	Tag 1 Wiederholung an Tag 22
Gemcitabin/Vinorelbin			
• Gemcitabin	1200 mg/m²	i. v.	Tag 1, 8
• Vinorelbin	30 mg/m²	i. v.	Tag 1, 8 Wiederholung an Tag 22
Low-dose-Cyclophosphamid/ Methotrexat	50 mg 5 mg	p. o. p. o.	täglich Tag 1, 2 Wiederholung an Tag 8

[1] Angaben i. d. R. auf die Körperoberfläche bezogen; Inf = Infusion

et al. 2003). Aktuelle Daten favorisieren die Fortführung der Trastuzumab-Therapie nach Versagen einer primären Kombinationstherapie zusammen mit einem anderen Kombinationspartner (treatment beyond progression) (von Minckwitz et al. 2009).

Alternativ kann **Lapatinib**, ein oraler Rezeptor-Tyrosinkinase-Inhibitor, der auch bei Resistenzen gegen Trastuzumab noch wirksam sein kann, eingesetzt werden. Unter Hinzunahme von Lapatinib zu einer Capecitabin-Therapie konnten eine höhere Remissionsrate und eine Verlängerung des progressionsfreien Überlebens von 4,2 auf 9,2 Monate erreicht werden (Geyer et al. 2006).

Ein weiterer gegen HER2 gerichteter Antikörper steht in Form von **Pertuzumab** zur Verfügung. Der ebenfalls rekombinante monoklonale Antikörper greift an der extrazellulären Dimerisierungsdomäne des HER2-Rezeptors an und verhindert die extrazelluläre Dimerisierung von HER2 und HER3. Mit Blockade von weiteren HER2-Rezeptorbindungsstellen steht damit ein zusätzlicher, in Kombination mit Trastuzumab eingesetzter Antikörper zur Verfügung. Einsatz finden Trastuzumab und Pertuzumab in Kombination mit Docetaxel bei der First-Line-Therapie bei Metastasierung. Damit konnte das progressionsfreie Überleben um 6,3 Monate von 12,4 auf 18,7 Monate verlängert werden (Swain et al. 2015, 2013). Neben einer Zunahme des progressionsfreien Intervalls konnte eine Verlängerung des Gesamtüberlebens im Vergleich zur Kombination Trastuzumab und Docetaxel erreicht werden.

Die Zugabe von Pertuzumab führte zu keiner Zunahme der Kardiotoxizität (Schneeweiss et al. 2013).

Möglicherweise kam es durch die Kombination mit Docetaxel zu einem verstärkten Auftreten von Diarrhoe (im Kontrollarm ohne Pertuzumab in 46,3 %, mit Pertuzumab in 66,8 %; Baselga et al. 2012). Die Zulassung von Pertuzumab in Kombination mit Trastuzumab und Docetaxel existiert seit September 2013 zur First-Line-Therapie des metastasierten HER2-positiven Mammakarzinoms. Nach AGO-Empfehlung wird auch die Kombination mit Paclitaxel bei geringerer Toxizität erlaubt. Daten aus der Neoadjuvans zeigen, dass die Kombination von Trastuzumab und Pertuzumab in Kombination mit einem Taxan (3–6 Zyklen) zu einer histopathologischen Komplettremission (pCR) in knapp 50 % der Fälle führt.

Eine besondere Kombination aus einem Antikörper und einem über einen Linker gekoppelten Zytostatikum stellt **Trastuzumab-Emtansin** (T-DM1) dar. Diese Substanz ist gemäß AGO-Leitlinien zur Second-Line-Systemtherapie des HER2-positiven metastasierten Mammakarzinoms empfohlen und zugelassen. Im Rahmen der Zulassungsstudie EMILIA wurde es gegenüber dem Standard Capecitabin/Lapatinib überprüft. Im Direktvergleich zeigte es eine signifikante Verbesserung des progressionsfreien Überlebens um im Median 3,2 Monate ($p < 0,0001$). Für das Gesamtüberleben ergab sich eine signifikante Verbesserung um im Median 5,8 Monate ($p = 0,0006$). Auch gemäß Sicherheitsprofil und sekundärer Wirksamkeitsendpunkte zeigte sich für T-DM1 ein positives Ergebnis. In der Subgruppenanalyse konnte bei der Behandlung von zerebralen Metastasen ebenfalls ein Benefit für den Einsatz von Trastuzumab-Emtansin bestätigt werden (Krop et al. 2105; Verma et al. 2012).

Der monoklonale Antikörper **Bevacizumab**, als Angiogeneseantikörper gegen VEGF gerichtet, ist in Kombination mit Paclitaxel bzw. auch mit Capecitabin zur Therapie des metastasierten Mammakarzinoms in der First-Line-Therapie zugelassen. Bevacizumab erreicht in der First-Line-Therapie in Kombination mit Paclitaxel, Docetaxel oder Capecitabin eine signifikante Verbesserung der Ansprechrate und des progressionsfreien Überlebens gegenüber der alleinigen Chemotherapie (Robert et al. 2011; Miles et al. 2010; Miller et al. 2007). Das Gesamtüberleben wurde jedoch nicht beeinflusst.

Osteoprotektion

Mehr als die Hälfte aller Patientinnen mit fortgeschrittenem Mammakarzinom entwickeln im Laufe ihrer Erkrankung Knochenmetastasen, was zu skelettbezogenen Komplikationen (skeletal related events, SRE) wie z. B. Knochenschmerzen, pathologischen Frakturen, Hyperkalzämien, spinalen Kompressionen oder einer Knochenmarkssuppression führt. Zur osteoprotektiven Therapie wurden bis zur Zulassung des RANK-Ligand-Antikörpers Denosumab fast ausschließlich **Bisphosphonate** eingesetzt. Die Zulassungsstudie zeigte, dass alle untersuchten SRE durch die Infusion von Zoledronat 4 mg alle 4 Wochen signifikant um 40 % gegenüber Placebo gesenkt werden konnten (Kohno et al. 2005).

Im Juli 2011 hat die Europäische Kommission den humanen monoklonalen Anti-RANK-Ligand-Antikörper **Denosumab** zur Prävention von SRE bei Erwachsenen mit Knochenmetastasen aufgrund solider Tumoren zugelassen. Denosumab war in 3 Studien bei der Prävention skelettbezogener Komplikationen dem Zoledronat überlegen (Cleeland et al. 2012; Martin et al. 2012; Vadhan-Raj et al. 2012). Die Gesamtzahl unerwünschter Ereignisse war in beiden Behandlungsarmen vergleichbar. Lediglich Hypokalzämien wurden unter Denosumab häufiger beobachtet.

Systemtherapie beim lokoregionären Rezidiv

Lokoregionäre Rezidive sollten, sofern keine distanten Metastasen vorliegen und eine R0-Resektion möglich ist, in **kurativer Intention** behandelt werden. An erster Stelle steht dabei die komplette operative Entfernung des Rezidivs, ggf. in Kombination mit einer lokoregionären Strahlentherapie. Es gibt Daten aus randomisierten Studien (CALOR-Studie), die den Einsatz einer Chemotherapie beim lokoregionären Rezidiv beim hormonrezeptornegativen Mammakarzinom eindeutig empfehlen (AGO-Empfehlungsgrad +/–). Bei HER2-positiven Patienten sollte eine Chemotherapie in Kombination mit Trastuzumab erwogen werden (AGO-Empfehlungsgrad +).

Grundsätzlich sollten Chemotherapien im Einzelfall diskutiert und bei hohem Rezidiv- oder Metastasierungsrisiko empfohlen werden.

Das Schema der Chemotherapie orientiert sich dabei unter Berücksichtigung der Vortherapien an den Empfehlungen für die (neo)adjuvante Situation. Bei einer hormonrezeptorpositiven Patientin ist zudem die antihormonelle Therapie laut AGO-Empfehlungen eindeutig indiziert (++). Die Auswahl der endokrinen Therapie sollte anhand der Vortherapien entschieden werden.

Literatur

Albain KS, Nag SM, Calderillo-Ruiz G et al. Gemcitabine plus Paclitaxel versus Paclitaxel monotherapy in patients with metastatic breast cancer and prior anthracycline treatment. J Clin Oncol 2008; 26: 3950–7.

Bartsch R, Wenzel C, Altorjai G et al. Capecitabine and trastuzumab in heavily pretreated metastatic breast cancer. J Clin Oncol 2007; 25: 3853–8.

Bartsch R, Wenzel C, Gampenrieder SP et al. Trastuzumab and gemcitabine as salvage therapy in heavily pretreated patients with metastatic breast cancer. Cancer Chemother Pharmacol 2008; 62: 903–10.

Baselga J, Campone M, Piccart M et al. Everolimus in postmenopausal hormone-receptor-positive advanced breast cancer. N Engl J Med. 2012; 366: 520–9.

Blajman C, Balbiani L, Block J et al. A prosepctive, randomized phase III trial comparing combination chemotherapy with cyclophosphamide, doxorubicin and 5-fluorouracil with vinorelbine plus doxorubicin in the treatment of advanced breast carcinoma. Cancer 1999; 85: 1091–7.

Blum J, Savin M, Edelman G et al. Phase II study of weekly albumin-bound paclitaxel for patients with metastastic breast cancer heavily pretreated with taxanes. Clin Breast Canc 2007; 7: 850–6.

Burstein HJ, Harris LN, Marcom PK et al. Trastuzumab and vinorelbine as first-line therapy for HER2-overexpressing metastatic breast cancer: multicenter phase II trial with clinical outcomes, analysis of serum tumor markers as predictive factors, and cardiac surveillance algorithm. J Clin Oncol 2003; 21: 2889–95.

Buzdar AU, Robertson JF, Eiermann W, Nabholtz JM. An overview of the pharmacology and pharmacokinetics of the newer generation aromatase inhibitors anastrozole, letrozole, and exemestane. Cancer 2002; 95: 2006–16.

Cleeland CS, Body JJ, Stopeck A et al. Pain outcomes in patients with advanced breast cancer and bone metastases: Results from a randomized, double-blind study of denosumab and zoledronic acid. Cancer 2012; 119: 832–8.

Cobleigh MA, Vogel CL, Tripathy D et al. Multinational study of the efficacy and safety of humanized anti-HER2 monoclonal antibody in women who have HER2-overexpressing metastatic breast cancer that has progressed after chemotherapy for metastatic disease. J Clin Oncol 1999; 17: 2639–48.

Cortes J, O'Shaughnessy J, Loesch D et al. Eribulin monotherapy versus treatment of physicans choise in patients with metastastic breast cancer (EMBRACE): a phase 3 open-label randomised study. Lancet 2011; 377: 914–23.

Finn RS, Crown JP, Lang I et al. Final results of a randomized phase 2 study of Palbociclib a cyclin dependent kinase (CDK) 4/6 inhibitor in combination with letrozol vs. letrozol alone for first line therapy of ER +, HER 2 -advanced breast cancer (PALOMA-1 / TRIO-18), presented at AACR, 2014 San Diego.

Fumoleau P, Largillier R, Clippe C et al. Multicentre, phase II study evaluating capecitabine monotherapy in patients with anthracycline- and taxane-pretreated metastatic breast cancer. Eur J Cancer 2004; 40: 536–42.

Geyer CE, Forster J, Lindquist D et al. Lapatinib plus capecitabine for HER2-positive advanced breast cancer. N Engl J Med 2006; 355: 2733–43.

Gradishar W, Krasnojon D, Cheprov S et al. Significantly longer progression-free survival with nab-paclitaxel compared with docetaxel as first line treatment for metastatic breast cancer. J Clin Oncol 2009; 27: 3611–9.

Gradishar W, Tjulandin S, Davidson N et al. Phase III trial of nanoparticle albumin-bound paclitaxel compared polyethylated castor oil-based paclitaxel in women with breast cancer. J Clin Oncol 2005; 23: 7794–803.

Klijn JG, Blamey RW, Boccardo F et al. Combined Hormone Agents Trialists' Group and the European Organization for Research and Treatment of Cancer. Combined tamoxifen and luteinicing hormone-releasing hormone (LHRH) agonist versus LHRH agonist alone in premenopausal advanced breast cancer: a meta-analysis of four randomized trials. J Clin Oncol 2001; 19: 343–53.

Kohno N, Aogi K, Minami H et al. Zoledronic acid significantly reduces skeletal complications compared with placebo in Japanese women with bone metastases from breast cancer: a randomized, placebo-controlled trial. J Clin Oncol 2005; 23: 3314–21.

Krop IE, Lin NU, Blackwell K et al. Trastuzumab emtansine (T-DM1) versus lapatinib plus capecitabine in patients with HER2-positive metastatic breast cancer and central nervous system metastases: a retrospective, exploratory analysis in EMILIA. Ann Oncol 2015; 26: 113–9.

Martin M, Bell R, Bourgeois H et al. Bone-Related Complications and Quality of Life in Advanced Breast Cancer: Results from a Randomized Phase III Trial of Denosumab versus Zoledronic Acid. Clin Cancer Res 2012; 18: 4841–9.

Marty M, Cognetti F, Maraninchi D et al. Randomized phase II trial of the efficacy and safety of trastuzumab combined with docetaxel in patients with human epidermal growth factor receptor 2-positive metastatic breast cancer administered as first-line treatment: the M77001 study group. J Clin Oncol 2005; 23: 4265–74.

Miles DW, Chan A, Dirix LY et al. Phase III study of bevacizumab plus docetaxel compared with placebo plus docetaxel for the first-line treatment of HER2-negative metastatic breast cancer. J Clin Oncol 2010; 28: 3239–47.

Miller K, Wang M, Garlow J et al. Paclitaxel plus Bevacizumab versus Paclitaxel alone for metastatic Breast Cancer. N Engl J Med 2007; 357: 2666–76.

Mouridsen H, Gershanovich M, Sun Y et al. Superior efficacy of letrozole versus tamoxifen as first-line therapy for postmenopausal women with advanced breast cancer: results of a phase III study of the International Letrozole Breast Cancer Group. J Clin Oncol 2001; 9: 2596–606.

Nabholtz JM, Buzdar A, Pollak M et al. Anastrozole is superior to tamoxifen as first-line therapy for advanced breast cancer in postmenopausal women: results of a North American multicenter randomized trial. Arimidex Study Group. J Clin Oncol 2000; 18: 3758–67.

O'Shaughnessy J, Miles D, Vukelja S et al. Superior survival with capecitabine plus docetaxel combination therapy in anthracycline-pretreated patients with advanced breast cancer: phase III trial results. J Clin Oncol 2002; 20: 2812–23.

Pegram MD, Pienkowski T, Northfelt DW et al. Results of two open-label, multicenter phase II studies of docetaxel, platinum salts, and trastuzumab in HER2-positive advanced breast cancer. J Natl Cancer Inst 2004; 96: 759–69.

Robert NJ, Diéras V, Glaspy J et al. RIBBON-1: randomized, double-blind, placebo-controlled, phase III trial of chemotherapy with or without bevacizumab for first-line treatment of human epidermal growth factor receptor 2-negative, locally recurrent or metastatic breast cancer. J Clin Oncol 2011; 29: 1252–60.

Schneeweiss A, Chia S, Hickish T et al. Pertuzumab plus trastuzumab in combination with standard neoadjuvant anthracycline-containing and anthracycline-free chemotherapy regimens in patients with HER2-positive early breast cancer: a randomized phase II cardiac safety study (TRYPHAENA). Ann Oncol 2013; 24: 2278–84.

Sledge GW, Neuberg D, Bernardo P et al. Phase III trial of doxorubicin, paclitaxel, and the combination of doxorubicin and paclitaxel as front-line chemotherapy for metastatic breast cancer: an intergroup trial (E1193). J Clin Oncol 2003; 21: 588–92.

Swain SM, Kim SB, Cortés J et al. Pertuzumab, trastuzumab, and docetaxel for HER2-positive metastatic breast cancer (CLEOPATRA study): overall survival resultrs from a randomised, double-blind, placebo-controlled, phase 3 study. Lancet Oncol 2013; 14: 461–71.

Swain SM, Baselga J, Kim SB et al. Pertuzumab, Trastuzumab, and Docetaxel in HER2-positive metastatic breast cancer. N Engl J Med 2015; 372: 724–34.

Vadhan-Raj S, von Moos R, Fallowfield LJ et al. Clinical benefit in patients with metastatic bone disease: results of a phase 3 study of denosumab versus zoledronic acid. Ann Oncol 2012; 23: 3045–51.

von Minckwitz G, du Bois A, Schmidt M et al. Trastuzumab beyond progression in human epidermal growth factor receptor 2-positive advanced breast cancer: a german breast group 26/breast international group 03–05 study. J Clin Oncol 2009; 27: 1999–2006.

Operative Therapie

Bernd Gerber

Lokoregionäre Rezidive

Lokoregionäre Rezidive sind definiert als das Wiederauftreten von Brustkrebs

- in der Brust (IBR),
- in der Thoraxwand (CWR),
- in regionalen Lymphknoten (ipsilateral axillär, parasternal, infra-, supraklavikulär),
- in der Haut der Thoraxwand (nicht Brust) (Moossdorff 2014; Wapnir et al. 2006).

Das lokale Wiederauftreten der Krankheit ist prinzipiell kurativ zu behandeln. Für die **Abgrenzung** eines lokoregionären Rezidivs von einem ipsilateralen Zweitkarzinom, das wie ein primäres Mammakarzinom kurativ zu behandeln ist, sprechen:

- langes zeitliches Intervall zum Erstkarzinom,
- unterschiedliche Lokalisation in der Mamma,
- unterschiedliche Tumorbiologie (Hormon-, HER2-Rezeptorstatus, Grading).

Die Häufigkeit des Auftretens von lokoregionären Rezidiven und deren Einfluss auf das Gesamtüberleben ist in der tabellarischen Übersicht (► Tab. 1-10) dargestellt.

Das **Risiko** für ein lokoregionäres Rezidiv ist erhöht bei

- jungem Alter,
- nicht tumorfreien Resektionsrändern,
- ausgedehnter intraduktaler Komponente,
- Gefäßinvasion,
- ungünstiger Tumorbiologie (triple-negativ/HER2-pos. vs. HR-positiv; G3 vs. G1; erhöhte Proliferationsmarker),
- größeren Tumoren (pT > 2 vs. ≤ 2 cm),
- pN (N1 vs. N0) und steigt mit Anzahl befallener LK sowie
- nicht adäquat erfolgter adjuvanter Therapie zum Zeitpunkt der Primärerkrankung (Karlsson et al. 2012; Filleron et al. 2012; Lowery et al. 2012; Darby et al. 2011).

Bei aufgetretenem Lokalrezidiv sind für den weiteren Krankheitsverlauf (erneutes Lokalrezidiv, Fernmetastasen, Überleben) bedeutsam (Lee et al. 2011; Panet-Raymond et al. 2011):

- zeitlicher Abstand zur Primärerkrankung (frühes vs. spätes Rezidiv),
- Tumorgröße,
- Multifokalität,
- Lokalisation,
- Tumorbiologie und Rezeptoren,
- Resektionsränder.

Für die weitere Therapie sind die Bestimmung der Rezeptoren (ER, PR, HER2) am Rezidivgewebe und die Beachtung der Vortherapien obligat. Ein komplettes Re-Staging wird empfohlen.

Operable lokoregionäre Rezidive sollten im Gesunden exzidiert werden, wobei zur Erreichung einer R0-Resektion auch komplexe Operationen indiziert sein können (► Abb. 1-17).

Für **intramammäre Rezidive** gilt die Mastektomie als Standard, wobei in Einzelfällen eine erneute brusterhaltende Operation und eine interstitielle Strahlentherapie erfolgen können. Die Rate erneuter intramammärer Rezidive ist danach erhöht, wobei deren Bedeutung für das Gesamtüberleben unklar ist. Bisher nicht bestrahlten Patientinnen sollte die Bestrahlung angeboten werden.

Für die antihormonelle Therapie (bei positiven Hormonrezeptoren, HR) nach einem R0-resezierten lokoregionären Rezidiv bei M0-Situation konnte die Zeit bis zum erneuten Rezidiv verlängert werden, ohne dass das Gesamtüberleben verbessert wurde. Bei HR-negativen Rezidiven konnte durch eine Chemotherapie die Zeit bis zum erneuten Rezidiv signifikant verlängert werden, während das Gesamtüberleben nur im Trend verbessert wurde (Aebi et al. 2014). Bei HER2-überexprimierenden Tumoren und R0-reseziertem Lokalrezidiv fehlen valide Studienergebnisse zur dualen Anti-HER2-Blockade, sodass sie derzeit nicht sicher empfohlen werden kann.

! Eine Ausnahme stellen Trastuzumab-naive HER2-positive Patientinnen dar, hier kann Trastuzumab empfohlen werden.

Tab. 1-10 Lokoregionäre Rezidive, Inzidenz und Prognose (AGO 2016).

Lokalisation	Häufigkeit (%)	5-Jahres-Gesamtüberleben (%)
Brust (nach BET + Radiatio)	10 (2–20)	65 (45–79)
Thoraxwand (nach Mastektomie) + supraklavikuläre Lymphknoten	4 (2–20)	50 (24–78) 3-Jahres-Überleben: 49
sonstige (Haut, regional Lymphknoten)	6 (2–10)	24 (10–30)
Axilla:		
• ALNE	1 (0,1–8)	55 (31–77)
• Sentinellymphknoten	0,25 (0–2,0)	93
multiple Lokalisation	16 (8–19)	21 (18–23)

ALNE = axilläre Lymphonodektomie, BET = brusterhaltender Therapie

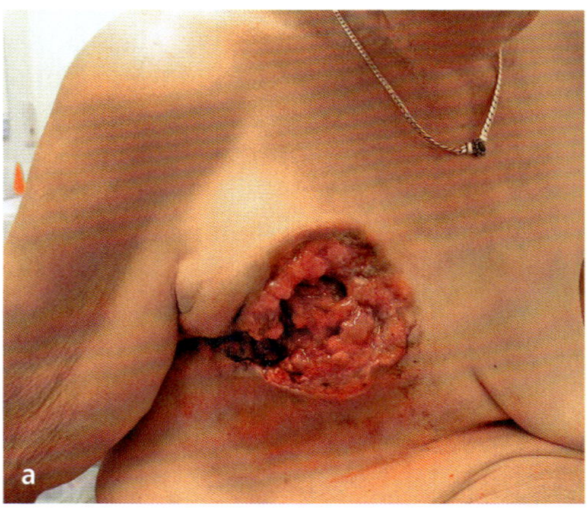

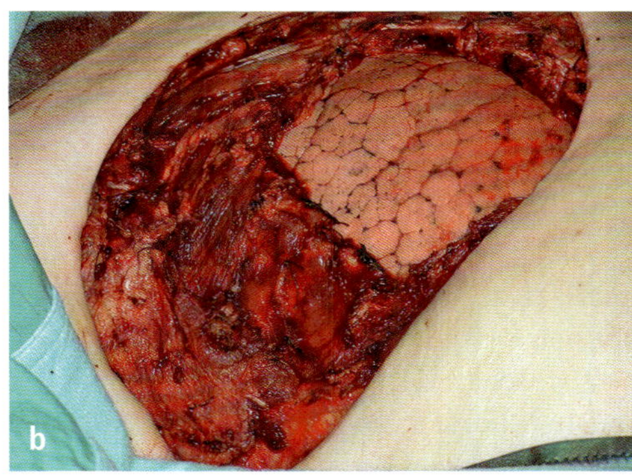

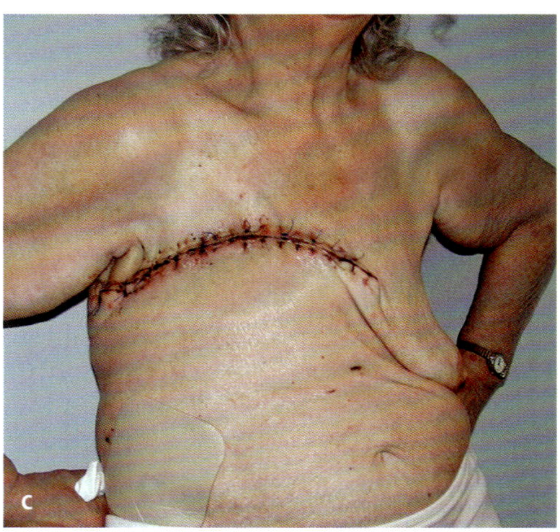

Abb. 1-17 76-jährige Patientin mit einem die Intercostalmuskulatur infiltrierenden In-Brust-Rezidiv. **a** Vor Operation, **b** intraoperativer Situs mit freiliegender Pulmo, **c** postoperativer Befund.

Inoperable oder R1-resezierte Rezidive, bei denen keine Nachresektion möglich ist, werden systemisch und strahlentherapeutisch behandelt. Für eine Empfehlung zur Elektrochemotherapie bei nicht resektablen Lokalrezidiven und Hautmetastasen ist die Datenlage derzeit unzureichend (Spratt et al. 2014). In einer M1-Situation oder/und lokaler Inoperabilität müssen palliative Operationen (z. B. bei Ulzeration, Geruchsbelästigung, Schmerzen) individuell entschieden werden.

Fernmetastasen

Die Metastasenchirurgie beim Mammakarzinom ist bei Weitem nicht so validiert, wie häufig angenommen wird. Suspekte Läsionen sollten vor der Metastasektomie histologisch gesichert werden, um Zweitkarzinome auszuschließen. Aktuell wird zunächst die Systemtherapie und nur bei gutem Ansprechen die Metastasektomie empfohlen. Zudem sollten nur Patientinnen mit „kleinen" Oligometastasen, gutem Allgemeinzustand und langem krankheitsfreien Intervall für ein operatives oder ablatives (RFA [Radiofrequenzablation], LITT [laserinduzierte Tumortherapie], Kryotherapie) Verfahren infrage kommen, die im Einzelfall interdisziplinär geprüft werden müssen. Es soll aber nicht unerwähnt bleiben, dass Ergebnisse zur Metastasenchirurgie von Fallserien mit hoch selektionierten Patientinnen stammen (Kycler u. Laski 2012; Chua et al. 2011; Hirata et al. 2011). Auch ist der Effekt von Wachstumsfaktoren nach größeren invasiven Eingriffen auf klinisch okkulte Tumorzellen unklar. Nach erfolgter R0-Resektion sollte eine adäquate lokale und systemische Therapie erfolgen, da sehr häufig weitere klinisch okkulte Metastasen vorliegen (Kamby et al. 1988).

Von größerer Bedeutung ist die Metastasenchirurgie zur **Wiederherstellung der Lebensqualität**, z. B. durch Stabilisierung von ossären Metastasen zur Vermeidung einer pathologischen Fraktur oder zur Stabilisierung derselben (► Abb. 1-18).

Zur Behandlung eines **Pleuraergusses** ist die Pleurodese mit Talkum und VATS (video assisted thoracic surgery) nach wie vor die Therapie der Wahl.

Literatur

Aebi S, Gelber S, Anderson SJ et al. Chemotherapy for isolated locoregional recurrence of breast cancer (CALOR): a randomised trial. Lancet Oncol 2014; 15: 156–63.

AGO. Diagnostic and treatment of early and metastatic breast cancer. 2016. www.ago-online.de/de/infothek-fuer-aerzte/leitlinienempfehlungen/mamma (Zugriffsdatum: 23.02.2016).

Chua TC, Saxena A, Liauw W et al. Hepatic resection for metastatic breast cancer: a systematic review. Eur J Cancer 2011; 47: 2282–90.

Darby S, McGale P, Correa C et al. Effect of radiotherapy after breast-conserving surgery on 10-year recurrence and 15-year breast cancer death: meta-analysis of individual patient data for 10,801 women in 17 randomised trials. Lancet 2011; 378: 1707–16.

Filleron T, Kramar A, Dalenc F et al. Failure event types and prognostic factors after node-positive breast cancer in patients treated by adjuvant chemotherapy: impact on follow-up. Bull Cancer 2012; 99: 64–74.

Hirata T, Yonemori K, Hirakawa A et al. Efficacy of pleurodesis for malignant pleural effusions in breast cancer patients. Eur Respir J 2011; 38: 1425–30.

Kamby C, Ejlertsen B, Andersen J et al. The pattern of metastases in human breast cancer. Influence of systemic adjuvant therapy and impact on survival. Acta Oncol 1988; 27: 715–9.

Karlsson P, Cole BF, Chua BH et al. Patterns and risk factors for locoregional failures after mastectomy for breast cancer: an International Breast Cancer Study Group report. Ann Oncol 2012; 23: 2852–8.

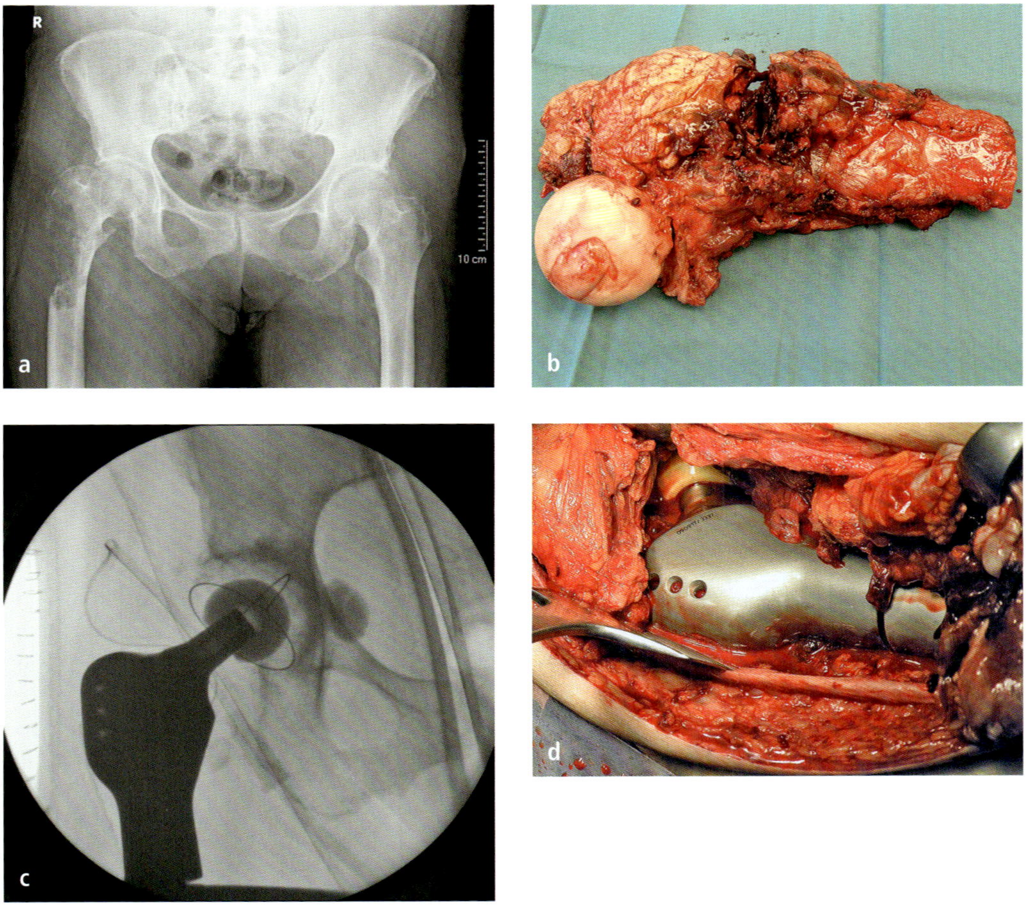

Abb. 1-18 70-jährige Patientin mit einem primär ossär metastasierten Mammakarzinom. **a, b** Vor Hüfttotalendoprothese, **c, d** nach Hüfttotalendoprothese.

Kycler W, Laski P. Surgical approach to pulmonary metastases from breast cancer. Breast J 2012; 18: 52–7.

Lee JS, Kim SI, Park HS et al. The impact of local and regional recurrence on distant metastasis and survival in patients treated with breast conservation therapy. J Breast Cancer 2011; 14: 191–7.

Lowery AJ, Kell MR, Glynn RW et al. Locoregional recurrence after breast cancer surgery: a systematic review by receptor phenotype. Breast Cancer Res Treat 2012; 133: 831–41.

Moossdorff M, van Roozendaal LM, Schipper RJ et al. Inconsistent selection and definition of local and regional endpoints in breast cancer research. Br J Surg 2014; 101: 1657–65.

Panet-Raymond V, Truong PT, Alexander C et al. Clinicopathologic factors of the recurrent tumor predict outcome in patients with ipsilateral breast tumor recurrence. Cancer 2011; 117: 2035–43.

Spratt DE, Gordon Spratt EA, Wu S et al. Efficacy of Skin-Directed Therapy for Cutaneous Metastases From Advanced Cancer: A Meta-Analysis. J Clin Oncol 2014; 32: 3144–55.

Wapnir IL, Anderson SJ, Mamounas EP et al. Prognosis after ipsilateral breast tumor recurrence and locoregional recurrences in five National Surgical Adjuvant Breast and Bowel Project node-positive adjuvant breast cancer trials. J Clin Oncol 2006; 24: 2028–37.

2 Endometriumkarzinom

Überblick

Stefan Kommoss, Sara Y. Brucker, Martin K. Oehler

Das Endometriumkarzinom ist die vierthäufigste Krebserkrankung der Frau und in Deutschland mit jährlich etwa 11000 Neuerkrankungen das häufigste Malignom der weiblichen Genitalorgane. Es handelt sich hierbei um die Krebserkrankung der Frau mit der aktuell am stärksten ansteigenden Erkrankungsrate und stellt vor diesem Hintergrund nicht nur für den klinisch tätigen Arzt, sondern auch für Wissenschaft und Grundlagenforschung eine besondere Herausforderung dar. Histologisch und genetisch stellen Endometriumkarzinome eine heterogene Gruppe von Krebserkrankungen dar. „Typ-I"-Karzinome (endometrioide Histologie, östrogenabhängig) sind am häufigsten und gehen in der Regel mit einer günstigen Prognose einher. Im Gegensatz hierzu haben „Typ-II"-Karzinome (nichtendometrioide Histologie, nicht östrogenabhängig) eine deutlich schlechtere Prognose.

Die im Wesentlichen auf **histopathologischen Kriterien** beruhende Risikostratifizierung birgt jedoch mehrere Probleme bzw. Schwachstellen in sich. Die prognostische Aussagekraft ist, ebenso wie das operative Staging und die Prädiktion der Wirksamkeit einer adjuvanten Therapie, lediglich als eingeschränkt anzusehen. Rezidive können nach erfolgter Primärtherapie in beiden Gruppen auftreten. Insbesondere in der Gruppe mit niedrigem Risiko kommt es trotz einer überwiegend exzellenten Prognose immer wieder zu letztendlich unerwarteten Rezidiven und tumorassoziierten Todesfällen, ohne dass hier eine diesbezügliche Vorhersage möglich gewesen wäre. Zum anderen kann die korrekte histologische Typisierung insbesondere gering differenzierter seröser und

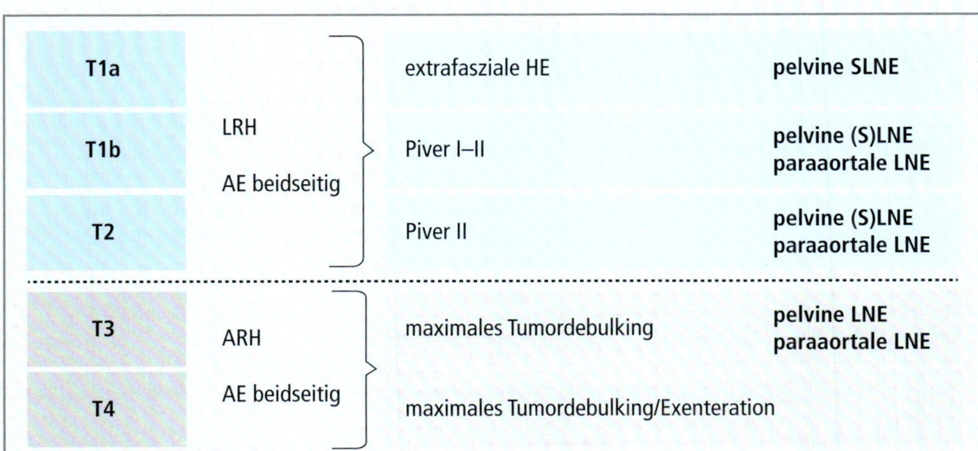

Abb. 1 Algorithmus zur operativen Therapie des Endometriumkarzinoms. AE=Adnexektomie, ARH=abdominale radikale Hysterektomie, HE=Hysterektomie, LNE=Lymphonodektomie, LRH=laparoskopische radikale Hysterektomie, SLNE=Sentinellymphonodektomie.

Tab. 1 Individualisiertes operatives Staging und Management beim Endometriumkarzinom.

Stadieneinteilung FIGO (TNM)	Beschreibung	Radikalität Hysterektomie	Lymphonodektomie
IA (T1a)[1, 2], Grading 1/2	Tumor begrenzt auf das Endometrium/infiltriert weniger als die Hälfte des Myometriums	LSK modifiziert radikale Hysterektomie (Piver I, Querleu/Morro A), Schnellschnitt	pelvine SLNE
IA (T1a), Grading 3[2]		LSK modifiziert radikale Hysterektomie (Piver I/II, Querleu/Morro A/B)	SLNE, radikale pelvine/parametrane LNE (≥15 LK), radikale paraaortale LNE (≥10 LK)
IB (T1b)[2]	Tumor infiltriert die Hälfte oder mehr des Myometriums	LSK modifiziert radikale Hysterektomie (Piver I/II, Querleu/Morro A/B)	SLNE, radikale pelvine/parametrane LNE (≥15 LK), radikale paraaortale LNE (≥10 LK)
II (T2)[2]	Tumor infiltriert das Stroma der Cervix uteri, breitet sich aber nicht jenseits des Uterus aus	LSK radikale Hysterektomie (Piver II, Querleu/Morro B)	SLNE, radikale pelvine/parametrane LNE (≥15 LK), radikale paraaortale LNE(≥10 LK)
III (T3)[2]	lokale und/oder regionäre Ausbreitung (per continuitatem/Metastasierung): • Befall Serosa Corpus uteri/Adnexe (IIIA[T3a]) • Befall Vagina/Parametrien (IIIB[T3b]) • Metastasen pelvine/paraaortale Lymphknoten (IIIC[T3c])	offene radikale Hysterektomie, peritoneale Biopsien, infragastrische Omentektomie, ggf. Tumordebulking	radikale pelvine/parametrane LNE (≥10 LK), radikale paraaortale LNE (≥10 LK), ggf. Tumordebulking
IV (T4)	Infiltration Blasen- oder Darmschleimhaut	offene radikale Hysterektomie/Exenteration, peritoneale Biopsien, infragastrische Omentektomie, ggf. Tumordebulking	radikale pelvine/parametrane LNE, radikale paraaortale LNE, ggf. Tumordebulking

[1] Voraussetzungen für die konservative Therapie mit hoch dosierten Gestagenen:
- Dringender Kinderwunsch und Bereitschaft zu engmaschigen Kontrollen mit Re-Biopsien (Hysteroskopie/fraktionierte Abrasio), Stadium pT1a, progesteronrezeptorpositives Typ-I(endometrioides)-Endometriumkarzinom, Grading 1.
- Nach Abschluss der Familienplanung sollte aufgrund des hohen Rezidivrisikos die modifiziert radikale Hysterektomie erfolgen.

[2] Bei Vorliegen von Typ-II-Endometriumkarzinomen (serös/klarzellig) und ab Stadium FIGO III/pT3 zusätzlich Entnahme von peritonealen Biopsien und Durchführung einer infragastrischen Omentektomie.

LK=Lymphknoten, LNE=Lymphonodektomie, LSK=Laparoskopie, SLNE=Sentinellymphonodektomie

endometrioider Endometriumkarzinome selbst spezialisierte Experten vor große differenzialdiagnostische Herausforderungen stellen.

Vor diesem Hintergrund stellt die Etablierung neuartiger, nicht nur prognostisch relevanter, sondern auch für Diagnosestellung, Prädiktion und risikoadaptierte Nachsorge aussagekräftiger **Marker** ein dringendes Forschungsdesiderat dar. So deutet sich heute bereits an, dass für zukünftige Behandlungskonzepte im Gegensatz zu der heute etablierten Risikoklassifikation spezifische molekularpathologische Merkmale von besonderer Bedeutung sein werden. So könnte eine neuartige molekulare Klassifizierung des Endometriumkarzinoms in Zukunft die Basis individualisierter und risikoadaptierter Therapiekonzepte darstellen und damit zu einer deutlichen Verbesserung der Behandlung des Endometriumkarzinoms beitragen. Das operative Staging des Endometriumkarzinoms ist stadienabhängig und sollte komplexen, aber exakt definierten Therapiealgorithmen folgen, unter Berücksichtigung des Allgemeinzustandes der Patientin, des Tumortyps und der Tumorbiologie (▸ Abb. 1; ▸ Tab. 1).

Inhalt

2.1 Epidemiologie

Günter Emons

Die Zahl der Neuerkrankungen an Endometriumkarzinomen betrug in Deutschland im Jahr 2012 10 930 (Robert Koch-Institut 2015). Das Endometriumkarzinom hat damit einen Anteil von etwa 5 % an den bösartigen Neuerkrankungen der Frau. Es stellt die vierthäufigste Krebserkrankung bei Frauen und die häufigste der weiblichen Genitalorgane (exklusive Mamma) dar. Im Jahr 2008 starben 2 420 Frauen in Deutschland an ihrem Endometriumkarzinom (Becker u. Wahrendorf 1998/2012). Dieser Tumor hat damit einen Anteil von 2,4 % an allen Todesfällen durch Krebs bei Frauen und nimmt den 11. Platz in der Krebsmortalitätsstatistik ein. Eine von 47 Frauen (2,1 %) in Deutschland erkrankt im Laufe ihres Lebens an einem Endometriumkarzinom, 1 von 200 verstirbt daran. Die altersstandardisierte Neuerkrankungsrate für das Endometriumkarzinom ist in Deutschland rückläufig. Seit 1980 hat die altersstandardisierte Mortalität am Endometriumkarzinom um 50 % abgenommen. Das mittlere Erkrankungsalter liegt bei 68 Jahren.

Etwa 78 % der Endometriumkarzinome werden im Stadium T1 diagnostiziert. Die relative (= krankheitsspezifische) 5-Jahres-Überlebensrate liegt in Deutschland bei 79 %, die absolute 5-Jahres-Überlebensrate (= Gesamtüberleben) liegt bei 70 %.

Bezüglich der altersstandardisierten Neuerkrankungs- und Sterberate liegt Deutschland weit im unteren Drittel hinter den USA, Schweden, Finnland, Dänemark, England, der Schweiz und den Niederlanden. Nur Österreich und Frankreich haben eine niedrigere Neuerkrankungsrate an Endometriumkarzinomen (Robert Koch-Institut 2015).

2.2 Ätiologie

Günter Emons

Das **Typ-I-Endometriumkarzinom** entsteht über eine Sequenz hyperplastischer Veränderungen in einem Milieu der Östrogendominanz bzw. des relativen Gestagenmangels. Als gesicherte Risikofaktoren gelten:

- die längere Einnahme von Östrogenen ohne Gestagenschutz,
- eine Hormontherapie mit einer kürzer als 12 Tage pro Monat dauernden Gestagengabe,
- ein metabolisches Syndrom mit Adipositas,
- ein Diabetes mellitus,
- ein polyzystisches Ovarialsyndrom,
- eine lange Lebensphase mit Menstruationsblutungen,
- Nulliparität,
- ein Mammakarzinom in der Eigenanamnese,
- hohe Estradiolserumkonzentrationen (z. B. bei östrogen- oder androgenproduzierenden Tumoren),

- eine Tamoxifen-Therapie,
- das Lynch-Syndrom (HNPCC-Syndrom).

Multiparität, Rauchen, körperliche Betätigung, orale Kontrazeptiva und Depotgestagene senken das Risiko der Entstehung eines Endometriumkarzinoms Typ I (Kommission Uterus 2008).

Die nicht östrogenassoziierten **Typ-II-Endometriumkarzinome** entstehen typischerweise aus dem atrophischen Endometrium der älteren Frau. Die einzigen bekannten Risikofaktoren sind Alter und Bestrahlung des Uterus, z. B. wegen eines Zervix- oder Rektumkarzinoms.

2.3 Vorsorge

Günter Emons

Bei Vorliegen eines metabolischen Syndroms mit Adipositas, bei einem polyzystischen Ovarialsyndrom oder anovulatorischen Zyklen empfiehlt sich neben der Therapie des Grundleidens eine adäquate Gestagentherapie (z. B. orales Kontrazeptivum, zyklische Gestagensubstitution, Levonorgestrel-Intrauterinpessar). Beim Auftreten von Endometriumhyperplasien sollte ein östrogen- und/oder androgenproduzierender Tumor ausgeschlossen werden (Kommission Uterus 2008).

Eine **Früherkennung** des Endometriumkarzinoms durch transvaginale Ultraschalluntersuchung und/oder Zytologie ist bei Frauen ohne Risikofaktoren nicht sinnvoll und soll deshalb nicht durchgeführt werden (Kommission Uterus 2013). Bei Frauen mit hohem Risiko für ein Endometriumkarzinom (z. B. Lynch-Syndrom) evaluieren zurzeit Studien (in Deutschland durch das Konsortium hereditärer Darmkrebs in Kooperation mit der AGO) die Sinnhaftigkeit eines jährlichen transvaginalen Ultraschalls in Kombination mit einer Endometriumbiopsie (mittels Pipelle). Eine Mortalitätsverminderung durch Screening von Hochrisikopopulationen ist nicht belegt (Kommission Uterus 2013).

! Die Blutung in der Postmenopause bzw. im Senium respektive die atypische Blutung in der Perimenopause bleibt das wichtigste Frühsymptom eines Endometriumkarzinoms.

Diese Blutungen sollten unabhängig von der sonografischen Endometriumdicke (Ultraschall versagt beim Typ-II-Endometriumkarzinom) **histologisch** abgeklärt werden. Hierdurch werden 80 % der Endometriumkarzinome im Stadium I erkannt. Sonografische Veränderungen unter Tamoxifen sind meist Artefakte und sollen nur bei einer Blutung histologisch abgeklärt werden (Kommission Uterus 2013).

2.4 Diagnostik

Günter Emons

Zur Abklärung von Blutungen sollte zunächst eine **gynäkologische Untersuchung** erfolgen, um zu prüfen, ob die Blutung aus dem Uterus kommt und ob das Karzinom über den Uterus hinaus ausgedehnt ist. Eine transvaginale Sonografie erlaubt die Beurteilung des Endometriums, die Größe und Infiltrationstiefe eines Endometriumkarzinoms und den Ausschluss anderer pathologischer Prozesse im Bereich des Beckens (Adnexe).

Die Diagnose eines Endometriumkarzinoms und seiner Vorstufen soll durch die Gewinnung einer **Histologie** gesichert werden. In Deutschland werden hierfür die Hysteroskopie und die fraktionierte Abrasio empfohlen. Bei klinisch eindeutigem Malignom des Corpus uteri kann auf die Hysteroskopie verzichtet werden (Kommission Uterus 2008, 2013). In vielen anderen Ländern gilt auch die Endometriumbiopsie mittels Pipelle als zuverlässige Alternative.

Es existiert keine **apparative Maßnahme**, die ein operatives Staging beim Endometriumkarzinom ersetzen kann. Der Nutzen einer Computertomografie, einer Magnetresonanztomografie oder einer PET bzw. PET-CT ist nicht erwiesen. Lediglich bei Patientinnen, die aufgrund von Komorbiditäten inoperabel sind, sollte zur Planung der Strahlentherapie eine Magnetresonanztomografie durchgeführt werden (Kommission Uterus 2008, 2013). Vor der Staging-Operation können eine Thorax-Röntgenaufnahme sowie eine Sonografie des Oberbauchs und der Nieren zum Ausschluss von Metastasen in der Lunge, dem Mediastinum und der Leber sowie zum Ausschluss einer Harnstauung durchgeführt werden. Bei entsprechendem Tastbefund kann eine Zysto- und Rektoskopie zum Ausschluss eines Stadium IVa durchgeführt werden (Kommission Uterus 2008).

Literatur

Becker N, Wahrendorf J. Krebsatlas der Bundesrepublik Deutschland 1981–1990. Berlin: Springer 1998. Fortschreibung im Internet: www.krebsatlas.de (Zugriffsdatum: 01.02.2016).

Kommission Uterus der Arbeitsgemeinschaft Gynäkologische Onkologie e. V. (Hrsg). Interdisziplinäre S2k-Leitlinie für die Diagnostik und Therapie des Endometriumkarzinoms. München: Zuckschwerdt 2008.

Kommission Uterus der Arbeitsgemeinschaft Gynäkologische Onkologie e. V. (Hrsg). Empfehlungen für die Diagnostik und Therapie des Endometriumkarzinoms. www.ago-online.de. 2013. www.ago-online.de/fileadmin/downloads/leitlinien/uterus/empfehlungen_diagnostik_therapie_EC.pdf (Zugriffsdatum: 01.02.2016).

Robert Koch-Institut, Gesellschaft der epidemiologischen Krebsregister in Deutschland (Hrsg). Krebs in Deutschland 2011/2012. 10. Ausgabe. Berlin: Robert Koch-Institut 2015. www.rki.de.

2.5 Pathologie

Sigurd F. Lax

2.5.1 Histologie

Die **Klassifikation** nach WHO differenziert verschiedene histopathologische Typen des Endometriumkarzinoms, die sich hinsichtlich ihres klinischen Verhaltens, ihrer Entstehung und ihrer molekularen Veränderungen wesentlich unterscheiden (Kurman et al. 2014):

- endometrioides Karzinom (NOS),
- endometrioides Karzinom (Varianten):
  - endometrioides Karzinom mit plattenepithelialer Differenzierung,
  - sekretorisches endometrioides Karzinom,
  - villoglanduläres endometrioides Karzinom;
- muzinöses Karzinom,
- seröses Karzinom,
- seröses intraepitheliales Karzinom (SEIC),
- klarzelliges Karzinom,
- gemischtes Karzinom (monomorpher Typ),

- Plattenepithelkarzinom,
- undifferenziertes Karzinom,
- Dedifferenziertes Karzinom
- neuroendokrine Tumoren:
  - niedrig maligner neuroendokriner Tumor (Karzinoid),
  - hochmalignes neuroendokrines Karzinom (kleinzellig/großzellig).

Die wesentliche Unterscheidung erfolgt zwischen dem endometrioiden Karzinom einschließlich seiner Varianten und den wesentlich selteneren nichtendometrioiden Karzinomtypen. Das **endometrioide Karzinom** ähnelt in seiner gut differenzierten Form dem normalen Endometrium, in dem es regelmäßig strukturierte Drüsen ausbildet (► Abb. 2-1). Seltener findet sich ein papillärer oder villöser Bau. Eine mäßige bzw. schlechte Differenzierung ist durch einen erkennbaren Anteil solider nichtplattenepithelialer Strukturen charakterisiert (► Tab. 2-1) (Kurman et al. 2014). Die häufigste Variante des endometrioiden Karzinoms enthält eine plattenepitheliale Differenzierung (endometrioides Karzinom mit plattenepithelialer Differenzierung). Der histopathologische Differenzierungsgrad richtet sich dabei nach der nichtplattenepithelialen Komponente. Seltenere Varianten sind durch eine sekretorische oder muzinöse Differenzierung charakterisiert oder zeigen eine villoglanduläre Struktur (villoglanduläre Variante). Rein muzinöse Karzinome sind selten und enthalten mehr als 50 % Schleim bildende Zellen.

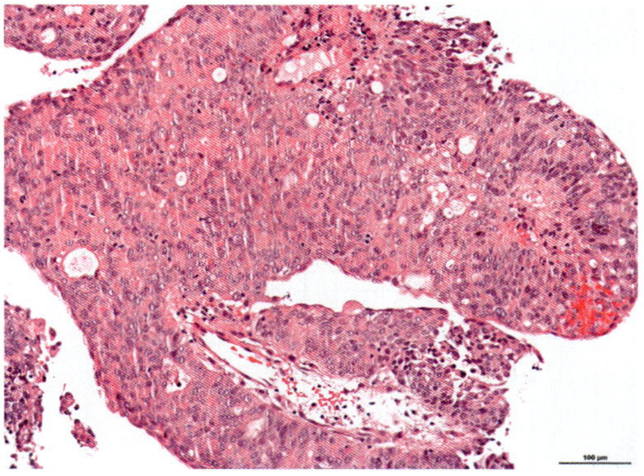

Abb. 2-1 Endometrioides Karzinom Grad 2, charakterisiert durch drüsige und nichtplattenepitheliale solide Strukturen. Hämatoxylin-Eosin-Färbung, 100-fach.

Tab. 2-1 FIGO-Grading des endometrioiden Adenokarzinoms des Endometriums.

Prozentsatz solider nichtplattenepithelialer Anteile	Differenzierungsgrad[1]
weniger als 5 %	Grad 1
5–50 %	Grad 2
mehr als 50 %	Grad 3

[1] Dieses Grading wird auch für muzinöse Karzinome verwendet. Seröse und klarzellige Karzinome sind per definitionem Grad 3; FIGO = Fédération Internationale de Gynécologie et d'Obstétrique

Der häufigste **nichtendometrioide Typ** ist das seröse Karzinom, das dem schlecht differenzierten serösen Ovarialkarzinom stark ähnelt (► Abb. 2-2). Wie dieses ist das seröse Karzinom durch eine komplexe papilläre und/oder drüsige Architektur sowie eine ausgeprägte nukleäre Polymorphie charakterisiert. Seröse Karzinome, die nur die Oberfläche des Endometriums bzw. die Drüsen einbeziehen, ohne eine Invasion aufzuweisen, werden als seröses intraepitheliales Karzinom (SEIC; früher EIC) bezeichnet (Kurman et al. 2014). Die Einstufung des SEIC als Präkanzerose wurde verlassen, da es mit einer ausgedehnten extrauterinen Tumoraussaat vergesellschaftet sein kann. Da die Unterscheidung zwischen SEIC und einer Invasion speziell in Abradaten und Biopsien schwierig sein kann, wird für fragliche Fälle der Begriff minimalinvasives seröses Karzinom empfohlen (Kurman et al. 2014).

Klarzellige Karzinome sind seltener als seröse Karzinome und können eine tubulozystische, solide oder papilläre Architektur aufweisen. Typisch ist außerdem, wie beim serösen Karzinom, eine Kernpolymorphie. **Gemischte Karzinome** müssen eine endometrioide und eine nichtendometrioide Komponente aufweisen, wobei der minimale Anteil laut Definition der WHO mindestens 5 % ausmachen muss (Kurman et al. 2014). **Undifferenzierte Karzinome** zeigen keine Form einer histopathologischen Differenzierung, wobei zwischen dem monomorphen undifferenzierten Karzinom und dem **dedifferenzierten Karzinom** unterschieden wird. Letztere bestehen aus einer gut bis mäßig differenzierten endometrioiden Komponenten und einer völlig undifferenzierten meist soliden oder spindelzelligen Komponente. Erstere fehlt beim monomorphen undifferenzierten Karzinom, das hochmalignen Lymphomen, hochmalignen Stromasarkomen oder kleinzelligen Karzinomen ähneln kann. **Neuroendokrine Tumoren** werden seit der letzten WHO-Klassifikation in niedrig maligne neuroendokrine Tumoren (Karzinoidtumoren) und hochmaligne neuroendokrine Karzinome unterteilt, wobei Letztere in kleinzellige und großzellige neuroendokrine Karzinome weiter unterschieden werden (Kurman et al. 2014). Eine neuroendokrine Differenzierung ist sehr selten, größere Serien fehlen in der Literatur.

Hinsichtlich des sogenannten biologischen Verhaltens sowie der zugrundeliegenden **molekularen Veränderungen** im Tumor gibt es ein Modell, das zwischen einem Typ 1 und einem Typ 2 unterscheidet (► Tab. 2-2) (Kurman et al. 2014; Lax 2013). Endometrioide bzw. Typ-1-Karzinome sind durch eine häufige Mutation und nachfolgende Inaktivierung der Phosphatase PTEN (Phosphatase and Tensin homolog; mehr als 50 %), Mutationen im *PIK3CA* (30 %), *ARID1A* (40 % aller Low-grade-Karzinome), *K-RAS* (20–30 %) bzw.

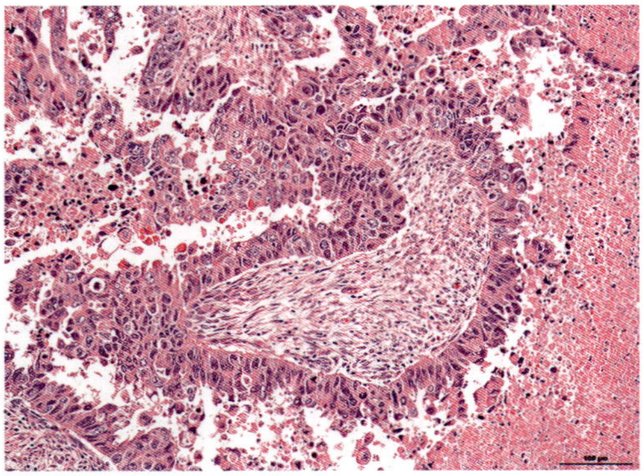

Abb. 2-2 Seröses Karzinom, charakterisiert durch eine hochgradige Kernatypie bzw. -polymorphie, eine starke Ablösung von Tumorzellen und Tumorzellnekrosen. Hämatoxylin-Eosin-Färbung, 100-fach.

Tab. 2-2 Dualistisches Modell des Endometriumkarzinoms.

	Typ-1-Karzinome	Typ-2-Karzinome
Östrogenbezug	ja	nein
Endometrium	meist Hyperplasie	meist Atrophie; SEIC
Östrogen- und Progesteronrezeptoren	meist positiv	meist negativ oder schwach positiv
Alter	55–65 Jahre	65–75 Jahre
Prognose	günstig	ungünstig
Stadium	meist Stadium I	meist Stadium II bis IV
Histologischer Subtyp	endometrioid + Varianten; muzinös	serös, klarzellig
Molekulare Alterationen	mutiert: PTEN, β-Catenin, *K-RAS*, *PIK3CA*, *ARID1A*, MMR (MSI)	mutiert: *TP53*, E-Cadherin, *PIK3CA*, *PPP2R1A*, *FBXW7*

MMR = Mismatch-Repair-System, MSI = Mikrosatelliteninstabilität, SEIC = seröses intraepitheliales Karzinom

eine gestörte Funktion des Mismatch-Repair-Systems (MMR) charakterisiert (Kurman et al. 2014; Guan et al. 2011). Letztere Veränderung ist bedingt durch fehlende Expression der MMR-Proteine infolge Promotormethylierung (meist bei *MLH1*) oder Mutation und resultiert in einer Mikrosatelliteninstabilität (MSI) (Lax 2013). Diese ist wiederum durch eine hohe Frequenz von Mutationen in repetitiven Genabschnitten charakterisiert. Eine Keimbahnmutation der MMR-Proteine ist typisch für das Lynch-Syndrom. Eine kürzlich gefundene molekulare Veränderung sind Mutationen der Polymerase E (POLE), die mit einer ultrahohen Mutationsfrequenz, aber auch einer exzellenten Prognose einhergehen (Cancer Genome Atlas Research Network et al. 2013). Die häufigsten genetischen Veränderungen beim serösen bzw. Typ-2-Karzinom sind Mutationen von *TP53*, *PIK3CA* (bis 40 %), *PPP2R1A* (bis zu 30 %) und *FBXW7* (bis zu 30 %) (Kuhn et al. 2014). Das genetische Profil des klarzelligen Karzinoms zeigt einen häufigen Ausfall von PTEN sowie *TP53*-Mutationen in etwas 30–40 %, Mutationen in *PIK3CA* in 20 % sowie einen Verlust der Expression von *ARID1A* jedoch ohne Mutation (Kurman et al. 2014). Auch die sogenannten dedifferenzierten Karzinome zeigen häufig eine Mikrosatelliteninstabilität.

Ein Überblick über die **Stadieneinteilung** findet sich in Tabelle (► Tab. 2-3) (Wittekind u. Meyer 2010). Das **Stadium I** unterscheidet zwischen Tumoren ohne Endometriuminvasion bzw. mit Invasion in die innere Myometriumhälfte und Karzinomen mit Invasion in die äußere Myometriumhälfte. Das **Stadium II** ist durch die Invasion des Zervixstromas charakterisiert. Das **Stadium IIIC** unterscheidet Metastasen in den pelvinen Lymphknoten von Metastasen in den paraaortalen Lymphknoten. Eine positive Peritonealzytologie im Zuge der Operation wirkt sich nicht auf das Stadium aus.

2.5.2 Prognose

Der wichtigste Prognosefaktor ist das Tumorstadium, das nach FIGO bzw. UICC eingeteilt wird (► Tab. 2-3) (Kurman et al. 2011). Voraussetzung ist ein adäquates **chirurgisches Sta-**

Tab. 2-3 FIGO-Staging (2009) und pTNM-Klassifikation (2010) für Endometriumkarzinome.

pTNM-Kategorien	FIGO-Stadien	Definition
T – Primärtumor		
PTis	0	Carcinoma in situ (präinvasives Karzinom)
pT1	I	Tumor begrenzt auf Corpus uteri
• pT1a	• IA	Tumor begrenzt auf Endometrium oder infiltriert weniger als die innere Hälfte des Myometriums
• pT1b	• IB	Tumor infiltriert die Hälfte oder mehr des Myometriums
pT2	II	Tumor infiltriert Zervixstroma, breitet sich jedoch nicht jenseits des Uterus aus
pT3 und/ oder N1	III	lokale und/oder regionäre Ausbreitung wie in T3a, b, N1 bzw. FIGO IIIA, B, C beschrieben
• pT3a	• IIIA	Tumor befällt Serosa und/oder Adnexe (direkte Ausbreitung oder Metastasen)
• pT3b	• IIIB	Vaginalbefall (direkte Ausbreitung oder Metastasen)
pT4	IVA	Tumor infiltriert Blasen- und/oder Rektumschleimhaut
N – regionäre Lymphknoten		
pNx		regionäre Lymphknoten können nicht beurteilt werden
pN0		keine regionären Lymphknotenmetastasen
pN1	IIIC	Metastasen in pelvinen und/oder paraaortalen Lymphknoten
• pN1a	• IIIC1	Metastasen in pelvinen Lymphknoten
• pN1b	• IIIC2	Metastasen in paraaortalen Lymphknoten (+/– pelvine Lymphknoten)
M – Metastasen		
pMx		Fernmetastasen können nicht beurteilt werden
pM0		keine Fernmetastasen
pM1	IVB	Fernmetastasen (ausgenommen Metastasen in Vagina, Beckenserosa oder Adnexen, einschließlich Metastasen in anderen intraabdominalen Lymphknoten als paraaortalen und/oder Beckenlymphknoten)

ging, auf dem diese Klassifikationen aufbauen. Dieses kann aber nicht immer durchgeführt werden. Weitere wesentliche prognostische Faktoren sind der histopathologische Typ und der Differenzierungsgrad. Gut und mäßig differenzierte endometrioide Karzinome verhalten sich prognostisch wesentlich günstiger als schlecht differenzierte endometrioide Karzinome sowie nichtendometrioide Karzinome (insbesondere seröse und klarzellige) Karzinome, auch nach erfolgter Stratifizierung nach dem Stadium. Am auffälligsten ist dabei der Unterschied zwischen Stadium I und den Stadien II bis IV, wobei die Unterschiede zwischen den angeführten Typen und Differenzierungsgraden innerhalb der höheren Stadien stärker ist als innerhalb des Stadiums I.

Unter den **molekularen Biomarkern** sind eine mutationsspezifische Immunreaktivität von *TP53* (stark positive oder komplett negative Immunreaktivität) bzw. der molekulare Nachweis einer Mutation, eine Überexpression von *p16*, eine positive Immunreaktivität für *L1CAM* sowie der Verlust des Progesteronrezeptors mit einer ungünstigen Prognose assoziiert (Matias-Guiu u. Davidson 2014). Diese Veränderungen sind aber auch charakteristisch für den serösen Karzinomtyp.

2.5.3 Präinvasive Veränderungen

Das endometrioide Karzinom und seine Varianten entstehen aus der atypischen Endometriumhyperplasie (► Abb. 2-3), wobei einer Stimulation des Endometriumwachstums durch Hyperöstrogenismus eine begünstigende Rolle zukommt. Ein wesentlicher Risikofaktor ist dabei eine Langzeiteinnahme von Östrogenen ohne Gestagene als Gegenspieler. Die Endometriumhyperplasie wird auf Basis vorhandener Atypien in zwei Gruppen eingeteilt (Lax 2013):

- eine Hyperplasie ohne Atypien, welche meist einer einfachen (glandulär-zystischen) Hyperplasie ähnelt,
- eine atypische Hyperplasie, welche typischerweise der früheren komplexen atypischen Hyperplasie entspricht.

In der rezenten WHO-Klassifikation wird der Begriff atypische Endometriumhyperplasie mit dem Begriff endometrioide intraepitheliale Neoplasie (EIN) gleichgesetzt (Kurman et al. 2014).

Bei Diagnose einer atypischen Endometriumhyperplasie im Abradat liegt in bis zu 40 % der Fälle bereits ein Endometriumkarzinom vor, wobei es aber Unterschiede in der Interpretation der Veränderungen zwischen einzelnen Pathologen geben kann. Das Karzinomrisiko bei Patientinnen mit Endometriumhyperplasie ohne Atypien liegt hingegen nur bei 1–3 % (Kurman et al. 2014).

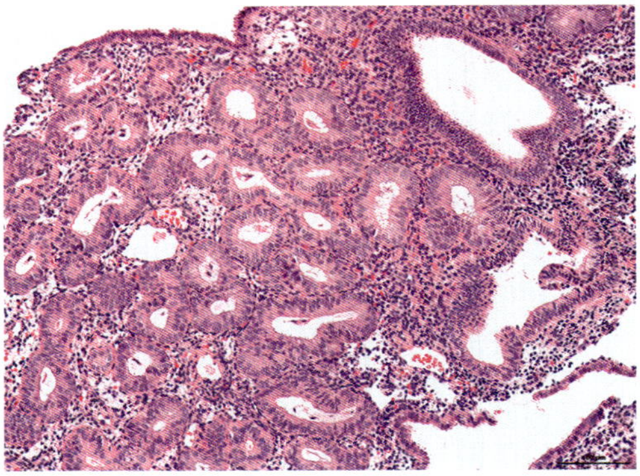

Abb. 2-3 Atypische Endometriumhyperplasie, charakterisiert durch dicht stehende Drüsen mit einem atypischen Epithel und Reduktion des dazwischenliegenden Stromas. Hämatoxylin-Eosin-Färbung, 100-fach.

Literatur

Cancer Genome Atlas Research Network, Kandoth C, Schultz N et al. Integrated genomic characterization of endometrial carcinoma. Nature 2013; 497: 67–73.

Guan B, Mao TL, Panuganti PK et al. Mutation and loss of expression of ARID1A in uterine low-grade endometrioid carcinoma. Am J Surg Pathol 2011; 35: 625–32.

Kuhn E, Bahadirli-Talbott A, Shih IM. Frequent CCNE1 amplification in endometrial intraepithelial carcinoma and uterine serous carcinoma. Mod Pathol 2014; 27: 1014–9.

Kurman RJ, Ellenson LH, Ronnett BM (Hrsg). Blaustein's Pathology of the Female Genital Tract. New York: Springer 2011.

Kurman RJ, Carcangiu ML, Herrington S, Young RH (HRSG). Tumours of the Female Genital Organs. WHO Classification of Tumours. Lyon: IARCPress 2014.

Lax SF. Erkrankungen des Endometriums. In: Dietel M, Klöppel G (Hrsg). Mamma, Weibliches Genitale, Schwangerschaft und Kindererkrankungen. Heidelberg: Springer 2013; 329–404.

Matias-Guiu X, Davidson B. Prognostic biomarkers in endometrial and ovarian carcinoma. Virchows Arch 2014; 464: 315–31.

Wittekind C, Meyer HJ. TNM Klassifikation maligner Tumoren. Oxford: Wiley-Blackwell 2010.

2.6 Therapie

2.6.1 Operative Therapie

Standardverfahren

Rainer Kimmig

Die Therapie der Wahl des Endometriumkarzinoms ist operativ und weist im Vergleich zur primären Strahlentherapie bessere Heilungsraten auf. Es besteht Einigkeit, dass die vollständige Entfernung der Gebärmutter (extrafasziale Hysterektomie) mit beidseitiger Entfernung der Adnexe (Salpingoophorektomie) die Standardtherapie des Endometriumkarzinoms darstellt. Es gibt keinen Beweis, dass der Therapieerfolg vom Zugangsweg abhängt (abdominal offen, endoskopisch oder vaginal), wobei von vaginal ein intra- und retroperitoneales **Staging** nicht möglich ist.

! Dem operativen Staging kommt eine große Bedeutung zu, da es eine bessere Einschätzung des Rezidivrisikos zulässt und für die Entscheidung im Hinblick auf eine zusätzliche adjuvante Therapie von Bedeutung sein kann.

In Deutschland gilt entsprechend der konsentierten Leitlinie Endometriumkarzinom der AGO 2013 die Therapie durch Hysterektomie und Adnexektomie für Low-risk-Tumoren, FIGO IA, Grad 1–2 als ausreichend. Bei Intermediate-high-risk-Tumoren der Stadien IB und höher, allen Grad-3- und serösen bzw. klarzelligen Karzinomen sollte ein komplettes Staging mit pelviner und paraaortaler Lymphonodektomie, einer Exploration des Abdomens, einer intraoperativen Spülzytologie und ggf. einer Omentektomie und peritonealen Biopsien (bei serösen oder klarzelligen Tumoren) erfolgen. Trotz Hinweisen, dass das komplette operative Staging einen Überlebensvorteil erbringen kann, ist dies nicht bewiesen. Aufgrund der präexistenten Komorbidität der Patientinnen mit Endometriumkarzinom wird dies darüber hinaus nicht immer möglich bzw. vertretbar sein. Mit Zunahme des Einsatzes der endoskopischen Therapieverfahren und der „robotic surgery" lässt sich die **perioperative Morbidität** gegenüber der Laparotomie jedoch deutlich senken (Reza et al. 2010; Paley et al. 2001), sodass hierdurch heute deutlich mehr Patientinnen einer leitliniengerechten operativen Therapie zugeführt werden können.

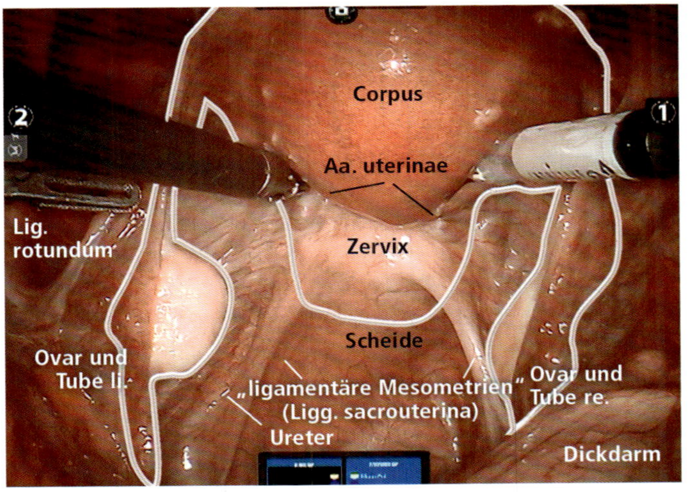

Abb. 2-4 Umschneidungsfigur bei einfacher Hysterektomie mit Adnexektomie. Ansicht von dorsal.

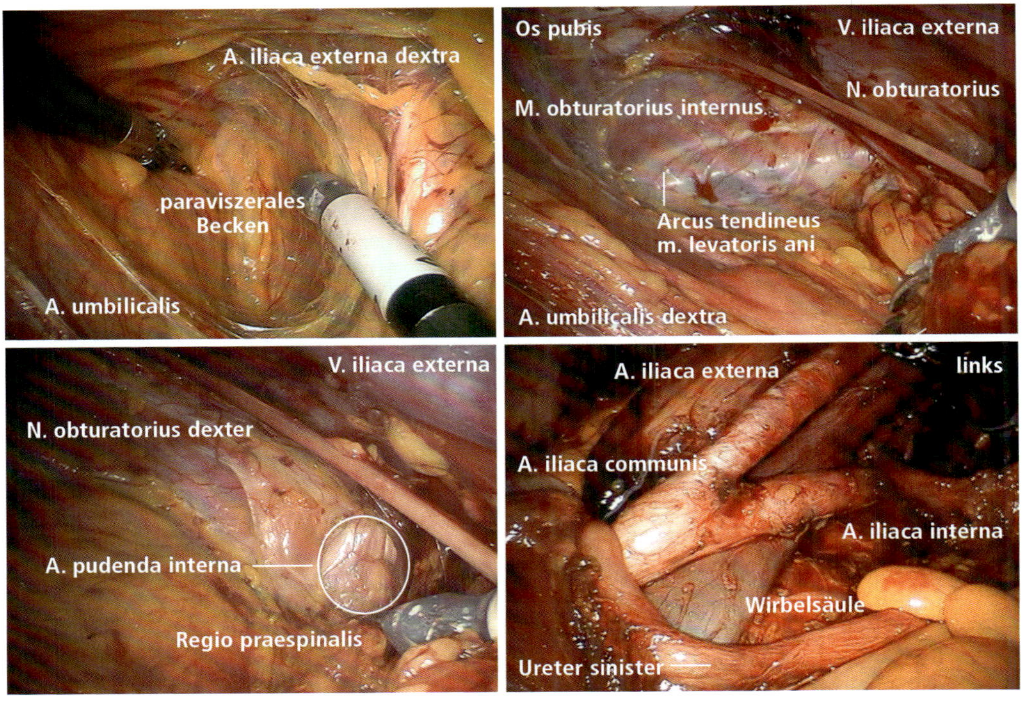

Abb. 2-5 Situs bei Ausräumung der paraviszeralen und externen iliakalen Lymphkompartimente.

In der Abbildung ist der Situs mit Uterus und Adnexen vor der extrafaszialen Hysterektomie mit Adnexektomie beidseits (inkl. Resektionsgrenzen) dargestellt (► Abb. 2-4). Die anderen Abbildungen zeigen Ausschnitte des Situs nach einer pelvinen und paraaortalen Lymphonodektomie (► Abb. 2-5; ► Abb. 2-6; ► Abb. 2-7). Der Zugangsweg kann endoskopisch oder per Laparotomie erfolgen, jedoch sollte der endoskopische Weg aufgrund der niedrigeren Morbidität in der Regel bevorzugt werden. Die **operative Morbidität** dieser Eingriffe ist ingesamt gering und umfasst primär Blutung (Nachblutung), Entzündung und Verletzung der anliegenden Organe wie Harnleiter, Blase und Darm und deren Folgen. Bei Lymphonodektomie auch Lymphödem, Lymphozele und Nervenläsionen. Allgemeine Operationsrisiken umfassen im Wesentlichen Thromboembolie, kardiopulmonale Komplikationen und Lagerungsschäden.

Nachdem gezeigt werden konnte, dass die adjuvante Strahlentherapie die **lokoregionäre Rezidivrate** senken, jedoch keinen Beitrag zum besseren Überleben leisten kann, ist diese aus der Primärtherapie weitgehend verdrängt worden (Kong et al. 2012; Wright et al. 2012). Umso wichtiger sind Ansätze, die untersuchen, ob analog zum Zervixkarzinom (Kimmig et al. 2013) durch kompartmentbasierte Chirurgie die lokoregionäre Rezidivhäufigkeit auch ohne adjuvante externe Strahlentherapie signifikant gesenkt werden kann. In Analogie zur totalen mesometrialen Resektion (TMMR) des Zervixkarzinoms zur Entfernung des risikobelasteten Organkompartiments kann für das Endometriumkarzinom die peritoneale mesometriale Resektion (PMMR) definiert werden. Sie unterscheidet sich von der TMMR

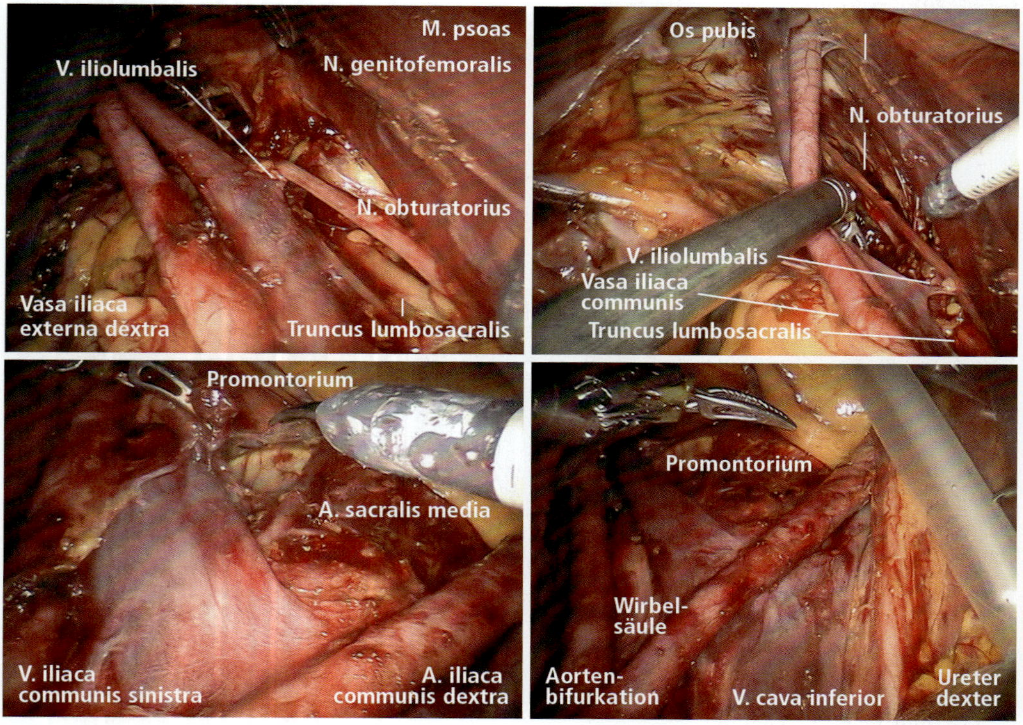

Abb. 2-6 Situs bei Ausräumung der Iliaca communis und subaortaler Lymphkompartimente.

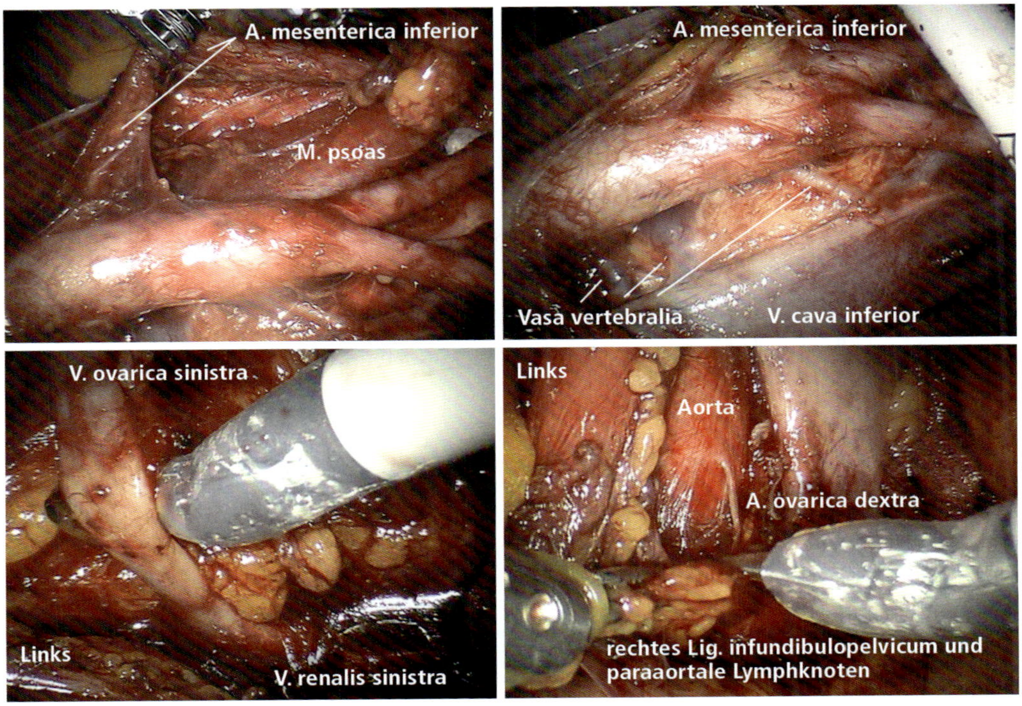

Abb. 2-7 Situs bei Ausräumung der inframesenterialen und infrarenalen paraaortalen Lymphkompartimente.

in zwei wesentlichen Punkten: Aufgrund des Unterschieds des Lymphabflusses aus Zervix und Corpus uteri müssen einerseits die ligamentären Mesometrien (Ligg. sacrouterina et rectovaginalia) beim Endometriumkarzinom nicht mitreseziert werden, andererseits dagegen aber der „mesonephrische" Abfluss über die Adnexe einschließlich der vollständigen Ligg. infundibulopelvica. Die Anastomosen zwischen uterinem und ovariellem Stromgebiet werden hierbei durch Erhalt der Kontinuität inklusive bedeckendem Peritoneum ebenfalls vollständig reseziert. Inwieweit dieses Vorgehen im Zusammenhang mit einer therapeutischen Lymphonodektomie die lokoregionäre Rezidivrate ähnlich effektiv wie die Strahlentherapie – analog zum Zervixkarzinom (Höckel et al. 2012) – absenken kann, bleibt abzuwarten; derzeit noch ist nach Leitlinien nur eine einfache Hysterektomie indiziert. Ein Operationspräparat nach PMMR ist in der Abbildung beispielhaft dargestellt (► Abb. 2-8). In Bezug auf die Lymphonodektomie gilt analog, dass diese sowohl bei therapeutischer als auch diagnostischer Intention vollständig durchgeführt werden sollte (Kimmig et al. 2013).

> Die operative Therapie des Endometriumkarzinoms ist die Therapie der Wahl; eine internationale Studienkooperation (NESTEC) arbeitet daran, zu belegen, inwiefern das gesunde Überleben durch radikalere Operation (Lymphonodektomie), adjuvante Radio(chemo-)therapie und/oder adjuvante Chemotherapie abhängig von der jeweils vorliegenden Risikosituation verbessert werden kann.

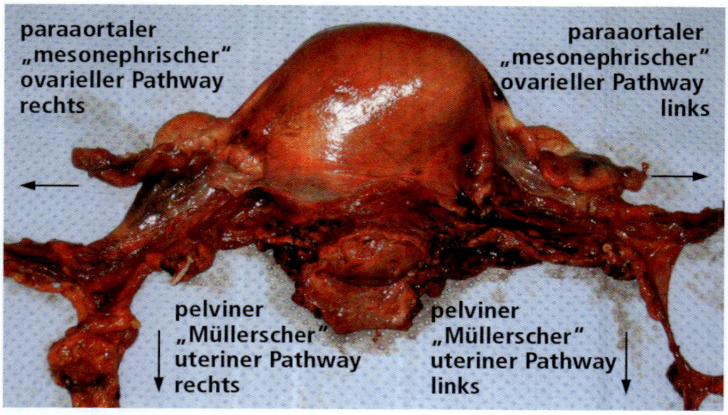

Abb. 2-8 Hysterektomiepräparat nach peritonealer mesometrialer Resektion (PMMR).

Literatur

Höckel M, Horn LC, Tetsch E, Einenkel J. Pattern analysis of regional spread and therapeutic lymph node dissection in cervical cancer based on ontogenetic anatomy. Gynecol Oncol 2012; 125: 168–74.

Kimmig R, Aktas B, Heubner M. Endometriumkarzinom – operative Strategie und Adjuvanz. Ein möglicher Paradigmenwechsel. Gynäkologe 2013; 46: 339–44.

Kimmig R, Iannaccone A, Buderath P et al. Definition of compartment based radical surgery in uterine cancer. I. Therapeutic pelvic and periaortic lymphadenectomy by Michael Höckel translated to robotic surgery (rtLNE). ISRN Obstet Gynecol 2013; 2013: 297921.

Kong A, Jahnson N, Kitchener HC, Lawrie TA. Adjuvant radiotherapy for stage I endometrial cancer: an updated Cochrane systematic review and meta-analysis. J Natl Cancer Inst 2012; 21: 1625–34.

Paley PJ, Veljovich DS, Shah CA et al. Surgical outcomes in gynecologic oncology in the era of robotics: analysis of first 1000 cases. Am J Obstet Gynecol 2011; 204: 551.e1–9.

Reza M, Maeso S, Blasco JA, Andradas E. Meta-analysis of observational studies on the safety and effectiveness of robotic gynaecological surgery. Br J Surg 2010; 97: 1772–83.

Wright JD, Barrena Medel NI, Sehouli J et al. Contemporary management of endometrial cancer. Lancet 2012; 379: 1352–60.

Sentinellymphknotentechnik

Florin-Andrei Taran, Martin K. Oehler, Markus Wallwiener, Christian la Fougère, Sara Y. Brucker

Wie bereits beim Mammakarzinom und Melanom innerhalb von Studienansätzen etabliert und mittlerweile routinemäßig eingesetzt, besteht für das Endometriumkarzinom in gleicher Weise die Möglichkeit, über **Farbstoff- oder Traceranreicherungen** innerhalb der primär den Tumor drainierenden Lymphknotenregion eine „Sentinel-Node"-Region zu definieren. Diese kann gezielt nach Visualisierung oder intraoperativer Lokalisation über Gammasonden exstirpiert werden (Brucker et al. 2014).

Die **Detektionsrate** der Sentinellymphknoten (SLN) beim Endometriumkarzinom ist abhängig von mehreren anatomischen und technischen Faktoren, wie z. B. der Injektionsmenge, der Art der injizierten Substanz (radioaktive Tracer, Farbstoffe wie z. B. Patentblau®, Indocyaningrün [ICG]) sowie den Techniken, die zur Identifizierung der SLN verwendet werden (Gammasonde, Visualisierung). Für das lymphatische Mapping des Endometriumkarzinoms wurden insgesamt drei Injektionsstellen beschrieben:

- die hysteroskopisch gesteuerte petritumorale Applikation in das Endometrium,
- die Applikation in das Zervixstroma und
- die subseröse/myometrane Injektion in das Corpus uteri.

Die Technik der **hysteroskopisch gesteuerten Applikation** des radioaktiven Markers zur Darstellung der SLN wurde bereits in mehreren Studien analysiert. Es wurden Detektionsraten von ≤50 bis zu 82 % beschrieben. Die hysteroskopisch gesteuerte petritumorale Applikation des radioaktiven Tracers (Tc-99m-Nanokolloid) in das Endometrium/Myometrium erfolgt – idealerweise – am präoperativen Tag, und wird anhand einer Lymphabflussszintigrafie oder Single-Photon-Emissionscomputertomografie (SPECT-CT) als Verlaufskontrolle nach 4–5 h dokumentiert (► Abb. 2-9; ► Abb. 2-10). Intraoperativ erfolgt die zusätzliche Lokalisation über eine Gamma-Handsonde mit anschließendem pelvinem ggf. auch paraaortalem Lymphknotensampling. Delaloye et al. (2007) haben in ihrem Kollektiv von 60 Patientinnen eine Detektionsrate von 82 % nach hysteroskopisch gesteuerter Injek-

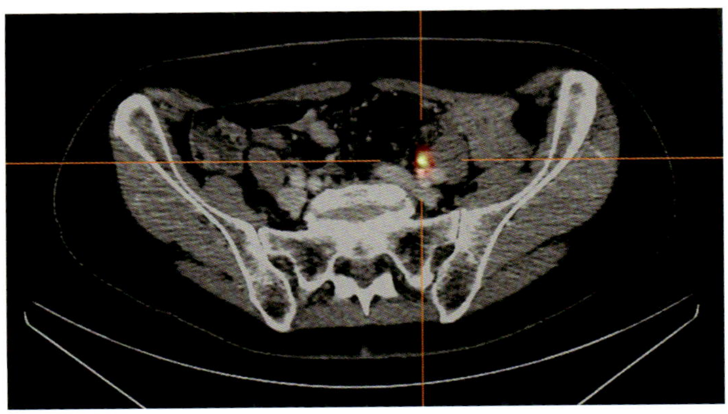

Abb. 2-9 Darstellung eines pelvinen Sentinellymphknotens im SPECT-CT, Transversalebene.

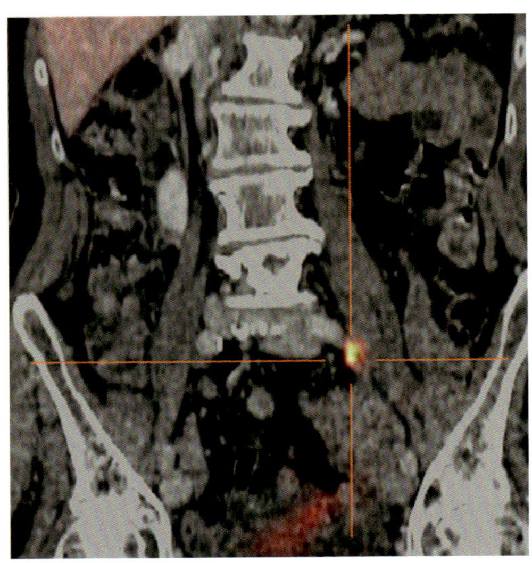

Abb. 2-10 Darstellung eines pelvinen Sentinellymphknotens im SPECT-CT, Frontalebene.

tion berichtet. Bei 16 Patientinnen (33 %) wurden sowohl pelvine als auch paraaortale SLN identifiziert; keine Patientin hatte ausschließlich eine SLN-Identifikation in der paraaortalen Gegend. Die mediane Anzahl von erfassten SLN war 3,7 pro Patientin (1–8 Lymphknoten/Patient).

Die **zervikale Injektion** von Tc-99m-Kolloid und Patentblau® wurde ebenfalls bereits in mehreren Studien beschrieben, auch in Kombination mit einer weiteren Injektion in das subserös gelegene Myometrium (Khoury-Collado et al. 2011). Die SLN-Detektionsraten lagen mit dieser Technik bei 80–100 %. Ballester et al. (2011) verwendeten eine Kombination von Tc-99m-Kolloid- (Zervixstroma bei 3, 6, 9 und 12 Uhr) und Patentblau®-Applikation (Zervixstroma bei 3 und 9 Uhr) und berichteten eine Detektionsrate von 89 %. Abu-Rustum et al. (2013) berichteten mit einer ähnlichen Technik (Tc-99m-Kolloid-Injektionen 3 und 9 Uhr, Patentblau®-Injektionen bei 3 und 9 Uhr) eine Detektionsrate von 86 %. Eine kürzlich veröffentlichte Metaanalyse hat allerdings gezeigt, dass das Mapping mit ICG der Kombination mit Tc-99m-Kolloid und Patentblau® gleichwertig bezüglich der Detektionsrate ist (Ruscito et al. 2016). Falls weitere Studien diese Ergebnisse bestätigen, könnten das vorteilhafte Nebenwirkungsprofil (keine Radioaktivität) und die Einfachheit der Darstellung (direkte Visualisierung, keine aufwendigen prä- oder intraoperativen apparativen Maßnahmen erforderlich) dazu führen, dass sich die Färbung der SLN mit dem Immunfluoreszenzstoff ICG beim Endometriumkarzinom zunehmend durchsetzt.

Mögliche Bedenken gegen die intrazervikale Applikation aller Substanzen könnten die unterschiedlichen **Lymphabflussmuster** der Zervixkarzinome und der Endometriumkarzinome liefern, deswegen ist es fraglich, ob die intrazervikale Applikation verlässliche Informationen bezüglich der SLN beim Endometriumkarzinom liefern kann. Allerdings konnten Abu-Rustum et al. (2013) nachweisen, dass eine zusätzliche Injektion am Fundus uteri zusätzlich zu den tiefen zervikalen Applikationen keine höheren Detektionsraten erbringen kann. Darüber hinaus demonstrieren tiefe zervikale Injektionen, entsprechend den parazervikalen und parametranen Lymphabflusswegen, mittels Patentblau® unmittelbar vor der Hysterektomie ein adäquates Visualisieren der parauterinen Lymphabflusswege und des Areals des Abflusses der Uteringefäße, der größten Lymphabflussroute des Uterus. Hinsichtlich der histopathologischen Evaluierung des SLN empfehlen Delpech et al. (2007) das sogenannte Ultrastaging-Protokoll: eine Kombination von Hämatoxylin-Eosin-Färbung und immunhistochemischer Färbung mit einem Antizytokeratin-Antikörper-Cocktail.

Khoury-Collado et al. (2009) fanden heraus, dass eine **SLN-Detektionsrate** von > 90 % beim Endometriumkarzinom nach 30 Fällen erreicht werden kann, mit einer falsch negativen Rate von 0 %. Die Arbeitsgruppe aus dem Memorial Sloan Kettering Cancer Center empfiehlt eine zervikale Injektion/Applikation des Markers aus mehreren Gründen:

- Der Hauptanteil des lymphatischen Abflusses zum Corpus uteri leitet sich meistens von den Parametrien ab.
- Der Applikationsort sollte schnell zugänglich sein und leicht annehmbar durch die Ärzte.
- Die Applikation sollte nicht durch anatomische Variationen beeinflusst werden können. Die Zervix ist bei den meisten Patientinnen mit Endometriumkarzinom tumorfrei.
- Der lymphatische Abfluss sollte am Applikationsort nicht gestört sein durch vorausgegangene Eingriffe (z. B. Konisation) oder Tumorinfiltration.

- Injektionen in die Fundusserosa berücksichtigen nicht den lymphatischen Abfluss der Parametrien, darüber hinaus infiltriert die überwiegende Mehrheit der Endometriumkarzinome nicht die Fundusserosa.

Der Einsatz der SLN-Technik hat die operative Therapie der Patienten mit Mammakarzinom und Melanom revolutioniert. Die Möglichkeit des Lymphknotenstagings mit Verzicht auf eine ausgedehnte Lymphonodektomie führt zu einer wesentlichen Reduktion der peri- und postoperativen Morbiditätsrate. Es gibt auch in der gynäkologischen Onkologie zunehmend Hinweise darauf, dass der Einsatz des SLN-Konzeptes einen Nutzen erbringen könnte. Beim frühen Endometriumkarzinom ist eine Identifikation der SLN nach hysteroskopisch gesteuerter peritumoraler Injektion und zervikaler Injektion in den meisten Fällen möglich.

Die Entnahme der hierbei häufig paraaortalen SLN führt nicht zu einer Zunahme der peri- und postoperativen Morbidität. Nichtsdestotrotz sollte die SNB beim Endometriumkarzinom nur unter Studienbedingungen durchgeführt werden (Brucker et al. 2014).

Eine **kombinierte Applikation** von Tracer und Patentblau® scheint die beste Option für die SLN-Detektion bei Patientinnen mit Endometriumkarzinom von niedrigem und intermediärem Risiko zu sein. Es ist wahrscheinlich, dass diese Gruppe von Patientinnen sich am besten für diese Untersuchung eignen wird, weil der lymphatische Abfluss in frühen Tumorstadien nicht durch obstruierende Tumormassen gestört und dadurch eine präzise Identifikation der SLN ermöglicht wird (Brucker et al. 2014).

Die methodischen Fragen hinsichtlich des Applikationsortes bei der SLN-Technik stellen eine Besonderheit des Endometriumkarzinoms dar und sind dementsprechend herausfordernder in der Anwendung und Einführung als bei fokalen Neoplasien mit direkter Lymphdrainage wie dem Mammakarzinom. Die Implementierung der SLN-Technik beim Endometriumkarzinom erfordert Interdisziplinarität (Gynäkologen, Nuklearmediziner, Pathologen) und eine besondere Qualitätskontrolle bei jedem Schritt des Prozesses. Die Beherrschung der Technik ist mit einer gewissen Lernkurve assoziiert und deswegen kann der Erfolg der SLN-Detektion beim Endometriumkarzinom sehr von der Erfahrung des Operateurs abhängig sein. Zu diesem Zeitpunkt kann das SLN-Konzept nicht als Standard in der Behandlung des Endometriumkarzinoms angesehen werden, da noch weitere prospektiv randomisierte Daten notwendig sind, die die Effektivität und den Nutzen dieser Technik belegen. Trotz allem sind die potenziellen Vorteile der SLN-Technik beim Endometriumkarzinom unzählig (Brucker et al. 2014).

Literatur

Abu-Rustum NR. The increasing credibility of sentinel lymph node mapping in endometrial cancer. Ann Surg Oncol 2013; 20: 353–4.

Ballester M, Dubernard G, Lécuru F et al. Detection rate and diagnostic accuracy of sentinel-node biopsy in early stage endometrial cancer: a prospective multicentre study (SENTI-ENDO). Lancet Oncol 2011; 12: 469–76.

Brucker SY, Taran FA, Wallwiener D. Sentinel lymph node mapping in endometrial cancer: a concept ready for clinical routine? Arch Gynecol Obstet 2014; 290: 9–11.

Delaloye JF, Pampallona S, Chardonnens E et al. Intraoperative lymphatic mapping and sentinel node biopsy using hysteroscopy in patients with endometrial cancer. Gynecol Oncol 2007; 106: 89–93.

Delpech Y, Cortez A, Coutant C et al. The sentinel node concept in endometrial cancer: histopathologic validation by serial section and immunohistochemistry. Ann Oncol 2007; 18: 1799–803.

Khoury-Collado F, Glaser GE, Zivanovic O et al. Improving sentinel lymph node detection rates in endometrial cancer: how many cases are needed? Gynecol Oncol 2009; 115: 453–5.

Khoury-Collado F, Murray MP, Hensley ML et al. Sentinel lymph node mapping for endometrial cancer improves the detection of metastatic disease to regional lymph nodes. Gynecol Oncol 2011; 122: 251–4.

Ruscito I, Gasparri ML, Braicu EI et al. Sentinel node mapping in cervical and endometrial cancer: Indocyanine green versus other conventional dyes – A meta-analysis. Ann Surg Oncol 2016. Epub ahead of print. DOI: 10.1245/s10434-016-5236-x.

2.6.2 Strahlentherapie

Nicola Weidner, Daniel Zips

Postoperative Therapieergänzung

In den Stadien I und II verringert die postoperative Strahlentherapie das Lokalrezidivrisiko ohne gesicherten Einfluss auf das Überleben (Scholten et al. 2005; Creutzberg et al. 2000; Aalders et al. 1980). Die Datenlage für die selten fortgeschrittenen Stadien ist unklar.

Vaginale Kontakttherapie

Nach adäquater Operation (Hysterektomie und Adnexektomie) besteht in den Stadien IA Grad 1 und Grad 2 sowie im Stadium IB Grad 1 in der Regel keine Indikation zu einer weiteren Behandlung. Bei Vorliegen von Risikofaktoren (Alter, Lymphangiosis, Tumorgröße, histologischer Subtyp serös oder klarzellig) kann die Brachytherapie empfohlen werden.

> Bei Malignomen im Stadium IA Grad 3 sowie ab Stadium IB Grad 2 wird nach adäquater Operation (Hysterektomie, Adnexektomie und pelvine sowie paraaortale Lymphonodektomie) die vaginale Bestrahlung zur Verbesserung der lokalen Kontrolle empfohlen.

Die Behandlung reduziert das Risiko vaginaler Rezidive von 12–15 % auf etwa 2 %. Unerwünschte Wirkungen sind selten, neben Blasenreizungen wird gelegentlich eine trockene und atrophe Scheidenschleimhaut beschrieben.

Perkutane pelvine Strahlentherapie

Bei fehlender systematischer Lymphonodektomie ist ab dem Stadium IB Grad 3 die perkutane Bestrahlung des kleinen Beckens indiziert. Nach systematischer Lymphonodektomie wird bei zusätzlichen Risikofaktoren L1, V1, N+ sowie im Stadium II die Beckenbestrahlung empfohlen. Für Hochrisikopatientinnen kann bei fehlendem Lymphknotenstaging oder seröser oder klarzelliger Histologie eine Chemotherapie (synchron oder sequenziell) empfohlen werden.

Die Beckenbestrahlung erfolgt nach 3-D-CT-Planung, **moderne Bestrahlungstechniken** (intensitätsmodulierte Strahlentherapie; IMRT, bildgeführte Strahlentherapie; IGRT) ermöglichen eine bessere Risikoorganschonung als konventionelle Vierfeldertechniken. Neben der ehemaligen Tumorregion werden die pelvinen Lymphknotenstationen sowie die oberen

Scheidenanteile mit einer Dosis von 45–50,4 Gy (5 × 1,8 Gy/Woche) behandelt. Bei hohem vaginalem Rezidivrisiko kann eine Kombination mit der Brachytherapie erfolgen.

Bei R1- oder R2-Resektionen kann – wenn eine Nachresektion nicht möglich ist – eine lokale Tumoraufsättigung oder eine Kombination mit der Brachytherapie sinnvoll sein.

Perkutane paraaortale Bestrahlung

Die Empfehlung zur Paraaortalbestrahlung ist **individuell** und folgt keiner Leitlinie. Sie kann sinnvoll sein nach paraaortaler Lymphonodektomie mit Nachweis und Entfernung der befallenen Lymphknoten. Einzelne Arbeitsgruppen empfehlen sie bei ausgedehntem pelvinen Befall und fehlender Lymphonodektomie paraaortal (Mundt et al. 2001).

Bei inoperablen paraaortalen Metastasen ist die Strahlentherapie **palliativ** und eine Option neben palliativen Systemtherapien.

In **adjuvanter** Situation erfolgt eine 3-D-geplante Strahlentherapie paraaortal mit 45–50,4 Gy unter Berücksichtigung der Risikoorgane (Dünndarm, Nieren, Myelon) nach seitengetrennter Nierenfunktionsprüfung, moderne Bestrahlungstechniken sind zu bevorzugen.

Primäre definitive Strahlentherapie

Die definitive kombinierte Strahlentherapie mit kurativer Zielsetzung ist möglich, bei großem Uterus schwierig und der Operation unterlegen. Sie ist damit in der Regel nur die Therapie der zweiten Wahl.

Zur Blutungsstillung bei multimorbiden Patientinnen kann die alleinige Brachytherapie sinnvoll sein. Ansonsten stehen individuell Kombinationen aus Perkutanbehandlung und Brachytherapie zur Verfügung. In der Palliativsituation ist häufig die alleinige Perkutanbehandlung (z. B. hypofraktioniert) die Therapie der Wahl.

Kombinierte Therapie

Bei der kombinierten Therapie wird eine Brachytherapie in Kombination mit einer Perkutanbestrahlung des kleinen Beckens durchgeführt. Die Brachytherapie erfolgt nach fraktionierter Abrasio und setzt ein System voraus, das eine Bestrahlung des gesamten Tumors und Uterus ermöglicht. Eine MRT-geplante Brachytherapie ist empfehlenswert.

Die Perkutanbestrahlung erfasst den Uterus, die oberen Scheidenanteile sowie den pelvinen Lymphabfluss, wie vorher beschrieben.

Literatur

Aalders J, Abeler V, Kolstadt P, Onsrud M. Postoperative external irradiation and prognostic parameters in stage I endometrial carcinoma. Obstet Gynecol 1980; 56: 419–27.

ACOG Practice Bulletin, Clinical Management Guidelines for Obstetrician-Gynecologists. Management of endometrial cancer. Obstet Gynecol 2005; 106: 413–24.

Amant F, Moerman P, Neven P et al. Treatment modalities in endometrial cancer. Curr Opin Oncol 2007; 19: 479–85.

Creutzberg CL, van Putten WLJ, Koper PCM et al. Surgery and postoperative radiotherapy versus surgery alone for patients with stage-1 endometrial karzinoma: multicentre randomised trial. Lancet 2000; 355: 1404–11.

Deutsche Krebsgesellschaft, Deutsche Gesellschaft für Gynäkologie und Geburtshilfe. S 2k Leitlinie Endometriumkarzinom. Frankfurt: Informationszentrum für Standards in der Onkologie 2008.

Emons G. Endometriumkarzinom. Frauenheilkunde 5. up2date 2007; 1: 35–49.

Hanf V, Günthert AR, Emons G. Endometrial Cancer. Onkologie 2003; 26: 429–36.

Keys HM, Roberts JA, Brunetto VL et al. A phase III trial of surgery with or without adjunctive external pelvic radiation therapy in intermediate risk endometrial adenocarcinoma: a Gynecologic Oncology Group study. Gynecol Oncol 2004; 92: 744–51.

Kong A, Johnson N, Cornes P et al. Adjuvant radiotherapy for stage I endometrial cancer. Cochrane Database Syst Rev 2007; 2: CD003916.

Kucera H, Vavra N, Weghaupt K. Benefit of external irradiation in pathologic stage I endometrial carcinoma: a prospective clinical trial of 605 patients who received postoperative vaginal irradiation and additional pelvic irradiation in the presence of unfavourable prognostic factors. Gynecol Oncol 1990; 38: 99–104.

Lee CM, Szabo A, Shrieve DC et al. Frequency and effect of adjuvant radiation therapy among women with stage I endometrial adenocarcinoma. JAMA 2006; 295: 389–97.

Lin LL, Mutch DG, Rader JS et al. External radiotherapy versus vaginal brachytherapy for patients with intermediate risk endometrial cancer. Gynecol Oncol 2007; 106: 215–20.

Mundt AJ, Murphy KT, Rotmensch J et al. Surgery and postoperative radiation therapy in FIGO Stage IIIC endometrial carcinoma. Int J Radiat Oncol Biol Phys 2001; 50: 1154–60.

Randall ME, Filiaci VL, Muss H et al. Randomized phase III trial of whole-abdominal irradiation versus doxorubicin and cisplatin chemotherapy in advanced endometrial carcinoma: a Gynecologic Oncology Group study. J Clin Oncol 2006; 24: 36–44.

Scholten AN, van Putten WL, Beerman H et al. Postoperative radiotherapy for Stage 1 endometrial carcinoma: long-term outcome of the randomized PORTEC trial with central pathology review. Int J Radiat Oncol Biol Phys 2005; 63: 834–8.

Shaeffer DT, Randall ME. Adjuvant radiotherapy in endometrial carcinoma. Oncologist 2005; 10: 623–31.

2.6.3 Systemtherapie

Günter Emons

Die früher gerne durchgeführte adjuvante Therapie mit **Gestagenen** hat sich als nicht wirksam erwiesen und soll nicht durchgeführt werden (Kommission Uterus 2008, 2013).

Zahlreiche Studien, die 2011 von der Cochrane Collaboration in einer Metaanalyse zusammengefasst wurden, zeigten, dass eine **platinbasierte adjuvante Chemotherapie** alleine oder in Kombination mit einer adjuvanten Strahlentherapie das progressionsfreie und Gesamtüberleben im Vergleich zur alleinigen adjuvanten Strahlentherapie signifikant verbesserten. Durch die adjuvante Chemotherapie wurde vor allem die Rate von Rezidiven außerhalb des Beckens reduziert (Johnson et al. 2011). Deshalb soll bei einem Endometriumkarzinom mit hohem Rezidivrisiko (Stadium IB Grad 3; II; III sowie allen serösen und klarzelligen Endometriumkarzinomen) eine adjuvante Chemotherapie sequenziell zur Strahlentherapie (Brachy- und/oder Teletherapie) durchgeführt werden.

Die meisten Daten liegen für die Kombination eines Platinpräparates mit Paclitaxel vor (Kommission Uterus 2013). Auch im Stadium IVA kann nach Operation eine Chemotherapie sequenziell mit einer Strahlentherapie durchgeführt werden (Kommission Uterus 2013). Große internationale Studien klären zur Zeit, wann eine adjuvante Chemotherapie alleine ausreichend ist, und wann und in welcher Sequenz sie mit einer Brachytherapie und/oder Teletherapie kombiniert werden sollte.

Literatur

Johnson N, Bryant A, Miles T et al. Adjuvant chemotherapy for endometrial cancer after hysterectomy. Cochrane Database Syst Rev 2011; 10: CD003175.

Kommission Uterus der Arbeitsgemeinschaft Gynäkologische Onkologie e. V. (Hrsg). Interdisziplinäre S2k-Leitlinie für die Diagnostik und Therapie des Endometriumkarzinoms. München: Zuckschwerdt 2008.

Kommission Uterus der Arbeitsgemeinschaft Gynäkologische Onkologie e. V. (Hrsg). Empfehlungen für die Diagnostik und Therapie des Endometriumkarzinoms. www.ago-online.de. 2013. www.ago-online.de/fileadmin/downloads/leitlinien/uterus/empfehlungen_diagnostik_therapie_EC.pdf (Zugriffsdatum: 04.02.1016).

2.6.4 Nachsorge

Ingo B. Runnebaum, Cornelia Scheungraber

Die Nachsorge der Patientinnen nach primärer Endometriumkarzinomtherapie soll der Kontrolle des Therapieerfolgs, der Therapie von Behandlungskomplikationen, der Früherkennung von Rezidiven oder anderen Karzinomen (z. B. bei hereditärem Risiko, Lynch-II-Syndrom) sowie der von der Patientin empfundenen Sicherheit und damit der Lebensqualität kostenwirksam dienen.

Rezidive

Etwa 13 % der Patientinnen erleiden ein Rezidiv (Sartori et al. 2010). In etwa 50 % handelt es sich um ein gut therapierbares Lokalrezidiv. Symptomatologie und klinische Untersuchung können bis zu 83 % der Rezidive zu geringen Kosten erkennen (Salani et al. 2011; Tjalma et al. 2004). Das Rezidivrisiko und die Lokalisation des Rezidivs (z. B. lokal, abdominal) hängen entscheidend von der Risikokonstellation ab, also von den **prognostischen Faktoren** Stadium, Histologie und Molekularbiologie des Tumors (Runnebaum 2016, im Druck). Ob routinemäßige Nachsorgeuntersuchungen das erkrankungsspezifische Überleben nach Niedrigrisiko-Endometriumkarzinom und adäquater Therapie verlängern, ist nicht geklärt. Eine prospektiv-randomisierte Studie zur Nachsorgeuntersuchung ist nicht verfügbar.

> Da die 5-Jahres-Überlebensrate für das Endometriumkarzinom 83 % beträgt und für Niedrigrisiko-Karzinome (Stadium IA, Grad 1 oder Grad 2) sogar 90–95 %, betrifft die Nachsorge eine verhältnismäßig große Zahl an Patientinnen, die als Gruppe zahlenmäßig zunehmen wird. Frühzeitig erkannte Rezidive, vor allem Lokalrezidive, können kurativ behandelt werden.

In den ersten drei Jahren nach der primären Therapie treten etwa 70 % aller Endometriumkarzinomrezidive auf (Ben Arie et al. 2012; Sartori et al. 2010; Fung-Kee-Fung et al. 2006; Tjalma et al. 2004). In den ersten 3 Jahren ist daher die Nachsorge je nach Risikokonstellation im vierteljährlichen, später im halbjährlichen Intervall für 5 Jahre empfohlen (Kommission Uterus 2013). Ein risikoadaptiertes Minimum hinsichtlich der Maßnahmen und Intervalle stellt die in Tabelle zusammengefasste Empfehlung der amerikanischen Gesellschaft für Gynäkologische Onkologie SGO dar (► Tab. 2-4) (Salani et al. 2011).

Die **Strategie der Rezidiverkennung** in der Nachsorge sollte auch darauf basieren, welche Todesursachen bei krankheitsspezifischem Versterben in Frage kommen: pelvines Rezidiv (10 %); abdominales Rezidiv (z. B. Leber; 37 %), distante Metastase (z. B. Lunge; 53 %).

Tab. 2-4 Routinenachsorgemaßnahmen und -intervalle nach Risiko (FIGO-Stadium, Histologie).

	Monate			Jahre	
	0–12	12–24	24–36	3–5	>5
Symptomerhebung und klinische Untersuchung ggf. mit Sonografie					
• niedriges Risiko (IA Grad 1 oder Grad 2)	alle 6 Monate	jährlich	jährlich	jährlich	jährlich
• mittleres Risiko (IB–II)	alle 3 Monate	alle 6 Monate	alle 6 Monate	alle 6 Monate	jährlich
• hohes Risiko (III/IV, serös, klarzellig)	alle 3 Monate	alle 3 Monate	alle 6 Monate	alle 6 Monate	jährlich
Papanicolaou-Vaginalabstrich ohne Rezidivverdacht	nicht indiziert	nicht indiziert	nicht indiziert	nicht indiziert	nicht indiziert
CA-125-Tumormarker im Serum bei Hochrisiko-Histologie	Daten nicht ausreichend, geringe Sensitivität (15 %)	Daten nicht ausreichend, geringe Sensitivität (15 %)	Daten nicht ausreichend, geringe Sensitivität (15 %)	Daten nicht ausreichend, geringe Sensitivität (15 %)	Daten nicht ausreichend, geringe Sensitivität (15 %)
Thorax-Röntgenaufnahme, PET-CT, MRT	Daten nicht ausreichend	Daten nicht ausreichend	Daten nicht ausreichend	Daten nicht ausreichend	Daten nicht ausreichend
Bei Verdacht auf Rezidiv lokal, abdominal oder sonst distant	CT-Thorax und -Abdomen oder PET-CT ± CA-125	CT-Thorax und -Abdomen oder PET-CT ± CA-125	CT-Thorax und -Abdomen oder PET-CT ± CA-125	CT-Thorax und -Abdomen oder PET-CT ± CA-125	CT-Thorax und -Abdomen oder PET-CT ± CA-125

Modifiziert nach Salani et al. (2011); CA = Cancer-Antigen

! Da Endometriumkarzinomrezidive bei über 50 % aller Patientinnen mit entsprechenden Symptomen einhergehen, kommt der Anamnese und der symptomorientierten klinischen Untersuchung eine wesentliche diagnostische Bedeutung zu.

Die **tumorspezifische Anamnese** umfasst die Fragen nach:
- vaginalen Blutungen,
- Schmerzen im Ober- und/oder Unterbauch sowie nach Kopfschmerzen (in bis zu 80 % bei zerebralen Fernmetastasen),
- Miktions- und Defäkationsbeschwerden (Subileus, paradoxe Diarrhoe),

- Unterbauchschmerz oder uncharakteristischen Abdominalbeschwerden (maligner Aszites, Lymphozele),
- Gewichtsabnahme und sonstiger B-Symptomatik,
- persistierendem Husten oder Atemnot (in 70 % bei pulmonalen Fernmetastasen),
- Auftreten oder Zunahme von Lymphödemen der unteren Extremität,
- Thrombose,
- genitalen Atrophieerscheinungen und/oder sexuellen Störungen wie Dyspareunien (häufige Folge nach Strahlentherapie oder nach Adnexektomie in der Prä-/Perimenopause),
- Hormonausfallserscheinungen,
- dem Leistungsstatus (Eastern Cooperative Oncology Group [ECOG], Karnofsky-Index) und der Lebensqualität.

Die **klinische Untersuchung** beinhaltet:
- Die Inspektion und bimanuelle Palpation des äußeren und inneren Genitales inkl. der inguinalen Lymphabflussgebiete und des Rektums.
- Die vaginale Spekulumeinstellung und Kolposkopie, insbesondere um Vaginal- und Paravaginalrezidive zu erkennen (Sensitivität 35–68 %).
- Bildgebende Verfahren wie die transvaginale Sonografie aufgrund der ubiquitären Verfügbarkeit zur Früherkennung von Lokalrezidiven (Sensitivität 4–31 %) oder weiterführende bildgebende Diagnostik bei symptomatischen Patientinnen (Sensitivität 50 %); routinemäßige Thorax-Röntgenaufnahme zur Detektion von pulmonalen Metastasen können das Gesamtüberleben nicht beeinflussen und sind daher nicht zu empfehlen.

Die Bestimmung von Tumormarkern (Sensitivität 15 % bei selektivem Einsatz der CA-125-Bestimmung, z. B. bei serös-papillärer Histologie) und zytologische Vaginalabstriche (Sensitivität 0–7 %, allerdings hohe Spezifität von 88 %) erbringen keinen zusätzlichen Vorteil für das Endometriumkarzinom-spezifische Gesamtüberleben der Patientin und können derzeit nicht für den routinemäßigem Einsatz empfohlen werden.

In der Nachsorge können resezierbare lokoregionäre und intraabdominale Rezidive rechtzeitig erkannt werden, sodass sie primär durch Komplettresektion operiert werden können. Bei Inoperabilität, z. B. bei hohem Narkoserisiko, und lokoregionärem Rezidiv kann eine Strahlentherapie durchgeführt werden. Wichtig ist die Zusammenarbeit mit einem interdisziplinären onkologischen Zentrum, um gemeinsam über die Behandlung mittels der operativen, strahlentherapeutischen oder systemtherapeutischen Optionen individuell entscheiden zu können.

Behandlung therapieassoziierter Gesundheitsfolgen

Genitale Atrophieerscheinungen, die oftmals mit Problemen im Bereich der Sexualität und Partnerschaft einhergehen und eine Einschränkung der Lebensqualität bedeuten können, treten oft postradiogen auf oder sind Folge des Hormonausfalls nach der Adnexektomie. Die Lokalbehandlung mit Gleitgel oder Vaseline kann eine Symptomkontrolle bewirken; auf eine lokale Östrogenisierung mit Estriol sollte man wegen des kontrovers diskutierten Einflusses auf das Rezidivrisiko nach Möglichkeit verzichten. Im Falle einer Vaginalstenose sollte die betroffene Patientin auf die Möglichkeit einer im häuslichen Milieu selbst durchführbaren Vaginaldilatation mit speziellen Phantom-Sets hingewiesen werden. Gestagene können bei klimakterischen Beschwerden mit hohem Leidensdruck in das Therapiekonzept einbezogen werden.

Bei Beschwerden wegen sekundärer **chronischer Lymphödeme** der unteren Extremität, die nach pelviner und paraaortaler Lymphonodektomie oftmals langfristige Ausfälle im Alltag und Arbeitsleben darstellen, sind die manuelle Lymphdrainage 1- bis 2-mal pro Woche und die Kompressionstherapie mit Kompressionsstrümpfen der Klasse 2 die primäre Therapie der Wahl. Abdominale Beschwerden können auch durch Lymphozelen entstehen, die sich nach pelviner und paraaortaler Lymphonodektomie bei Hochrisiko-Histologie bilden und infizieren können, insbesondere nach mehrfachen transcutanen Punktionen. Hier sollte primär an die Möglichkeit der laparoskopischen Fensterung gedacht werden (erste große Serie aus unserer Arbeitsgruppe; Radosa et al. 2013).

Da bei 6–10 % der Patientinnen mit Endometriumkarzinom im Rahmen der Nachsorge **Zweitmalignome** wie Mammakarzinome oder Tumoren des Lynch-II-Syndroms diagnostiziert werden, sollten auch die Teilnahme am Mammografiescreening empfohlen und regelmäßige klinische und bildgebende Untersuchungen der Mamma durchgeführt werden. Ein Endometriumkarzinom kann auch eine Manifestation des hereditären Lynch-II-Syndroms sein. Aufgrund einer Keimbahnmutation in DNA-Mismatch-Repair-Genen (z. B. *hMSH2*, *hMLH1*, *hPMS1*, *hPMS2*, *hMSH6*) kann es bei den Trägerinnen zu Krebserkrankungen des Colons, des Magens, des Dünndarms, des Nierenbeckens oder der ableitenden Harnwege, seltener auch der Ovarien, kommen. Wenn die Amsterdam-II-Kriterien oder die modifizierten Bethesda-Kriterien erfüllt sind, sollten eine Gendiagnostik interdisziplinär mit der Humangenetik veranlasst und eine entsprechende Früherkennung für die häufigen Tumorentitäten dieses Syndroms erfolgen (Kast u. Arnold 2012).

Die interdisziplinäre **psychoonkologische** und **psychosoziale Betreuung** ist Bestandteil der Nachsorge von Frauen nach Endometriumkarzinom. Der Patientin sollten früh umfassende Informationen zu Selbsthilfegruppen, Krebsberatungsstellen, psychoonkologischen und psychotherapeutischen Behandlungsmöglichkeiten, Paar- und Sexualberatung sowie zu sozialrechtlicher Beratung unterbreitet werden. Ebenso wird die Patientin über die gesetzlichen Möglichkeiten von Anschlussheilbehandlungen und Rehabilitationsangeboten informiert und ggf. bei der Antragstellung unterstützt.

Literatur

Amant F, Cadron I, Fuso L et al. Endometrial carcinosarcomas have a different prognosis and pattern of spread compared to high-risk epithelial endometrial cancer. Gynecol Oncol 2005; 98: 274–80.

Ben Arie A, Lavie O, Gdalevich M et al. Temporal pattern of recurrence of stage I endometrial cancer in relation to histological risk factors. Eur J Surg Oncol 2012; 38: 166–9.

Fung-Kee-Fung M, Dodge J, Elit L et al. Follow-up after primary therapy for endometrial cancer: a systematic review. Gynecol Oncol 2006; 101: 520–9.

Kast K, Arnold N. Gendiagnostik bei familiären Tumoren. Gynäkologe 2012; 45: 28–34.

Kommission Uterus der Arbeitsgemeinschaft Gynäkologische Onkologie e. V. (Hrsg). Empfehlungen für die Diagnostik und Therapie des Endometriumkarzinoms. www.ago-online.de. 2013. www.ago-online.de/fileadmin/downloads/leitlinien/uterus/empfehlungen_diagnostik_therapie_EC.pdf (Zugriffsdatum: 04.02.1016).

Radosa MP, Diebolder H, Camara O et al. Laparoscopic lymphocele fenestration in gynaecological cancer patients after retroperitoneal lymph node dissection as a first-line treatment option. BJOG 2013; 120: 628–36.

Runnebaum IB. Operative Therapie des Endometriumkarzinoms. Der Onkologe 2016 (im Druck).

Salani R, Backes FJ, Fung MF et al. Posttreatment surveillance and diagnosis of recurrence in women with gynecologic malignancies: Society of Gynecologic Oncologists recommendations. Am J Obstet Gynecol 2011; 204: 466–78.

Sartori E, Pasinetti B, Chiudinelli F et al. Surveillance procedures for patients treated for endometrial cancer: a review of the literature. Int J Gynecol Cancer 2010; 20: 985–92.

Tjalma WA, van Dam PA, Makar AP, Cruickshank DJ. The clinical value and the cost-effectiveness of follow-up in endometrial cancer patients. Int J Gynecol Cancer 2004; 14: 931–7

2.6.5 Rezidive und Metastasen

Konservative Therapie

Günter Emons

Sind bei einem Rezidiv oder bei Metastasen eine Operation und/oder eine Strahlentherapie nicht mehr möglich, sollte bei östrogen- und/oder progesteronrezeptorpositiven Karzinomen und nicht akut lebensbedrohlichen Metastasen eine **endokrine Therapie** mit Gestagenen (z. B. Medroxyprogesteronacetat 200–250 mg/d oral; Megestrolacetat 160 mg/d oral) durchgeführt werden (Kommission Uterus 2008, 2013). Bei Kontraindikationen gegen hoch dosierte Gestagene und gegen eine Chemotherapie kann eine Therapie mit **Tamoxifen** versucht werden. Die Kommission Uterus der AGO konnte zeigen, dass auch Fulvestrant in dieser Indikation eine gewisse Wirksamkeit bei sehr guter Verträglichkeit hat (Emons et al. 2013).

Bei Progress unter endokriner Therapie, bei rezeptornegativen Tumoren und bei akut lebensbedrohlichen Tumormanifestationen kann eine **palliative Chemotherapie** sinnvoll sein. Wirksame Substanzen sind Anthrazykline, Platinderivate und Taxane. Eine Kombinationstherapie ist einer Monotherapie bezüglich der Ansprechrate und des progressionsfreien Überlebens überlegen, zeigt aber nur marginale Vorteile im Gesamtüberleben. Bei ausreichender Verträglichkeit sollte die Kombination von Carboplatin und Paclitaxel eingesetzt werden, die bei geringerer Toxizität die gleiche Wirksamkeit wie die Dreierkombination aus Doxorubicin, Cisplatin und Paclitaxel besitzt (Kommission Uterus 2013). In der 2. Linie kann dann nach Carboplatin/Paclitaxel oft noch Doxorubicin als Monotherapie (z. B. 20 mg/m^2/Woche) mit guter Verträglichkeit und Wirksamkeit eingesetzt werden.

! Für keine palliative Chemotherapie beim Endometriumkarzinom wurde bisher ein Vorteil bezüglich Lebensqualität und Symptomkontrolle gegenüber einer alleinigen symptomatischen Behandlung nachgewiesen.

Literatur

Emons G, Günthert A, Thiel FC et al. Phase II study of fulvestrant 250 mg/month in patients with recurrent or metastatic endometrial cancer: A study of the Arbeitsgemeinschaft Gynäkologische Onkologie. Gynecol Oncol 2013; 129: 495–9.

Kommission Uterus der Arbeitsgemeinschaft Gynäkologische Onkologie e. V. (Hrsg). Interdisziplinäre S2k-Leitlinie für die Diagnostik und Therapie des Endometriumkarzinoms. München: Zuckschwerdt 2008.

Kommission Uterus der Arbeitsgemeinschaft Gynäkologische Onkologie e. V. (Hrsg). Empfehlungen für die Diagnostik und Therapie des Endometriumkarzinoms. www.ago-online.de. 2013. www.ago-online.de/fileadmin/downloads/leitlinien/uterus/empfehlungen_diagnostik_therapie_EC.pdf (Zugriffsdatum: 04.02.2016).

Operative Therapie

Eva-Maria Grischke

Die Rezidivrate für Patientinnen mit Endometriumkarzinom unter Berücksichtigung aller Stadien, beträgt für lokoregionäre Rezidive und Fernmetastasierung zusammen 25 %. Während sich 51 % als Fernmetastasen manifestieren, finden sich bei der lokoregionären Metastasierung 17 % der Metastasen im Bereich von Vagina und oberem Scheidenabschluss bzw. Scheidenpol, 32 % treten im kleinen Becken auf.

In der Regel sind **vaginale Rezidive** gut und frühzeitig erkennbar und meist auch einer kurativen operativen Therapie zugänglich. Bei kompletter R0-Resektion beträgt die 5-Jahres-Überlebensrate 40–50 %. Voraussetzung sind umschriebene Befunde am Vaginalpol. Bei fehlender Operabilität und im Vorfeld bereits erfolgter adjuvanter Strahlentherapie ist eine Exenteration zu überlegen. Trotz des kurativen Therapieansatzes ist mit einer erhöhten Rate an perioperativen Komplikationen zu rechnen und von einer relevanten Mortalität auszugehen.

Auch beim **Beckenwandrezidiv** stellt sich bei umschriebenen Befunden die Frage und Indikation zur operativen Intervention. Eine gezielte Strahlentherapie ist nur möglich, wenn keine adjuvante Radiatio im Vorfeld erfolgt ist. Gelingt eine R0-Resektion oder ist eine Strahlentherapie möglich, können 5-Jahres-Überlebensraten von 68–88 % erreicht werden. Spezielle Strahlentechniken, wie interstitielle Therapie oder intraoperative Radiotherapie im Rahmen einer operativen Behandlung des Beckenwandrezidivs, sind praktikable Methode bei vorbestrahlter Patientin und fehlender R0-Resektion.

Diese Therapiemöglichkeit ist allerdings nur in ausgewählten Zentren möglich und basiert auf den technischen Voraussetzungen und dem hohen Maß an Interdisziplinarität zwischen Strahlentherapeut und Operateur.

> **!** Bei der Entscheidung zu einem radikalchirurgischen operativen Vorgehen im Bereich des kleinen Beckens sollte die Indikation jeweils streng gestellt werden.

Als Entscheidungshilfe kann die Möglichkeit – oder besser Chance – eine R0-Resektion zu erreichen, gesehen werden.

Weitere Faktoren, die ein radikalchirurgisches Vorgehen rechtfertigen und damit für eine günstige Prognose sprechen, sind ein negativer Nodalstatus und eine fehlende komplette Beckenwandinfiltration. Klare Entscheidungskriterien liegen allerdings nicht vor.

Literatur

Amant F, Moerman P, Neven P et al. Treatment modalities in endometrial cancer. Curr Opin Oncol 2007; 19: 479–85.

Awtrey, CS, Cadungog MG, Leitao MM et al. Surgical resection of recurrent endometrial carcinoma. Gynecol Oncol 2006; 102: 480–8.

Bristow RE, Santillan A, Zahurak ML et al. Salvage cytoreductive surgery for recurrent endometrial cancer. Gynecol Oncol 2006; 103: 281–7.

Campagnutta E, Giorda G, De Piero G et al. Surgical treatment of recurrent endometrial carcinoma. Cancer 2004; 100: 89–96.

Fleisch MC, Pantke P, Beckmann MW et al. Predictors for long-term survival after interdisciplinary salvage surgery for advanced pr recurrent gynecologic cancers. J Surg Oncol 2007; 95: 476–84.

Huh WK, Straughn JM, Mariani A et al. Salvage of isolated vaginal recurrences in women with surgical stage I endometrial cancer: a multiinstitutional experience. Int J Gynecol Cancer 2007; 17: 886–9.

Morris M, Alvarez RD, Kinney WK, Wilson TO. Treatment of recurrent adenocarcinoma of the Endometrium with pelvic exenteration. Gynecol Oncol 1996; 60: 288–91.

3 Zervixkarzinom

Überblick

Florin-Andrei Taran, Diethelm Wallwiener, Sara Y. Brucker

Das Zervixkarzinom war im 19. Jahrhundert die häufigste Krebstodesursache bei Frauen. Heute stellt das Zervixkarzinom die dritthäufigste Krebserkrankung bei Frauen weltweit dar. Als eine der Hauptursachen des Zervixkarzinoms wurde eine Infektion mit bestimmten Subtypen des **Humanen Papillomvirus**, der sogenannten Hochrisikogruppe, identifiziert. Grundlegende Konzepte onkologischer Therapie in der operativen Medizin (Wertheim-Meigs-Okabayashi), der Strahlentherapie, der Krebsvorsorge, beim Verständnis molekularbiologischer Onkogenese sowie – aktuell – bei den Möglichkeiten einer Impfprophylaxe wurden anhand des Zervixkarzinoms entwickelt. Weltweit bleibt der Gebärmutterhalskrebs eine führende Krebstodesursache, besonders bei jungen Frauen, und damit ein gesundheitlich-sozioökonomisches Problem globalen Ausmaßes. Die Tatsache, dass es sich in Deutschland um eine nicht mehr häufige onkologische Erkrankung handelt, gehört zu den großen Erfolgen der universitären Medizin.

Spezielle Aspekte der **präoperativen Diagnostik** des Zervixkarzinoms werden im ▸ Kapitel 3.4 dargestellt. Die MRT und die CT haben eine niedrige Sensitivität in der Diagnostik des Zervixkarzinoms. Das operative Staging ermöglicht hingegen exakte Informationen über eine intraabdominelle Tumorausbreitung, den Nachweis oder Ausschluss von Lymphknotenmetastasen oder den Befall der Nachbarorgane und hat mittlerweile Einzug in die S3-Leitlinie gefunden (▸ Tab. 1).

▸ Kapitel 3.6 vermittelt Grundzüge der **operativen Therapie** des Zervixkarzinoms. In den letzten Jahren haben sich die Möglichkeiten des Einsatzes minimalinvasiver Verfahren in der gynäkologischen Onkologie stark erweitert. Die Vorteile liegen vor allem in der geringeren peri- und postoperativen Morbidität. Eine geringere Rate an postoperativen Wundinfektionen und intraoperativen Komplikationen, der geringere Blutverlust, der kürzere postoperative stationäre Aufenthalt und die geringeren intraoperativen Komplikationen wurden in Zusammenhang mit der minimalinvasiven radikalen Hysterektomie gebracht. Deshalb sollten Patientinnen mit einem frühen Zervixkarzinom, wenn möglich, immer minimalinvasiv operiert werden, da auch die onkologischen Ergebnisse im versierten Umgang mit der Laparoskopie oder dem Roboter denen der Laparotomie mindestens gleichwertig sind (▸ Abb. 1; ▸ Tab. 2). Das Vorgehen im fortgeschrittenen Stadium erfordert ein individualisiertes, interdisziplinäres Vorgehen (▸ Abb. 1; ▸ Tab. 2).

Tab. 1 Klinisches und chirurgisches Staging beim Zervixkarzinom.

Klinisches Staging	Operatives Staging
FIGO-Stadieneinteilung: • obligat: gynäkologische Untersuchung, einschl. Sonografie • Nierensonografie • evtl. Zysto-/Rektoskopie • Thorax-Röntgenaufnahme (Thorax-CT) • histologische Sicherung	FIGO-Stadieneinteilung: • obligat: gynäkologische Untersuchung, einschl. Sonografie • Nierensonografie • evtl. Zysto-/Rektoskopie • Thorax-Röntgenaufnahme (Thorax-CT) • histologische Sicherung
zusätzliche Diagnostik: Becken-CT, -MRT, PET/CT, PET/MRT	intraoperative Aussagen: • Lymphknotenbefall (paraaortal/pelvin) • intraabdominale Tumoraussaat • Befall Blase/Rektum
Vorteil: • Nichtinvasivität	Vorteile: • exakte Kenntnis der Tumorausbreitung • Möglichkeit der individualisierten Therapie
Nachteile: • keine genauen Aussagen bezüglich: • Lymphknotenstatus • intraabdominale Tumoraussaat • Befall Blase/Rektum/Nachbarorgane	Nachteil: • Invasivität

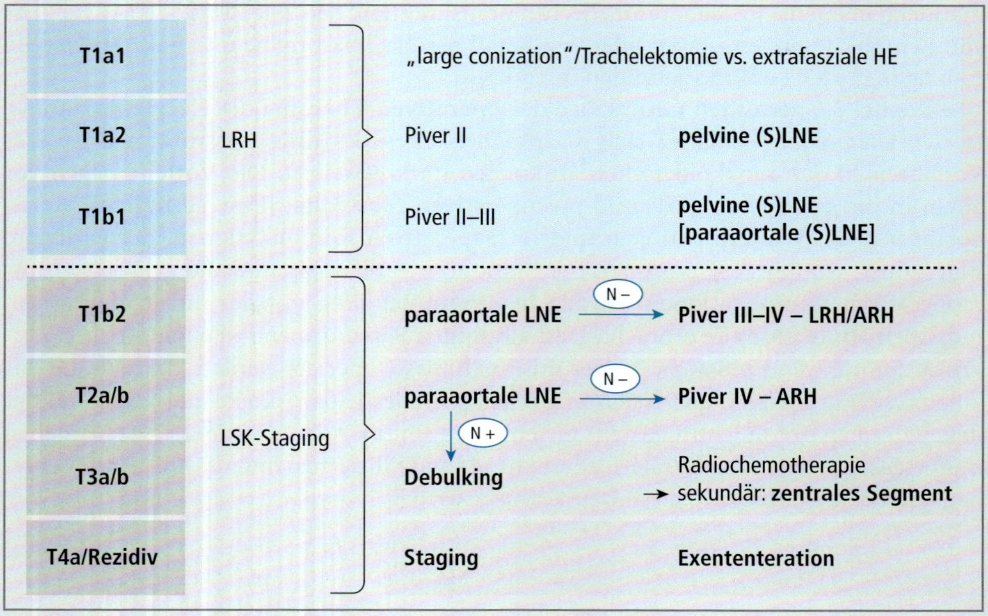

Abb. 1 Leitlinienbasierter operativer Algorithmus beim Zervixkarzinom. ARH=abdominale radikale Hysterektomie, HE=Hysterektomie, LNE=Lymphonodektomie, LRH=laparoskopische radikale Hysterektomie, LSK=Laparoskopie, N=Lymphknoten, SLNE=Sentinellymphonodektomie.

Tab. 2 Leitlinienbasiertes operatives Management beim Zervixkarzinom.

<table>
<tr><th>Stadien-einteilung FIGO (TNM)</th><th>Beschreibung</th><th>Radikalität Hysterektomie</th><th>Lymphonodektomie</th></tr>
<tr><td>IA1 (T1a1)</td><td>• ≤3 mm Stromainvasion
• ≤7 mm Flächenausdehnung</td><td>Konisation vs. Trachelektomie[1] (bei R1-Situation im Konisat) Hysterektomie (Piver I, Querleu/Morro A)</td><td>Risikofaktoren ≥2: SLNE, radikale pelvine/parametrane LNE (≥15 LK) (Schnellschnitt)</td></tr>
<tr><td>IA2 (T1a2)</td><td>• >3 mm bis ≤5 mm Stromainvasion
• ≤7 mm Flächenausdehnung</td><td>Trachelektomie[1] vs. LSK radikale Hysterektomie (Piver II, Querleu/Morro A/B)</td><td>SLNE, radikale pelvine/parametrane LNE (≥15 LK) (Schnellschnitt), ggf. radikale paraaortale LNE (≥10 LK)</td></tr>
<tr><td>IB1 (T1b1)</td><td>• ≤4 cm</td><td>LSK radikale Hysterektomie (Piver II–III, Querleu/Morro B/C)</td><td>operativer Einstieg über HE; radikale pelvine/parametrane LNE (≥15 LK) (Schnellschnitt), ggf. radikale paraaortale LNE (≥10 LK)</td></tr>
<tr><td>≥IB2 (T1b2)</td><td>• ≥4 cm</td><td>LSK Hysterektomie (Piver III–IV, Querleu/Morro C)</td><td rowspan="2">operativer Einstieg ab diesem Stadium über paraaortale LNE:
• Befall unterhalb A. mesenterica inferior: radikale LNE (≥10 LK)
• Befall oberhalb A. mesenterica inferior, komplettes Lymphknotendebulking → Radiochemotherapie</td></tr>
<tr><td>≥II (T2)
• IIA (T2a)
• IIB (T2b)</td><td>• Vaginalbefall: ≤2/3 Vagina
• Parametriuminfiltration, aber nicht bis zur Beckenwand</td><td>offene radikale Hysterektomie (Piver III–IV, Querleu/Morro C/D)</td></tr>
<tr><td>≥III</td><td>• Tumor infiltriert die Beckenwand
• Hydronephrose
• Blasen-/Rektuminfiltration</td><td>offene radikale Hysterektomie/exenteration (Piver V, Querleu/Morro D)</td><td>operativer Einstieg über paraaortale LNE</td></tr>
</table>

[1] Trachelektomie:
- Stadium FIGO IA1 mit mind. 1 Risikofaktor: Konisation oder Trachelektomie mit prophylaktischer Permanentcerclage (falls R1-Situation nach der Konisation).
- Stadium IA1 mit mind. 2 Risikofaktoren und Stadium IA2 mit mind. 1 Risikofaktor: N0-Situation nach operativem Staging der pelvinen Lymphknoten, Möglichkeit Konisation oder Trachelektomie mit prophylaktischer Permanentcerclage.

LK=Lymphknoten, LNE=Lymphonodektomie, LSK=Laparoskopie, SLNE=Sentinellymphonodektomie.

Inhalt

3.1 Epidemiologie

Dinah Lier, Thomas Iftner

Das Zervixkarzinom war 2012 die dritthäufigste Krebsdiagnose bei Frauen sowie der vierthäufigste durch Krebs verursachte Todesfall (Ferlay et al. 2015).

In Deutschland erkrankten 2012 etwa 4600 Frauen am Zervixkarzinom. Die Inzidenz des invasiven Karzinoms ist somit weiterhin rückläufig, auch wenn der Rückgang seit 1990 weniger steil erfolgt (Robert Koch-Institut 2015, 2012, 2010). Im Jahr 2012 war die Inzidenz am höchsten bei Frauen zwischen 40 und 44 Jahren, wobei das mittlere Erkrankungsalter für das invasive Karzinom 53 Jahre betrug und für das In-situ-Karzinom 34 Jahre (Robert Koch-Institut 2015).

Neben der Inzidenz ist in Deutschland seit 1980 auch die Mortalität zurückgegangen. Sie beträgt zurzeit knapp 1 600 Sterbefälle pro Jahr (Robert Koch-Institut 2015).

Die entscheidenden Auslöser des Zervixkarzinoms sind **Humane Papillomviren** (HPV) der sogenannten Hochrisikogruppe (high risk, HR-), die nahezu bei 100 % der Karzinome nachgewiesen werden können. Gegen die HR-HPV-Typen 16 und 18, die in etwa 70 % der Fälle Auslöser des Zervixkarzinoms sind (HR-HPV 16: etwa 50 % und HR-HPV 18 etwa 20 %), gibt es seit 2006 eine Impfung.

Zugelassene **Impfstoffe** in Deutschland:

- Gardasil®:
  - quadrivalenter Impfstoff: schützt gegen HPV 6, 11, 16 und 18,
  - Impfschema: 2–3 Dosen; i.d.R. 0, (2), 6 Monate,
  - seit September 2006 zugelassen;
- Cervarix®:
  - bivalenter Impfstoff: schützt gegen HPV 16 und 18,
  - Impfschema: 2–3 Dosen; i.d.R. 0, (1), 6 Monate,
  - seit Oktober 2007 zugelassen;
- Gardasil® 9:
  - nonavalenter Impfstoff: schützt gegen HPV 6, 11, 16, 18, 31, 33, 45, 52 und 58
  - Impfschema: 2–3 Dosen; i.d.R. 0, 5–13 oder 0, 2, 6 Monate
  - seit Juni 2016 zugelassen.

HR-HPV-Typen können in über 99 % der Zervixkarzinome nachgewiesen werden. In etwa 70 % der Fälle kommen HPV 16 und HPV 18 vor.

Literatur

Ferlay J, Soerjomataram I, Dikshit R et al. Cancer incidence and mortality worldwide: sources, methods and major patterns in GLOBOCAN 2012. Int J Cancer 2015; 136: E359–86.

Robert Koch-Institut, Gesellschaft der epidemiologischen Krebsregister in Deutschland. Krebs in Deutschland 2005/2006, Häufigkeiten und Trends. 7. Ausgabe. Berlin: Robert Koch-Institut 2010.

Robert Koch-Institut, Gesellschaft der epidemiologischen Krebsregister in Deutschland. Krebs in Deutschland 2007/2008, Häufigkeiten und Trends. 8. Ausgabe. Berlin: Robert Koch-Institut 2012.

Robert Koch-Institut, Gesellschaft der epidemiologischen Krebsregister in Deutschland (Hrsg). Krebs in Deutschland 2011/2012. 10. Ausgabe. Berlin: Robert Koch-Institut 2015. www.rki.de.

3.2 Ätiologie

Dinah Lier, Thomas Iftner

Nur persistierende Infektionen mit HR-HPV können über Vorstufen zum Zervixkarzinom führen.

Papillomviren sind hüllenlose, kleine stabile Viren. Bisher wurden über **170 HPV-Typen** beschrieben (https://pave.niaid.nih.gov), wovon ca. 40 den humanen Anogenitalbereich infizieren (► Tab. 3-1). HPV-Infektionen sind ebenfalls bedeutend beim Anal-, Vulva- und Peniskarzinom sowie bei Pharynx-, Larynx- und Mundhöhlenkarzinomen. Zusammenhänge mit anderen Krebsarten, wie Hautkrebs und Oropharynxtumoren, werden zurzeit diskutiert (IARC 2012).

HPV-Infektionen sind sehr häufig und werden meist vom Immunsystem erfolgreich bekämpft. Circa 90 % der HPV-Infektionen im Gebärmutterhals verschwinden innerhalb von 24 Monaten wieder. Die mittlere Infektionsdauer hängt dabei vom entsprechenden Virustyp ab: HR-HPV (insbesondere HPV 16) zeigen eine längere Persistenz als LR-HPV (Kjaer et al. 2010). Bei einer **persistierenden Infektion** steigt die Wahrscheinlichkeit, dass Dysplasien entstehen.

> Innerhalb von 24 Monaten heilt i. d. R. die HPV-Infektion im Gebärmutterhals aus. Bei einer persistierenden Infektion mit HR-HPV steigt die Wahrscheinlichkeit, dass Dysplasien entstehen.

Für bereits mit HR-HPV infizierte Frauen gelten folgende **zusätzlichen Risikofaktoren**, die zur Krebsentstehung beitragen können (Robert Koch-Institut u. Gesellschaft der epidemiologischen Krebsregister in Deutschland 2015):
- Rauchen,
- weitere Infektionen im Genitalbereich mit sexuell übertragbaren Erregern (z. B. *Herpes simplex* oder Chlamydien),
- hohe Parität, junges Gebäralter,
- Einnahme von oralen Kontrazeptiva über 5 Jahre,
- geschwächtes Immunsystem,
- früher Beginn sexueller Aktivität.

Weiterführende Informationen finden sich in Internet unter www.zervita.de.

Tab. 3-1 Einteilung der HPV-Typen (Haedicke u. Iftner 2013; IARC 2012).

Risikogruppe	Virentyp
HR-HPV	16, 18, 31, 33, 35, 39, 45, 51, 52, 56, 58, 59
wahrscheinlich HR-HPV	68
möglicherweise HR-HPV	26, 30, 34, 53, 66, 67, 69, 70, 73, 82, 85, 97
LR-HPV	6, 11, 40, 42, 43, 44, 54, 61, 72, 81

HPV = Humanes Papillomavirus, HR = high risk, LR = low risk

Literatur

IARC (Hrsg). Biological Agents. Vol. 100B. Lyon: International Agency for Research on Cancer 2012.

Haedicke J, Iftner T. Human papillomaviruses and cancer. Radiother Oncol 2013; 108: 397–402.

Kjaer SK, Frederiksen K, Munk C, Iftner T. Long-term absolute risk of cervical intraepithelial neoplasia grade 3 or worse following human papillomavirus infection: role of persistence. J Natl Cancer Inst 2010; 102: 1478–88.

PaVE: The papillomavirus knowledge source. A resource of the Bioinformatics and Computational Biosciences Branch at the NIAID Office of Cyber Infrastructure and Computational Biology. http://pave.niaid.nih.gov.

Robert Koch-Institut, Gesellschaft der epidemiologischen Krebsregister in Deutschland. Krebs in Deutschland 2011/2012, Häufigkeiten und Trends. 10. Ausgabe. Berlin 2015.

3.3 Vorsorge

Peter Hillemanns

Im Jahre 1971 wurde die Krebsfrüherkennungsuntersuchung (KFU) in Deutschland eingeführt. Das Ziel der KFU ist es, Krebserkrankungen in einem möglichst frühen Stadium zu entdecken. Das Zervixkarzinom entsteht über seine Präkanzerose, die zervikale intraepitheliale Neoplasie Grad 3 (CIN 3). Aufgrund der langen Latenzphase der CIN von mindestens 10 Jahren kann das Zervixkarzinom bereits im Stadium der Präkanzerose (CIN 3) erkannt und mittels Schlingenkonisation therapiert werden **(sekundäre Prävention)**.

Die Ursache des Zervixkarzinoms liegt in der Infektion mit humanen Papillomviren (Hochrisiko-HPV-Typen): 99,8 % aller Zervixkarzinome sind HPV-DNA-positiv. Eine **primäre Prävention** mittels Impfung kann seit 2006 durch die tetravalente (Gardasil®) und die bivalente (Cervarix®) HPV-Vakzine erfolgen. Beide sind gegen die HPV-Typen 16 und 18 gerichtet, welche bei 70 % aller Zervixkarzinome nachgewiesen werden. Der neue nonavalente HPV-Impfstoff (Gardasil® 9) deckt insgesamt 7 hochonkogene HPV-Typen ab – neben den beiden Niedrigrisiko-HPV-Typen 6 und 11, die ursächlich für Kondylome und geringgradige CIN sind.

Im gesetzlichen Vorsorgeprogramm sind folgende Standarduntersuchungen festgelegt:

- Spekulumuntersuchung,
- Abstrichzytologie (mittels Spatel/Bürste; kein Watteträger) und
- gynäkologische Tastuntersuchung.

Diese Untersuchungen wurde in Deutschland bisher jährlich empfohlen, mit einer Teilnahmerate von 50 % pro Jahr bzw. 70 % in 3 Jahren. Gemäß dem Krebsfrüherkennungs- und Registergesetz von 2013 (KFRG) und dem G-BA-Beschluss (2016) soll die Umstellung des bisherigen nichtpopulationsbezogenen auf ein organisiertes Screening mit einem jährlichen zytologischen Abstrich ab 20 Jahren bzw. für Frauen ab 35 Jahren optional mit einem 3-jährlichen kombinierten HPV- und Zytologietest erfolgen.

In einigen europäischen Ländern und den USA wurde für Frauen ab 30 Jahren der Nachweis von Hochrisiko-HPV-DNA in das Früherkennungsprogramm aufgenommen, da in prospektiven randomisierten Studien durch das HPV-basierte Screening ein um 60–70 % verbesserter Schutz vor Zervixkarzinomen im Vergleich zur Zytologie nachgewiesen wurde (Ronco 2014). Der HPV-Nachweis wurde bisher von der gesetzlichen Krankenversicherung nicht als Screeningtest erstattet. Aufgrund des sehr hohen negativen Vorhersagewertes kann ein negativer HPV-DNA-Test das Risiko einer CIN 3 oder eines Zervixkarzinoms mit sehr hoher Wahrscheinlichkeit ausschließen.

Eine HPV-DNA-Diagnostik sollte aufgrund der hohen Positivrate von 20–25 % in einem Alter unter 30 Jahren nicht eingesetzt werden.

Das Prinzip der Krebsfrüherkennung beim Zervixkarzinom basiert auf der sensitiven Detektion einer möglichen hochgradigen CIN-Läsion durch Nachweis einer zytologischen Auffälligkeit und/oder eines positiven Hochrisiko-HPV-DNA-Testes. Zur weiteren Risikoeinschätzung für das Vorliegen einer CIN 3 können **differenzialdiagnostische Methoden** eingesetzt werden: molekularbiologischen Testverfahren wie z. B. der immunzytochemische Nachweis von Ki67 und p16 (Dual Stain) und die Genotypisierung von HPV 16 und 18 erreichen zwar eine verbesserte Risikoabschätzung, jedoch nicht den exakten Nachweis des CIN-Stadiums.

Die Kolposkopie (stereoskopische Lupenbetrachtung der Ektozervix) erlaubt unter Verwendung von 3–5%iger Essigsäure (und ggf. Schiller-Iodprobe) die Identifikation von auffälligen Arealen der Ektozervix, sodass mittels kolposkopisch gezielter Knipsbiopsie eine histologische Diagnose erreicht werden kann. Im deutschen Sprachraum wird bei histologischem Nachweis einer CIN 3 die operative Therapie mittels der Schlingenkonisation empfohlen, da das Progressionsrisiko der CIN 3 in ein invasives Karzinom zwischen 30 und 70 % liegt. Bei Nachweis einer CIN 1 oder CIN 2 besteht eine Remissionswahrscheinlichkeit zwischen 40 und 70 %, sodass lediglich kontrolliert werden sollte.

Da die Konisation mit **Komplikationen** behaftet sein kann (Blutung, Zervixinsuffizienz, Frühgeburtlichkeit) ist ein unnötiger Eingriff zu vermeiden. Eine verantwortungsvolle Differenzialdiagnostik hat das Ziel, eine Fehl- und Überdiagnostik/-therapie zu vermeiden.

Literatur

Hillemanns P, Soergel M, Jentschke. Zervixkarzinomfrüherkennung: Stand der Diskussion. Der Gynäkologe 2014; 5: 334–9.

Ronco G, Dillner J, Elfstrom KM et al. Efficacy of HPV-based screening for prevention of invasive cervical cancer: follow-up of four European randomised controlled trials. Lancet 2013; 383: 524–32.

Geyer S, Jaunzeme J, Hillemanns P. Cervical cancer screening in Germany: group-specific participation rates in the state of Niedersachsen (Lower Saxony). A study with health insurance data. Arch Gynecol Obstet 2015; 291: 623–9.

Joura EA, Giuliano AR, Iversen OE et al. Luxembourg A; Broad Spectrum HPV Vaccine Study. A 9-valent HPV vaccine against infection and intraepithelial neoplasia in women. N Engl J Med 2015; 372: 711–23.

3.4 Diagnostik

Melanie Henes

Bei der Diagnostik des Zervixkarzinoms unterscheidet man zwei unterschiedliche Situationen: zum einen die Diagnostik bei der Patientin im Screening und zum anderen die Diagnostik bei der symptomatischen Patientin.

Häufig erfolgt die Diagnose der Vorstufe, aber auch des frühen Zervixkarzinoms, durch das zytologische Screening und die folgende Differenzialkolposkopie. Wichtig ist hier die **Übereinstimmung** zwischen zytologischem, kolposkopischem und histologischem Befund. Bei divergierenden Befunden kann auch eine diagnostische Konisation indiziert sein. Nach der histologischen Sicherung eines Zervixkarzinoms folgt die Stadieneinteilung. Entsprechend den Empfehlungen der Federation International de Gynécologie et Obstetrique (FIGO) erfolgt das Staging rein klinisch durch eine gynäkologische und rektovaginale Untersuchung, ggf. kombiniert mit einer Zystoskopie und/oder einer Rektoskopie. In besonders komplexen Situationen kann auch eine Laparoskopie indiziert sein, ggf. mit einer pelvinen und/oder paraaortalen Lymphonodektomie. Des Weiteren besteht die Möglichkeit einer MRT-Untersuchung ab Stadium IB2.

Symptome der präinvasiven Vorstufen und des frühen Zervixkarzinoms existieren nicht. Treten Symptome auf, handelt es sich meist um sog. Spätsymptome. Hierunter finden sich Kontaktblutungen, die z. T. auch lebensbedrohlich sein können, Meno- und Metrorrhagien, der sog. fleischwasserfarbene Ausfluss, mit seinem typisch süßlichen Geruch, die Hämaturie und andere Miktionsbeschwerden. Des Weiteren kann es bei Ureterenverschluss zu einem Nierenstau kommen. Dies wiederum kann zu einem Nierenversagen führen. Typische B-Symptome, wie Fieber, Nachtschweiß und Gewichtsverlust werden berichtet. Auffällige pelvine oder inguinale Lymphknoten können weitere Symptome darstellen.

Literatur

Bats AS, Buénerd A, Querleud D et al. SENTICOL collaborative group. Diagnostic value of intraoperative examination of sentinel lymph node in early cervical cancer: a prospective, multicenter study. Gynecol Oncol 2011; 123: 230–5.

Beckmann MW. Interdisziplinäre S 2-Leitlinie für die Diagnostik und Therapie des Zervixkarzinoms. Deutsche Krebsgesellschaften e. V. (DKG) und Deutsche Gesellschaft für Gynäkologie und Geburtshilfe (DGGG). 2008; Version 2.0.

Cormier B, Diaz JP, Shih K et al. Establishing a sentinel lymph node mapping algorithm for the treatment of early cervical cancer. Gynecol Oncol 2011; 122: 275–80.

Papanicolaou GN, Traut HF. The diagnostic value of vaginal smears in carcinoma of the uterus. Am J Obstet Gynecol 1941; 42: 193.

Robert Koch-Institut, Gesellschaft der epidemiologischen Krebsregister in Deutschland e. V. (Hrsg). Krebs in Deutschland 2003–2004 – Häufigkeiten und Trends. 7. Auflage. Berlin: Robert Koch-Institut 2010.

3.5 Pathologie

3.5.1 Histologie und Morphologie

Lars-Christian Horn, Anne K. Höhn, Falko Fend, Dietmar Schmidt

Präkanzerosen

Die **Definition** der Präkanzerosen (syn. Dysplasien, intraepitheliale Neoplasien) beinhaltet den mikroskopischen Nachweis zellulärer Atypien im jeweiligen Epithel mit Störung der Ausreifung des Epithels und des geweblichen Aufbaus (Scully 1981; ► Abb. 3-1). Traditionell wird angenommen, dass die Basal- bzw. Reservezellen die Zielstruktur der High-risk-HPV

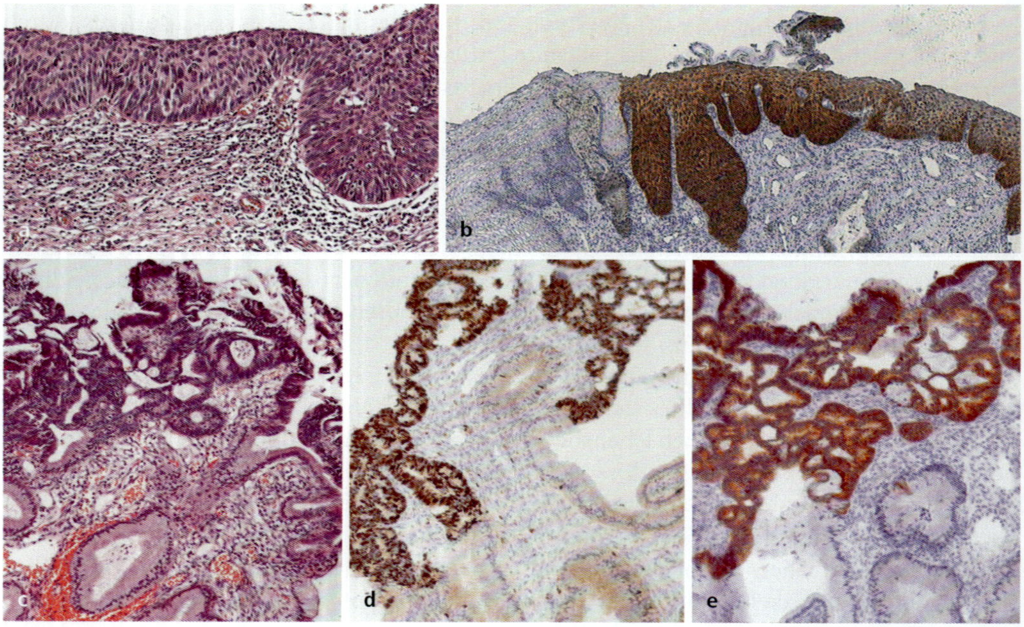

Abb. 3-1 Histologie zervikaler Präkanzerosen. **a** CIN 3; das Plattenepithel in seiner ganzen Dicke eingenommen durch atypische Epithelien; Basalmembran intakt. **b** CIN 3 über einer glandulären Ektopie mit immunhistochemisch stark positiver Reaktion (sog. block-staining) für p16; das angrenzende normale Plattenepithel ist negativ. **c** Adenocarcinoma in situ (ACIS) mit abruptem Übergang zwischen den dunkel gefärbten (hyperchromatischen) atypischen Zellen des ACIS und den normalen endozervikalen Zylinderepithelien (HE-Färbung). **d** Starke proliferative Aktivität der ACIS-Zellen gegenüber Ki67. **e** Starke p16-Reaktivität des ACIS; normale endozervikale Drüsenzellen sind negativ.

sind (Reuschenbach et al. 2012). Neuere Untersuchungen diskutieren jedoch auch restierende embryonale Zellen am ekto-endo-zervikalen Übergang als Ausgangspunkt für Präkanzerosen (van der Marel et al. 2014; Herfs u. Crum 2013).

Die Nomenklatur der Präkanzerosen ist in der Tabelle zusammengefasst (► Tab. 3-2). Die neue WHO-Klassifikation favorisiert eine binäre Einteilung, die jedoch der neuen Zytolo-

Tab. 3-2 Nomenklatur und Einteilung plattenepithelialer Präkanzerosen der Cervix uteri.

Beschreibung	kondylomatöse Läsion (HPV)	geringgradige Dysplasie	mäßiggradige Dysplasie	hochgradige Dysplasie	Carcinoma in situ
WHO (2003)	CIN 1		CIN 2	CIN 3	
WHO (2014)	• low-grade squamous in-lesions (LSIL) • Spezifizierung: Kondylom, CIN 1		• high-grade squamous intraepithelial lesions (HSIL) • Spezifizierung: CIN 2, CIN 3		

Zur Abgrenzung HPV-induzierter, nicht präkanzeröser Veränderungen kann in Zweifelsfällen der Einsatz von p16-Immunhistochemie sowie bei glandulären Läsionen zusätzlich der von Ki67-Immunhistochemie empfohlen werden; CIN = zervikale intraepitheliale Neoplasie, HPV = humanes Papillomavirus

gienomenklatur München III (Griesser et al. 2013) zuwiderläuft und bisher klinisch nicht etabliert ist. Daher sollte im Pathologiebericht in jedem Fall zusätzlich (ggf. ausschließlich) die dreistufige Einteilung in CIN 1–3 beibehalten werden.

Der immunhistochemische Nachweis von p16INK4a stellt einen Surrogatmarker für eine High-risk-HPV-Infektion dar (Darragh et al. 2013). Die S3-Leitlinie für die Diagnostik und Therapie des Zervixkarzinoms legt fest, dass eine p16-Immunhistochemie nur in Zweifelsfällen erfolgen sollte (AWMF 2014), diese kann durch Ki67 als Proliferationsmarker ergänzt werden. Dies erscheint insbesondere sinnvoll bei der neu in der WHO-Klassifikation aufgenommenen sog. flachen Variante der CIN 3, bei der die atypischen Plattenepithelien nicht mehr als 10 Zelllagen einnehmen.

Das **Adenocarcinoma in situ** (ACIS oder AIS) stellt eine obligate Präkanzerose des endozervikalen Zylinderepithels dar (Wilbur et al. 2014). Neu in der WHO-Klassifikation aufgenommen ist die sog. SMILE (stratified mucin-producing intraepithelial lesion) als Variante des ACIS, die Schleim bildende Zellen aufweist und wahrscheinlich die Vorläuferläsion eines adenosquamösen Karzinoms ist. Das klinische Management entspricht dem des ACIS. Glanduläre Läsionen mit zytologischen Atypien, die nicht vereinbar mit einem ACIS sind, werden teilweise als endozervikale glanduläre Dysplasie (EGD) oder low-grade cervical glandular intraepithelial neoplasia (LG-CGIN) bezeichnet. In Übereinstimmung mit der WHO-Klassifikation (Wilbur et al. 2014) ist die EGD/LG-CGIN eine schlecht reproduzierbare Läsion mit unzureichend definierten morphologischen Kriterien. In den meisten Fällen lässt sich immunhistochemisch mit p16 und Ki67 ein ACIS nachweisen oder ausschließen. Aus Sicht der Autoren sollte der Terminus EGD/LG-CGIN in der Diagnostik nicht verwendet werden.

Das Verhältnis von ACIS : CIN 3 wird mit 1:100–237 angegeben. Unter 242 untersuchten ACIS hatten 86 % eine auffällige Zytologie, die in 66 % durch eine assoziierte CIN bedingt war (Barroilhet et al. 2013).

Histopathologische Diagnostik zervikaler Präkanzerosen

Kolposkopisch gezielt entnommene **Biopsien** sollen in Stufenschnitten aufgearbeitet werden (3 Schnitte in einem Abstand von ca. 200 µm; AWMF 2014), ggf. unter Einsatz der Immunhistochemie (s. o.).

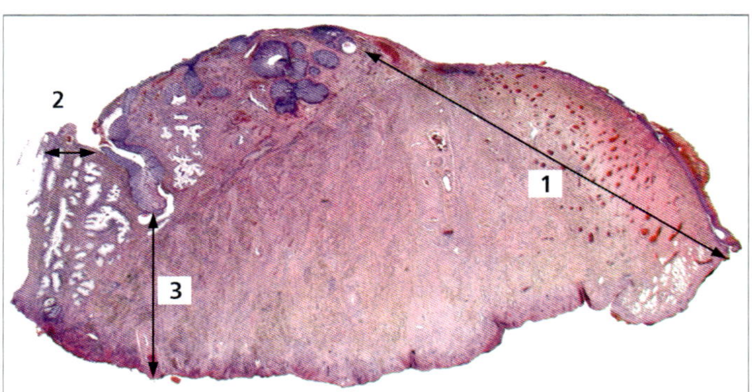

Abb. 3-2 Übersichtsvergrößerung eines Konisationspräparates mit Kennzeichnung des ektozervikalen (1), endozervikalen (2) und tiefen (Weichgewebs- oder zirkumferenten) Resektionsrandes (3).

Voraussetzung für eine exakte Diagnose ist die Übersendung eines intakten und markierten **Konisates** (z. B. Fadenmarkierung bei 12 Uhr). Unabhängig von der Entnahmetechnik soll das Exzidat vollständig und in Stufenschnitten aufgearbeitet werden, wobei die segmentale Aufarbeitungstechnik favorisiert wird (AWMF 2014). Da Präkanzerosen zumeist im Bereich der Transformationszone entstehen, sollte im Befundbericht erwähnt werden, ob diese im Exzidat enthalten ist (Horn u. Klostermann 2011). Thermische Schädigungen können die diagnostische Sicherheit beeinträchtigen (Miroshnichenko et al. 2009).

Beim Nachweis einer CIN, eines ACIS oder invasiven Karzinoms soll zu den Resektionsrändern Stellung genommen werden (AWMF 2014; CAP 2011; Horn u. Klostermann 2011; ► Abb. 3-2).

Mikroinvasive Karzinome

Mikroinvasive Zervixkarzinome werden i. d. R. rein histologisch diagnostiziert. Sie sind auf die Cervix uteri beschränkt und haben eine maximale horizontale Ausdehnung von 0,7 cm und eine maximale Invasionstiefe von 0,5 cm (pT1a1: Invasionstiefe ≤ 0,3 cm; pT1a2: Invasionstiefe 0,3–0,5 cm). Der Nachweis von Lymphgefäßeinbrüchen geht nicht in die pT-Kategorisierung ein, sondern wird in der L-Kategorie berücksichtigt.

In Analogie zum ACIS gibt es bei den mikroinvasiven Adenokarzinomen ebenfalls verschiedene **histologische Subtypen**, denen prognostisch aller Wahrscheinlichkeit nach keine Bedeutung zukommt; einzelne Autoren schätzen den endometrioiden Subtyp als ungünstiger ein (Hou et al. 2011).

Mikroinvasive Karzinome sind prognostisch günstig und weisen eine 5-Jahres-Überlebensrate von 98–100 % auf (Mota 2003). Ein Befall pelviner Lymphknoten wird im Stadium pT1a1 mit maximal 0,5 % und bei pT1a2 mit etwa 2 % angegeben (Östör 1995), wobei das Risiko mit dem Nachweis von Lymphgefäßeinbrüchen zunimmt (Mota 2003; Östör 1995). In Anlehnung an die S3-Leitlinie zum Zervixkarzinom sind morphologische Prognose- und therapierelevante Faktoren in der Tabelle zusammengefasst (► Tab. 3-3) (AWMF 2014). Mikroinvasive Karzinome können multifokal auftreten; das Management ändert sich dadurch nicht; die Datenlage zur Prognosebeurteilung ist unzureichend (Bean et al. 2011).

Tab. 3-3 Zusammenfassung von Standard[1]-, Risiko- und Prognosefaktoren und deren Therapierelevanz beim mikroinvasiven Karzinom.

Name	Standardfaktor	Risiko- und Prognosefaktor	Therapierelevanz
Perineuralscheideninfiltration (Pn-Status)	ja	unklar	unklar
Lymphgefäßinfiltration (L-Status)	ja	ja	ja (bei ausgeprägter Infiltration; oder in Kombination mit anderen Risikofaktoren)

[1] Der Begriff Standardfaktor beschreibt Parameter, die essenziell für den histopathologischen Befundbericht sind, bzw. Untersuchungsverfahren, die routinemäßig zum Einsatzkommen sollen; CIN = zervikale intraepitheliale Neoplasie

Tab. 3-3 *(Fortsetzung)* Zusammenfassung von Standard[1]-, Risiko- und Prognosefaktoren und deren Therapierelevanz beim mikroinvasiven Karzinom.

Name	Standard-faktor	Risiko- und Prognose-faktor	Therapierelevanz
Veneninvasion (V-Status)	ja	ja	nein
Lokalisation (endo-/ektozervikal)	ja	nein	nein
Resektionsränder (R-Klassifikation)	ja	ja	ja
Grading	ja	ja	nein
p16	nein (nur CIN)	nein (nur CIN)	nein
Ki67	nein (nur CIN)	nein (nur CIN)	nein
Invasionstiefe und Ausdehnung in mm	ja	ja	ja
dreidimensionale Tumorgröße in cm	ja	unklar	nein
Mikro-/Makrometastasen	ja	unklar	ja (pN0 versus pN1)
immunhistochemisches Ultrastaging von Lymphknoten	nein	unklar	unklar

[1] Der Begriff Standardfaktor beschreibt Parameter, die essenziell für den histopathologischen Befundbericht sind, bzw. Untersuchungsverfahren, die routinemäßig zum Einsatzkommen sollen; CIN = zervikale intraepitheliale Neoplasie

Makroinvasive Karzinome

Morphologie

Alle Zervixkarzinome mit einer flächigen Ausdehnung von mehr als 0,7 cm bzw. einer Invasionstiefe von > 0,5 cm sind makroinvasive Karzinome und werden in der FIGO- bzw. TNM-Klassifikation ab dem Stadium IB1 bzw. pT1b1 gruppiert (AWMF 2014).

Makroskopisch gibt es verschiedene Wuchsformen: ulzerierend, exophytisch, endophytisch sowie verschiedene Kombinationen (► Abb. 3-3). Trimbos et al. (2004) definieren **Tonnenkarzinome** (barrel shaped) als Tumoren, deren Quer- das 1,5-fache der Längsausdehnung beträgt.

Unter Berücksichtigung von Tumorgröße, Tumorstadium und des Lymphknotenstatus hat das makroskopische Wuchsmuster keine prognostische Bedeutung (Horn et al. 2007; Trimbos et al. 2004).

Der **histopathologische Befundbericht** makroinvasiver Zervixkarzinome soll folgende Parameter beinhalten (AWMF 2014; CAP 2011; Horn et al. 2007):

- histologischen Tumortyp nach WHO,
- Grading,
- Nachweis/Fehlen von Lymph- oder Veneneinbrüchen (L- und V-Status),
- Nachweis/Fehlen von Perineuralscheideninfiltraten (Pn-Status),
- Staging (pTNM und ggf. FIGO),

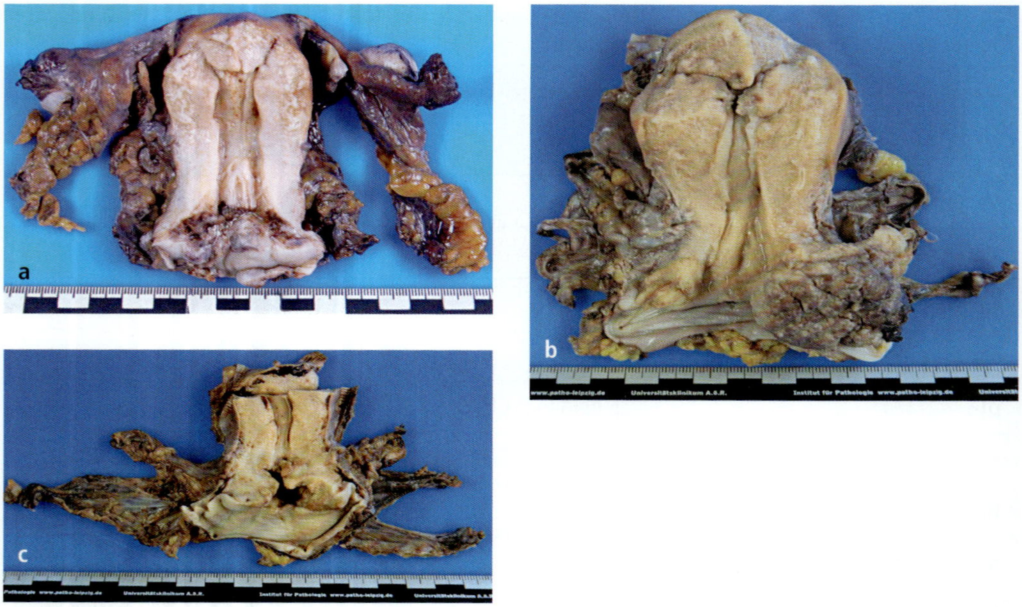

Abb. 3-3 Makroskopische Wuchsformen des Zervixkarzinoms. **a** Kleiner ulzerierend wachsender Tumor, **b** endophytisches Wachstum mit tonnenartiger Auftreibung der Endozervix (Tonnenkarzinom), **c** exophytisch wachsendes Karzinom.

- Invasionstiefe und Ausdehnung in Millimeter bei pT1a1 und pT1a2,
- dreidimensionale Tumorgröße in Zentimeter (ab pT1b1),
- Abstand zum vorderen (harnblasennahen) und dorsalen (rektumnahen) Rand,
- minimaler Abstand zum vaginalen Rand bei pT2a,
- Abstand zum lateralen (parametranen) Rand bei pT2b,
- R-Klassifikation (UICC).

Morphologische Parameter als Prognosefaktoren

Die **Tumorgröße** ist für das Staging und prognostisch relevant (Wagner et al. 2013; Huang et al. 2003). Zwischen histopathologischer Tumorgröße und der Bildgebung (MRT) besteht eine gute Korrelation (Kodama et al. 2013); nicht jedoch zur klinischen Untersuchung (Hoffman et al. 2004).

> Die individualisierte operative Therapie gewinnt derzeit an Bedeutung. Als ein Parameter ist dabei ein Grenzwert der Tumorgröße von 2 cm in der Diskussion (Horn et al. 2014; Wagner et al. 2013).

Der Übergang zwischen zervikalem Stroma und angrenzendem Parametrium ist histologisch nicht scharf definiert (► Abb. 3-4) und muss bei großen (> 4 cm) und Tonnenkarzinomen sorgfältig untersucht werden (Horn et al. 2007).

Eine Beurteilung der **Resektionsränder** erfolgt makroskopisch und/oder histologisch (► Abb. 3-5), hier zumeist nach Farbmarkierung mittels Lineal oder Okularmikrometer von der Stelle der tiefsten Tumorinfiltration bis zum operativen Resektionsrand. Eine

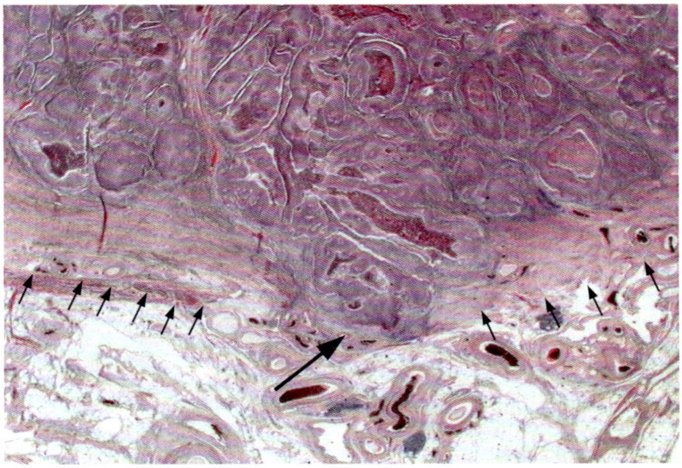

Abb. 3-4 Frühe parametrane Infiltration (pT2b; *großer Pfeil*), das zervikale Stroma daneben (*kleine Pfeile*) ist intakt.

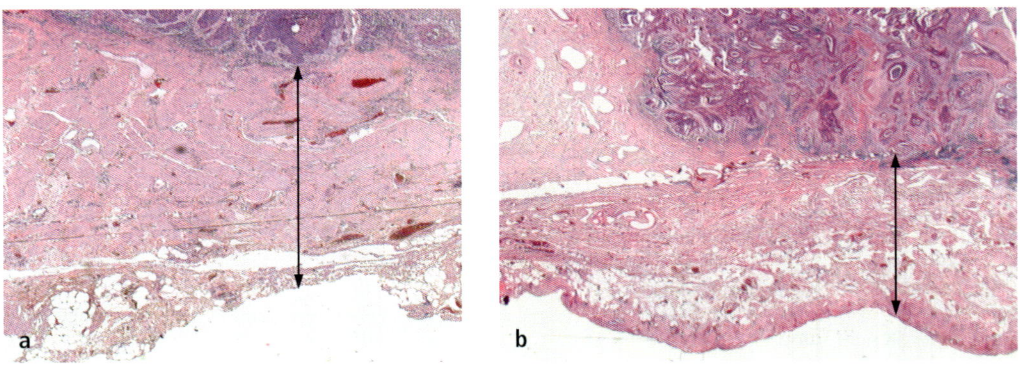

Abb. 3-5 Minimaler Abstand zum ventralen (**a**) und dorsalen (**b**) Resektionsrand beim Zervixkarzinom.

R1-/R2-Situation ist mit einer höheren Lokalrezidivrate assoziiert (40 % versus 16,7 %; Samlal et al. 1997), die durch eine adjuvante Radiatio reduziert werden kann (Alfsen et al. 2001).

Bezüglich des Abstandes zum vaginalen Resektionsrand wird ein Grenzwert von 0,5 cm und zum Parametrium von 1 cm diskutiert (Viswanathan et al. 2006; Estape et al. 1998). Ein Abstand zum parametranen Resektionsrand von ≤ 0,5 cm zeigte ein gering (HR 2,83 [95 % CI: 0,96–8,39]; p = 0,061) und ein Abstand von ≤ 0,2 cm ein signifikant erhöhtes Rezidivrisiko an (HR 3,22 [95 % CI: 1,37–7,55]; p = 0,007; McCann et al. 2013). Bei der TMMR unter Berücksichtigung der ontogenetischen Anatomie gibt es keine Unterschiede (Rezidivrisiko RR 0,5–0,1 cm: 4 %, versus 6 % bei < 0,1 cm; p > 0,005; Höckel u. Horn 2013; Höckel et al. 2009).

In der Tabelle sind die Risiko- und Prognosefaktoren und deren Therapierelevanz zusammengefasst (► Tab. 3-4).

Tab. 3-4 Zusammenfassung von Standard[1]-, Risiko- und Prognosefaktoren und deren Therapierelevanz beim makroinvasiven Karzinom.

Name	Standard-faktor	Risiko- und Prognosefaktor	Therapierelevanz
Perineuralscheideninfiltration (Pn-Status)	ja	unklar	unklar
Lymphgefäßinfiltration (L-Status)	ja	unklar	ja (bei ausgeprägter Infiltration; nur in Kombination mit mehreren anderen Faktoren)
Veneninvasion (V-Status)	ja	unklar	nein
Lokalisation (endo-/ektozervikal)	nein	unklar	nein
Resektionsränder (R-Klassifikation)	ja	ja	ja
tiefe Stromainvasion	unklar	unklar	unklar (verschiedene Studien mit unterschiedlichen Definitionen)
Grading	ja	ja	ja (nur in Kombination mit mehreren Faktoren)
p16	nein (nur CIN)	nein (nur CIN)	nein
Ki67	nein (nur CIN)	nein (nur CIN)	nein
Invasionstiefe und Ausdehnung in mm	ja	ja	unklar
dreidimensionale Tumorgröße in cm	ja	ja (cut-off maximale Tumorausdehnung >4 cm)	ja
Mikro-/Makrometastasen	unklar	unklar	ja (pN0 versus pN1)
immunhistochemisches Ultrastaging von Lymphknoten	nein	unklar	unklar

[1] Der Begriff Standardfaktor beschreibt Parameter, die essenziell für den histopathologischen Befundbericht sind, bzw. Untersuchungsverfahren, die routinemäßig zum Einsatzkommen sollen; CIN = zervikale intraepitheliale Neoplasie

Histologischer Tumortyp

Die Mehrheit der Zervixkarzinome sind Plattenepithelkarzinome (etwa 85 %), gefolgt von den Adenokarzinomen (5–15 %); andere Tumortypen sind selten.

Als gesichert kann gelten, dass Adenokarzinome ein schlechteres Ansprechen auf eine alleinige Radiatio zeigen (Rose et al. 2014), nicht jedoch bei operativer Therapie, einer Radiochemotherapie oder bei Therapie mit Angiogeneseinhibitoren (Tewari et al. 2014; He et al. 2014; Rose et al. 2014).

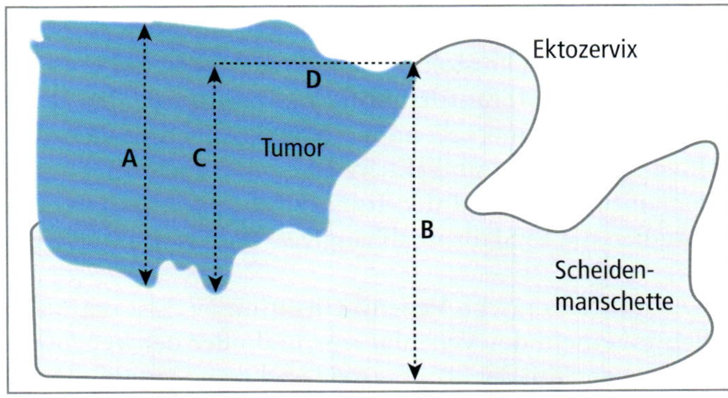

Abb. 3-6 Ermittlung der relativen und absoluten Invasionstiefe des Karzinoms in die Zervixwand. A: Gesamtdicke der Zervixwand (zervikales Stroma), B: absolute Invasionstiefe, C: residuelles (tumorfreies) Zervixstroma, D: Abstand des Tumors zum mesometranen Resektionsrand; wichtig: B : A: relative Invasionstiefe des Karzinoms in die Zervixwand.

Innerhalb der Gruppe der Adenokarzinome gibt es eine Reihe von unterschiedlichen histologischen Subtypen mit differenter Assoziation zur HPV-Infektion und Prognose. Das sog. **minimal deviation Adenokarzinom** (MDA), das früher als Adenoma malignum bezeichnet wurde, ist ein Subtyp des (muzinösen) Adenokarzinoms, charakterisiert durch ein diffus infiltratives Wachstum hoch differenzierter Drüsen mit zumeist nur geringer peritumoraler Stromareaktion. Ein Teil der MDA ist assoziiert mit dem Peutz-Jeghers-Syndrom und anderen Genitalmalignomen (Gilks et al. 1989), insbesondere Ovarialtumoren.

Das **mesonephroide Adenokarzinom** entsteht aus den in 2–10 % im endozervikalen Stroma von Uteri nachweisbaren Anteilen des Gartner-Ganges.

Das **villoglanduläre Adenokarzinom** ist charakterisiert durch ein papillär-exophytisches Wachstum hochdifferenzierter Drüsen und wahrscheinlich geringem lymphogenen Metastasierungspotenzial und besserer Prognose (Lataifeh et al. 2013).

Innerhalb der Adenokarzinome ist die Prognose streng korreliert mit der Lymphknotenmetastasierung, dem Stadium, der Tumorgröße und der Invasionstiefe (Kato et al. 2013).

Neuroendokrine Zervixkarzinome weisen eine sehr ungünstige Prognose auf (Cohen et al. 2010), dabei ist es irrelevant, ob diese rein neuroendokrin oder in Assoziation mit einer anderen Histologie auftreten (Horn et al. 2006).

Die Invasionstiefe des Karzinoms in das zervikale Stroma ist bei den mikroinvasiven Karzinomen essenziell für die Stadieneinteilung, Prognoseabschätzung und Therapie. Bei den makroinvasiven Zervixkarzinomen ist die tiefe Stromainfiltration prognostisch relevant (Kodama et al. 2011). Die S3-Leitlinie definiert diese als eine Stromainvasion von > 66 % (► Abb. 3-6).

Tumordifferenzierung (Grading)

Schlecht differenzierte Karzinome (G3) weisen eine ungünstige Prognose auf und sind assoziiert mit einem höheren Tumorstadium, größeren Tumoren und pelvinen Lymphknotenmetastasen (Singh u. Arif 2004). Die WHO-Klassifikation (Stoler et al. 2014) gibt kein einheitliches Grading vor. Die Interobserverkorrelation beim Grading schwankt zwischen 76 und 92 % (Zaino et al. 1992). Derzeit besitzt das Grading beim Zervixkarzinom eine unzureichende Prognoseevidenz, da ein einheitlich-verbindliches Gradingsystem fehlt und kaum stadien- und histologieadaptierte Studien mit multivariatem Ansatz vorliegen.

Eine **Lymphgefäßinfiltration** (LVSI) beinhaltet den Nachweis von einzeln oder in Gruppen liegenden Tumorzellen innerhalb von Spalträumen, die eindeutig von (Lymph-)Endothelien ausgekleidet sind (L1; Wittekind et el. 2012). Die LVSI korreliert mit der Tiefe der Stromainfiltration und der Tumorgröße. In einer Literaturübersicht konnten nur 3 von 25 Studien die LVSI als unabhängigen Prognosefaktor identifizieren (Creasman u. Kohler 2004).

Die mikroskopische **Veneninfiltration** (V1) ist definiert als der Nachweis von Tumorzellen innerhalb des Venenlumens und/oder der Venenwand (Wittekind et al. 2012) und korreliert eng mit der Tumorgröße und dem Stadium. Die Beurteilung der prognostischen Relevanz ist problematisch, da nur wenige Studien diesen Parameter analysiert haben (Obermair et al. 1998).

Die **Perineuralscheideninfiltration** (Pn) ist seit 2010 ein obligater Bestandteil der TNM-Formel. Sie ist definiert als der Nachweis von Tumorzellen in den perineuralen Spalträumen, unabhängig von deren Ausdehnung und ob der Nerv selbst infiltriert ist (Liebig et al. 2009). Bei 7–35 % aller Zervixkarzinome ist eine Perineuralscheideninfiltration nachweisbar (Cho et al. 2013; Horn et al. 2010). Ohne Berücksichtigung des Nodalstatus zeigen Patientinnen mit Pn1 ein signifikant verkürztes 5-Jahres-Überleben von 51,1 % versus 75,6 % (p = 0,001; Horn et al. 2010), gleiches gilt für nodalnegative Fälle (69,7 % versus 87,1 %; p = 0,058). Andere Autoren sahen keinen prognostischen Effekt (Cho et al. 2013).

Die **Korpusinfiltration** (CI) ist derzeit nicht stadienrelevant, gewinnt jedoch unter dem Aspekt der therapeutischen Lymphonodektomie (Höckel et al. 2014) und möglicherweise bei der Prognoseabschätzung an Bedeutung (Narayan et al. 2006).

Tumor-Stroma-Interaktion

Im Bereich der Invasionsfront von Zervixkarzinomen gibt es morphologisch definierte Wuchsmuster (► Abb. 3-7a–c). Gegenüber Plattenepithelkarzinomen mit geschlossenem und plumpem Invasionsmuster haben diejenigen mit netziger Infiltration eine signifikant reduzierte Gesamtüberlebensrate (88,5 % versus 80,9 % versus 68,7 %; Horn et al. 2006). Dieser Unterschied bleibt bei separater Analyse nodalpositiver und -negativer Patientinnen bestehen (Horn et al. 2006) und gilt auch für Tumoren im FIGO-Stadium III und IV (Horn et al. 2012). Beim Adenokarzinom ist eine destruktive gegenüber einer nichtdestruktiven Stromainfiltration prognostisch bedeutsam (Diaz de Vivar et al. 2013).

Im Rahmen der Tumorinfiltration kommt es zu Veränderungen des zervikalen Stromas, die einhergehen mit einer Proliferation von Stromazellen, die dabei einen myofibroblastären Phänotyp annehmen, und einer ödematösen Auflockerung des Stromas, die als **peritumorale Desmoplasie** (► Abb. 3-7c–e) bezeichnet wird. Der Desmoplasiegrad korreliert mit einer netzigen Infiltration und G3-Karzinomen und ist mit einer ungünstigen Prognose assoziiert (Horn et al. 2006).

Als Antwort auf die Tumorinfiltration kommt es zu einer **peritumoralen Entzündungsreaktion** an der Invasionsfront (► Abb. 3-7f). Deren Fehlen bzw. starke Reduktion korreliert bei Zervixkarzinomen mit einer ungünstigen Prognose und einem netzigen Invasionsmuster (Horn et al. 2006; Kristensen et al. 1999).

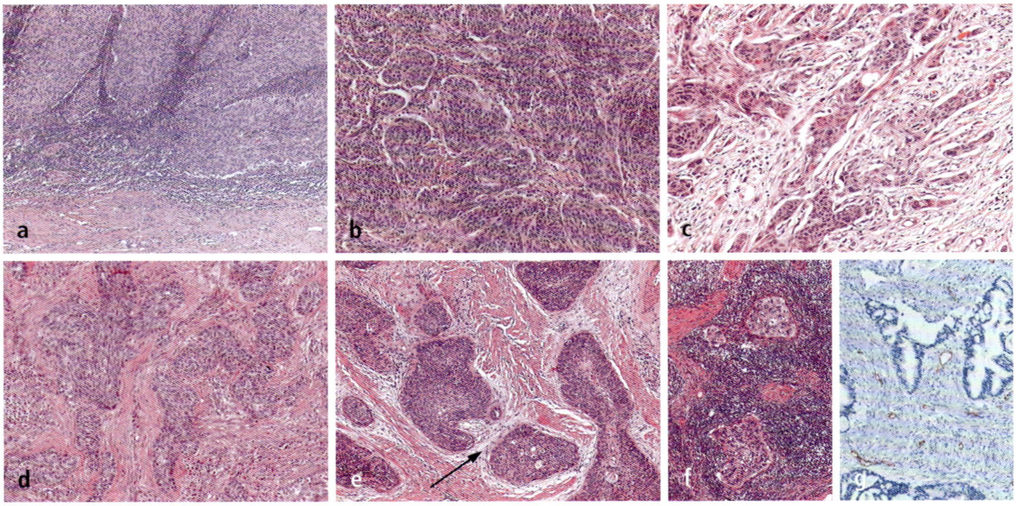

Abb. 3-7 Tumorzelldissoziation und peritumorales Stromaremodelling beim Plattenepithelkarzinom der Cervix uteri. **a** Geschlossenes Invasionsmuster (sog. pushing border), **b** plumpes Invasionsmuster, **c** netziges Invasionsmuster, **d** fehlende peritumorale Desmoplasie, **e** mäßiggradige peritumorale Desmoplasie (*Pfeil*); starke peritumorale Desmoplasie siehe Abb. c, **f** hochgradige peritumorale Entzündung bestehend aus Lymphozyten und Plasmazellen; in Abb. a geringe peritumorale Entzündung; in den Abb. b bis d fehlt diese gänzlich, **g** peritumorale Neoangiogenese bei einem Adenokarzinom; immunhistochemische Darstellung kapillärer Gefäße mit einem Antikörper gegen CD34.

Das peritumorale Stromaremodelling beinhaltet auch beim Zervixkarzinom die **peritumorale Angiogenese** (► Abb. 3-7 g), der teilweise ein prognostischer Wert zugeschrieben wird (Abulafia u. Sherer 2000). Inwieweit der Angiogenese ein prädiktiver Wert im Rahmen der Bevacizumab-Therapie zukommt, ist derzeit unklar (Magné et al. 2008).

Regionäre Lymphknotenmetastasen (pN-Status) sind der härteste Prognosefaktor (Horn et al. 2008b) und ein Indikator für eine adjuvante Therapie. Die Inzidenz nodalpositiver Patientinnen korreliert mit Stadium und Tumorgröße. Die Verteilung pelviner Lymphknotenmetastasen illustriert die Abbildung (► Abb. 3-8) (Horn et al. 2010).

Die Häufigkeit und prognostische Bedeutung von **isolierten Tumorzellen** (ITC; Nachweis einzelner Tumorzellen ≤ 0,2 mm Größe; Wittekind et al. 2012) sind unklar. Ihr Nachweis zeigt jedoch die biologische Potenz der lymphogenen Ausbreitung an.

Die Unterscheidung von **Mikro-** (pN1mic: Tumorzellen > 0,2 mm, aber < 0,2 cm; Wittekind et al. 2012) versus **Makrometastasen** spielt derzeit beim Zervixkarzinom keine Rolle. Untersuchungen berichten bei Mikrometastasen von einer ungünstigeren Prognose, die sich beim Nachweis von Makrometastasen weiter verschlechtert (Horn et al. 2008a; Fregnani et al. 2006). Die Mikrometastasenrate mit und ohne Sentineltechnik liegt bei 8–20 % (Horn et al. 2008a; Marnitz et al. 2006).

Als **weitere Prognosefaktoren** bei lymphogener Metastasierung werden die Zahl befallener Lymphknotenstationen (Kamura et al. 1999), die Zahl befallener Lymphknoten (Chen et al. 2013) sowie die extrakapsuläre Ausdehnung (Horn et al. 2008b) diskutiert. Insbesondere

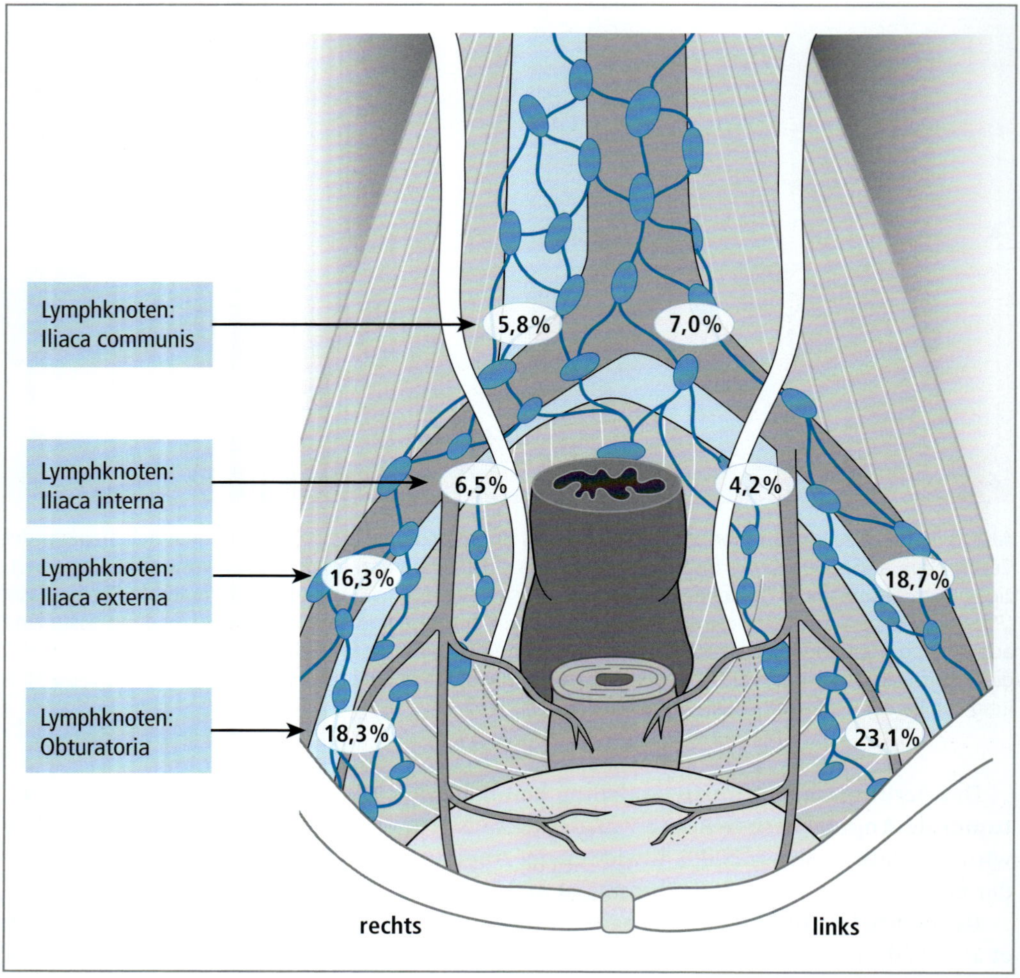

Abb. 3-8 Prozentuale Verteilung pelviner Lymphknotenmetastasen bei operativ therapierten Zervixkarzinomen pT1b1 bis pT2b (nach Horn et al. 2010).

ersterer Parameter gewinnt an Bedeutung im Rahmen des Konzeptes der therapeutischen Lymphonodektomie (Höckel et al. 2014).

Die histopathologische Untersuchung des **Sentinellymphknotens** beim Zervixkarzinom erfolgt in Anlehnung an die Protokolle beim Mammakarzinom (AWMF 2014).

Die **paraaortale Lymphknotenmetastasierung** (pM-Status) ist prognostisch ungünstiger als die pelvine (Takeda et al. 2002).

Als **Skip-Metastasen** werden Metastasen in Lymphknotenregionen definiert, deren vorgeschaltete(n) Lymphknotenstation(en) negativ waren. Die Rate beim Zervixkarzinom (pelvin negativ, paraaortal positiv) wird mit 0,9–2,4 % angegeben (Morice et al. 1999).

Ein **histologisches Ultrastaging** mit und ohne Anwendung zusätzlicher Immunhistochemie erhöht die Nachweisrate von ITC bzw. Mikrometastasen in pelvinen und paraaortalen

Lymphknoten (Horn et al. 2012); die prognostische Bedeutung ist jedoch unklar und daher ist ein Ultrastaging außerhalb von Studien nicht indiziert (AWMF 2014).

Molekulare Marker spielen derzeit als diagnostisches Tool und bei der Prognoseabschätzung des Zervixkarzinoms, sowie zum Nachweis therapeutischer Targets oder als prädiktive Marker keine Rolle (Diaz-Padilla et al. 2013; Zagouri et al. 2012).

Literatur

Abulafia O, Sherer DM. Angiogenesis in the uterine cervix. Int J Gynecol Cancer 2000; 10: 349–57.

Alfsen GC, Kristensen GB, Skovlund E et al. Histologic subtype has minor importance for overall survival in patients with adenocarcinoma of the uterine cervix: a population-based study of prognostic factors in 505 patients with nonsquamous cell carcinomas of the cervix. Cancer 2001; 92: 2471–83.

AWMF. S3-Leitlinie Diagnostik, Therapie und Nachsorge der Patientin mit Zervixkarzinom. September 2014. www.awmf.org/uploads/tx_szleitlinien/032-033OLl_S3_Zervixkarzinom_2014-10.pdf (Zugriffsdatum: 01.10.2015).

Barroilhet L, Van Hanegem L, Bernstein M, Feldman S. Potential effects of updated pap test screening guidelines and adenocarcinoma in situ of the cervix. Obstet Gynecol 2013; 121: 759–64.

Bean SM, Kurtycz DF, Colgan TJ. Recent developments in defining microinvasive and early invasive carcinoma of the uterine cervix. J Low Genit Tract Dis 2011; 15: 146–57.

Chen Y, Zhang L, Tian J et al. Significance of the absolute number and ratio of metastatic lymph nodes in predicting postoperative survival for the International Federation of Gynecology and Obstetrics stage IA2 to IIA cervical cancer. Int J Gynecol Cancer 2013; 23: 157–63.

Cho HC, Kim H, Cho HY et al. Prognostic significance of perineural invasion in cervical cancer. Int J Gynecol Pathol 2013; 32: 228–33.

Cohen JG, Kapp DS, Shin JY et al. Small cell carcinoma of the cervix: treatment and survival outcomes of 188 patients. Am J Obstet Gynecol 2010; 203: 347.e1–6.

Creasman WT, Kohler MF. Is lymph vascular space involvement an independent prognostic factor in early cervical cancer? Gynecol Oncol 2004; 92: 525–9.

Darragh TM, Colgan TJ, Thomas Cox J et al. The Lower Anogenital Squamous Terminology Standardization project for HPV-associated lesions: background and consensus recommendations from the College of American Pathologists and the American Society for Colposcopy and Cervical Pathology. Int J Gynecol Pathol 2013; 32: 76–115.

Diaz De Vivar A, Roma AA, Park KJ et al. Invasive endocervical adenocarcinoma: proposal for a new pattern-based classification system with significant clinical implications: a multi-institutional study. Int J Gynecol Pathol 2013; 32: 592–601.

Diaz-Padilla I, Monk BJ, Mackay HJ, Oaknin A. Treatment of metastatic cervical cancer: future directions involving targeted agents. Crit Rev Oncol Hematol 2013; 85: 303–14.

Estape RE, Angioli R, Madrigal M et al. Close vaginal margins as a prognostic factor after radical hysterectomy. Gynecol Oncol 1998; 68: 229–32.

Fregnani JH, Latorre MR, Novik PR et al. Assessment of pelvic lymph node micrometastatic disease in stages IB and IIA of carcinoma of the uterine cervix. Int J Gynecol Cancer 2006; 16: 1188–94.

Gilks CB, Young RH, Aguirre P et al. Adenoma malignum (minimal deviation adenocarcinoma) of the uterine cervix. A clinicopathological and immunohistochemical analysis of 26 cases. Am J Surg Pathol 1989; 13: 717–29.

Griesser H, Marquardt K, Jordan B et al. Gynäkologische Zytodiagnostik der Zervix: Münchner Nomenklatur III. Frauenarzt 2013; 11: 1042.

He L, Wu L, Su G et al. The efficacy of neoadjuvant chemotherapy in different histological types of cervical cancer. Gynecol Oncol 2014; 134: 419–25.

Herfs M, Crum CP. Laboratory management of cervical intraepithelial neoplasia: proposing a new paradigm. Adv Anat Pathol 2013; 20: 86–94.

Höckel M, Hentschel B, Horn LC. Association between developmental steps in the organogenesis of the uterine cervix and locoregional progression of cervical cancer: a prospective clinicopathological analysis. Lancet Oncol 2014; 15: 445–56.

Höckel M, Horn LC, Manthey N et al. Resection of the embryologically defined uterovaginal (Müllerian) compartment and pelvic control in patients with cervical cancer: a prospective analysis. Lancet Oncol 2009; 10: 683–92.

Höckel M, Horn LC. The puzzle of close surgical margins is not puzzling. Gynecol Oncol 2013; 130: 224–5.

Hoffman MS, Cardosi RJ, Roberts WS et al. Accuracy of pelvic examination in the assessment of patients with operable cervical cancer. Am J Obstet Gynecol 2004; 190: 986–93.

Horn LC, Bilek K, Fischer U et al. A cut-off value of 2 cm in tumor size is of prognostic value in surgically treated FIGO stage IB cervical cancer. Gynecol Oncol 2014; 134: 42–6.

Horn LC, Einenkel J, Höckel M et al. Pathoanatomical preparation and reporting for dysplasias and cancers of the cervix uteri: cervical biopsy, conization, radical hysterectomy and exenteration. Pathologe 2007; 28: 249–60.

Horn LC, Fischer U, Raptis G et al. Pattern of invasion is of prognostic value in surgically treated cervical cancer patients. Gynecol Oncol 2006; 103: 906–11.

Horn LC, Hentschel B, Bilek K et al. Mixed small cell carcinomas of the uterine cervix: prognostic impact of focal neuroendocrine differentiation but not of Ki-67 labeling index. Ann Diagn Pathol 2006; 10: 140–3.

Horn LC, Hentschel B, Einenkel J. Topographic distribution of pelvic lymph node metastases in cervical cancer patients with FIGO stages IB1 to IIB. Gynecol Oncol 2010; 118: 93–4.

Horn LC, Hentschel B, Fischer U et al. Detection of micrometastases in pelvic lymph nodes in patients with carcinoma of the cervix uteri using step sectioning: Frequency, topographic distribution and prognostic impact. Gynecol Oncol 2008a; 111: 276–81.

Horn LC, Hentschel B, Galle D, Bilek K. Extracapsular extension of pelvic lymph node metastases is of prognostic value in carcinoma of the cervix uteri. Gynecol Oncol 2008b; 108: 63–7.

Horn LC, Hommel N, Roschlau U et al. Peritumoral stromal remodeling, pattern of invasion and expression of c-met/HGF in advanced squamous cell carcinoma of the cervix uteri, FIGO stages III and IV. Eur J Obstet Gynecol Reprod Biol 2012; 163: 76–80.

Horn LC, Klostermann K. Precancerous lesions of the uterine cervix: morphology and molecular pathology. Pathologe 2011; 32 Suppl 2: 242–54.

Horn LC, Meinel A, Fischer U et al. Perineural invasion in carcinoma of the cervix uteri – prognostic impact. J Cancer Res Clin Oncol 2010; 136: 1557–62.

Hou J, Goldberg GL, Qualls CR et al. Risk factors for poor prognosis in microinvasive adenocarcinoma of the uterine cervix (IA1 and IA2): a pooled analysis. Gynecol Oncol 2011; 121: 135–42.

Huang HJ, Chang TC, Hong JH et al. Prognostic value of age and histologic type in neoadjuvant chemotherapy plus radical surgery for bulky (≥4 cm) stage IB and IIA cervical carcinoma. Int J Gynecol Cancer 2003; 13: 204–11.

Kamura T, Shigematsu T, Kaku T et al. Histopathological factors influencing pelvic lymph node metastases in two or more sites in patients with cervical carcinoma undergoing radical hysterectomy. Acta Obstet Gynecol Scand 1999; 78: 452–7.

Kato T, Watari H, Takeda M et al. Multivariate prognostic analysis of adenocarcinoma of the uterine cervix treated with radical hysterectomy and systematic lymphadenectomy. J Gynecol Oncol 2013; 24: 222–8.

Kodama J, Fukushima C, Kusumoto T et al. Stage IB1 cervical cancer patients with an MRI-measured tumor size < or = 2 cm might be candidates for less-radical surgery. Eur J Gynaecol Oncol 2013; 34: 39–41.

Kodama J, Kusumoto T, Nakamura K et al. Factors associated with parametrial involvement in stage IB1 cervical cancer and identification of patients suitable for less radical surgery. Gynecol Oncol 2011; 122: 491–4.

Kristensen GB, Abeler VM, Risberg B et al. Tumor size, depth of invasion, and grading of the invasive tumor front are the main prognostic factors in early squamous cell cervical carcinoma. Gynecol Oncol 1999; 74: 245–51.

Lataifeh IM, Al-Hussaini M, Uzan C et al. Villoglandular papillary adenocarcinoma of the cervix: a series of 28 cases including two with lymph node metastasis. Int J Gynecol Cancer 2013; 23: 900–5.

Liebig C, Ayala G, Wilks JA et al. Perineural invasion in cancer: a Review of the Literature. Cancer 2009; 115: 3379–91.

Magné N, Chargari C, Deutsch E et al. Molecular profiling of uterine cervix carcinoma: an overview with a special focus on rationally designed target-based anticancer agents. Cancer Metastasis Rev 2008; 27: 737–50.

Marnitz S, Köhler C, Bongardt S et al. Topographic distribution of sentinel lymph nodes in patients with cervical cancer. Gynecol Oncol 2006; 103: 35–44.

McCann GA, Taege SK, Boutsicaris CE et al. The impact of close surgical margins after radical hysterectomy for early-stage cervical cancer. Gynecol Oncol 2013; 128: 44–8.

Miroshnichenko GG, Parva M, Holtz DO et al. Interpretability of excisional biopsies of the cervix: cone biopsy and loop excision. J Low Genit Tract Dis 2009; 13: 10–2.

Morice P, Castaigne D, Pautier P et al. Interest of pelvic and paraaortic lymphadenectomy in patients with stage IB and II cervical carcinoma. Gynecol Oncol 1999; 73: 106–10.

Mota F. Microinvasive squamous carcinoma of the cervix: treatment modalities. Acta Obstet Gynecol Scand 2003; 82: 505–9.

Narayan K, Fisher R, Bernshaw D. Significance of tumor volume and corpus uteri invasion in cervical cancer patients treated by radiotherapy. Int J Gynecol Cancer 2006; 16: 623–30.

Obermair A, Wanner C, Bilgi S et al. The influence of vascular space involvement on the prognosis of patients with stage IB cervical carcinoma: correlation of results from hematoxylin and eosin staining with results from immunostaining for factor VIII-related antigen. Cancer 1998; 82: 689–96.

Östör AG. Pandora's box or Ariadne's thread? Definition and prognostic significance of microinvasion in the uterine cervix: squamous lesions. In: Pathology Annual, Part II. Melbourne: Department of Pathology, 1995; 30: 103–36.

Reuschenbach M, Vonokurova S, von Knebel-Doeberitz M. Ätiologie des Zervixkarzinoms und seinen Vorstufen. Onkologe 2012; 18: 9–19.

Rose PG, Java JJ, Whitney CW et al. Locally advanced adenocarcinoma and adenosquamous carcinomas of the cervix compared to squamous cell carcinomas of the cervix in gynecologic oncology group trials of cisplatin-based chemoradiation. Gynecol Oncol 2014; 135: 208–12.

Samlal RA, van der Velden J, Ten Kate FJ et al. Surgical pathologic factors that predict recurrence in stage IB and IIA cervical carcinoma patients with negative pelvic lymph nodes. Cancer 1997; 80: 1234–40.

Scully RE. Definition of precursors in gynecologic cancer. Cancer 1981; 48: 531–7.

Singh N, Arif S. Histopathologic parameters of prognosis in cervical cancer – a review. Int J Gynecol Cancer 2004; 14: 741–50.

Stoler M, Bergeron C, Colgan TJ et al. Cervix uteri. Squamous cell tumours and precursors. In: Kurman RJ, Carcangiou ML, Herrington S, Young RH (Hrsg). WHO Classification of Tumours of Femal Reproductive Organs. Lyon: IARC Press 2014; 172–82.

Takeda N, Sakuragi N, Takeda M et al. Multivariate analysis of histopathologic prognostic factors for invasive cervical cancer treated with radical hysterectomy and systematic retroperitoneal lymphadenectomy. Acta Obstet Gynecol Scand 2002; 81: 1144–51.

Tewari KS, Sill MW, Long HJ 3rd et al. Improved survival with bevacizumab in advanced cervical cancer. N Engl J Med 2014; 370: 734–43.

Trimbos JB, Lambeek AF, Peters AA et al. Prognostic difference of surgical treatment of exophytic versus barrel-shaped bulky cervical cancer. Gynecol Oncol 2004; 95: 77–81.

van der Marel J, van Baars R, Alonso I et al. Oncogenic human papillomavirus-infected immature metaplastic cells and cervical neoplasia. Am J Surg Pathol 2014; 38: 470–9.

Viswanathan AN, Lee H, Hanson E et al. Influence of margin status and radiation on recurrence after radical hysterectomy in Stage IB cervical cancer. Int J Radiat Oncol Biol Phys 2006; 65: 1501–7.

Wagner AE, Pappas L, Ghia AJ, Gaffney DK. Impact of tumor size on survival in cancer of the cervix and validation of stage IIA1 and IIA2 subdivisions. Gynecol Oncol 2013; 129: 517–21.

Wilbur DC, Colgan TJ, Ferenczy AS et al. Cervix uteri. Glandular tumours and precursors. In: Kurman RJ, Carcangiou ML, Herrington S, Young RH (Hrsg) WHO Classification of Tumours of Femal Reproductive Organs. Lyon: IARC Press 2014; 183–94.

Wittekind C, Compton CC, Brierley J, Sobin LH. TNM-Supplement. A Commentary on uniform use. Oxford: Wiley-Blackwell 2012; 21–2.

Zagouri F, Sergentanis TN, Chrysikos D et al. Molecularly targeted therapies in cervical cancer. A systematic review. Gynecol Oncol 2012; 126: 291–303.

Zaino RJ, Ward S, Delgado G et al. Histopathologic predictors of the behavior of surgically treated stage IB squamous cell carcinoma of the cervix. A Gynecologic Oncology Group study. Cancer 1992; 69: 1750–8.

3.5.2 Präinvasive Veränderungen

Klaus J. Neis, Melanie Henes, Felix Neis

Das Zervixkarzinom und seine Vorläufer sind das Endprodukt einer HPV-Infektion. Diese ist bei Frauen unter 30 Jahren im Durchschnitt in 25 % der Fälle, bei Frauen über 30 Jahren in 10 % nachweisbar. Mit zunehmendem Alter nimmt die Infektionshäufigkeit ab. Bis zu 90 % der Virusinfektionen werden von den betroffenen Frauen innerhalb von 1–2 Jahren eliminiert. Voraussetzung hierfür ist ein intaktes Immunsystem.

Bei Raucherinnen oder Patientinnen mit HIV-Infektionen und anderen immunologischen Erkrankungen ist das Clearing erheblich eingeschränkt. Daher lassen sich bei diesen Frauen gehäuft höhergradige Vorstufen des invasiven Karzinoms nachweisen (Roura et al 2014).

In der ersten Phase der Infektion werden die HPV-Viren permanent dupliziert, man spricht daher von der **produktiven Phase** der HPV-Infektion.

Persistiert die Erkrankung, so kommt es zu einer Integration von Teilen des HPV-Genoms in die plattenepitheliale oder die glanduläre Zelle der Zervix. Hiermit beginnt die maligne Transformation. Daher wird diese Phase auch als **transformierende Phase** bezeichnet.

Zervikale intraepitheliale Neoplasien

Da im Bereich der Zervix sowohl Plattenepithel als auch Drüsen vorhanden sind, kann die Transformation beide Epithelarten betreffen. Eine zervikale intraepitheliale Neoplasie (CIN) findet sich definitionsgemäß nur in der natürlichen Epithelschicht. Die Basalmembran ist intakt. Je nach Schweregrad der Zell- und Kernveränderungen spricht man von einer CIN Grad 1–3 (Tavassoli 2003).

Die **histologischen Befunde** finden sich analog in der Zytologie. So entspricht eine CIN 1 einer leichten, eine CIN 2 einer mittelgradigen und eine CIN 3 einer schweren Dysplasie bzw. einem Carcinoma in situ (Griesser et al. 2013). Histologisch findet sich die leichte Dysplasie typischerweise in der oberen Zellschicht des ausreifenden Plattenepithels. Bei der mittelschweren Dysplasie sind auch die mittlere Schicht, bei der schweren Dysplasie und dem Carcinoma in situ auch die unterste Schicht und somit die gesamte Höhe des Plattenepithels betroffen.

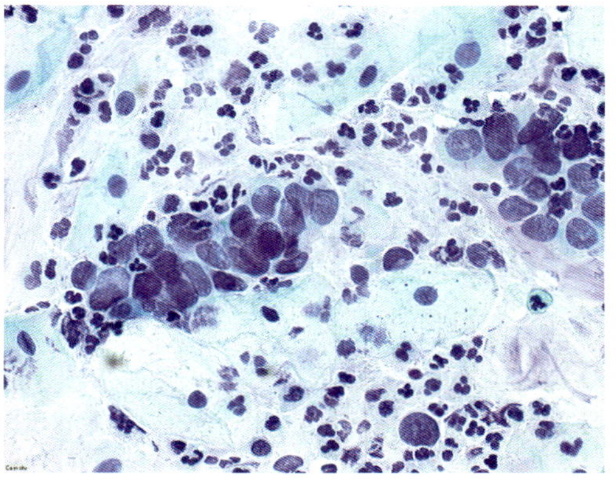

Abb. 3-9 Zytologisches Bild eines Carcinoma in situ.

Das **zytologische Korrelat** zeigt entsprechend bei einer leichten Dysplasie große Superfizial- und Intermediärzellen mit nur leicht vergrößerten Kernen. Mit zunehmendem Schweregrad der CIN werden die Zellen unreifer und entsprechen beim Carcinoma in situ Basalzellen, wobei der Kern den größten Teil des Zellvolumens ausmacht (► Abb. 3-9). Gleichzeitig beobachtet man eine zunehmende Hyperchromasie. Oft finden sich auch hyperchromatische Nacktkerne, da das wenige verbliebene Zytoplasma der Zellen, teils in situ, teils bei der Präparation verloren gegangen ist.

Prognose und longitudinaler Verlauf

Von der Infektion bis zum invasiven Karzinom vergehen im Allgemeinen 10–20 Jahre. Hierbei werden auch in ganz erheblichem Umfang **Remissionen** beobachtet. So werden z. B. bei Adoleszenten mit leichten Dysplasie Remissionen vom über 90 % beobachtet, sodass die CIN 1 für die Karzinomentstehung nur eine untergeordnete Rolle spielt.

Auch die CIN 3 ist offenbar, in nicht unerheblichem Maße, remissionsfähig (Ostor 1993). Da es sich jedoch bei der CIN 3 um den unmittelbaren Vorläufer des invasiven Karzinoms handelt und bislang noch nicht definiert werden konnte, welcher Subtyp des CIS progredient sein wird und welchem dieses Potenzial fehlt, müssen alle CIN 3 therapiert werden, um die Entstehung eines invasiven Karzinoms zu verhindern.

Das **Risiko** einer Frau eine CIN 3 zu entwickeln ist auch abhängig von den Genotypen, welche die zervikale intraepitheliale Neoplasie induziert haben. Um dieser Tatsache gerecht zu werden, wurden von den heute bekannten 150 HPV-Typen diejenigen, die am häufigsten in invasiven Karzinomen nachgewiesen wurden, als High-risk-Typen bezeichnet. Von diesen zeigen wiederum die HPV-Typen 16 und 18 das höchste onkogene Potenzial: Die Entstehung einer CIN 3 ist bei Vorliegen von HPV 16 oder 18 schneller und häufiger, als bei allen anderen HPV-Typen (de Sanjose et al. 2010; Khan et al. 2005). Bei invasiven Karzinomen sind sie in Europa in 70 % aller Fälle nachweisbar. Eine Genotypisierung zur Identifizierung dieser beiden HPV-Typen ist daher, wenn man das individuelle Risiko einer Frau bestimmen möchte, auch im Verlauf sinnvoll.

Kolposkopie

Während die Zytologie das Vorliegen einer CIN anzeigt, wird diese mit der Kolposkopie lokalisiert. Kolposkopisch sind den unterschiedlichen Schweregraden der CIN typische Bilder zugeordnet, welche eine Klassifikation in major (höhergradige CIN) und minor (niedriggradige CIN) lesions erlauben. Hierzu wird unter kolposkopischer Sicht von 4- bis 20-facher Vergrößerung die Portio mit 3–5%iger **Essiglösung** betupft. Zervikale intraepitheliale Neoplasien heben sich unter dieser Behandlung von der Umgebung ab. Die genaue Beschreibung und Zuordnung ist in der internationalen Nomenklatur differenziert beschrieben (Bornstein et al. 2011).

Je nach Sachlage wird im Rahmen der differenzialkolposkopischen Diagnostik eine gezielte Biopsie und Zervixabrasio durchgeführt, um den Befund auch histologisch zu sichern.

Wird eine CIN 3 diagnostiziert, so muss diese immer komplett entfernt werden, wobei das gesamte gewonnene Material histologisch sorgfältig aufgearbeitet wird, um eine beginnende Invasion auszuschließen.

Insbesondere bei jungen Frauen mit Kinderwunsch sollte, wenn möglich, lediglich die befallene Transformationszone reseziert werden (LEETZ), um die Frühgeburtlichkeit bei nachfolgenden Schwangerschaften möglichst gering zu halten.

Die Kolposkopie ist daher nicht nur die Methode der Wahl zur abschließenden Diagnostik zervikaler intraepithelialer Neoplasien, sondern auch für die Planung des operativen Eingriffs unverzichtbar (► Abb. 3-10). Auch die minimalinvasive Chirurgie der Zervix (MIC-C) sollte heute unter kolposkopischer Sicht durchgeführt werden.

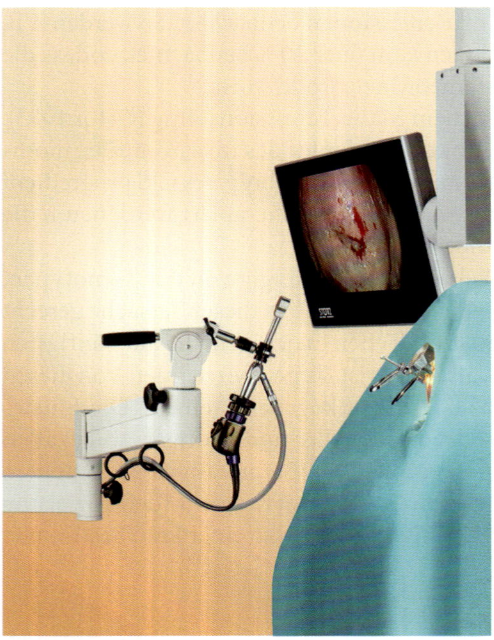

Abb. 3-10 Operationskolposkop VITOM® (mit freundlicher Genehmigung der Fa. KARL STORZ, Tuttlingen).

Literatur

Bornstein JBJ, Bosze P, Girardi F et al. IFCPC colposcopic nomenclature. 2011. www.ifcpc.org/en/healthcare-professionals/resource-material/2011-ifcpc-nomenclature (Zugriffsdatum: 11.02.2016).

de Sanjose S, Quint WG, Alemany L et al. Human papillomavirus genotype attribution in invasive cervical cancer: a retrospective cross-sectional worldwide study. Lancet Oncol 2010; 11: 1048–56.

Griesser H, Marquardt K, Jordan B et al. Gynäkologische Zytodiagnostik der Zervix: Münchner Nomenklatur III. Der Frauenarzt 2013; 11: 1042–8.

Khan MJ, Castle PE, Lorincz AT et al. The elevated 10-year risk of cervical precancer and cancer in women with human papillomavirus (HPV) type 16 or 18 and the possible utility of type-specific HPV testing in clinical practice. J Natl Cancer Inst 2005; 97: 1072–9.

Ostor AG. Natural history of cervical intraepithelial neoplasia: a critical review. Int J Gynecol Pathol 1993; 12: 186–92.

Roura E, Castellsague X, Pawlita M et al. Smoking as a major risk factor for cervical cancer and pre-cancer: Results from the EPIC cohort. Int J Cancer 2014; 135: 453–66.

Tavassoli FA. Pathology and genetics of tumours of the breast and female genital organs: World Health Organisation Classification of Tumors. Lyon: IAPS Press 2003: 259–79.

3.6 Therapie

3.6.1 Operative Therapie

Standardverfahren

Martin C. Koch, Matthias W. Beckmann

Für die operative Behandlung der Patientin mit Zervixkarzinom haben sich vielfältige Therapieprinzipien, -techniken und Zugangswege entwickelt. Diese überschneiden sich in einigen Bereichen (► Abb. 3-11).

Als operative Therapiemaßnahmen kommen stadienabhängig infrage:

- Lymphonodektomie,
- Hysterektomie,
- Ovariopexie,
- Adnexektomie,
- prophylaktische Salpingektomie.

Lymphonodektomie

Die Lymphonodektomie unterscheidet verschiedene Regionen, analog den anatomischen Lymphabflussgebieten des Uterus. Von therapeutischem Interesse sind das *pelvine* und das *paraaortale* Lymphabflussgebiet.

Die **radikale systematische Lymphonodektomie** verfolgt das Ziel der Entfernung aller Lymphknoten entlang der Gefäßbahnen des entsprechenden Lymphabflussgebiets. Es dient der Diagnostik und der Therapie. Ab Stadium IA1 mit mehr als einem Risikofaktor ist die pelvine Lymphonodektomie empfohlen. Die pelvine Lymphadenektomie umfasst die Entfernung sämtlicher Lymphknoten und des Fettgewebes im Bereich der Beckengefäße. Entfernt werden die Lymphbahnen und die Lymphknoten medial und lateral der A. iliaca externa und interna, um die A. iliaca communis sowie im Bereich der A. und V. obturatoria bis zum Beckenboden. Begonnen wird im Bereich der A. iliaca communis. Falls ein pelviner

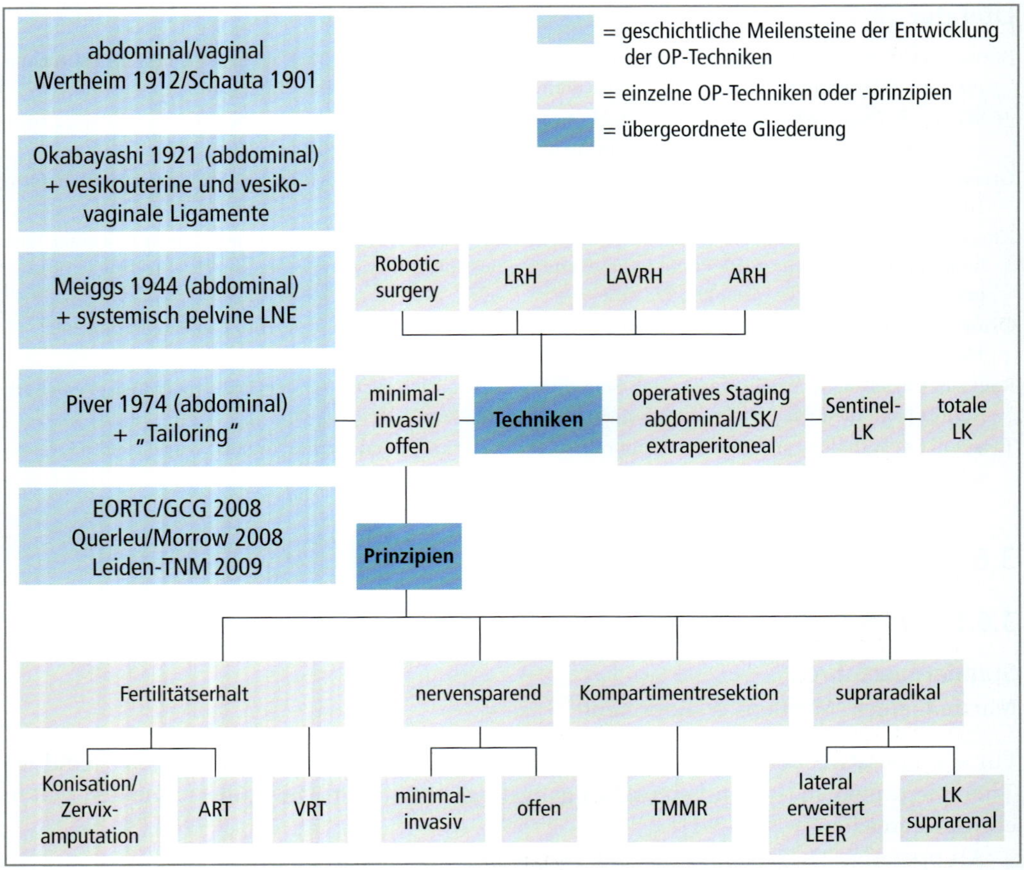

Abb. 3-11 Operative Therapietechniken und -prinzipien; S3-Leitlinie „Diagnostik, Therapie und Nachsorge der Patientin mit Zervixkarzinom" (AWMF-Registernummer 032/033OL Ver. 1.0 09/2014 S. 89); ARH = abdominale radikale Hysterektomie, ART = abdominelle radikale Trachelektomie, LARVH = laparoskopisch assistierte vaginale radikale Hysterektomie, LEER = laterally extended endopelvic resection, LK = Lymphknoten, LNE = Lymphonodektomie, LRH = laparoskopische radikale Hysterektomie, LSK = Laparoskopie, TMMR = totale mesometriale Resektion, VRT = vaginale radikale Trachelektomie.

Lymphknotenbefall besteht, erfolgt eine paraaortale Lymphonodektomie bis zum Abgang der Nierengefäße. Es sollten mindestens 15–20 Lymphknoten pelvin und 8–10 Lymphknoten paraaortal entfernt werden (Leitlinienprogramm Onkologie 2014).

Das **selektive Lymphknotenstaging** dient der histologischen Diagnostik. Es wird versucht, eine repräsentative Anzahl von Lymphknoten der entsprechenden Lymphabflussgebiete zur Stadiendefinition zu entfernen. Eine Beurteilung der parametranen und der vesikouterinen sowie peritonealen Ausbreitung ist im Rahmen einer Staginglaparoskopie oder -laparotomie möglich.

Das **Lymphknotendebulking** ist in der fortgeschrittenen Situation (≥ FIGO-Stadium IIB) der Versuch, zumindest die makroskopisch befallenen Lymphknoten im Sinne einer Tumorreduktion vor primärer Radio(chemo)therapie zu entfernen.

Hysterektomie

In den Stadien ≤ FIGO-Stadium IIA (cM0 und Verdacht auf pN0) wird die Operation empfohlen (Leitlinienprogramm Onkologie 2014; NCCN 2014). Die klassische Operationstechnik ist die radikale Hysterektomie. Diese wird stadienabhängig in der Klassifikation nach Piver-Ruthledge durchgeführt (Piver et al. 1974). Nachfolgend gab es Vorschläge zur Optimierung der Klassifikation, z. B. TNM-Leiden 2009, Querleu/Morrow 2008, EORTC/GCG 2008 (Trimbos 2009; Mota et al. 2008; Querleu u. Morrow 2008), die sich aber als Standard nicht durchgesetzt haben.

Die **Grundprinzipien** der Operation bestehen bei der abdominalen Radikaloperation aus folgenden Schritten:

- Eröffnung der Bauchhöhle, systematische Inspektion.
- Belassung der Ovarien möglich bei prämenopausalen Frauen.
- Eröffnung der paravesikalen Grube. Bei Verdacht auf Befall des vesikouterinen Übergangs erfolgt eine Schnellschnittuntersuchung. Bei Tumorbefall erfolgt der Abbruch der Operation. Weitere Optionen sind die Blasenteilresektion oder die Durchführung einer Exenteration.
- Inzision des Douglas-Peritoneums und Eröffnung der pararektalen Grube; Entfernung des Binde- und Fettgewebes mit den Lymphbahnen und -knoten.
- Darstellung und Absetzen der Parametrien, stadienabhängig mit ausreichendem Sicherheitsabstand zum Tumor.
- Mobilisierung des Rektums und Absetzen der Ligg. sacrouterina.
- Komplette Präparation des Ureters aus den Parametrien.
- Mobilisierung des Ureters nach Präparation des Blasenpfeilers.
- Absetzen von Parakolpium und Vagina in Abhängigkeit von der Größe des Primärtumors und Befall der Vagina; anzustreben ist ein ausreichender vaginaler Sicherheitsabstand.
- Die komplette Peritonealisierung des kleinen Beckens kann entfallen, zumal dadurch die Rate an postoperativen Lymphzysten größer wird.
- Verschluss der Bauchdecken.

Das Vorgehen bei den laparoskopischen oder roboterunterstützten Verfahren verläuft analog.

Ovariopexie, Adnexektomie und prophylaktische Salpingektomie

Da eine potenziell postoperativ indizierte pelvine Radio(chemo)therapie bei prämenopausalen Patientinnen unweigerlich zu einer ovariellen Insuffizienz führt, ist hier die **Ovariopexie** zum Schutz der intrinsischen Ovarfunktion zu diskutieren (SIGN 2008).

Beim Plattenepithelkarzinom der Zervix steigt die Inzidenz ovarieller Metastasen stadienabhängig. Zudem sind Ovarialmetastasen beim Adenokarzinom im Vergleich zum Plattenepithelkarzinom deutlich häufiger (Shimada et al. 2006). Daher sollte die **Adnexektomie** bei allen postmenopausalen Patientinnen ab Stadium IB1 und prämenopausalen Patientinnen mit einem Adenokarzinom im Stadium IB2, IIA2 und IIB erfolgen.

Eine prophylaktische beidseitige **Salpingektomie** bei prämenopausalen Frauen wird im Rahmen einer Hysterektomie bei erhöhten (post)operativen Komplikationsraten und unsicherer Datenlage zum Nutzen (Prävention des Tuben-/Ovarialkarzinoms) nicht empfohlen (Morelli et al. 2013; Dietl et al. 2011).

Fertilitätserhalt

Der Fertilitätserhalt ist vor allem in Frühstadien des Zervixkarzinoms bei jungen Patientinnen ein großes Thema (Goncalves et al. 2009). Mögliche Optionen sind hier fertilitätserhaltende Operationen (Konisation, radikale Trachelektomie, Zervixamputation) und die Ovariopexie. Experimentelle Verfahren sind die Kryokonservierung mit Retransplantation von Ovarialgewebe (Dittrich et al. 2014) oder die neoadjuvante Chemotherapie mit konsekutiver fertilitätserhaltender Operation.

Die Therapie soll in Abhängigkeit vom histologischen Tumorstadium erfolgen, verifiziert mittels operativem Staging. In den Stadien ≤ FIGO-Stadium IIA sollte bei nicht zu erwartender adjuvanter Therapie (fehlende präoperative Risikofaktoren) die primär operative Therapie erfolgen.

Literatur

Dietl J, Wischhusen J, Hausler SF. The post-reproductive Fallopian tube: better removed? Hum Reprod 2011; 26: 2918–24.

Dittrich R, Lotz L, Hackl J et al. Fertilitätserhalt bei Krebserkrankungen. Frauenarzt 2014; 55: 240–6.

Goncalves CV, Duarte G, Costa JS et al. Diagnosis and treatment of cervical cancer during pregnancy. Sao Paulo Med J 2009; 127: 359–65.

Leitlinienprogramm Onkologie. S3-Leitlinie „Diagnostik, Therapie und Nachsorge der Patientin mit Zervixkarzinom" (AWMF-Registernummer 032/033OL) Ver 1. 2014.

Morelli M, Venturella R, Mocciaro R et al. Prophylactic salpingectomy in premenopausal low-risk women for ovarian cancer: Primum non nocere. Gynecol Oncol 2013; 129: 448–51.

Mota F, Vergote I, Trimbos JB et al. Classification of radical hysterectomy adopted by the Gynecological Cancer Group of the European Organization for Research and Treatment of Cancer. Int J Gynecol Canc 2008; 18: 1136–8.

NCCN (National Comprehensive Cancer Network). NCCN Guideline 2.2014 Cervical Cancer. 2014. www.nccn.org/professionals/physician_gls/pdf/cervical.pdf (Zugriffdatum 19.10.2015).

Piver MS, Rutledge F, Smith JP. Five classes of extended hysterectomy for women with cervical cancer. Obst Gynecol 1974; 44: 265–72.

Querleu D, Morrow CP. Classification of radical hysterectomy. Lancet Oncol 2008; 9: 297–303.

Shimada M, Kigawa J, Nishimura R et al. Ovarian metastasis in carcinoma of the uterine cervix. Gynecol Oncol 2006; 101: 234–7.

SIGN. Management of Cervical Cancer. Edinburgh: Scottish Intercollegiate Guidelines Network 2008.

Trimbos JB. TNM-like classification of radical hysterectomy. Gynecol Oncol 2009; 113: 397–8.

Wahl des operativen Vorgehens

Eva-Maria Grischke

Die **Festlegung des Tumorstadiums** ist beim Zervixkarzinom die Grundlage für die weiteren Therapieentscheidungen. Wesentlich dabei ist die gynäkologische Untersuchung und die histologische Sicherung durch Probeexzisionen oder eine Konisation. Nur bis zu einem Tumorstadium FIGO IB1 ist die Konisation indiziert. Bei höhergradigen Tumorstadien sind Probeexzisionen ausreichend.

Weitere erforderliche Untersuchungen sind ein vaginaler Ultraschall und eine Nierensonografie. Ein MRT des Beckens ist indiziert bei einem histologisch gesicherten Zervixkarzinom des Stadiums FIGO IB2 bis einschließlich FIGO III. Ab einem Tumorstadium FIGO IB2 sollte ergänzend auch eine Thoraxuntersuchung mittels CT erfolgen.

Gemäß der aktuellen S3-Leitlinie (Leitlinienprogramm Onkologie 2014) sollte auch beim Zervixkarzinom eine **individualisierte Therapie** angestrebt werden. Dabei gilt es, weitere Faktoren zu berücksichtigen, z. B. den Allgemeinzustand der Patientinnen (Erfassung höherer Komorbiditäten) und die Lebenssituation. Neben dem bereits erwähnten klinischen Stadium der Erkrankung sind der histologische Befund, der Menopausenstatus, ein potenzieller Kinderwunsch sowie weitere Risikofaktoren von Bedeutung. Wesentlich ist dabei auch die Berücksichtigung von Kurz- und Langzeitfolgen der verschiedenen Therapieformen.

Die klassische Operationstechnik ist die radikale Hysterektomie. In den letzten 15 Jahren wurden allerdings vielfältige operative Therapieprinzipien und Techniken entwickelt. Aktuell wird stadienabhängig vorzugsweise in der Klassifikation nach Piver et al. (1974) in Anlehnung an die Empfehlungen von Wertheim, Meigs, Latzko und Okabayashi operiert.

Eine Übersicht über das stadiengerechte operative Vorgehen mit unterschiedlicher Radikalität (Stadien Piver I–V) ist im Folgenden aufgelistet:

- **Piver I:** extrafasziale Hysterektomie ohne nennenswerte Mobilisierung der Ureteren.
- **Piver II:** extrafasziale Hysterektomie und Resektion der Parametrien medial der Ureteren, das beinhaltet:
  - eine modifizierte radikale Hysterektomie,
  - das Absetzen der A. uterina an der Überkreuzung des Ureters,
  - das Absetzen der Ligamenta uterosacralia und cardinalia auf halbem Weg zum Kreuzband bzw. zur Beckenwand,
  - eine Resektion des oberen vaginalen Drittels;
- die Präparation der Ureteren ohne Herauslösen aus dem Ligamentum pubovesicale.
- **Piver III:** entspricht der klassischen radikalen Hysterektomie.
- **Piver IV:** erweiterte radikale Hysterektomie wie Piver III, jedoch mit komplettem Herauslösen der Ureteren aus dem Ligamentum pubovesicale, eine Resektion der A. vesicalis superior und eine Resektion von bis zu einem Dreiviertel der Vagina.
- **Piver V:** Resektion von Teilen der Blase und des distalen Ureters mit Ureterneuimplantation.

Ein stadiengerechtes operatives Vorgehen orientiert sich an den klinischen Stadien in der Einteilung nach FIGO. Dabei sollte eine primäre operative Therapie des lokal begrenzten Zervixkarzinoms bis zu einem Stadium FIGO II A erfolgen, soweit keine Risikofaktoren, die gegen eine primär operative Therapie sprechen, vorliegen.

Das operative Vorgehen bei einem **FIGO-Stadium IA1** mit bis zu einem Risikofaktor sollte wie folgt erfolgen:

- Lymphknotenentfernung ist nicht indiziert.
- Nach abgeschlossener Familienplanung oder bei Sicherheitsbedürfnis der Patientin erfolgt eine einfache Hysterektomie.
- Bei Kinderwunsch wird eine Konisation in sano mit Zervixkürettage durchgeführt. Bei positiven Rändern im Konisat (R1) Wiederholung der Konisation oder Durchführung einer Trachealektomie in sano.
- Nach erfolgreicher Schwangerschaft (zu Schwangerschaftsbeginn sollte ein totaler Muttermundverschluss erfolgen) ist eine sekundäre Hysterektomie möglich, diese erfolgt in Abhängigkeit von erneuten Befunden und auch dem Sicherheitsbedürfnis der Patientin.

Die operative primäre Therapie in den **FIGO-Stadien IA1 und IA2** (IA1 mit mindestens 2 Risikofaktoren, IA2 mit bis zu einem Risikofaktor) besteht

- nach abgeschlossener Familienplanung und histologisch negativem Lymphknoten pelvin nach operativem Staging aus einer Hysterektomie ggf. mit Adnexektomie beidseits und Resektion der Parametrien Piver I;
- bei Kinderwunsch und negativem Lymphknoten aus einer Konisation mit Zervixkürettage oder auch einer radikalen Trachealektomie;
- bei tumorbefallenen Sentinellymphknoten oder pelvinen Lymphknotenmetastasen aus einer paraaortalen Lymphonodektomie; bei prämenopausalen Patientinnen ist zum Erhalt der Ovarialfunktion eine Ovaropexie möglich;
- bei makroskopisch tumorbefallenen pelvinen oder paraaortalen Lymphknoten aus einer operativen Entfernung vor einer Radiochemotherapie;
- nach erfolgreicher Schwangerschaft und in Abhängigkeit der aktuellen Befunde aus der Komplettierung in Form einer Hysterektomie;
- im Fall der histologisch nachgewiesenen pelvinen Lymphknotenmetastasen bzw. mehreren Risikofaktoren sollte eine Radiochemotherapie erfolgen.

Im FIGO-Stadium **IA2+ mit mindestens 2 Risikofaktoren** bei negativen Lymphknoten pelvin nach operativem Staging wird die radikale Hysterektomie, ggf. mit Adnexektomie und Resektion der Parametrien Piver II, empfohlen. Eine paraaortale Lymphonodektomie sollte bei tumorbefallenen Sentinellymphknoten oder pelvinen Lymphknotenmetastasen durchgeführt werden, bei prämenopausalen Patientinnen kann eine Ovaropexie angeboten werden. Sind makroskopisch tumorbefallene pelvine und/oder paraaortale Lymphknoten vorhanden, erfolgt eine operative Entfernung vor Radiochemotherapie. Auch hier wird bei positivem Lymphknotenbefall pelvin und/oder auch paraaortal eine Radiochemotherapie empfohlen.

In den Tumorstadien **IB1 und IIA1** ist bei negativem Lymphknoten pelvin eine radikale Hysterektomie mit Resektion der Parametrien mit ausreichendem Sicherheitsabstand und Resektion im gesunden (Piver II), mit tumorfreiem Resektionsrand und Scheidenmanschette anzustreben. Bei Kinderwunsch und Tumoren unter 2 cm ohne Risikofaktoren nach operativem Staging ist eine radikale Trachealektomie möglich. Auch hier ist nach abgeschlossener Familienplanung die sekundäre Hysterektomie zu planen.

Bei pelvinen Lymphknotenmetastasen ist die paraaortalen Lymphonodektomie indiziert. Bei postmenopausalen Patientinnen ist in jedem Fall die beidseitige Adnexektomie notwendig. Bei prämenopausalen Patientinnen ist ein Ovarerhalt mit cranialer Verlagerung möglich.

Auch hier sollte bei nachgewiesenen pelvinen und/oder paraaortalen Lymphknoten bzw. mehreren nachgewiesenen Risikofaktoren eine primäre Radiochemotherapie erfolgen, ebenso bei Inoperabilität.

In den FIGO-Stadien **IB2 und IIA2** ist, falls keine pelvinen Lymphknotenmetastasen vorliegen, die radikale Hysterektomie mit Adnexektomie beidseits nach Piver III indiziert. Anzustreben ist ein tumorfreier Resektionsrand sowie eine Scheidenmanschette.

Bei pelvinen Lymphknotenmetastasen sollte die zusätzliche paraaortale Lymphonodektomie indiziert werden, des Weiteren die operative Entfernung, falls pelvine und/oder paraaortale Lymphknoten histologisch nachgewiesen vom Tumor befallen sind. Bei postmenopausalen Patientinnen ist, wie bei prämenopausalen Frauen mit Adenokarzinom die Adnexektomie beidseits indiziert.

Beim Plattenepithelkarzinom ist eine therapeutische Ovariopexie möglich. Empfohlen wird bei Lymphknotenbefall bzw. mehreren Risikofaktoren wiederum die primäre Radiochemotherapie. Ebenso bei Inoperabilität.

Bei Stadium **FIGO IIB** ist nicht die radikale Hysterektomie, sondern die primäre Radiochemotherapie zu bevorzugen.

Das operative Vorgehen bei einem **FIGO-Stadium III** beinhaltet ein operatives Staging bzw. eine interventionelle Abklärung. Sowohl bei makroskopischem Tumorbefall der pelvinen aber auch der paraaortalen Lymphknoten wird die operative Entfernung der Lymphknoten vor einer Radiochemotherapie empfohlen.

Bei einem **FIGO-Stadium IVA** empfehlen die Leitlinien eine primäre Radiochemotherapie. Nur in ausgesuchten Fällen kann eine primäre Exenteration in Erwägung gezogen werden.

Bei einem **FIGO-Stadium IVB** sollte eine medikamentöse Therapie, d. h. die palliative Systemtherapie als Therapie der Wahl angesehen werden. Operation und auch Radiotherapie bzw. Radiochemotherapie sollten bei diesem fortgeschrittenen Tumorstadium nur zur Therapie von Symptomen eingesetzt werden.

Literatur

Geetha P, Nair MK. Laparoscopic, robotic and open method of radical hysterectomy for cervical cancer: A systematic review. J Minim Access Surg 2012; 8: 67–73.

Green J, Kirwan J, Tiemey J et al. Concomitant chemotherapy and radiation therapy for cancer of the uterine cervix. Cochrane Database Syst Rev 2005: CD002225.

Leitlinienprogramm Onkologie (Deutsche Krebsgesellschaft, Deutsche Krebshilfe, AWMF). S3-Leitlinie Diagnostik, Therapie und Nachsorge der Patientin mit Zervixkarzinom. Langversion, 1.0, 2014, AWMF-Registernummer: 032/033OL. http://leitlinienprogramm-onkologie.de/Leitlinien.7.0.html (Zugriffsdatum: 05.10.2015).

Piver MS, Rutledge F, Smith JP. Five classes of extended hysterectomy for women with cervical cancer. Obstet Gynecol 1974; 44: 265–72.

Taylor SE, McBee WC Jr, Richard SD, Edwards RP. Radical Hysterectomy for Early Stage Cervical Cancer: Laparoscopy Versus Laparotomy JSLS 2011; 15: 213–7.

Wang N, Guan QL, Wang K et al. Radiochemotherapy versus radiotherapy in locally advanced cervical cancer: a meta-analysis. Arch Gynecol Obstet 2011; 283: 103–8.

3.6.2 Strahlentherapie

Nicola Weidner, Daniel Zips

Primäre Radiotherapie, Radiochemotherapie

In den frühen Stadien IB bis II sind Radikaloperation und definitive Radiotherapie konkurrierende **kurativ intendierte Therapien**. Meist wird die Radikaloperation favorisiert (Erhalt der Ovarialfunktion). Prinzipiell sollten die Patientinnen über beide Verfahren aufgeklärt werden.

Ab Stadium IIB ist die Radiochemotherapie die Therapie der Wahl, Cisplatin-haltige Chemotherapien sind der Standard (z. B. Cisplatin 1-mal pro Woche 40 mg/m^2 KOF). Es sollten mindestens 5 Cisplatin-Gaben parallel zur Radiotherapie erfolgen, die Gesamtbehandlungszeit soll 8 Wochen nicht überschreiten. Die Therapie besteht aus externer Strahlentherapie, Brachytherapie sowie Chemotherapie (Rose et al. 2002, 1999; Green et al. 2001; Whitney et al. 1999).

Im Stadium IVA muss interdisziplinär für und mit der jeweiligen Patientin die geeignete Therapie entschieden werden, im Stadium IVB erfolgt die Behandlung nach **palliativer Zielsetzung**.

Perkutane Strahlentherapie

Die perkutane Strahlentherapie des Zervixkarzinoms erfolgt in der Regel am **Linearbeschleuniger** nach CT-basierter 3-D-Planung als IMRT oder konventionelle 4-Felder-Box-Technik. Das Zielvolumen umfasst neben Uterus und Parametrien die iliacal internen, externen, communen und präsakralen (bis S3) Lymphabflusswege, die craniale Feldgrenze ist L4/L5 (bestimmt durch das Ausmaß des Lymphknotenbefalls und der durchgeführten Lymphonodektomie), die caudale Feldgrenze ist der Unterrand des Foramen obturatum (bei Scheidenbeteiligung 3 cm caudal des Tumors). Die Lagerung der Patientin in Bauchlage im Lochbrett dient der Dünndarmschonung. Tele- und Brachytherapie müssen aufeinander abgestimmt werden, die angestrebten Dosen der Perkutanbehandlung umfassen 40–60 Gy.

Wenn bei paraaortalem Befall geplant ist, die Paraaortalregion nach operativer Entfernung makroskopisch befallener Lymphknoten zu bestrahlen, sollte dies gleichzeitig mit der Beckenbestrahlung erfolgen. Die Paraaortalbestrahlung ist eine **Individualentscheidung** und stellt keine Standardtherapie dar, angestrebt werden 45–50 Gy.

! Eine alleinige perkutane Therapie des Zervixkarzinoms ist keine kurative Therapie, sondern muss ergänzt werden durch die Brachytherapie.

Brachytherapie

Die High-Dose-Rate(HDR)-Brachytherapie des Zervixkarzinoms stellt die wesentliche lokale Behandlung im Rahmen der definitiven Therapie dar, weil im Tumor aufgrund der anatomischen Situation eine hohe Dosis durch intrakavitäre und vaginale Applikation erzielt werden kann. Bei **kleinen Tumoren** (IA, IB1, IIA/B < 4 cm) wird die Brachytherapie durch die Perkutanbehandlung ergänzt. Bei den **großen Tumoren** wird zunächst eine Perkutanbehandlung durchgeführt, die nach Tumorrückbildung durch eine Brachytherapie ergänzt wird. Das Zielvolumen der Brachytherapie wird durch die Tumorausdehnung definiert, geplant wird auf der Basis einer MRT-Untersuchung (bei Kontraindikationen auf der Basis der Computertomografie).

Für die Brachytherapie werden moderne Afterloading-Geräte mit computergestützter schrittweiser Quellenbewegung genutzt. Die Applikatorsysteme sind kommerziell erhältlich, sie bestehen aus einer Kombination vaginaler und intrauteriner Quellen (Applikatorsystem in Klammern):

- intrauteriner Stift mit Ovoiden (Manchester),
- intrauteriner Stift mit Ring (Stockholm),
- intrauteriner Stift mit abgeschirmten Ovoiden (Houston, Fletcher) sowie
- intrauteriner Stift mit vaginalem Applikator.

In Deutschland dominiert die HDR-Brachytherapie mit Iridium-192. Standarddosisverteilungen mit definierter Dosis an Tumor und Risikoorganen (Punkt A, Linie A, Punkt B) werden zunehmend verlassen zugunsten einer **individualisierten Behandlung** des Tumorvolumens auf der Basis einer MRT-Planung. Zur Vergleichbarkeit verschiedener Methoden dient die Angabe der Dosis in Punkt A und B, die Abmessung des 60-Gy-Referenzvolumens sowie Dosis-Volumen-Beziehungen für die Risikoorgane Blase und Rektum. Je nach Tumorstadium und Zentrum werden 3–6 Einlagen mit Dosen an Punkt A zwischen 4 und 9 Gy appliziert.

Insbesondere bei fortgeschrittenen Tumoren ist die Remissionsbeurteilung unter Therapie sinnvoll, um den geeigneten Zeitpunkt der Brachytherapie festzulegen.

Eine definitive Beurteilung des Therapieergebnisses ist erst 8–12 Wochen nach Therapieabschluss mittels vaginaler Untersuchung, vaginaler Sonografie und MRT sinnvoll möglich.

Postoperative Therapieergänzungen

Nach Radikaloperation besteht eine adjuvante Therapieindikation im Sinne einer adjuvanten Radiochemotherapie bei Vorliegen folgender Risikofaktoren:

- R1-Resektion,
- Lymphknotenbefall oder inadäquate Lymphonodektomie,
- mindestens 3 Risikofaktoren (L1, V1, tiefe Stromainvasion, bulky disease [> 4 cm], G3).

Ein **intermediäres Risiko** besteht bei Lymphangiosis oder Hämangiosis oder Tumoren > 4 cm oder tiefer Stromainvasion, falls nur ein oder zwei der genannten Risikofaktoren vorliegen. Dann muss eine individuelle Entscheidung gemeinsam mit der Patientin erfolgen.

Mittels präoperativer Diagnostik und operativem Staging sollten möglichst viele Patientinnen identifiziert werden, die sich nicht für ein radikalchirurgisches Vorgehen eignen. Damit sollte die Kombination einer ausgedehnten Operation mit nachfolgender Radiochemotherapie möglichst vermieden werden.

Adjuvante Chemotherapie

Für eine adjuvante Chemotherapie besteht außerhalb von klinischen Studien keine Indikation.

Adjuvante Radiochemotherapie

In retrospektiven Studien gelang durch eine **postoperative Strahlentherapie** die Reduktion der Lokalrezidivrate. Die Kombination der Strahlentherapie mit einer platinbasierten Chemotherapie verbessert die Ergebnisse signifikant und wird heute Patientinnen mit oben genannten Risikofaktoren empfohlen. Die Beckenbestrahlung wird in der Regel mit einer wöchentlichen Cisplatin-Gabe kombiniert (Rotman et al. 2006; Peters et al. 2000).

Eine **Brachytherapie** kann bei vaginaler R1-Resektion individuell erwogen werden.

Bei nachgewiesenem limitiertem Paraaortalbefall und nach operativer Entfernung der tumorbefallenen Lymphknoten kann eine **adjuvante Paraaortalbestrahlung** bis 45–50 Gy indiziert werden.

Rezidive

Die **lokale Rezidivrate** nach adäquat durchgeführter Radio(chemo)therapie beträgt für die Stadien IB bis IIB zwischen 10 und 30 %.

Dabei manifestieren sich 80 % der Rezidive in den ersten 2 Jahren nach der Therapie, in dieser Zeit ist damit eine dreimonatige Nachsorge mit gynäkologischer Untersuchung, vaginalem Ultraschall, Nierenschall und ggf. Schnittbilddiagnostik zur Ergänzung sinnvoll. Nach histologischer Sicherung und Komplettierung der Ausbreitungsdiagnostik muss die weitere Behandlung entschieden werden.

Je nach Vorbehandlung, Befund, Allgemeinzustand und Prognose sollte interdisziplinär individuell entschieden werden über die Möglichkeiten der Operation, Hysterektomie, Exenteration, Radiochemotherapie oder Palliativmaßnahmen.

In der palliativen Chemotherapie wurden viele verschiedene Substanzen eingesetzt, die effektivsten Medikamente in der Monotherapie sind Cisplatin und Vinorelbin. Dabei werden Remissionsraten von 33–45 % erzielt, die Remissionsdauer beträgt 4–6 Monate. Ein sorgfältiges Abwägen von Nutzen und Risiko ist notwendig.

Literatur

Eifel PJ, Winter K, Morris M et al. Pelvic irradiation with concurrent chemotherapy versus pelvic and para-aortic irradiation for high-risk cervical cancer; an update of radiation therapy oncology group trial (RTOG)90–01. J Clin Oncol 2004; 22: 872–80.

Eifel PJ. Chemoradiotherapy for cervical cancer, what next? J Clin Oncol 2005; 23: 8277–9.

Green JA, Kirwan JM, Tierney JF et al. Survival and recurrence after concomitant chemotherapy and radiotherapy for cancer of the uterine cervix, a systematic review and meta-analysis. Lancet 2001; 358: 781–6.

Keys HM, Bundy BN, Stehman FB et al. Cisplatin, radiation, and adjuvant hysterectomy compared with radiation and adjuvant hysterectomy for bulky stage IB cervical carcinoma. N Engl J Med 1999; 340: 1154–61.

Peters WA, Liu PY, Barrett RJ 2nd et al. Concurrent chemotherapy and pelvic radiation therapy compared with pelvic radiation therapy alone as adjuvant therapy after radical surgery in high-risk early-stage cancer of the cervix. J Clin Oncol 2000; 18: 1606–13.

Piver MS, Chung WS. Prognostic significance of cervical lesion size and pelvic node metastases in cervical carcinoma. Obstet gynecol 1975; 46: 507–10.

Roberts KB, Urdaneta N, Vera R et al. Interim analysis of a randomized trial of mitomycin C as an adjunct to radical radiotherapy in the treatment of locally advanced squamous cell carcinoma of the cervix. Int J Cancer 2000; 90: 206–23.

Rose PG. Chemoradiotherapy for cervical cancer. Eur J Cancer 2002; 38: 270–8.

Rose PG, Bundy BN, Watkins EB et al. Concurrent cisplatin-based radiotherapy and chemotherapy for locally advanced cervical cancer. N Engl J Med 1999; 340: 1144–53.

Rotman M, Sedlis A, Piedmonte MR et al. A phase III randomized trial of postoperative pelvic irradiation in stage IB cervical carcinoma with poor prognosis features; Follow up of a gynaecologic oncology group study. Int J Radiat Oncol Biol Phys 2006; 1: 169–76.

Leitlinienprogramm Onkologie (Deutsche Krebsgesellschaft, Deutsche Krebshilfe, AWMF). S3-Leitlinie Diagnostik, Therapie und Nachsorge der Patientin mit Zervixkarzinom. Langversion, 1.0, 2014, AWMF-

Registernummer: 032/033OL. http://leitlinienprogramm-onkologie.de/Leitlinien.7.0.html (Zugriffsdatum: 05.10.2015).

Sedlis A, Bundy BN, Rotman MZ et al. A randomized trial of pelvic radiation therapy versus no further therapy in selected patients with stage IB carcinoma of the cervix after radical hysterectomy and pelvic lymphadenectomy; A Gynecologic Oncology Group Study. Gynecol Oncol 1999; 73: 1777–83.

Whitney CW, Sause W, Bundy BN et al. Randomized comparison of fluorouracil plus cisplatin versus hydroxyurea as an adjunct to radiation therapy in stage IIB-IVA carcinoma of the cervix with negative para-aortic lymph nodes; a Gynecologic Oncology Group and Southwestern Oncology Group Study. J Clin Oncol 1999; 17: 1339–48.

3.6.3 Systemtherapie

Falk C. Thiel, Matthias W. Beckmann

Die adjuvante Systemtherapie ist als Teil der **multimodalen Therapie** von Patientinnen mit einem Zervixkarzinom anzusehen. Für die alleinige Chemotherapie ohne gleichzeitige oder vorangehende Radiotherapie bzw. Radiochemotherapie gibt es bis heute keine Belege für einen klinischen Benefit (Leitlinienprogramm Onkologie 2014).

In mehreren randomisierten Studien konnte gezeigt werden, dass die kombinierte Radiochemotherapie im Vergleich zur alleinigen Radiotherapie das rezidivfreie Überleben wie auch das Gesamtüberleben in den Stadien FIGO IB1 bis IV verbessert (CCCMAC 2010) (► Kap. 3.6.2).

In der Metaanalyse wurde hierbei die Gesamtüberlebensrate durch die Radiochemotherapie von 60 % auf 66 % erhöht. Die relative Verbesserung des Gesamtüberlebens betrug 19 % (Hazard Ratio 0,81, 95 % CI 0,71–0,91, $p < 0{,}001$). Bei zwei Studien der Metaanalyse wurde neben der Radiochemotherapie noch eine weitere adjuvante Chemotherapie verabreicht (Kantardzic et al. 2004; Peters et al. 2000). Hierunter kam es zu einer Reduktion des Mortalitätsrisikos um 54 % (Hazard Ratio 0,46, 95 % CI 0,32–0,66, $p < 0{,}001$).

Duenas-Gonzalez et al. (2011) verglichen in ihrer randomisierten Multicenterstudie bei Patientinnen mit einem Zervixkarzinom FIGO IIB bis IVA die primäre Radiochemotherapie mit Cisplatin 40 mg/m^2, q7d, ×6, gegenüber einer Radiochemotherapie mit Cisplatin 40 mg/m^2 und Gemcitabin 125 mg/m^2, q7d, ×6, gefolgt von einer adjuvanten Chemotherapie mit zwei Zyklen Cisplatin 50 mg/m^2, d1, und Gemcitabin 1 000 mg/m^2, d1 + 8, q21d. Nach 3 Jahren zeigte der Arm mit adjuvanter Chemotherapie ein signifikant besseres progressionsfreies Überleben (74 % gegenüber 65 %, Hazard Ratio 0,68, 95 % CI, 0,49–0,95). Es zeigten sich jedoch schwerwiegendere Nebenwirkungen (Grad III und IV, 87 % gegenüber 46 %) mit zwei möglicherweise therapiebedingten Todesfällen. Insgesamt kam es auch zu signifikant häufigeren Krankenhausaufenthalten (30 % gegenüber 11 %). Hauptsächlich traten schwerwiegende Nebenwirkungen im Rahmen der Radiochemotherapiephase auf und nicht während der Phase der adjuvanten Chemotherapie. Spättoxizitäten waren insgesamt selten.

Das Hauptproblem bei der Interpretation der Ergebnisse dieser Studie bezüglich des Effekts einer adjuvanten Chemotherapie ist, dass der experimentelle Arm zwei Variablen enthält: zum einen die Gemcitabin-haltige Radiochemotherapie, zum anderen zwei zusätzliche Zyklen adjuvante Chemotherapie. Dieses Problem soll der **OUTBACK-Trial** klären, der den unabhängigen Effekt einer zusätzlichen adjuvanten Chemotherapie mit vier Zyklen Carboplatin und Paclitaxel nach einer Cisplatin-haltigen Radiochemotherapie überprüft (Mileshkin et al. 2012).

Ein weiteres Setting adjuvanter Chemotherapie wurde in der Studie von Sehouli et al. (2012) untersucht. Hierbei wurden bei Patientinnen mit Zervixkarzinom FIGO IB bis IIB nach radikaler Hysterektomie die Radiochemotherapie mit Cisplatin 40 mg/m^2, q7d, gegenüber einer adjuvanten Chemotherapie mit vier Zyklen Carboplatin AUC5 und Paclitaxel 175 mg/m^2, q21d, gefolgt von einer perkutanen Radiotherapie verglichen. Die 2-Jahres-Raten für progressionsfreies Überleben unterschieden sich nicht signifikant mit 81,8 % und 87,2 % ($p = 0{,}235$), ebenso nicht die entsprechenden 5-Jahres-Überlebensraten mit 78,9 % und 85,8 % ($p = 0{,}25$). Die hämatologische Toxizität war im Radiochemotherapiearm höher. Alopezie (87,9 % gegenüber 4,1 %, $p < 0{,}001$) und Neurotoxizität (65,9 % gegenüber 15,6 %, $p < 0{,}001$) trat im Chemotherapiearm signifikant häufiger auf. Zudem musste im Radiochemotherapiearm häufiger die Therapie abgebrochen werden (32,1 % gegenüber 12,9 %, $p = 0{,}001$). Bei unterschiedlichem Toxizitätsprofil kann die sequenzielle Therapie eine Option sein, wenn Kontraindikationen gegen eine direkte postoperative Radiotherapie bestehen.

> Der Stellenwert der adjuvanten Chemotherapie bei Patientinnen mit Zervixkarzinom bleibt letztendlich offen. Sie ist somit als individueller Heilversuch zu betrachten.

Literatur

CCCMAC; Chemoradiotherapy for Cervical Cancer Meta-analysis Collaboration. Reducing uncertainties about the effects of chemoradiotherapy for cervical cancer: individual patient data meta-analysis. Cochrane Database Syst Rev 2010; 1: CD008285.

Duenas-Gonzalez A, Zarba JJ, Patel F et al. Phase III, open-label, randomized study comparing concurrent gemcitabine plus cisplatin and radiation followed by adjuvant gemcitabine and cisplatin versus concurrent cisplatin and radiation in patients with stage IIB to IVA carcinoma of the cervix. J Clin Oncol 2011; 29: 1678–85.

Kantardzic N, Beslija S, Begic D. Comparative parameters of myelotoxicity in patients treated with simultaneous chemotherapy and radiotherapy or only radiotherapy. Med Arh 2004; 58: 19–22.

Leitlinienprogramm Onkologie (Deutsche Krebsgesellschaft, Deutsche Krebshilfe, AWMF). S3-Leitlinie Diagnostik, Therapie und Nachsorge der Patientin mit Zervixkarzinom, Langversion, 1.0. 2014. http://leitlinienprogramm-onkologie.de/Leitlinien.7.0.html (Zugriffsdatum: 02.12.2015).

Mileshkin LR, Narayan K, Moore KN et al. A phase III trial of adjuvant chemotherapy following chemoradiation as primary treatment for locally advanced cervical cancer compared to chemoradiation alone: The OUTBACK TRIAL. ASCO Meeting Abstracts. 2012; 30(15_suppl): TPS5116.

Peters WA 3rd, Liu PY, Barrett RJ 2nd et al. Concurrent chemotherapy and pelvic radiation therapy compared with pelvic radiation therapy alone as adjuvant therapy after radical surgery in high-risk early-stage cancer of the cervix. J Clin Oncol 2000; 18: 1606–13.

Sehouli J, Runnebaum IB, Fotopoulou C et al. A randomized phase III adjuvant study in high-risk cervical cancer: simultaneous radiochemotherapy with cisplatin (S-RC) versus systemic paclitaxel and carboplatin followed by percutaneous radiation (PC-R): a NOGGO-AGO Intergroup Study. Ann Oncol 2012; 23: 2259–64.

3.6.4 Nachsorge

Christina B. Walter

Nach abgeschlossener Primärtherapie beginnt für die Patientinnen die Zeit der regelmäßigen Nachsorgeuntersuchungen. Die relative 5-Jahres-Überlebensrate lag 2010 bei 69 % (RKI). Dennoch stellen die ersten 5 Jahre nach der Primärtherapie die Zeit dar, in der die meisten

Rezidive entstehen. Nach Rotman et al. (2006) werden 94 % aller Rezidive in den ersten 5 Jahren diagnostiziert und 83 % in den ersten 3 Jahren. Im Vordergrund steht hierbei die **frühzeitige Diagnosestellung** eines zentralen oder lokal operablen Rezidives, da hier mittels eines erneuten chirurgischen Vorgehens ein deutlich verbessertes 5-Jahres-Überleben erzielt werden kann (zwischen 20 und 40 %). Demgegenüber steht ein deutlich schlechteres Überleben bei paraaortalem Rezidiv (5-Jahre-Überlebensrate 0–27 %) oder Fernmetastasen, z. B. der Lunge (5-Jahre-Überlebensrate 10,9 %).

Die entsprechenden Zeitmarken der Nachsorge richten sich nach den genannten häufigsten Rezidivzeitpunkten. Somit sehen die aktuellen Leitlinien in den ersten 3 Jahren vierteljährliche Kontrollen, in den Jahren 4 und 5 halbjährliche und im Anschluss jährliche Kontrollen vor (Leitlinienprogramm Onkologie 2014).

Vorgesehen ist zunächst die genaue **Anamnese**, vor allem im Hinblick auf neu aufgetretene Beschwerden oder Veränderungen. Bereits hier können Hinweise auf das Vorliegen eines Rezidivs zum Vorschein kommen. Bei jeder Nachsorgeuntersuchung ist die gynäkologische Tast- und Spekulumuntersuchung obligat. In Kombination mit der Kolposkopie und der zytologischen Untersuchung stellt dies den mit Abstand effektivsten Baustein der Nachsorge dar. Zusätzlich steht die Sonografie (Vaginal- und Nierensonografie) als essenzieller Baustein der Nachsorge zur Verfügung und ist in 6-monatigen Intervallen vorgesehen.

Bei konkretem Rezidivverdacht ist dann jedoch eine **erweiterte Diagnostik** angebracht. Hierzu zählt eine MRT des Beckens, eine Ganzkörper-CT oder auch eine PET/CT, was insgesamt zur besseren Einschätzung der lokalen Situation als auch zum Ausschluss einer Fernmetastasierung dient. Prinzipiell ist jedoch – vor allem beim Verdacht auf ein lokales Tumorrezidiv – die histologische Sicherung anzustreben. Zur Abschätzung einer erneuten Operabilität kann dann auch eine Narkoseuntersuchung mit Zystoskopie und Rektoskopie nützlich sein.

Eine generelle **Tumormarkerkontrolle** ist unabhängig vom histologischen Subtyp nicht vorgesehen und erbrachte bislang keinen Benefit (Leitlinienprogramm Onkologie 2014).

Jedoch ist nicht nur der Ausschluss eines Rezidivs Sinn und Aufgabe der Nachsorgeuntersuchung. Zusätzlich müssen auf Probleme und Beschwerden geachtet werden, die nach Abschluss der adjuvanten Therapie auftreten können. So können mittels der halbjährlichen Sonografie Strikturen im Harnleiterbereich als auch Blasenentleerungsstörungen erkannt und einer entsprechenden Behandlung zugeführt werden. Auch Atrophieerscheinungen im Vaginalbereich können z. B. für die Patientin sehr belastend sein und müssen entsprechend therapiert werden.

Ebenso dürfen **soziale Aspekte** nicht unberücksichtigt bleiben. So kann z. B. eine Rehabilitationsmaßnahme nach Abschluss der adjuvanten Therapie für die Patientinnen von entscheidender Bedeutung sein um den Weg zurück in ein alltägliches Leben zu erleichtern. Auch Wiedereingliederungsverfahren ins Berufsleben geben den betroffenen Frauen die Möglichkeit, sich durch ein zeitlich schrittweise steigerndes Modell hier wieder nach und nach einzufinden.

Die Nachfrage und Unterstützung derartiger Maßnahmen zur Förderung der Lebensqualität stellen somit ebenfalls einen wichtigen Baustein der Nachsorge dar.

Tab. 3-5 Zusammenfassende Struktur der Nachsorge beim Zervixkarzinom.

	1.–3. Jahr	4.–5. Jahr
Genaue Anamnese	obligat 3-monatig	obligat 6-monatig
Klinische Untersuchung	obligat 3-monatig	obligat 6-monatig
Spekulumeinstellung und Zytologie (Pap)	obligat 3-monatig	obligat 6-monatig
Kolposkopie	fakultativ 3-monatig	fakultativ 6-monatig
Vaginal- und Nierensonografie	fakultativ 6-monatig	fakultativ 6-monatig
Tumormarker	–	–
Sonstige Bildgebung	nur bei spezieller Indikation	nur bei spezieller Indikation

Die Tabelle fasst nochmals die vorgesehenen Bestandteile der Nachsorge beim Zervixkarzinom zusammen (► Tab. 3-5).

Literatur

Leitlinienprogramm Onkologie (Deutsche Krebsgesellschaft, Deutsche Krebshilfe, AWMF). S3-Leitlinie Diagnostik, Therapie und Nachsorge der Patientin mit Zervixkarzinom. Langversion, 1.0, 2014, AWMF-Registernummer: 032/033OL. http://leitlinienprogramm-onkologie.de/Leitlinien.7.0.html (Zugriffsdatum: 05.10.2015).

Rotman M, Sedlis A, Piedmonte MR etal. A phase III randomized trial of postoperative pelvic irradiation in Stage IB cervical karzinoma with poor prognostic features: follow-up of a gynecologic oncology group study. Int J Radiat Oncol Biol Phys 2006; 65: 169–76.

3.6.5 Rezidive und Metastasen

Matthias W. Beckmann, Martin C. Koch

Der Begriff des fortgeschrittenen Zervixkarzinoms ist unklar definiert. In der Literatur werden zumeist 3 Gruppen unterschieden:

- das lokal fortgeschrittene Zervixkarzinom (FIGO-Stadium IIB bis IVA und IB2/IIA2 mit mehreren histologischen Risikofaktoren oder pN1 und c/pM0),
- das Lokalrezidiv (c/pM0),
- die metastasierte Situation (UICC-Stadium IVB bzw. c/pM1).

Daher sollten möglichst die genauen TNM- und/oder FIGO-Stadien angegeben werden. Die S3-Leitlinie führte im Gegensatz zur oben genannten klassischen Definition eine neue Definition ein. Als fortgeschrittenes Zervixkarzinom gilt eine Erkrankung, die nicht unimodal behandelt werden kann, sondern aufgrund des histologischen Tumorstadiums einer **multimodalen Therapie bedarf**. Dies geht aufgrund der somit vorliegenden Tumorbiologie und -ausdehnung mit einer schlechteren Prognose für die Patientin bei höheren Therapienebenwirkungen einher (S3-Leitlinie 2014).

Die Behandlung erfolgt in Abhängigkeit der *Ausdehnung des Rezidivbefundes* (Resektabilität), der *Metastasenlokalisation* (Lokalrezidiv, Fernmetastasen) und der *vorausgegangenen Therapien* (Beckmann u. Mallmann 2009). Der Patientinnenwunsch, der Gesundheitszustands der Patientin und das potenzielle Therapieansprechen (Prädiktivfaktoren) müssen für die **interdisziplinäre Therapieentscheidung** unter Beachtung der therapiebedingten Morbidität und des funktionellen Outcomes und deren Auswirkungen auf die Lebensqualität (S3-Leitlinie 2014; SIGN 2008) berücksichtigt werden.

Konservativ-medikamentöse Therapie

Patientinnen mit einem metastasierten und/oder rekurrenten Zervixkarzinom leiden zumeist unter ausgeprägten Symptomen (z. B. Schmerzen, Gewichtsverlust, vaginale Blutungen, Tumorkachexie, Dyspnoe). Die Rolle der Chemotherapie liegt hier vornehmlich in der Palliation, mit dem Primärziel der Symptomlinderung und der Lebensqualitätsverbesserung. Die Verlängerung der Lebenszeit ist unter den aktuellen Therapieoptionen eher ein Sekundärziel (Hacker u. Friedlander 2010).

Tumorkontrolle

Ist eine Operation oder eine Radio(chemo)therapie eines Rezidivs von Lymphknotenmetastasen oder von Organmetastasen nicht möglich oder nicht indiziert, so ist eine **palliative Chemotherapie** zu diskutieren. Hierdurch kann ein Ansprechen erzielt und ein Progress der Erkrankung reduziert werden (Scatchard et al. 2012). Ein Vergleich von „best supportive care" mit einer palliativen Chemotherapie wurde bisher allerdings noch nicht randomisiert kontrolliert durchgeführt (SIGN 2008).

Generell beeinflussen mehrere Faktoren die Wahrscheinlichkeit eines Therapieansprechens beim Rezidiv (Long 2007; Hogg u. Friedlander 2003):

- Gesundheitszustand,
- Alter,
- histologischer Subtyp,
- Lokalisation,
- Anzahl der Metastasen,
- Vortherapien,
- das Intervall von vorangegangener Therapie zum aktuellen Rezidiv.

Zudem wurden in den letzten 25 Jahren multiple (Kombinations-)Chemotherapien in verschiedenen Studienpopulation untersucht, was eine Interpretation der Ergebnisse erschwert.

Die **aktivste Monotherapie** und somit Hauptbestandteil der aktuellen Standardtherapie ist Cisplatin 50 mg/m² q21d i. v. bei allerdings geringer Ansprechrate von ca. 20 % (Vermorken 1993). Höhere Dosen bringen eine höhere Ansprechrate (37 %) bei allerdings deutlich höherer Toxizität und ähnlich unbefriedigendem progressionsfreiem Überleben und Gesamtüberleben (Bonomi et al. 1985).

Durch eine **Kombinationschemotherapie** lässt sich die Ansprechrate ungefähr verdoppeln. Die besten Ergebnisse werden durch die Kombination von Cisplatin und Topotecan (0,75 mg/m² d1 + 3 q21d) erzielt. Es kann eine Verlängerung des Gesamtüberlebens durch die

Kombinationstherapie (Cisplatin plus Topotecan) im Vergleich zur Cisplatin-Monotherapie erreicht werden (Long et al. 2005). Die Kombination aus Cisplatin und Paclitaxel (135 mg/ m^2 q21d) erscheint bei geringeren Nebenwirkungen in etwa äquipotent zu sein (Scatchard et al. 2012), zudem steht für diese Therapie die Kombination mit der Antikörpertherapie Bevacizumab zu Verfügung (Tewari et al. 2014). Die höchsten Erfolgsquoten finden sich bei Patientinnen, die mindestens in den letzten 12 Monaten keine Cisplatin-haltige Vortherapie erhielten (Moore et al. 2010; Long et al. 2005). Trotz erhöhter Toxizität fanden sich bei erhöhtem medianen Überleben keine Unterschiede zwischen Cisplatin-Monotherapie und der Kombinationstherapie Cisplatin/Topotecan in der Lebensqualität (Monk et al. 2005). Bei Metastasen in einem bereits bestrahlten Gebiet sollte aufgrund des signifikant geringeren Ansprechens auf eine Chemotherapie verzichtet werden bzw. dies individuell mit der Patientin erörtert werden (Scatchard et al. 2012).

Bei **Patientinnen in gutem Performancezustand** wird deshalb eine Kombinationstherapie aus Cisplatin und Topotecan oder Cisplatin und Paclitaxel oder Gemcitabin verabreicht. Die zielgerichtete Antikörpertherapie mit Bevacizumab in der metastasierten oder rezidivierten/persistierenden Situation bei der Patientin mit Zervixkarzinom als Kombinationstherapie simultan zur palliativen First-Line-Chemotherapie mit Cisplatin/Paclitaxel oder Topotecan/Paclitaxel zeigt einen geringen absoluten Überlebensvorteil bei erhöhter Toxizität (Tewari et al. 2014; S3-Leitlinie 2014). Bei schlechterem Allgemeinzustand kann man eine Carboplatin-Monotherapie oder Cisplatin wöchentlich in Erwägung ziehen.

Bei **schlechtem Ansprechen** platinhaltiger Rezidivtherapien nach platinhaltiger Vortherapie bleibt weiter Forschungsbedarf im Bereich platinfreier Rezidivtherapien.

Symptomkontrolle und palliativmedizinische Begleitung

Im Wissen um die eingeschränkten Therapieeffekte kann die rein palliativ supportive Therapie durchaus eine Option darstellen. Diese muss individuell auf den Patienten abgestimmt werden. Zur **speziellen Symptomkontrolle** bei einem fortgeschrittenen Zervixkarzinom gehören die Behandlung

- des Lymphödems,
- des multikausalen starken Schmerzes,
- der Dysurie,
- der Ureterstenosen mit konsekutivem Nierenversagen,
- der Fisteln,
- der Kloakenbildung und des fötiden vaginalen Ausfluss,
- der Blutungen und Thrombosen sowie
- des paralytischen oder mechanischen Ileus (Beckmann u. Mallmann 2009).

Neben einer suffizienten Symptomkontrolle (z. B. Schmerzen, Übelkeit, Obstipation, Ileus) gehört dazu aber auch die **psychoonkologische** und **psychosoziale Begleitung** der Patientin sowie ihrer Angehörigen. Sie umfasst einerseits die psychische Entlastung und Stabilisierung der Patientin und andererseits praktische Hilfen wie die Organisation finanzieller und rechtlicher Hilfe (z. B. Hospiz, Schwerbehindertenausweis, häusliche Pflege, Kinderbetreuung).

Da sich durch eine alleinige Chemotherapie (Mono- bzw. Kombinationstherapie) aktuell das Überleben nicht ausreichend verbessert werden kann, muss es Ziel weiterer Studien sein, zielgerichtete Therapien weiter zu untersuchen. Hierbei sollte besonderes Augenmerk auch auf die Erforschung potenter prädiktiver Biomarker gelegt werden um eine individualisierte Therapie mit möglichst geringen Toxizitäten zu erreichen.

Operativ-strahlentherapeutische Therapie

Beim **zentralen Rezidiv** und **fehlenden Hinweisen auf Fernmetastasen** ist die Exenteration nach vorausgegangenen Therapien (Operation, Radio[chemo]therapie) eine Behandlungsmöglichkeit, die bei hoher Morbidität (Chang et al. 2000) als einzige Option einen potenziell kurativen Ansatz hat (Jurado et al. 2010; Ferenschild et al. 2009; Ho et al. 2001). In Abhängigkeit von der Lokalisation ist eine vordere bzw. eine hintere oder gar eine vollständige Exenteration erforderlich (Schmidt et al. 2012). In gleicher Sitzung sollte die Rekonstruktion der Harnableitung (Houvenaeghel et al. 2004) und des Beckenbodens erfolgen (Jurado et al. 2000). Aufgrund der geringeren Morbidität sollte bei nicht vorbestrahlten Patientinnen mit Rezidiv in der Regel eine Radio(chemo)therapie durchgeführt werden (S3-Leitlinien 2014).

Beim **Beckenwandrezidiv** sollte nach primäroperativer Therapie eine simultane Radiochemotherapie erfolgen. Nach primärer oder adjuvanter Radiochemotherapie sind in Einzelfällen spezielle experimentelle Operationsverfahren (z. B. die lateral erweiterte endopelvine Resektion [LEER]; Höckel 2010), ggf. in Kombination mit einer interstitiellen Radiotherapie (IORT; Giorda et al. 2011; Tran et al. 2007), möglich.

In Einzelfällen kann bei **isolierten paraaortalen Lymphknotenmetastasen** deren operative Entfernung ggf. mit minimalinvasiver Technik (Hoh et al. 2009) sinnvoll sein (Hacker et al. 1995). Falls noch keine Radiotherapie oder Radiochemotherapie durchgeführt wurde, sollte diese dann adjuvant erfolgen.

Beim **tiefsitzenden vaginalen Rezidiv** nach vorhergehender Rezidivtherapie ist eine Kolpektomie sinnvoll, wenn diese technisch umgesetzt werden kann. Alternativ kann, falls ebenfalls technisch noch möglich, eine Radiochemotherapie mit einem zweiten caudalen Strahlenfeld in Betracht gezogen werden.

Die Therapie von Patientinnen mit einem Rezidiv bzw. einer Erkrankung, die sich weder mit Operation noch Radio(chemo)therapie behandeln lässt, ist sehr schwierig. Die einzige Therapie, die sich der Cisplatin-Monotherapie als überlegen zeigte, ist die Kombination von Cisplatin und Topotecan. Hierbei ist jedoch zu bemerken, dass die Kombinationen von Cisplatin mit Paclitaxel, Gemcitabin bzw. Vinorelbin gleichwertige Ergebnisse gezeigt haben. Seit 2014 besteht die Möglichkeit der zielgerichteten Antikörpertherapie mit Bevacizumab zusätzlich zur Kombinationstherapie mit Cisplatin und Paclitaxel bei erhöhter Toxizität und geringem Überlebensvorteil.

Literatur

Beckmann MW, Mallmann P. Interdisciplinary S2k guideline on the diagnosis and treatment of cervical carcinoma. J Canc Res Clin Oncol 2009; 135: 1197–206.

Bonomi P, Blessing JA, Stehman FB et al. Randomized trial of three cisplatin dose schedules in squamous-cell carcinoma of the cervix: a Gynecologic Oncology Group study. J Clin Oncol 1985; 3: 1079–85.

Chang HK, Lo KY, Chiang HS. Complications of urinary diversion after pelvic exenteration for gynecological malignancy. Int Urogyn J Pelvic Floor Dysfunct 2000; 11: 358–60.

Farley J, Sill MW, Birrer M et al. Phase II study of cisplatin plus cetuximab in advanced, recurrent, and previously treated cancers of the cervix and evaluation of epidermal growth factor receptor immunohistochemical expression: a Gynecologic Oncology Group study. Gynecol Oncol 2011; 121: 303–8.

Ferenschild FT, Vermaas M, Verhoef C et al. Total pelvic exenteration for primary and recurrent malignancies. World J Surg 2009; 33: 1502–8.

Giorda G, Boz G, Gadducci A et al. Multimodality approach in extra cervical locally advanced cervical cancer: chemoradiation, surgery and intra-operative radiation therapy. A phase II trial. Europ J Surg Oncol 2011; 37: 442–7.

Hacker NF, Friedlander ML. Cervical Cancer. In: Berek JS, Hacker NF. Gynecologic oncology. Philadelphia: Lippincott Williams & Wilkins 2010: 341–95.

Hacker NF, Wain GV, Nicklin JL. Resection of bulky positive lymph nodes in patients with cervical carcinoma. Int J Gynecol Canc 1995; 5: 250–6.

Ho YH, Cheng C, Tay SK. Total pelvic exenteration: results from a multispecialty team approach to complex cancer surgery. Int Surg 2001; 86: 107–11.

Höckel M. Oncological pelvic surgery from a gynecological perspective. Chirurg 2010; 81: 875–82.

Hogg R, Friedlander M. Role of systemic chemotherapy in metastatic cervical cancer. Expert Rev Anticancer Ther 2003; 3: 234–40.

Hoh JK, Choi JS, Lee JH et al. Repeat laparoscopic paraaortic lymphadenectomy for an isolated lymph node recurrence in a patient with stage IB2 cervical cancer. J Minim Invasive Gynecol 2009; 16: 781–4.

Houvenaeghel G, Moutardier V, Karsenty G et al. Major complications of urinary diversion after pelvic exenteration for gynecologic malignancies: a 23-year mono-institutional experience in 124 patients. Gynecol Oncol 2004; 92: 680–3.

Jurado M, Alcazar JL, Martinez-Monge R. Resectability rates of previously irradiated recurrent cervical cancer (PIRCC) treated with pelvic exenteration: is still the clinical involvement of the pelvis wall a real contraindication? A twenty-year experience. Gynecol Oncol 2010; 116: 38–43.

Jurado M, Bazan A, Elejabeitia J et al. Primary vaginal and pelvic floor reconstruction at the time of pelvic exenteration: a study of morbidity. Gynecol Oncol 2000; 77: 293–7.

Long HJ 3rd. Management of metastatic cervical cancer: review of the literature. J Clin Oncol 2007; 25: 2966–74.

Long HJ 3rd, Bundy BN, Grendys EC Jr et al. Randomized phase III trial of cisplatin with or without topotecan in carcinoma of the uterine cervix: a Gynecologic Oncology Group Study. J Clin Oncol 2005; 23: 4626–33.

Lorusso D, Ferrandina G, Pignata S et al. Evaluation of pemetrexed (Alimta, LY231514) as second-line chemotherapy in persistent or recurrent carcinoma of the cervix: the CERVIX 1 study of the MITO (Multicentre Italian Trials in Ovarian Cancer and Gynecologic Malignancies) Group. Ann Oncol 2010; 21: 61–6.

Mackay HJ, Tinker A, Winquist E et al. A phase II study of sunitinib in patients with locally advanced or metastatic cervical carcinoma: NCIC CTG Trial IND.184. Gynecol Oncol 2010; 116: 163–7.

Monk BJ, Huang HQ, Cella D, Long HJ 3rd. Quality of life outcomes from a randomized phase III trial of cisplatin with or without topotecan in advanced carcinoma of the cervix: a Gynecologic Oncology Group Study. J Clin Oncol 2005; 23: 4617–25.

Monk BJ, Mas Lopez L, Zarba JJ et al. Phase II, open-label study of pazopanib or lapatinib monotherapy compared with pazopanib plus lapatinib combination therapy in patients with advanced and recurrent cervical cancer. J Clin Oncol 2010; 28: 3562–9.

Monk BJ, Sill MW, Burger RA et al. Phase II trial of bevacizumab in the treatment of persistent or recurrent squamous cell carcinoma of the cervix: a gynecologic oncology group study. J Clin Oncol 2009; 27: 1069–74.

Monk BJ, Sill MW, McMeekin DS et al. Phase III trial of four cisplatin-containing doublet combinations in stage IVB, recurrent, or persistent cervical carcinoma: a Gynecologic Oncology Group study. J Clin Oncol 2009; 27: 4649–55.

Moore DH, Tian C, Monk BJ et al. Prognostic factors for response to cisplatin-based chemotherapy in advanced cervical carcinoma: a Gynecologic Oncology Group Study. Gynecol Oncol 2010; 116: 44–9.

Santin AD, Sill MW, McMeekin DS et al. Phase II trial of cetuximab in the treatment of persistent or recurrent squamous or non-squamous cell carcinoma of the cervix: a Gynecologic Oncology Group study. Gynecol Oncol 2011; 122: 495–500.

Scatchard K, Forrest JL, Flubacher M et al. Chemotherapy for metastatic and recurrent cervical cancer. Cochrane Database Syst Rev 2012; 10: CD006469.

Schmidt AM, Imesch P, Fink D, Egger H. Indications and long-term clinical outcomes in 282 patients with pelvic exenteration for advanced or recurrent cervical cancer. Gynecol Oncol 2012; 125: 604–9.

SIGN. SIGN: Management of Cervical Cancer. Edinburgh: Scottish Intercollegiate Guidelines Network 2008.

Symonds RP, Davidson SE, Chan S et al. SCOTCERV: a phase II trial of docetaxel and gemcitabine as second line chemotherapy in cervical cancer. Gynecol Oncol 2011; 123: 105–9.

Tewari KS, Sill MW, Long HJ 3rd et al. Improved survival with bevacizumab in advanced cervical cancer. N Engl J Med 2014; 370: 734–43.

Tran PT, Su Z, Hara W et al. Long-term survivors using intraoperative radiotherapy for recurrent gynecologic malignancies. Int J Radiat Oncol Biol Phys 2007; 69: 504–11.

Vermorken JB. The role of chemotherapy in squamous cell carcinoma of the uterine cervix: a review. Int J Gynecol Cancer 1993; 3: 129–42.

4 Trophoblasterkrankungen

Überblick

Stefan Kommoss, Diethelm Wallwiener

Wenn von Trophoblasterkrankungen die Rede ist, denken wir in der Regel an **schwangerschaftsassoziierte Tumoren**, die nicht nur aufgrund ihrer Seltenheit, sondern auch durch spezielle Anforderungen an Diagnostik und Behandlung eine besondere Herausforderung im klinischen Alltag darstellen. Hiervon unbedingt getrennt zu betrachten sind die noch wesentlich selteneren, nicht-gestationellen Trophoblasterkrankungen (NGTD) wie etwa das reine, nicht-gestationelle **Chorionkarzinom des Ovars** (maligner Keimzelltumor) oder das **Endometriumkarzinom mit trophoblastärer Differenzierung**.

Die **gestationellen Trophoblasterkrankungen** (GTD) umfassen eine heterogene Gruppe von Krankheitsbildern, ihr klinisches Erscheinungsbild deckt hierbei ein Spektrum von gutartigen bis hochmalignen Erscheinungsformen ab. Gemeinsames besonderes Merkmal ist die Entstehung der Tumoren aus vom mütterlichen Organismus immunologisch indifferenten Zellen mit mütterlicher und/oder väterlicher DNA. Eine grundlegende Voraussetzung für die Durchführung einer erfolgreichen Behandlung sind deshalb zunächst spezielle Kenntnisse zur Trophoblastentwicklung und grundsätzlichen Einteilung der verschiedenen Erkrankungsformen in villöse (Partialmole, Blasenmole) und nicht-villöse Trophoblasterkrankungen (u. a. Chorionkarzinom). Die Seltenheit und z. T. schwierige differenzialdiagnostische Abgrenzung macht eine enge Absprache zwischen Kliniker und Pathologen erforderlich, in ▸ Kapitel 4.4 werden die für den klinisch tätigen Arzt hierzu erforderlichen Kenntnisse umfassend dargestellt.

Spezielle Anforderungen an Diagnostik (Hormonproduktion, klinische Symptome, Ausbreitungsmuster) und Behandlung (Organerhaltung, Operation, Systemtherapie) werden in ▸ Kapitel 4.3 bzw. ▸ Kapitel 4.5 vermittelt. Sie bedürfen insbesondere vor dem Hintergrund eines geringen Erkrankungsalters und der besonderen Situation einer Schwangerschaft unserer besonderen Aufmerksamkeit.

Inhalt

4.1 Epidemiologie

Eva-Maria Grischke

Schwangerschaftsassoziierte Trophoblasterkrankungen mit trophoblastärer Differenzierung sind insgesamt selten. Die Inzidenz der **Blasenmole** in Europa wird mit 1:1 000 bis 1:2 000 Geburten angegeben. Schwangerschaftsassoziierte Formen sind dabei insgesamt häufiger als nicht schwangerschaftsbedingte Formen. Die Inzidenz der Blasenmolen zeigt einen ausgeprägten geografischen Unterschied mit deutlichem Überwiegen im südostasiatischen Raum gegenüber Europa und den USA. Wesentliche Risikofaktoren sind ein sehr junges sowie ein höheres Alter der Mutter (weniger als 15 bzw. mehr als 40 Jahre), vorausgegangene Molengravidität sowie ein asiatischer Geno- bzw. Ethnotyp.

Das **Chorionkarzinom** tritt mit einer Häufigkeit von 1:20 000 bis 1:40 000 Schwangerschaften auf. Demgenüber ist in Afrika, Asien und Lateinamerika die Inzidenz von Molenschwangerschaften als auch Chorionkarzinomen deutlich höher und beträgt in Asien 2:1 000 Geburten. Das Risiko ist nach einer kompletten Blasenmole mit 2–3 % deutlich erhöht und liegt bei weniger als 0,5 % nach einer partiellen Blasenmole.

Die Gruppe der sogenannten **gestationsbedingten Trophoblasterkrankungen** (GTD) erfasst insgesamt eine sowohl zytogenetisch als auch klinisch heterogene Gruppe von Krankheitsbildern. Kennzeichen ist eine Fehldifferenzierung und/oder Proliferation von Trophoblastepithel mit einem klinischen Spektrum von benigne bis hochmaligne.

Literatur

Das Literaturverzeichnis zu diesem Abschnitt ist dem Abschnitt zur Nachsorge (▸ Kap. 4.5.3) angegliedert.

4.2 Ätiologie

Eva-Maria Grischke

Vorausgegangene Molenschwangerschaften, zwei und mehr Aborte in Folge sowie möglicherweise auch ein Mangel an Vitamin A gelten als Risikofaktoren für eine **Blasenmole**.

Für das **Chorionkarzinom** werden Risikofaktoren wie Alter der Frauen über 40 und ein väterliches Alter über 55 Jahre angegeben.

Literatur

Das Literaturverzeichnis zu diesem Abschnitt ist dem Abschnitt zur Nachsorge (▸ Kap. 4.5.3) angegliedert.

4.3 Diagnostik

Eva-Maria Grischke

Neben der Anamnese ist bei einem Verdacht auf einen Trophoblasttumor insbesondere die Sonografie und die HCG-Bestimmung von Bedeutung. Bestätigt sich der Verdacht, sollte bei einer sicher nicht intakten Frühgravidität sowie bei Hinweisen auf eine Trophoblasterkrankung die Kürettage mit Entfernung des Trophoblastgewebes zur Klärung durchgeführt werden. Die **histologische Sicherung** ist wesentlich für die Diagnosestellung. Ergänzt werden kann sie noch durch eine zytogenetische Untersuchung. Liegt eine histologisch gesicherte Trophoblasterkrankung vor, sollte zur weiteren Risikoeinschätzung – in Abhängigkeit davon, ob es sich um eine Low-risk- oder High-risk-Situation handelt – zumindest eine Abdomensonografie und eine Thorax-Röntgenuntersuchung bzw. eine Ganzkörper-CT und eine MRT des zentralen Nervensystems erfolgen. Spezialuntersuchungen wie PET/CT oder auch eine MRT des Beckens sind speziellen Indikationen vorbehalten.

Die Diagnose Trophoblasttumor wird in der Regel bei steigenden oder persistierenden **HCG-Werten** in Kombination mit entsprechender Klinik und Bildgebung gestellt. Wesentlich ist zunächst der Ausschluss einer bestehenden Gravidität, sowie der Ausschluss von HCG-produzierenden Tumoren, die nicht selten im Bereich des Ovars lokalisiert sind (z. B. Chorionkarzinom) oder auch in Form von HCG-produzierenden Keimzelltumoren auftreten.

Literatur

Das Literaturverzeichnis zu diesem Abschnitt ist dem Abschnitt zur Nachsorge (▸ Kap. 4.5.3) angegliedert.

4.4 Pathologie

Sigurd F. Lax

Trophoblastäre Erkrankungen sind selten und trophoblastäre Neoplasien Raritäten. Darin liegt auch ihre diagnostische Schwierigkeit, da die meisten Pathologen trophoblastäre Tumoren kaum erkennen.

> Beim Auftreten eines Uterustumors im gestationsfähigen Alter sollte grundsätzlich immer an die Möglichkeit einer trophoblastären Neoplasie gedacht werden (Kurman et al. 2011).

Es werden folgende schwangerschaftsassoziierte trophoblastäre Erkrankungen unterschieden:

- Neoplasien:
  - Chorionkarzinom,
  - trophoblastärer Tumor der Plazentaimplantationsstelle (placental site trophoblastic tumor; PSTT),
  - epitheloider trophoblastärer Tumor (EST);
- Molengravidität:
  - komplette Blasenmole,
  - partielle Blasenmole (Partialmole),
  - invasive Blasenmole.

4.4.1 Trophoblastäre Tumoren

Histologie

Die häufigste Tumorentität ist das **Chorionkarzinom**, das aus einer Mischung neoplastischer synzytio- und zytotrophoblastärer Zellen sowie Zellen, die dem Intermediärtrophoblast ähneln, besteht, wobei Zotten aber fehlen (Kurman et al. 2014). Die Tumorzellen sind hochgradig polymorph (► Abb. 4-1) und zeigen einen sehr hohen Ki67-Färbeindex mit meist 80–90 % und darüber. Typischerweise zeigen sich Blutungen und Nekrosen sowie Einbrüche in Blut- und Lymphgefäße. Ein Tumorstroma fehlt. Immunhistochemisch zeigt der Tumor eine hochgradige Immunreaktivität mit β-HCG sowie den Antikörpern HSD3B1 und Mel-CAM (CD 146).

Der **Trophoblasttumor der Implantationsstelle (PSTT)** ist gemäß dem intermediären Trophoblasten der Plazentaimplantationsstelle differenziert (Kurman et al. 2014). Die PSTT treten typischerweise als Knoten im Bereich des Endo- und Myometriums auf und können in mehr als 50 % der Fälle in die äußere Myometriumhälfte infiltrieren. Sie bestehen aus Strängen und Platten großer polygonaler bis runder, überwiegend einkerniger Zellen, die herdförmig von mehrkernigen Riesenzellen durchsetzt sein können (► Abb. 4-2). Die zytologische Atypie ist meist ausgeprägt und durch große Zellkerne mit deutlicher Hypochromasie gekennzeichnet, der Mitosegehalt ist dabei allerdings nur

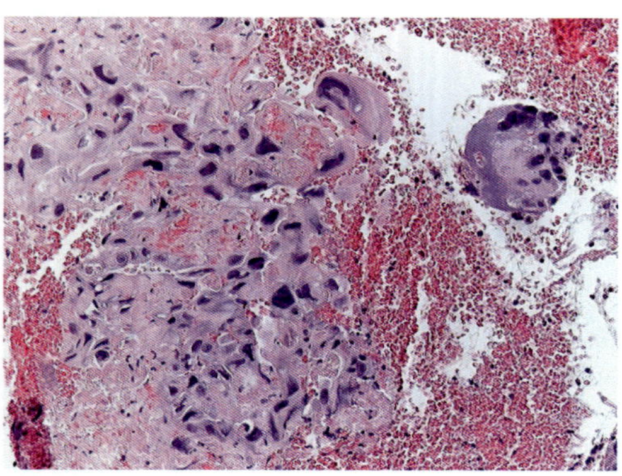

Abb. 4-1 Chorionkarzinom. Die Tumorzellen sind hochgradig polymorph und ähneln teilweise dem Synzytiotrophoblasten; HE-Färbung, 200-fache Vergrößerung.

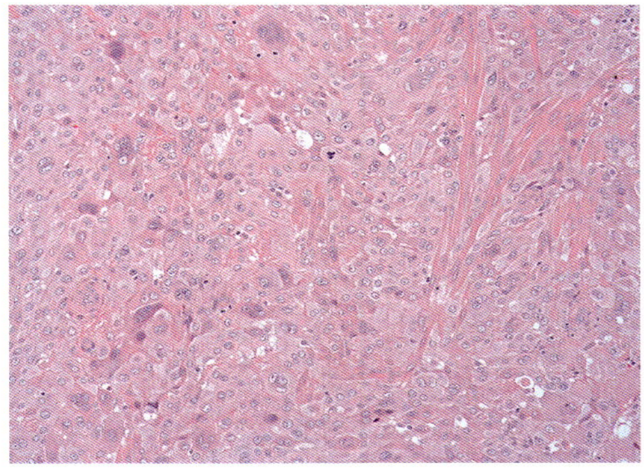

Abb. 4-2 Trophoblasttumor der Plazentaimplantationsstelle (PSTT). Der Tumor wächst in Form von Platten und besteht aus mittelgroßen Zellen, die von mehrkernigen Riesenzellen durchsetzt werden; HE-Färbung, 100-fache Vergrößerung.

mäßig (< 5 pro 10 HPF). Die Tumorzellen infiltrieren Blutgefäße im Myometrium und können deren Wand vollständig ersetzen. Immunhistochemisch zeigt sich eine Reaktion mit Antikörpern gegen humanes Plazentalaktogen (hPL), HSD3B1 und Mel-CAM (CD 146), wohingegen die β-HCG-Immunreaktivität nur gering ist. Der Ki67-Färbeindex liegt bei etwa 10–30 %.

Der **epitheloide Trophoblasttumor (ETT)** ist gemäß dem intermediären Trophoblast vom Choriontyp differenziert (Carcangiu et al. 2014). Er ist durch ein knotiges Wachstum mittelgroßer Tumorzellen charakterisiert, die in Nestern und Strängen angeordnet sind. Die Zellen sind eher monomorph und können ein granuläres, eosinophiles oder ein klares Zytoplasma aufweisen. Der Mitosegehalt ist nur mäßig ausgeprägt (weniger als 10 pro 10 HPF). Typischerweise zeigt der Tumor eine Ablagerung eosinophilen hyalinartigen Materials, das an den Knoten der Plazentaimplantationsstelle erinnert. Häufig finden sich ausgedehnte, landgrenzenartig strukturierte Nekrosen. Der Tumor kann auch die Zervix infiltrieren und ein Plattenepithelkarzinom oder bei oberflächlicher Ausbreitung eine CIN III/HSIL

Tab. 4-1 pTNM-Klassifikation und FIGO-Stadien der schwangerschaftsassoziierten Trophoblasttumoren.

pTNM-Kategorien	FIGO-Stadien	Beschreibung
pTx	–	Primärtumor kann nicht bestimmt werden
pT0	0	kein Hinweis auf Primärtumor
pT1	I	Tumor auf den Uterus begrenzt
pT2	II	Tumor infiltriert direkt oder mittels Metastasierung in andere Strukturen des Genitales: Vagina, Ovarien, Ligamentum latum, Tube
pM1a	III	Lungenmetastasen
pM1b	IV	andere Fernmetastasen

Alle Stadien werden auf Basis des Prognosescores (► Tab. 4-2) in die Untergruppen A (niedriges Risiko) und B (hohes Risiko) unterteilt

imitieren. Immunhistochemisch zeigt sich eine Reaktivität mit Antikörpern gegen HSD3B1, p63, Inhibin-Alpha, wohingegen Mel-CAM und hPL nur gering exprimiert sind. Der Ki67-Färbeindex ähnelt jenem des PSTT.

Für die **Differenzialdiagnose** der trophoblastären Tumoren ist neben der Histo- und Zytomorphologie die Immunhistochemie hilfreich (Kurman et al. 2011). Für das Chorionkarzinom, aber auch für PSTT und ETT sind verschiedene polymorphzellige Karzinome sowie Sarkome zu berücksichtigen. Der ETT muss bei Vorkommen in der Zervix gegenüber einem Zervixkarzinom abgegrenzt werden. Die Stadien nach UICC bzw. FIGO sind in der Tabelle zusammengefasst (► Tab. 4-1).

Prognose

Ohne Behandlung metastasiert das Chorionkarzinom in mehr als 50 % der Fälle, meist in Lunge, Leber, Nieren und Gehirn (Kurman et al. 2014). Sehr selten manifestiert sich der Tumor in Form seiner Metastasen. Die Heilung ist mithilfe einer systemischen Therapie in mehr als 90 % der Fälle möglich. Für die Prognose wurde ein Score entwickelt (► Tab. 4-2) (Kurman et al. 2014; Ngan et al. 2012; Kohorn 2001). Beim PSTT hingegen erfolgt die Therapie durch einfache Hysterektomie. Etwa 25–30 % der Patientinnen können ein Rezidiv entwickeln, an dem etwa die Hälfte verstirbt. Unabhängige Prognosefaktoren sind:

- ein fortgeschrittenes Tumorstadium,
- eine vorangegangene Schwangerschaft vor 48 Monaten oder länger,
- das Vorkommen von Tumorzellen mit klarem Zytoplasma.

Tab. 4-2 FIGO/WHO-Score prognostischer und prädiktiver Parameter für Trophoblasttumoren.

Prognosefaktor	Score 0	Score 1	Score 2	Score 3
Alter	≤40	>40	–	–
vorangegangene Schwangerschaft	Molengravidität	Abortus	Partus	
Intervall in Monaten seit Index-Gravidität	<4	4–6	7–12	>12
β-HCG vor Therapie	$<10^3$	10^3–10^4	10^4–10^5	$>10^5$
größter Tumordurchmesser inkl. Uterus	<3 cm	3–5 cm	5–8 cm	>8 cm
Metastasensitz	Lunge	Milz, Niere	Gastrointestinaltrakt	Gehirn, Leber
Anzahl Metastasen	0	1–4	5–8	>8
fehlgeschlagene Chemotherapie	–	–	1 Substanz	2 und mehr Substanzen

Score-Summe: niedriges Risiko ≤6, hohes Risiko ≥7

Von geringerer prognostischer Relevanz sind die Tiefe der Invasion in das Myometrium, die Tumorgröße, das Auftreten von Nekrosen und ein hoher Mitosegehalt von mehr als 5 pro 10 HPF. Die Prognose des ETT ist ähnlich der des PSTT. Metastasen treten in 25 % der Fälle auf und etwa 10 % der metastasierten Fälle verlaufen letal. Ohne Metastasen ist das Überleben hingegen bei etwa 100 %. Prognostisch ungünstig ist nur ein hoher Mitosegehalt von mehr als 6 pro 10 HPF (Kurman et al. 2014).

4.4.2 Molengravidität

Blasenmolen sind charakterisiert durch eine Hyperplasie des Trophoblasten im Bereich der Zotten, verbunden mit einem Zottenödem (Kurman et al. 2014). Pathogenetisch wesentlich ist ein Überwiegen des väterlichen Genoms. Die komplette Blasenmole ist durch ein diploides väterliches Genom charakterisiert, wobei das mütterliche Genom fehlt. Ein Fetus ist nicht ausgebildet. Histologisch ist die komplette Blasenmole durch eine diffuse Vergrößerung der Zotten charakterisiert, mit ausgeprägten hydropischen Veränderungen, häufiger Ausbildung von Hohlräumen innerhalb der Zotten (sogenannte Zisternen) sowie einer ausgeprägte Hyperplasie des Trophoblasten mit deutlicher zytologischer Atypie und Mitosefiguren. Dabei ist die Polarität des Trophoblasten verloren gegangen (Kurman et al. 2011). Typisch ist auch eine ausgeprägte Proliferation der Implantationsstelle.

! Eine frühe komplette Blasenmole im ersten Trimenon kann diagnostisch schwierig sein, da die Zotten oft nicht vergrößert sind und nur minimale hydropische Veränderungen aufweisen (Kurman et al. 2011).

Das Zottenstroma ist aber zellreich und myxoid und weist eine ausgeprägte Karyorrhexis auf (► Abb. 4-3). Gelegentlich sind der Atypiegrad und die Proliferation des Trophoblasten bei der kompletten Blasenmole nicht von jener beim Chorionkarzinom zu unterscheiden. Eine persistierende schwangerschaftsbezogene trophoblastäre Erkrankung findet sich bei 15–30 % in Folge von kompletten Blasenmolen, wobei 2–3 % der Patientinnen ein Chorionkarzinom entwickeln.

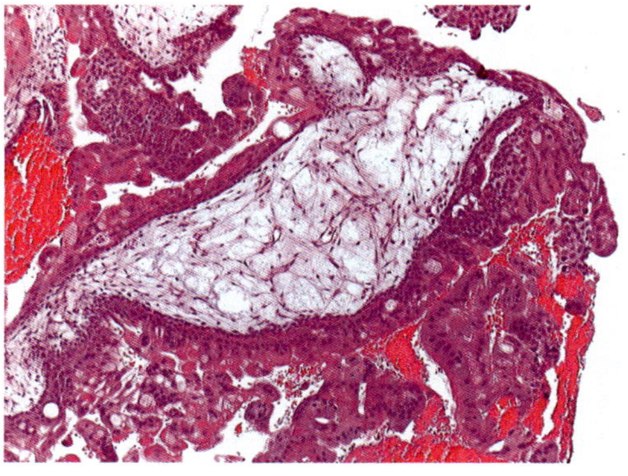

Abb. 4-3 Junge komplette Blasenmole. Charakteristisch sind die ausgeprägte Proliferation des Trophoblasten mit Verlust der Polarität und das myxoide Stroma; HE-Färbung, 100-fache Vergrößerung.

Der **partiellen Blasenmole** oder **Partialmole** liegt ein triploides diandrisch-monogynisches Genom zu Grunde (Kurman et al. 2011, 2014). Das Risiko für die Entwicklung einer persistierenden schwangerschaftsbezogenen Trophoblasterkrankung wie eines Chorionkarzinoms ist bei der Partialmole wesentlich geringer als bei der kompletten Blasenmole (0,5–5 % bzw. unter 5 %). Im Gegensatz zur kompletten Blasenmole scheinen ein mütterliches Alter über 40 und eine vorangegangene Molengravidität keine Risikofaktoren für eine persistierende trophoblastäre Erkrankung zu sein. Bei der Partialmole ist nur ein Teil der Zotten verändert, die andere Hälfte normal ausgebildet. Charakteristisch sind eine milde Hyperplasie des Trophoblasten und eine deutliche hydropische Vergrößerung der Zotten.

Differenzialdiagnostisch sind komplette Blasenmolen, Partialmolen und hydropische Veränderungen im Rahmen eines Abortus voneinander zu unterscheiden. Dabei hilfreich ist die Immunhistochemie mit Antikörpern gegen p57, einem cyclinabhängigen Kinaseinhibitor, der durch das paternal imprimierte und maternal exprimierte Gen *CDKN1c* auf Chromosom 11p5 codiert wird. Eine p57-Immunreaktivität im Bereich des Zytotrophoblasten und villöser Stromazellen fehlt daher bei kompletten Blasenmolen aufgrund des Fehlens eines maternalen Genoms, ist aber bei Partialmolen und hydropischen Zottenveränderungen nukleäre erhalten (Kurman et al. 2011, 2014).

Eine **invasive Blasenmole** ist durch ein invasives Wachstum in das Myometrium mit Gefäßinvasion charakterisiert und kann sowohl aus einer kompletten Blasenmole als auch aus einer Partialmole entstehen.

Literatur

Kohorn, EI. The new FIGO 2000 staging and risk factor scoring system for gestational trophoblastic disease: description and critical assessment. Int J Gynecol Cancer 2001; 11: 73–7.

Kurman, RJ, Ellenson LH, Ronnett BM (eds). Blaustein's Pathology of the Female Genital Tract. New York: Springer 2011.

Kurman RJ, Carcangiu, ML, Herrington S, Young RH (eds). Tumours of the Female Genital Organs. WHO Classification of Tumours. Lyon: IARC 2014.

Ngan, HY, Kohorn EI, Cole LA et al. Trophoblastic disease. Int J Gynaecol Obstet 2012; 119 Suppl 2: 130–6.

4.4.3 Stadieneinteilung der gestationsbedingten Trophoblasterkrankungen

Eva-Maria Grischke

In Abhängigkeit von Morphologie und klinischem Erscheinungsbild werden die gestationsbedingten Trophoblasterkrankungen in Anlehnung an die WHO-Klassifikation wie folgt unterteilt (Genest et al. 2003):

- villöse Trophoblasterkrankungen:
  - Partialmole,
  - Blasenmole (komplette Mole),
  - invasive Mole (destruierende Mole);
- nicht-villöse Trophoblasterkrankungen:
  - Chorionkarzinom,
  - Plazentabetttumor (placental site tropho-blastic tumor; PSTT),

- epitheloider Trophoblasttumor (epitheloid trophoblastic tumor; ETT),
- Plazentabettknötchen (placental site nodule; PSN),
- hyperplastische Implantationsstelle des Plazentabettes (exaggerated placental site).

Der Überbegriff „gestationsbedingte Trophoblasterkrankung" beinhaltet nach FIGO die Blasenmole und die gestationsbedingten trophoblastären Neoplasien (GTN).

Obwohl die Partialmole von der FIGO nicht explizit erwähnt wird, sollte sie aufgrund ihres androgenetischen Ursprunges und der Möglichkeit, dass aus ihr eine persistierende Trophoblasterkrankung entsteht, auch den GTD zugeordnet werden.

Die FIGO-Definition beinhaltet alle Patientinnen mit GTN, die aufgrund persistierender HCG-Werte nach Molenausräumung und/oder dem Nachweis von Metastasen eine Chemotherapie oder eine chirurgische Intervention benötigen (Kohorn 2001).

FIGO-Klassifikation

Die klinische Stadieneinteilung der Trophoblasttumoren erfolgt nach den FIGO-Kriterien in die Stadien I–IV. Im **Stadium I** ist der Tumor auf den Uterus beschränkt, im **Stadium II** liegt bereits eine Ausbreitung außerhalb des Uterus vor, diese ist jedoch beschränkt auf das Genitale wie Adnexe, Vagina oder Ligamentum latum. Bei einem **Stadium III** handelt es sich bereits um eine Ausbreitung in die Lunge mit oder ohne Beteiligung des Genitale.

Das **Stadium IV** beschreibt die Ausbreitung aller übrigen Metastasen.

Neben der anatomischen Ausbreitung sieht die FIGO-Klassifikation zusätzlich noch eine Substadienunterteilung von A bis C vor. Dies bedeutet für A keine Risikofaktoren vorhanden, für B ein Risikofaktor und für C zwei Risikofaktoren vorhanden.

Als Risikofaktoren gelten prätherapeuthische HCG-Werte über 100 000 IU/l Harn oder ein kurzes Intervall zwischen dem Ende einer vorausgegangenen Schwangerschaft und der Diagnose (▸ Tab. 4-3).

Die FIGO-Klassifikation orientiert sich nach der anatomischen Tumorausbreitung, analog der Klassifikation anderer gynäkologischer Malignome.

Weitere Klassifikationssysteme

An weiteren Klassifikationen existieren die WHO-Klassifikation, das Klassifikationssystem nach Hammond und ein Klassifikationssystem definiert durch das National Cancer Institute (NCI).

Die **WHO-Klassifikation** beinhaltet ein Risikoscoresystem, in dem Faktoren wie Lebensalter, Art der vorausgegangenen Schwangerschaft, Intervall zwischen Schwangerschaftsende und Beginn der Chemotherapie, die prätherapeutische HCG-Konzentration im Serum, die AB0-Blutgruppenkonstellation, Tumorausdehnung, Metastasenlokalisation und Metastasenzahl erfasst werden, um daraus nach einem Punktesystem von 1–4 den Risikoscore zu berechnen (▸ Tab. 4-4).

Tab. 4-3 FIGO-Stadieneinteilung für Trophoblasttumoren.

Stadien	Beschreibung
Stadium I	Tumor auf den Uterus beschränkt
Stadium II	Ausbreitung außerhalb des Uterus, jedoch beschränkt auf das Genitale (Adnexe, Vagina, Ligamentum latum)
Stadium III	Ausbreitung in die Lunge mit/ohne Beteiligung des Genitale
Stadium IV	alle übrigen Metastasen
Substadien und Risiko	
Substadium A	keine Risikofaktoren vorhanden
Substadium B	ein Risikofaktor vorhanden
Substadium C	beide Risikofaktoren vorhanden
Risikofaktoren	• prätherapeutisches HCG > 100 000 IU/l Harn • kurzes Intervall zwischen Ende der vorausgegangenen Schwangerschaft und Diagnose

HCG = humanes Choriongonadotropin

Tab. 4-4 WHO-Risikoscore bei malignen Trophoblasttumoren.

Score	0	1	2	4
Alter (Jahre)	< 39	> 39	–	–
Vorangegangene Gravidität, Intervall vom Ende der Gravidität bis zum Auftreten der Erkrankung	Mole	Abort	Geburt	–
Beginn der Therapie (Monate)	< 4	4–6	7–12	> 12
Prätherapeuthische HCG-Serumkonzentration (U/l)	$< 10^3$	10^3–10^4	10^4–10^5	$> 10^5$
Blutgruppe (Frau × Mann)	–	0 × A A × 0	B × B A × B	–
Größte Tumorausdehnung (cm)	3–4	5	–	–
Metastasenlokalisation	–	Milz, Niere	GI-Trakt, Leber	Gehirn
Metastasenzahl	–	1–3	4–8	> 8
Vorausgegangene Chemotherapie (Anzahl der Therapeutika)	–	–	1	> 2

Gesamtscore: 0–6 = Low-risk-Gruppe; > 7 = High-risk-Gruppe

Im **Klassifikationssystem nach Hammond** wird nach Trophoblasterkrankungen ohne Metastasierung und mit Metastasierung eingeteilt. In der Gruppe mit Metastasierung wird wiederum differenziert zwischen einer Gruppe mit niedrigem Risiko und Hochrisiko, das ZNS- oder auch Lebermetastasen berücksichtigt:

- Trophoblasterkrankungen ohne Metastasierung,
- Trophoblasterkrankungen mit Metastasierung:
  - **Gruppe mit niedrigem Risiko:**
    - kurze Krankheitsdauer (< 4 Monate),
    - HCG im Serum < 40 000 IU/l oder HCG im Harn < 100 000 IU/24 h,
    - keine ZNS- oder Lebermetastasen,
    - nicht in Folge einer normalen Geburt,
    - keine chemotherapeutische Vorbehandlung;
  - **Hochrisikogruppe:**
    - Dauer der Erkrankungen (> 4 Monate nach der letzten Schwangerschaft),
    - HCG im Serum > 40 000 IU/l oder HCG im Harn > 100 000 IU/24 h,
    - ZNS- und/oder Lebermetastasen,
    - vorangegangene normale Geburt,
    - chemotherapeutische Vorbehandlung.

In der **Klassifikation des NCI** gelten die benignen Trophoblasterkrankungen, wie komplette Molen oder auch Partialmolen, als Gruppe 1. In Gruppe 2 werden alle malignen Trophoblasterkrankungen ohne Metastasierung oder auch mit Metastasierung entsprechend der Risikokonstellation klassifiziert.

- **Gruppe 1:** benigne Trophoblasterkrankungen:
  - komplette Blasenmole,
  - Partialmole;
- **Gruppe 2:** maligne Trophoblasterkrankungen:
  - ohne Metastasierung,
  - metastasiert:
    - niedriges Risiko (kein Risikofaktor),
    - hohes Risiko (ein oder mehrere Risikofaktoren).

Risikofaktoren sind:

- Dauer der Erkrankungen (> 4 Monate nach der letzten Schwangerschaft),
- HCG im Serum > 40 000 IU/l oder HCG im Harn > 100 000 IU/24 h,
- ZNS- und/oder Lebermetastasen,
- vorangegangene normale Geburt,
- chemotherapeutische Vorbehandlung.

Aktuell wird empfohlen, sich an der Risikoscore-bezogenen Klassifikation der WHO bzw. der NCI-Klassifikation zu orientieren, um die entsprechenden Therapieempfehlungen zu geben. Um einen Therapieerfolg oder den Krankheitsverlauf abschätzen zu können, ist die Erfassung bestimmter Risikofaktoren hilfreich. Dies ist zum einen die Art der vorausgegangenen Schwangerschaft, das bedeutet dass die Prognose deutlich günstiger ist nach einem Abort im Vergleich zu einer normalen Geburt. Ein weiterer Faktor ist das Zeitintervall zwischen Schwangerschaftsende und Beginn der Therapie. Dabei gilt ein Intervall von weniger als 5 Monaten als erhöhter Risikofaktor, im Vergleich zu einer niedrigeren Risikosituation wenn ein Intervall von mehr als 12 Monaten vorhanden ist. Nach wie vor von Bedeutung ist die Höhe der HCG-Konzentration. HCG-Werte über 40 000 IU/ml im Serum bzw. 100 000 IU/ml im Urin sind Hinweis auf eine ungünstige Prognose. Des Weiteren wirken sich Chemoresistenz gegenüber einer primären Chemotherapie, aber auch Anzahl und Lokalisation der Metastasen (insbesondere viszerale Metastasen oder Metastasen in Leber und Gehirn) als ungünstige Prognosefaktoren aus.

Literatur

Das Literaturverzeichnis zu diesem Abschnitt ist dem Abschnitt zur Nachsorge (► Kap. 4.5.3) angegliedert.

4.5 Therapie

Bei den villösen Trophoblasterkrankungen besteht die Therapie in der Regel aus einer Saugkürettage mit komplettierender Kürettage unter sonografischer Kontrolle. Bei invasiven Molen (destruierende Mole) ist bei abgeschlossener Familienplanung die Hysterektomie ohne Adnexe die primäre Therapie der Wahl, ansonsten ggf. eine Chemotherapie. Bei nicht abgeschlossener Familienplanung sollte der Chemotherapie der Vorrang gegeben werden.

4.5.1 Operative Therapie

Eva-Maria Grischke

Plazentabettknötchen als noduläre Form werden in der Regel als Zufallsbefund entdeckt, z. B. im Rahmen einer Abrasio oder auch einer Hysterektomie. Die Therapie der Wahl ist die Abrasio, bei der die Läsion in der Regel auch vollständig entfernt wird. Eine PSN-Veränderung ist generell benigne, eine klinische Nachkontrolle mit HCG-Bestimmung ist nicht indiziert.

Besteht der klinische Verdacht auf Vorliegen eines **Chorionkarzinoms,** wird in der Regel eine Abrasio durchgeführt. Zu beachten ist die höhere Perforationsgefahr bei starker Blutungsneigung. Auch hier sollte der Eingriff unter Ultraschallkontrolle erfolgen. Therapie der Wahl ist im weiteren die Chemotherapie.

Die Indikation zur Hysterektomie sollte in der Regel nur bei lebensbedrohlicher Blutung gestellt werden.

Bei Vorliegen eines **epitheloiden Trophoblasttumors** (ETT) mit schlechtem Ansprechen auf eine Chemotherapie ist in der Regel die Hysterektomie die Therapie der Wahl. Nur beim auftreten einer distanten Metastasierung ist eine Polychemotherapie indiziert.

Zystische Ovarialtumoren treten im Sinne von Luteinzysten durch den erhöhten HCG-Spiegel in bis zu 25–30 % auf. Nach Abfall des HCG bilden sich die Zysten in der Regel in einem Zeitraum von 8–12 Wochen nach HCG-Negativierung zurück. Nur bei Persistenz ist eine Laparoskopie indiziert.

4.5.2 Systemtherapie

Eva-Maria Grischke

Eine Indikation zur **Chemotherapie** besteht bei Patientinnen mit Trophoblastpersistenz in den Fällen, in denen die Fertilität in jedem Fall erhalten werden sollte oder bei Nachweis einer extrauterinen Erkrankung. In Anlehnung an die Empfehlung des National Cancer Institutes (1999) besteht eine Indikation zur Chemotherapie bei:

- histologischem Nachweis eines Chorionkarzinoms,
- Nachweis einer Metastasierung in Leber, Gastrointestinaltrakt oder Lunge,
- konstante oder ansteigende HCG-Werte,
- anhaltende uterine Blutungen trotz kompletter Saugkürettage,
- Nachweis von HCG in Körperflüssigkeiten 4–6 Wochen nach Kürettage,
- HCG-Werte im Serum weit über 20 000 IU/l.

Bei Vorliegen eines **Chorionkarzinoms** ist, abhängig von der weiteren Diagnostik, in der Regel eine Chemotherapie indiziert. In der Low-risk-Situation (WHO-Score <7) ist eine Monotherapie mit Methotrexat die Therapie der Wahl, im Falle einer Resistenzentwicklung wird Actinomycin D als Second-Line-Therapie gegeben. Bei weiterem Risiko oder bei Methotrexat-Resistenz mit HCG-Werten über 100 IU/l stellt das EMA-CU-Schema die Therapie der Wahl in der Second-Line-Therapiesituation dar. Generell sollten Schemata wie EMA-EP oder BEP Anwendung finden, wenn Actinomycin D als Second-Line-Therapie versagt hat oder sich in High-risk-Fällen das EMA-CU-Schema in der First-Line-Therapie als unwirksam erwiesen hat.

! Bei Einsatz des BEP-Schemas ist die pulmonale Toxizität (Lungenfibrose) zu berücksichtigen, die maximale kumulative Tageshöchstdosis liegt bei 300 mg.

Bei einer HCG-Persistenz und bei einer unklaren Metastasenlokalisation ist die PET/CT in der Regel die Methode der Wahl. Die Beendigung der Chemotherapie erfolgt erst nach negativem HCG-Nachweis. In einer High-risk-Situation (insbesondere beim Chorionkarzinom) sollte die Therapie zur Konsolidierung noch über drei weitere Chemotherapiezyklen hinaus geführt werden. Tumoren wie der ETT sprechen in der Regel ebenso wie der PSTT schlecht auf eine Chemotherapie an.

4.5.3 Nachsorge

Eva-Maria Grischke

Nach Beendigung der Chemotherapie sollte 2- bis 3-mal eine **HCG-Kontrolle** in wöchentlichen Abständen erfolgen. Bei unauffälligen HCG-Werten (negative Werte) sollte im Weiteren die Kontrolle im ersten Jahr monatlich und ab dem zweiten Jahr alle 4 Monate erfolgen. Im ersten Jahr nach der Chemotherapie sollte neben den HCG-Kontrollen noch eine entsprechende bildmorphologische Verlaufskontrolle erfolgen, z. B. in Form von CT- oder MRT-Untersuchungen. Eine Persistenz morphologischer Veränderungen, insbesondere bei pulmonaler Metastasierung, sollte berücksichtigt werden und basiert auf in der Regel ausgeprägten resorptiven Entzündungen.

Wesentliche Faktoren in der Nachsorge stellen Fragen zur Kontrazeption, Fertilität und Schwangerschaft nach erfolgreicher Therapie dar. Da die höchste Rate an Rezidiven innerhalb des ersten Jahres nach Behandlungsbeginn auftritt, wird eine **effektive Kontrazeption** empfohlen, u. a. unter Berücksichtigung der Tatsache, dass in dieser Zeit die Abortrate mit 28 % deutlich erhöht ist. Allerdings ist das Wiederholungsrisiko einer gestationsbedingten Trophoblasterkrankung mit 0,7 % in Europa gering.

Insgesamt besteht auch nach einer Monochemotherapie mit Methotrexat oder nach Einsatz einer Polychemotherapie nach dem EMA-CU-Schema eine hohe Fertilität von bis zu 83 %.

Literatur

DiCintio E, Parazzini F, Rosa C et al. The epidemology of gestational throphoblastic disease. Gen Diagn Pathos 1997; 143: 103–8.

Dobson LS, Lorigan PC, Coleman RE, Hancock BW. Persistent gestational trophoblastic disease: Results of MEA (methotrexatel etoposide and dactinomycine) as first-line chemotherapy in high risk disease and EA (etoposide and dactinomycine) as second-line therapy for low risk disease. Brit J Cancer 2000; 82: 1547–52.

Genest DR, Berkowitz RS, Fisher RA et al. Gestational trophoblastic disease. In: Tavassoli FA, Devilee P. World Health Organisation Classification of Tumors. Pathology and Genetics of Tumours of the Breast and Female Genital Organs. Lyon: IARC 2003; 250–4.

Göbel U, Calaminus G, Schneider DT, Löning T. Klinik, Symptomatik und Therapiestrategien bei Keimzelltumoren des Ovars. Gynäkologe 2004; 37: 806–14.

Horn LC, Vogel M, Bilek K, Einenkel J. Villöse und nicht-villöse gestationsbedingte Trophoblasterkrankungen – eine Übersicht. Geburtshilfe Frauenheilk 2003; 63: 1233–45.

McNeish IA, Strickland S, Holden L et al. Low-risk persistent gestational prophoblastic disease: Outcome after initial treatment with low-dose methotrexate and folinic acid from 1992 to 2000. J Clin Oncol 2002; 20: 1838–44.

Moura GL, Pasquini R, Padilha S et al. High-risk GTD. Proc. ASCO: #5126.

Papadopoulos AJ, Foskett M, Seckl MJ et al. Twenty-five year's clinical experience with placental site-trophoblastic tumors. J Reprod Med 2002; 47: 460–4.

Pezeshki M, Hancock BW, Silcocks P et al. The role of repeat uterine evacuation in the management of persistent gestational trophoblastic disease. Gynecol Oncol 2004; 95: 423–9.

Williams SD, Birch R, Einhorn LH et al. Treatment of disseminated germ-cell tumors with cisplatin, bleomycin, and either vinblastine or etoposide. N Engl J Med 1987; 316: 1435–40.

Wittekind C, Meyer HJ, Bootz F. TNM-Klassifikation maligner Tumoren. 6. Auflage. Heidelberg: Springer 2002.

4.5.4 Rezidive und Metastasen

Falk C. Thiel, Matthias W. Beckmann

Eine **metastasierte gestationsbedingte trophoblastäre Neoplasie** (GTN) tritt bei etwa 4 % der Patientinnen mit kompletter Blasenmole nach Saugkürettage auf (Berkowitz u. Goldstein 1996). Die häufigsten Metastasen sind Lungenmetastasen mit ca. 80 %, Vaginalmetastasen mit ca. 30 % und Hirn- sowie Lebermetastasen mit jeweils ca. 10 % (Berkowitz u. Goldstein 1981).

Etwa 2 % der Patientinnen mit einer nichtmetastasierten GTN entwickeln ein **Rezidiv**. Dem gegenüber sind es 4 % bzw. bis zu 13 % bei Patientinnen mit einer metastasierten Low-risk-bzw. High-risk-GTN (Mutch et al. 1990). Diese Rezidive entwickeln sich bei 50 % der Patientinnen innerhalb von 3 Monaten bzw. bei 85 % innerhalb von 18 Monaten. Das mediane Intervall bis zum Rezidiv beträgt 6,5 Monate, bei einer Gesamtüberlebensrate von 77,8 % (Ngan et al. 2006).

Bei Metastasen (FIGO II bis IV bzw. High-risk-GTN) ist die **Erstlinientherapie** in der Regel eine Polychemotherapie nach dem EMA-CU(Etoposid, Methotrexat, Actinomycin D, Cyclophosphamid, Vincristin)-Schema (▶ Kap. 8.1). Hierunter kommt es in bis zu 86 % der Fälle zur Vollremission (Bower et al. 1997). Bei Hirnmetastasen wird das EMA-CU-Schema hierzu mit intrathekalen Gaben von Methotrexat kombiniert (Newlands et al. 1991). Bei Resistenzentwicklung kommt das EMA-EP(Etoposid, Methotrexat, Actinomycin D, Carboplatin)-Schema zum Einsatz (Berkowitz u. Goldstein 2009). Hiermit konnten in Kombination mit operativen Interventionen noch Heilungsraten bis zu 76 % erreicht werden (Newlands et al. 1991). Neue Chemotherapien bei weiterer Resistenzentwicklung sind Kombinationen von Paclitaxel, Etoposid und Cisplatin (TP/TE: Paclitaxel/Cisplatin gefolgt von Paclitaxel/Etoposid; Osborne et al. 2004). Weitere Optionen sind Floxuridin-haltige Regime (Wan et al. 2004).

Bei einigen Frauen ist die alleinige Chemotherapie nicht erfolgreich, sodass diese von der **operativen Entfernung** des chemoresistenten Tumors profitieren können. Durch eine Hysterektomie konnte bei 76 % dieser Patientinnen eine Vollremission erreicht werden (Clark et al. 2010). Aber auch zur Kontrolle von Hämorrhagien oder anderer Komplikationen durch Metastasen (z. B. Kompression des Gehirns) müssen in manchen Fällen Metastasen operativ angegangen werden. Der Einsatz der adjuvanten Radiotherapie des Gehirns wird kontrovers diskutiert (Newlands et al. 2002; Yordan et al. 1987). In einzelnen Fällen wurden Vollremissionen unter intraarterieller Chemotherapie bei chemoresistenten Lebermetastasen beobachtet.

Literatur

Berkowitz RS, Goldstein DP. Pathogenesis of gestational trophoblastic neoplasms. Pathobiol Annu 1981; 11: 391–411.

Berkowitz RS, Goldstein DP. Chorionic tumors. N Engl J Med 1996; 335: 1740–8.

Berkowitz RS, Goldstein DP. Current management of gestational trophoblastic diseases. Gynecol Oncol 2009; 112: 654–62.

Bower M, Newlands ES, Holden L et al. EMA/CO for high-risk gestational trophoblastic tumors: results from a cohort of 272 patients. J Clin Oncol 1997; 15: 2636–43.

Clark RM, Nevadunsky NS, Ghosh S et al. The evolving role of hysterectomy in gestational trophoblastic neoplasia at the New England Trophoblastic Disease Center. J Reprod Med 2010; 55: 194–8.

Mutch DG, Soper JT, Babcock CJ et al. Recurrent gestational trophoblastic disease. Experience of the Southeastern Regional Trophoblastic Disease Center. Cancer 1990; 66: 978–82.

Newlands ES, Bagshawe KD, Begent RH et al. Results with the EMA/CO (etoposide, methotrexate, actinomycin D, cyclophosphamide, vincristine) regimen in high risk gestational trophoblastic tumours, 1979 to 1989. Br J Obstet Gynaecol 1991; 98: 550–7.

Newlands ES, Holden L, Seckl MJ et al. Management of brain metastases in patients with high-risk gestational trophoblastic tumors. J Reprod Med 2002; 47: 465–71.

Ngan HY, Tam KF, Lam KW, Chan KK. Relapsed gestational trophoblastic neoplasia: A 20-year experience. J Reprod Med 2006; 51: 829–34.

Osborne R, Covens A, Mirchandani D, Gerulath A. Successful salvage of relapsed high-risk gestational trophoblastic neoplasia patients using a novel paclitaxel-containing doublet. J Reprod Med 2004; 49: 655–61.

Wan X, Yang X, Xiang Y et al. Floxuridine-containing regimens in the treatment of gestational trophoblastic tumor. J Reprod Med 2004; 49: 453–6.

Yordan EL, Jr., Schlaerth J, Gaddis O, Morrow CP. Radiation therapy in the management of gestational choriocarcinoma metastatic to the central nervous system. Obstet Gynecol 1987; 69: 627–30.

5 Ovarial- und Tubenkarzinom

Überblick

Stefan Kommoss, Sara Y. Brucker, Diethelm Wallwiener

Das Ovarialkarzinom nimmt in der gynäkologischen Onkologie zweifelsohne eine besondere Stellung ein. Aufgrund oftmals fehlender Warnsymptome und in Ermangelung wirksamer Früherkennungsprogramme erfolgt die Diagnosestellung häufig in bereits weit **fortgeschrittenen Erkrankungsstadien**. Obwohl ausgedehnte operative Strategien und moderne systemtherapeutische Konzepte zur Verfügung stehen, ist die Prognose im Vergleich zu anderen gynäkologischen Krebserkrankungen mittelfristig weiterhin schlecht. Dementsprechend hoch sind die Anforderungen an die Behandlung der Erkrankung, die im Sinne einer optimalen Patientenversorgung stets in spezialisierten Zentren für Gynäkologische Onkologie durchgeführt werden sollte. In der Primärsituation besteht die Therapie aus radikaler Tumorchirurgie und multimodaler Systemtherapie. Selbst in diesbezüglich spezialisierten Zentren hat die minimalinvasive Chirurgie bisher noch keinen nennenswerten Einzug gefunden, die klassische Längsschnittlaparotomie stellt weiterhin den operativen Zugang der Wahl dar und wird hinsichtlich der gegebenen speziellen Herausforderungen in der Folge detailliert besprochen. Wichtige Aspekte gilt es zu klären:

- Wann genau soll überhaupt operiert werden?
- Welche Besonderheiten sind bei der jungen Patientin oder in der Rezidivsituation zu beachten?
- Was gilt es bei der Durchführung einer leitliniengerechten Systemtherapie des Ovarialkarzinoms im Einzelnen zu beachten?

All das und weitere spezielle Fragestellungen werden in den folgenden Kapiteln ausführlich erläutert.

Des Weiteren stellt das Ovarialkarzinom geradezu beispielhaft die enorme Bedeutung und Innovationskraft **grundlagenwissenschaftlicher und translationaler Forschungsprogramme** in der Gynäkologischen Onkologie dar. Durch die Einbeziehung spezieller histopathologischer und molekulargenetischer Forschungsergebnisse hat sich unser Verständnis der Erkrankung in den letzten Jahren grundlegend verändert. Wurde das Ovarialkarzinom noch vor wenigen Jahren als eine singuläre, vom ovariellen Deckepithel ausgehende maligne Erkrankung angesehen, wissen wir heute, dass es sich bei den einzelnen histologischen Typen um getrennt voneinander zu betrachtende Erkrankungen handelt. Dieses neuartige Verständnis wird maßgeblich zur Entwicklung typspezifischer Therapiekonzepte und letztlich individualisierter Versorgungskonzepte für jede einzelne Patientin beitragen. Mit der Durchführung prophylaktischer Salpingektomien, der Erarbeitung flächendeckender Konzepte zur *BRCA*-Testung und spezifischen Behandlung *BRCA*-positiver Patientinnen mit PARP-Inhibitoren sind erste konkrete Auswirkungen bereits im klinischen Alltag erkennbar.

Inhalt

5.1 Epidemiologie

Stefan Kommoss

Weltweit erkranken nach Schätzung der WHO (Ferlay et al. 2013) jährlich 238 700 Frauen an einem malignen Ovarialtumor. Dies entspricht einer **altersstandardisierten Inzidenz** von 6,1 auf 100 000 Frauen. Hierbei treten zwischen den einzelnen Kontinenten und Regionen allerdings große Unterschiede auf. In hoch entwickelten Ländern ist die altersstandardisierte Inzidenz mit durchschnittlich 9,1 von 100 000 Frauen nahezu mehr als doppelt so hoch wie in niedrig entwickelten Ländern (Ferlay et al. 2013).

Mit 7 790 Neuerkrankungen stehen die Ovarialmalignome in Deutschland nach den Malignomen von Brustdrüse, Darm, Lunge, Gebärmutterkörper, malignem Melanom der Haut und Malignomen der Bauchspeicheldrüse an siebter Stelle der Krebsinzidenz der Frau. Hierbei entfallen auf das Ovar 3,5 % aller weiblichen Krebserkrankungen, der Eierstockkrebs ist somit nach dem Endometriumkarzinom das zweithäufigste Genitalmalignom der Frau. Die altersstandardisierte Erkrankungsrate liegt in Deutschland bei 12,1 von 100 000 Frauen. Die Erkrankungsraten steigen bis zum 85. Lebensjahr kontinuierlich an, das mittlere Erkrankungsalter liegt bei 69 Jahren. Im Laufe ihres Lebens erkrankt etwa 1 von 68 Frauen an einem malignen Ovarialtumor.

Im Jahre 2012 starben in Deutschland 5 646 Frauen an einem malignen Ovarialtumor (Robert Koch-Institut 2015), hinsichtlich der **Mortalität** steht der Eierstockkrebs mit 5,6 % aller Krebssterbefälle der Frau, hinter Brustdüse, Lunge, Darm und Bauchspeicheldrüse, somit an fünfter Stelle. Der maligne Ovarialtumor ist die häufigste tödliche Krebserkrankung des weiblichen Genitals.

Seit der Jahrtausendwende nehmen Erkrankungs- und Sterberaten, ebenso wie auch die absoluten Fallzahlen in Deutschland kontinuierlich ab, die relative 5-Jahres-Überlebensrate liegt derzeit stadienunabhängig bei 41 % (Robert Koch-Institut 2015).

Literatur

Das Literaturverzeichnis zu diesem Abschnitt ist dem Abschnitt zur Nachsorge (▸ Kap. 5.6.3) angegliedert.

5.2 Ätiologie

Stefan Kommoss

Die Ätiologie des Ovarialkarzinoms, mit weit über 90 % der häufigste maligne Ovarialtumor, ist bis zum heutigen Tage nicht abschließend geklärt und ist nach wie vor Gegenstand internationaler Forschungsaktivitäten. Traditionell wurde das ovarielle Oberflächenepithel stets als Matrix der Ovarialkarzinome postuliert. Nach der vor über 40 Jahren von Fathalla (1971) lancierten Theorie entstehen Ovarialkarzinome somit durch **Entartung des ovariellen Deckepithels**, welches im Rahmen rezidivierter Ovulationstraumata in das Stroma verschleppt wurde und durch entzündlich-reparative Vorgänge zunehmend genetische Defekte akkumuliert. Neben der Ovulationshypothese wurde als zweite wesentliche Hypothese zur Ätiologie des Ovarialkarzinoms stets eine **erhöhte Gonadotropinausschüttung** mit nachfolgender Stimulation epithelialer Proliferations- und Zelltransformationsvorgänge anerkannt. Weitere Theorien konzentrierten sich auf eine Promotion von Tumorzellen durch erhöhte Androgenspiegel und machten Entzündungsvorgänge als begünstigende Faktoren für die Entstehung von Ovarialkarzinomen verantwortlich.

Auf der Basis aktueller Forschungsergebnisse und insbesondere neuartiger molekularpathologischer Erkenntnisse scheint sich in unserer Vorstellung von der ovariellen Karzinogenese ein Paradigmenwechsel anzudeuten.

So konnte in den letzten Jahren gezeigt werden, dass es sich bei den verschiedenen histologischen Typen des Ovarialkarzinoms letztlich um **separate Entitäten** handelt, die sich bezüglich ihres Ursprungsortes, der jeweiligen pathogenetischen Mechanismen als auch ihrer molekularen Charakteristik eindeutig voneinander abgrenzen. Weitgehend anerkannt ist mittlerweile zudem die Theorie, dass der Ursprung des Ovarialkarzinoms im überwiegenden Anteil aller Fälle letztendlich sogar außerhalb des Ovars liegt (Kurman u. Shih 2011).

Hinsichtlich der Ätiologie des zahlenmäßig dominanten Typs des serösen High-grade-Ovarialkarzinoms ist die Vorstellung nun, dass **neoplastische Tubenepithelien** im Rahmen des Ovulationsgeschehens in die ovarielle Oberfläche oder den Cortex integriert werden, sich dort etablieren und im weiteren Verlauf dann zum „Ovarialkarzinom" führen. Als Matrix für den endometrioiden und klarzelligen, mit jeweils etwa 10 % deutlich selteneren histologischen Typ des Ovarialkarzinoms, wird gemäß aktuellem Konzept endometriales Gewebe angesehen. Die Vorstellung hierbei ist, dass endometriales Gewebe mittels retrograder Menstruation in das Ovar und ggf. auch in andere pelvine Strukturen integriert wird und als Basis für eine neoplastische Entartung dient.

Als wichtigster prädisponierender Faktor für die Entstehung eines Ovarialkarzinoms gilt eine familiäre bzw. **genetische Belastung**. Bei positiver Familienanamnese mit einer erstgradig verwandten Person liegt das Risiko, an einem Ovarialkarzinom zu erkranken, bei 5 %, bei 2–3 erstgradig betroffenen Familienmitgliedern erhöht sich das Risiko nochmals deutlich. Hiervon klar abzugrenzen ist das hereditäre Ovarialkarzinom bei dem die Patientin selbst von einer Genmutation betroffen ist. Das Lebenszeitrisiko an einem Ovarialkarzinom zu erkranken liegt in diesem Falle bei 25–50 % und wird hauptsächlich auf eine Keimbahnmutation in den beiden Brustkrebsgenen *BRCA1* und *BRCA2* zurückgeführt (Antoniou et al. 2003). In Familien mit hereditären nichtpolypösen Darmkarzinomen (HNPCC) und hierbei nachgewiesenen Mutationen in Mismatch-Repair-Genen wie *MLH1* oder *MSH2* tritt das Ovarialkarzinom bei weiblichen Familienmitgliedern ebenfalls gehäuft auf (Bonadona et al. 2011).

Weitere Faktoren, denen eine Erhöhung des Erkrankungsrisikos zugeschrieben wird, sind
- Infertilität (Cetin et al. 2008),
- Hormonersatztherapie in der Peri- und Postmenopause (Beral et al. 2007) und
- Adipositas (Olsen et al. 2007).

Literatur

Das Literaturverzeichnis zu diesem Abschnitt ist dem Abschnitt zur Nachsorge (► Kap. 5.6.3) angegliedert.

5.3 Vorsorge

Stefan Kommoss

Für das Ovarialkarzinom existieren keine wirkungsvollen Vorsorgemaßnahmen oder Früherkennungsprogramme. Vor dem Hintergrund der niedrigen Inzidenz der Erkrankung konnte im Hinblick auf eine Reduktion der Mortalität in mehreren randomisierten Multicenterstudien bislang kein positiver Effekt transvaginaler Ultraschalluntersuchungen oder Tumormarkerbestimmungen (CA-125) gezeigt werden. Bei falsch positiven Untersuchungsbefunden muss zudem das Morbiditäts- und Mortalitätsrisiko operativer Abklärungen berücksichtigt werden (Fung et al. 2004).

Die S3-Leitlinie Ovarialkarzinom empfiehlt auf die Durchführung eines generellen Screenings zu verzichten.

Liegt eine **familiäre Ovarialkarzinombelastung** vor oder sind gar die Kriterien für ein hereditäres Ovarialkarzinom erfüllt (*BRCA1*/*BRCA2*-Mutationen oder – jeweils in einer Vererbungslinie – eine Frau mit Ovarialkarzinom < 40. Lebensjahr, eine Frau mit Mamma- und Ovarialkarzinom, mindestens zwei Frauen an Ovarialkarzinom erkrankt, gehäuftes Auftreten kolorektaler Adenokarzinome zusammen mit Endometrium- oder Ovarialkarzinomen) sollte der Ratsuchenden eine interdisziplinäre tumorgenetische Beratung (Gynäkologie/Humangenetik) mit ggf. nachfolgender genetischer Testung angeboten werden. *BRCA1/2*-Mutationsträgerinnen und Frauen aus Hochrisikofamilien sollten einer intensivierten Früherkennung zugeführt werden und, nach abgeschlossenem Kinderwunsch und/oder einem Alter von 35–40 Jahren, bezüglich einer prophylaktischen bilateralen Adnektomie beraten werden. Es konnte gezeigt werden, dass durch die prämenopausale Durchführung einer bilateralen Salpingoophorektomie in dieser speziellen Risikopopulation nicht nur das Erkrankungsrisiko für ein Ovarialkarzinom um bis zu 96 % gesenkt werden kann, sondern sich auch das Risiko für ein Mammakarzinom um bis zu 50 % reduziert (Kauff et al. 2002).

Ein **generelles Screening** durch gynäkologische Untersuchungen, Transvaginalsonografie und Tumormarkerbestimmungen ist auch in Risikopopulationen nicht geeignet eine Senkung der Mortalität herbeizuführen und soll deshalb auch in diesem Patientinnenkollektiv nicht durchgeführt werden (van der Velde et al. 2009).

Literatur

Das Literaturverzeichnis zu diesem Abschnitt ist dem Abschnitt zur Nachsorge (► Kap. 5.6.3) angegliedert.

5.4 Diagnostik

Markus Hoopmann

Die Sonografie stellt die First-Line-Diagnostik der Wahl in der Abklärung von Adnextumoren dar. In der Dignitätseinschätzung ist eine Gewichtung der sonografischen Beurteilungskriterien essenziell. An erster Stelle ist hier die **Befundgröße** zu nennen. Unilokuläre Zysten kleiner als 5 cm bedürfen z. B. meist keiner weiteren Abklärung (Timmerman et al. 2005). Bei soliden Anteilen ist die Größe dieses Anteils allerdings gewichtiger als die Größe der Zyste. Multilokuläre Zysten, insbesondere wenn sie mit Septen oder soliden Anteilen auftreten, sind ebenfalls mit einem erhöhtem Malignitätsrisiko behaftet (► Abb. 5-1). Von einer mehrkammerigen soliden Zyste ist zu sprechen, wenn die Zyste einen messbaren soliden Anteil enthält, z. B. eine abgrenzbare papilläre Binnenauflagerung (► Abb. 5-2). Als solider Tumor wird eine Raumforderung bezeichnet, wenn der solide Anteil mindestens 80 % des Volumens ausmacht. Besonderes Augenmerk sollte auf papilläre Binnenechos gelegt werden. Definitionsgemäß sollten diese als mindestens 3 mm große Raumforderung innerhalb die Zyste imponieren. Papilläre Auflagerungen sollten insbesondere auf ihre Anzahl und dopplersonografisch auf zentral einsprossende Gefäße geprüft werden.

Der Stellenwert der **Dicke** der Septen und der Zystenwand ist eher zweifelhaft, insbesondere da einige benigne Raumforderungen wie Dermoidzysten ebenfalls dadurch charakterisiert sind.

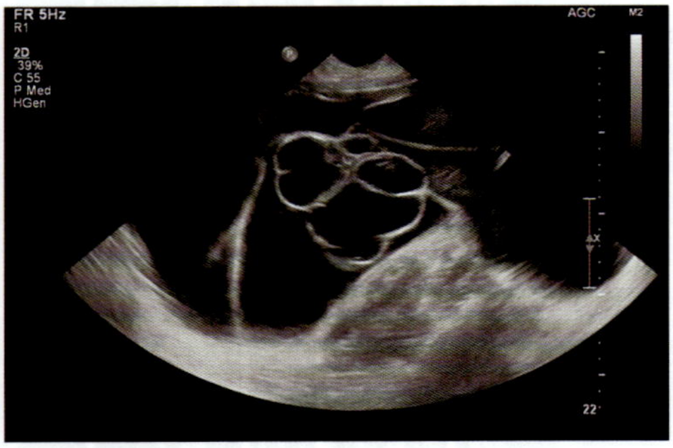

Abb. 5-1 Multilokulärer Tumor mit zahlreichen Septierungen und teils wagenartigen Kammerungen, keine soliden Anteile, typisches Bild eines Zystadenoms.

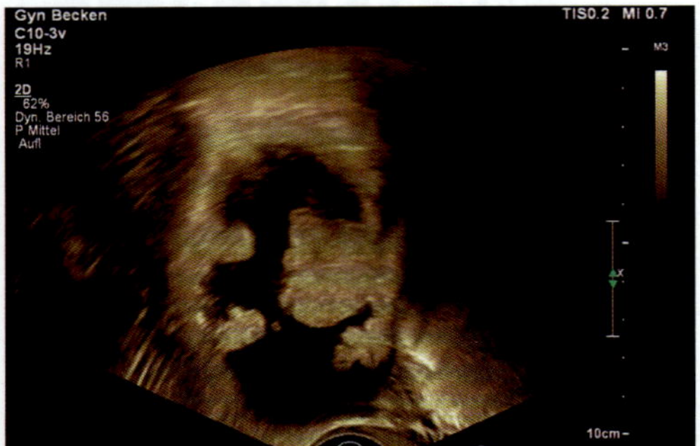

Abb. 5-2 Prämenopausale Patientin (28 Jahre): unilokulär-solider Tumor mit mindestens 4 papillären Auflagerungen, histologisch low grade seröses Ovarialkarzinom G1, pT3a, pN0, L0, V0, Pn0.

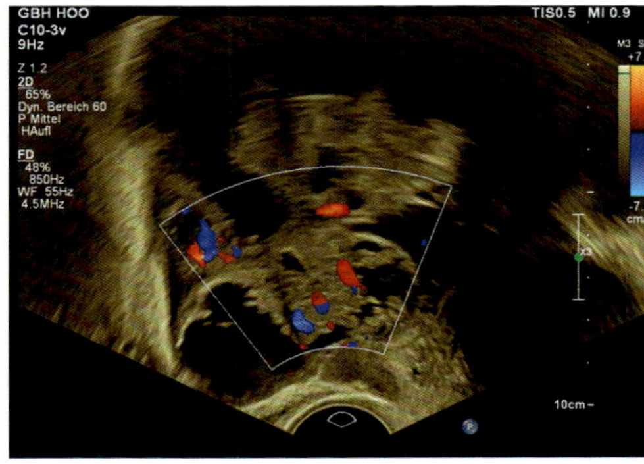

Abb. 5-3 Postmenopausale Patientin (69 Jahre): multilokulär-solider Tumor mit großen, irregulären soliden Komponenten, ausgeprägte zentrale Vaskularisation, histologisch high grade endometroides Ovarialkarzinom G3, pT3a, pN1, L1, V0, Pn0.

Im Alltag wird der **Dopplersonografie** in der Dignitätsbeurteilung häufig ein hoher Stellenwert eingeräumt. Die vorliegende Datenlage ist diesbezüglich jedoch ernüchternd. In zahlreichen Studien zur Dopplersonografie wurden Dopplerindizes, maximale Flussgeschwindigkeiten, die Beurteilung von Gefäßanzahl und -dichte und auch die dreidimensionale Beurteilung der Gefäßarchitektur eingeschlossen. Das Festlegen von validen Cut-offs gelang nicht. Dies gilt vor allem für prämenopausale Frauen. Bei postmenopausalen Patientinnen kann der rein qualitative Nachweis einer starken Durchblutung als Kriterium herangezogen werden (► Abb. 5-3).

Ein einfaches, aber hoch relevantes Kriterium in der Dignitätsbeurteilung ist der Nachweis eines Aszites.

Der Bewertung des **Stellenwertes der einzelnen Beurteilungskriterien** widmete sich in den letzten Jahren insbesondere die International Ovarian Tumor Analysis Group (IOTA). Sie konnten zum einen nachweisen, dass die subjektive Dignitätseinschätzung durch Experten mithilfe langjährig antrainierter Bewertungsmuster („pattern recognition") sehr gute Ergebnisse liefert – mit Sensitivitäten zwischen 88 und 98 % und Spezifitäten zwischen 89 und 96 %. Die IOTA schlug neben dem expertenbasierten System ein alltagstaugliches und effektives Modell vor. Hierbei sollen die Befunde nach M(alignitäts)-Kriterien und B(enignitäts)-Kriterien untersucht werden (► Tab. 5-1). Wenn mindestens ein M-Kriterium

Tab. 5-1 M(alignitäts)- und B(enignitäts)-Kriterien.

M-Kriterium	B-Kriterium
irregulärer solider Tumor	einkammerig
Aszites	solide Komponenten < 7 mm
≥ 4 papilläre Binnenechos	homogene Schallverstärkung
irregulärer mehrkammeriger zystisch-solider Tumor ≥ 10 cm	glattwandiger mehrkammeriger Tumor < 10 cm
sehr starker Blutfluss	kein Blutfluss

zutrifft, ist der Befund für das weitere Prozedere als malignitätsverdächtig einzustufen. Bei mindestens einem B-Kriterium gilt er als benigne. Treffen sowohl B- als auch M-Kriterien zu, ist der Befund mittels dieser Methode nicht klassifizierbar. 76 % von über 500 Patientinnen konnten mithilfe dieses Systems klassifiziert werden. Die Sensitivität lag bei 95 % und die Spezifität bei 91 % (Timmerman et al. 2008). Die im Alltag häufig angewandte Kombination der Beurteilung mit dem Serummarker CA-125 mit festen Cut-offs ist unter diagnostischen Aspekten nicht sinnvoll. In der präoperativen Situation verschlechtert die Hinzunahme des diagnostischen Kriteriums CA-125 >35 U/ml zur erfahrenen Ultraschallbeurteilung die Sensitivität von 97 auf 86 % und die Spezifität sinkt von 99 auf 79 % (Valentin et al. 2009). Ein vielversprechender Ansatz scheint hier eher die longitudinale Beurteilung der CA-125-Dynamik zu sein (Xu et al. 2012).

Trotz der guten Möglichkeiten des Ultraschalls in der Dignitätseinschätzung fehlt in zahlreichen Screeningstudien der letzten 3 Jahrzehnte der Nachweis einer Früherkennung, die zu einer signifikanten Reduktion der Mortalität führen konnte (Buys et al. 2011).

Literatur

Ameye L, Valentin L, Testa AC et al. A scoring system to differentiate malignant from benign masses in specific ultrasound-based subgroups of adnexal tumors. Ultrasound Obstet Gynecol 2009; 33: 92–101.

Buys SS, Partridge E, Black A et al. Effect of screening on ovarian cancer mortality: the Prostate, Lung, Colorectal and Ovarian (PLCO) Cancer Screening Randomized Controlled Trial. JAMA 2011; 305: 2295–303.

Timmerman D, Testa AC, Bourne T et al. Logistic regression model to distinguish between the benign and malignant adnexal mass before surgery: a multicenter study by the International Ovarian Tumor Analysis Group. J Clin Oncol 2005; 23: 8794–801.

Timmerman D, Testa AC, Bourne T et al. Simple ultrasound-based rules for the diagnosis of ovarian cancer. Ultrasound Obstet Gynecol 2008; 31: 681–90.

Valentin L, Jurkovic D, Van Calster B et al. Adding a single CA 125 measurement to ultrasound imaging performed by an experienced examiner does not improve preoperative discrimination between benign and malignant adnexal masses. Ultrasound Obstet Gynecol 2009; 34: 345–54.

Xu JL, Commins J, Partridge E et al. Longitudinal evaluation of CA-125 velocity and prediction of ovarian cancer. Gynecol Oncol 2012; 125: 70–4.

5.5 Pathologie

Annette Staebler, Friedrich Kommoss

5.5.1 Karzinome und Borderlinetumoren

Klinische, pathologische und molekulare Untersuchungen der letzten zwei Jahrzehnte haben gezeigt, dass es sich bei Ovarialkarzinomen um eine **heterogene Gruppe** von Erkrankungen handelt. Verschiedene histologische Typen unterscheiden sich in Epidemiologie und klinischer Präsentation (► Abb. 5-4). Damit assoziiert sind spezifische molekulare Veränderungen, welche zur Pathogenese und Progression der Tumoren beitragen. In der Zusammenschau aller Befunde werden zwei große Hauptgruppen unterschieden, welche als Typ-I- und Typ-II-Neoplasien bezeichnet werden.

Typ-I-Tumoren sind überwiegend langsam progrediente Low-grade-Neoplasien, meistens assoziiert mit klar definierten Vorstufen und wenigen, für den jeweiligen histologischen

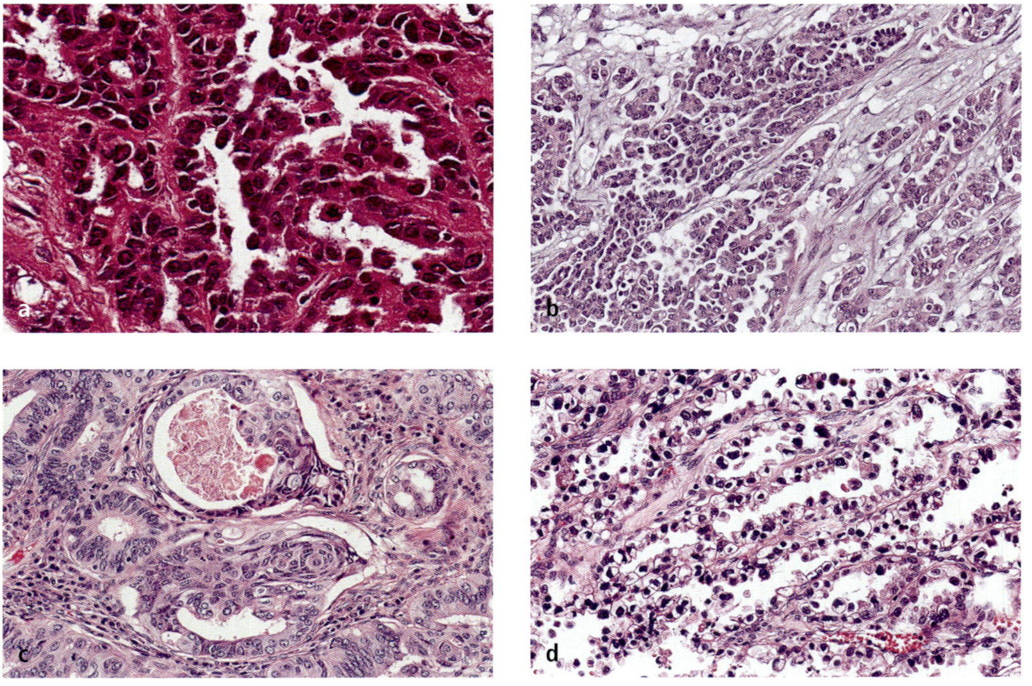

Abb. 5-4 Histologie der häufigsten Ovarialkarzinomtypen. **a** High-grade seröses (Tubo-)Ovarialkarzinom, **b** low-grade seröses Ovarialkarzinom, **c** endometrioides Ovarialkarzinom, **d** klarzelliges Ovarialkarzinom (jeweils 200-fache Vergrößerung).

Typ charakteristischen genetischen Veränderungen (► Tab. 5-2). Dazu zählen die low-grade serösen, endometrioiden, muzinösen und klarzelligen Tumoren. High-grade seröse Karzinome gehören zu den **Typ-II-Tumoren,** diese verlaufen schnell progredient, werden zumeist erst im fortgeschrittenen Tumorstadium entdeckt und zeigen eine ausgeprägte genetische Instabilität mit häufigen Mutationen des p53-Proteins sowie zahlreichen chromosomalen Veränderungen und Genamplifikationen.

High-grade seröse Karzinome

Klinische Präsentation: High-grade seröse Karzinome bilden eine zystische, solide, teils nekrotische Tumormasse, im Ovar häufig mit Kapseldurchbruch. Die Größe reicht von mikroskopisch kleinen Herden bis zu 20 cm großen Tumoren mit plattenartigen Manifestationen im Omentum. Über 95 % der Tumoren befinden sich im Stadium II und höher.
Histologie: Es sind zellreiche, papilläre, meist schlitzförmige und solide Epithelproliferate. Meist kommt es zu einer Stromainfiltration und einer starken Kernpleomorphie. Wird beim zweistufigen Grading als „high-grade" eingeteilt, entspricht dies Grad 2 und 3. Bei einer sarkomatoiden Komponente ist auch ein Übergang in ein Karzinomsarkom möglich (maligner Müller-Mischtumor; MMMT).

Tab. 5-2 Pathogenesewege bei histologischen Typen der Ovarialkarzinome: Epidemiologie, Risikofaktoren, molekulare Veränderungen und Vorstufen im Vergleich.

	High-grade serös	Low-grade serös	Endometrioid	Klarzellig	Muzinös	Maligner Brenner-Tumor
Relative Häufigkeit	>60 %	<5 %	10–15 %	5–10 %	3 %	3 %
Durchschnitts-alter (Jahre)	59–64	43–45	55–58	50–53	ca. 40 Jahre	nicht bekannt, da seltener Tumor
Risikofaktoren	• genetisch (*BRCA1/2*) • frühe Menarche • späte Meno-pause	• chronisch entzünd-liche Erkrankungen des Beckens	• 40 % assoziiert mit Endometriose (hier Durchschnittsalter 50 Jahre) • Übergewicht	• >50 % assoziiert mit Endometriose	• nicht bekannt	• nicht bekannt
Molekulare Veränderungen	• p53-Mutation • *BRCA1/2* • zahlreiche chromosomale Alterationen	• *KRAS* • *BRAF* • ER-pos. • PR-pos.	• *PTEN*-Mutationen • ER-pos. • PR-pos.	• Pi3-Kinase • aktivierende Mutationen	• *KRAS*-Mutationen	• *KRAS*-Mutationen
Vorstufen	• seröses tubares intraepitheliales Karzinom (STIC)	• seröser Borderline-tumor • mikropapillärer seröser Borderline-tumor/nichtinvasives low-grade seröses Karzinom	• atypische Endometriose • endometrioider Borderlinetumor	• atypische Endometriose • klarzelliger Borderline-tumor	• muzinöse Adenome • muzinöse Borderline-tumoren	• Borderline-Brenner-Tumor

ER = Östrogenrezeptor, Pi3 = Phosphoinositid-3, PR = Progesteronrezeptor, PTEN = Phosphatase and Tensin homolog

Prognose: Schlechte Prognose bei schnellem Tumorwachstum und meist fortgeschrittenem Stadium. Die 5-Jahres-Überlebensrate liegt < 30 %. Wesentliche Prognosefaktoren sind das Tumorstadium und die komplette Resektion aller sichtbaren Tumorherde.
Vorstufen: Die Vorstufe ist ein seröses tubares intraepitheliales Karzinom (STIC), ein nichtinvasives High-grade-Karzinom in der Schleimhaut des tubaren Fimbrientrichters. Postuliert wird eine sekundäre Besiedelung der Ovaroberfläche oder des Peritoneums (z. B. bei Kontakt von Tube und Ovar während des Eisprunges). Diese Läsionen werden bei etwa 30–50 % aller Patientinnen mit high-grade serösen Ovarialkarzinomen oder Peritonealkarzinomen gefunden sowie in ca. 5 % der prophylaktischen Salpingektomien von asymptomatischen *BRCA1/2*-Mutationsträgerinnen ohne sonstigen Tumornachweis.

Low-grade seröse Tumoren

Invasive low-grade seröse Karzinome

Klinische Präsentation: Es handelt sich um zystisch-solide, teils knotige Tumoren. Sie bilden mikroskopisch kleine Herde bis zu einer Größe von mehreren Zentimetern und treten meist bilateral auf. Es sind deutlich jüngere Patientinnen betroffen als bei high-grade serösen Karzinomen (► Tab. 5-2).
Histologie: Im Präparat zeigen sich invasive mikropapilläre Epithelverbände mit geringen, allenfalls mäßiggradigen, nukleären Atypien und geringer Mitoserate. Häufig sind Psammomkörperchen zu erkennen. Dieses Karzinom wird als low-grade eingeteilt, das entspricht formal Grad 1.
Prognose: Sehr langsame Verläufe, im Stadium II und III beträgt die 5-Jahres-Überlebensrate 75–85 %, die 10-Jahres-Überlebensrate liegt bei 40–60 %.
Vorstufen: Vorstufe ist ein seröser Borderlinetumor – vor allem die mikropapilläre Variante (alternative Bezeichnung: nichtinvasives low-grade seröses Karzinom oder mikropapilläres seröses Karzinom).

Mikropapilläre seröse Borderlinetumoren (nichtinvasives low-grade seröses Karzinom)

Klinische Präsentation: Es bilden sich zystisch-solide, teils knotige Tumoren. Die Größe reicht von mikroskopisch kleinen Herden bis hin zu mehreren Zentimeter großen Tumoren. Sie treten häufig bilateral auf, 73 % befinden sich im Stadium I.
Histologie: Es sind nichtinvasive fingerartigen Epithelpapillen oder siebartige Strukturen („cribriform") zu erkennen, die von plumpen fibrovaskulären Strukturen ausgehen (wie bei einem Caput medusae). Diese weisen geringe, allenfalls mäßiggradige nukleäre Atypien auf und eine geringe Mitoserate. Häufig sind Psammomkörperchen zu erkennen. Grading: Borderline (GB). In ca. 27 % kommt es zu peritonealen Implantaten. Bei Vorliegen von invasiven Implantaten (ca. 50 % der Patientinnen mit Implantaten) wird ein Fall als invasives low-grade seröses Karzinom klassifiziert.
Prognose: Die 5-Jahres-Überlebensrate liegt im Stadium I bei 100 % und im Stadium III bei > 90 %.

Seröse Borderlinetumoren (atypisch proliferierender seröser Tumor)

Klinische Präsentation: Es bilden sich zystisch-solide, teils knotige Tumoren. Die Tumoren liegen als mikroskopisch kleine Herde, aber auch als mehrere Zentimeter große Knoten vor und erscheinen häufig bilateral. Im Stadium I liegen 87 % vor.
Histologie: Es handelt sich um nichtinvasive papilläre Epithelverbände mit geringen, allenfalls mäßiggradigen, nukleären Atypien und geringer Mitoserate, häufig mit Psammomkörperchen. Grading: GB. In ca. 13 % kommt es zu nichtinvasiven peritonealen Implantaten. Bei Vorliegen von invasiven Implantaten (ca. 8 %) wird der Fall nach der neuen WHO-Klassifikation (2014) als low-grade seröses (peritoneales) Karzinom klassifiziert.
Prognose: Die 5-Jahres-Überlebensrate liegt im Stadium I bei 100 % und im Stadium III bei > 95 %.

Endometrioide Karzinome

Klinische Präsentation: Es handelt sich um zystisch-solide Tumoren mit einer Größe von 12–20 cm. Sie treten meist unilateral auf, in 17 % kommt es zu einem bilateralen Auftreten.
Histologie: Atypische endometrioide Drüsen mit komplexer Verzweigung und Konfluenz sowie einer mäßigradigen bis starken Kernpleomorphie. Es gibt muzinreiche, sekretorische, zilientragende und oxyphile Varianten. Grad 1–3, analog dem Grading der endometrioiden Korpuskarzinome.
Prognose: Die 5-Jahres-Überlebensrate aller Grade stellt sich für die einzelnen Stadien folgendermaßen dar: Stadium I 78 %, Stadium II 63 %, Stadium III 24 % und Stadium IV 6 %. Eine ungünstige Prognose liegt bei Grad 3 für alle Stadien > I vor.
Vorstufen: Das endometrioide Karzinom entwickelt sich aus einem endometrioiden Borderlinetumor (alternative Bezeichnung: atypisch proliferierende endometrioide Tumoren), einem seltenen Tumor, der meist einseitig auftritt. Er hat eine exzellente Prognose.

> Um den Übergang in ein Karzinom darstellen zu können, ist eine histologische Untersuchung von mehrfachen repräsentativen Tumorproben (mindestens 1 Paraffinblock pro Zentimeter Durchmesser) entscheidend.

Klarzellige Karzinome

Klinische Präsentation: Klarzellige Karzinome sind große, teils zystische, teils adenofibromartige, solide Tumoren bis 30 cm Größe. Sie bilden sich meist unilateral, in 8 % der Fälle bilateral. Zu 35–60 % liegen sie im FIGO-Stadium I vor.
Histologie: Es zeigen sich tubulozystische und papilläre, teils solide Wuchsmuster, ein hyalines Stroma und eosinophile Körperchen. Die Zellen sind polygonal oder hufnagelartig. Es liegt eine starke Kernpleomorphie vor. Die Karzinome sind immer Grad 3 (derzeit nach Definition der WHO).
Prognose: Die 5-Jahres-Überlebensrate liegt im Stadium I bei 69 %, im Stadium II bei 55 %, im Stadium III bei 14 % und im Stadium IV bei 4 %.
Vorstufen: Klarzellige Borderlinetumoren (alternative Bezeichnung: atypisch proliferierende klarzellige Tumoren), diese sind sehr selten und kommen meist einseitig vor. Die Prognose ist exzellent.

Um den Übergang in ein Karzinom darstellen zu können, ist eine histologische Untersuchung von mehrfachen repräsentativen Tumorproben (mindestens 1 Paraffinblock pro Zentimeter Durchmesser) entscheidend.

Muzinöse Karzinome

Klinische Präsentation: Große, umkapselte, vielzystische Tumoren mit schleimigem Inhalt. Die durchschnittliche Größe beträgt 18–22 cm, bei einer Maximalgröße von 30 cm. Meist sind die Karzinome unilateral und in < 5 % bilateral.

! Bei bilateralen Tumoren muss differenzialdiagnostisch an Metastasen aus dem Gastrointestinaltrakt gedacht werden.

Histologie: Expansiv gewachsene, Schleim bildende, intestinal differenzierte Epithelien.
Vorstufen: Muzinöse Borderlinetumoren (alternative Bezeichnung: atypisch proliferierender muzinöser Tumor). Diese kommen meist einseitig vor. Die Prognose ist exzellent. Häufig sind in einem großen Tumor nebeneinander überwiegende Anteile eines Borderlinetumors und ein nur wenige Zentimeter großes invasives Karzinom vorhanden. Die histologische Untersuchung von mehrfachen repräsentativen Tumorproben ist entscheidend (mindestens 1 Paraffinblock pro Zentimeter Durchmesser).
Prognose: Die 5-Jahres-Überlebensrate bei einem Karzinomnachweis liegt im Stadium I bei ca. 80 %.

Maligne Brenner-Tumoren

Klinische Präsentation: Brenner-Tumoren sind große, solide Tumoren bis 25 cm. Meist sind sie unilateral, in 16 % der Fälle bilateral.
Histologie: Es zeigen sich expansiv, nestartig und invasiv gewachsene transitionalzellige Epithelien.
Prognose: Die 5-Jahres-Überlebensrate beträgt im Stadium I ca. 88 %.
Vorstufen: Vorstufe ist der Brenner-Borderlinetumor (alternative Bezeichnung: atypisch proliferierender Brenner-Tumor), dies ist ein sehr seltener, meist einseitiger zystischer Tumor mit nichtinvasivem transitionalzelligem Epithel. Er hat eine exzellente Prognose.

Seromuzinöse Borderlinetumoren und seltene seromuzinöse Karzinome

Klinische Präsentation: Es sind große, umkapselte, zystische Tumoren mit schleimigem Inhalt. Die durchschnittliche Größe beträgt 8–10 cm. Über 50 % der Tumoren treten bilateral auf und sie sind häufig mit Endometriose assoziiert.
Histologie: Nichtinvasive Epithelverbände von mehr als einem Müller-Zelltyp. Überwiegend seröse und muzinöse Differenzierung vom endozervikalen Typ, teilweise auch klarzellige und endometrioide Komponenten. Meist liegen Borderlinetumoren vor, selten invasive Karzinome.
Prognose: Die 5-Jahres-Überlebensrate bei Borderlinetumoren liegt > 95 %, auch bei Nachweis von Implantaten. Bei Karzinomen im Stadium I beträgt die Rate > 95 %, im Stadium II und höher 50 %.

5.5.2 Maligne Keimzelltumoren

Keimzelltumoren spiegeln in ihren Zelltypen den Verlauf der embryonalen Entwicklung von der Keimzelle bis hin zum reifen Fetus wieder. Das Dysgerminom erinnert an die unreifen Keimzellen im fetalen Ovar. Die Gewebe im Dottersacktumor und in gemischten Keimzelltumoren mit embryonalem Karzinom und Chorionkarzinom entsprechen den Komponenten der frühen Embryonalentwicklung. Die unreifen und reifen Teratome zeigen ein Nebeneinander von embryonalen und fetalen Geweben von unterschiedlichem Reifegrad bis hin zu den reifen Gewebestrukturen der reifen zystischen Teratome. Allen Tumoren gemeinsam ist, dass sie überwiegend in sehr jungen Patientinnen gefunden werden. Nach kompletter Entfernung und leitliniengerechter Therapie haben die meisten Patientinnen eine exzellente Prognose (► Tab. 5-3; ► Abb. 5-5).

Tab. 5-3 Maligne Keimzelltumoren: Epidemiologie, molekulare Veränderungen und Tumormarker im Vergleich.

	Dysgerminom	Dottersacktumor	Unreifes Teratom	Gemischter Keimzelltumor
Relative Häufigkeit	• häufigster maligner Keimzelltumor (dennoch nur 3–5 % aller malignen Ovarialtumoren) • häufiger bei Patientinnen mit Gonadoblastom	• zweithäufigster maligner Keimzelltumor	• 1 % aller Ovarialmalignome (ca. 3 % der Teratome)	• < 1 % aller Ovarialmalignome (ca. 10 % aller malignen Keimzelltumoren)
Durchschnittsalter (und Altersverteilung)	20–30 Jahre (80 % < 30, 1–70 Jahre)	19 Jahre (meist unter 30, jedoch alle Altersgruppen möglich)	18 Jahre (meist unter 30 Jahre)	12 Jahre (meist unter 30 Jahre)
Molekulare Veränderungen	• *+12q* • Isochromosom *12q* • *c-kit*-Mutation oder Amplifikation	–	–	• *+12q* • Isochromosom *12q*
Immunhistochemie	• c-KIT • PLAP • OCT 3/4 • D2–40 • ggf. fokal β-HCG	• AFP • SALL4 • PLAP • neg.: CK7 (zur Abgrenzung gegen Ovarialkarzinom)	• gliale Marker im unreifen Gewebe (z. B. GFAP)	• PLAP (im Dysgerminomanteil) • AFP (im Dottersacktumor) • CD 30 (bei embryonalem Karzinom)
Serummarker	• ggf. β-HCG	• AFP	• AFP (wenn zusätzlich Dottersacktumoranteile)	• AFP (bei Dottersackanteil) • β-HCG (bei Chorionkarzinom oder embryonalem Karzinom)

AFP = Alpha-Fetoprotein, CD = Cluster of Differentiation, CK = Zytokeratin, c-KIT = Tyrosinkinase KIT, GFAP = Glial fibrillary acidic protein, HCG = humanes Choriongonadotropin, OCT = Octamer-binding Protein, PLAP = Alkalische Phosphatase (plazentare Isoform), SALL4 = Sal-like protein 4

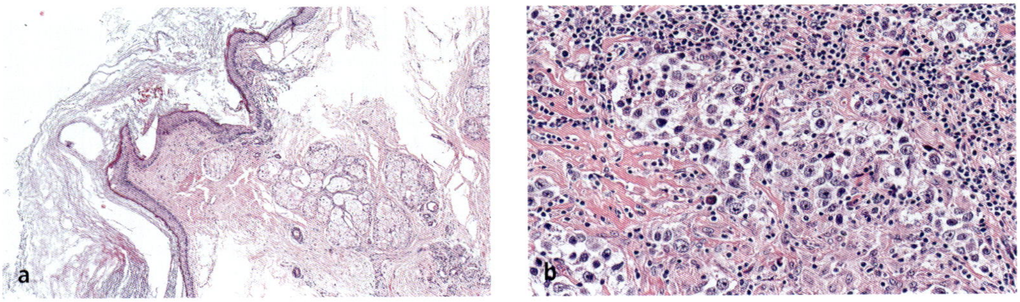

Abb. 5-5 Histologie der Keimzelltumoren. **a** Reifes Teratom (50-fache Vergrößerung), **b** Dysgerminom (200-fache Vergrößerung).

Dysgerminom

Klinische Präsentation: Es liegen solide, meist schnell wachsende Tumoren vor, teilweise mit menstruellen und endokrinen Störungen. Die Größe reicht von mikroskopisch kleinen Herden bis hin zu Tumoren von 50 cm. Meist treten die Tumoren unilateral auf, 15 % bilden sich bilateral. Etwa 60 % der Dysgerminome befinden sich im FIGO-Stadium I, etwa 40 % im Stadium II und höher.
Histologie: Dysgerminome haben große, uniforme Tumorzellen sowie rundliche hyperchromatische Kerne mit prominenten Nukleolen und ein lymphozytenreiches Stroma. Es ist kein definiertes Grading möglich.
Prognose: Ein reines Dysgerminom hat eine exzellente Prognose. In den Stadien I bis III ist das Überleben bei 100 % nach median 7,8 Jahren. Ungünstige Merkmale sind eine Größe > 10 cm und fortgeschrittenes Stadium sowie Anteile von gemischten Keimzelltumoren mit Dottersacktumor, Chorionkarzinom, unreifem Teratom oder embryonalem Karzinom.

Dottersacktumor

Klinische Präsentation: Dottersacktumoren sind zystisch-solide, meist schnell wachsende Tumoren von 3–30 cm (meist > 10 cm). Fast immer sind sie unilateral. Zu etwa 65 % befinden sie sich im FIGO-Stadium I und zu etwa 35 % im Stadium II und höher.
Histologie: Es gibt verschiedene Wachstumsmuster, perivaskuläre Schiller-Duval-Körperchen sind charakteristisch, jedoch nicht immer nachweisbar. Es liegen deutliche Kernatypien vor und eine hohe Mitosefrequenz. Kein definiertes Grading.
Prognose: Die 5-Jahres-Überlebensrate beträgt im Stadium I 95 %, im Stadium II 90 %, im Stadium III 30 % und im Stadium IV 23 %.

Unreifes Teratom

Klinische Präsentation: Unreife Teratome sind große Tumoren, überwiegend solide, aber auch zystisch und mit Hämorrhagien. Im Durchschnitt haben sie einen Durchmesser von 18,5 cm. Fast immer treten sie unilateral auf, in 5–10 % der Fälle findet sich ein reifes Teratom im kontralateralen Ovar. Etwa 65 % liegen im FIGO-Stadium I, ca. 35 % im Stadium II und höher vor, z. T. mit Lymphknotenmetastasen.

Histologie: Es gibt variable Anteile von reifem und unreifem Gewebe. Unreife Komponenten sind zumeist neuroektodermalen Ursprungs in Form von Neurotubuli und/oder Rosetten. Einteilung in Grad 1–3, je nach Anteil der unreifen neuralen Elemente. Ungünstige Merkmale sind weitere maligne Keimzelltumorkomponenten, meist in Form eines Dottersacktumors.
Prognose: Die tumorfreie Überlebensrate liegt nach optimaler Tumorentfernung und adjuvanter Therapie bei 90–100 %.

Gemischter Keimzelltumor

Klinische Präsentation: Gemischte Keimzelltumoren sind große, überwiegend solide Tumoren. Sie bilden sich meist unilateral und liegen meist im FIGO-Stadium IA vor.
Histologie: Es ist der Nachweis von mindestens zwei typischen Komponenten eines malignen Keimzelltumors in jeweils mindestens 10 % des Tumors notwendig (meist Dysgerminom, Dottersacktumor oder unreifes Teratom; seltener auch embryonales Karzinom oder Chorionkarzinom, welche in Reinform sehr selten sind). Kein definiertes Grading. Ungünstige Merkmale sind ein Durchmesser > 10 cm oder mehr als ein Drittel des Tumors liegt als Dottersacktumor, Chorionkarzinom oder unreifes Teratom vor.
Prognose: Nach optimaler Tumorentfernung und adjuvanter Therapie liegt die tumorfreie Überlebensrate bei fast 100 %.

5.5.3 Keimstrangstromatumoren

Zu den potenziell malignen Keimstrangstromatumoren gehört eine Vielfalt von endokrin aktiven und inaktiven Tumoren. Hierzu zählen Tumoren der steroidbildenden Zellkomponenten wie Granulosazellen, Sertoli-Zellen, Leydig-Zellen und Steroidzellen ohne spezielle Merkmale. Eine andere Gruppe entsteht aus dem mesenchymalen ovariellen Stroma, wie Fibrosarkome oder Leiomyosarkome. Die Vielfalt dieser relativ seltenen Tumoren führt immer wieder zu speziellen diagnostischen und klinischen Herausforderungen. In diesem Abschnitt sollen deshalb nur die wichtigsten Aspekte der häufigsten und onkologisch relevanten Tumoren vorgestellt werden (► Abb. 5-6).

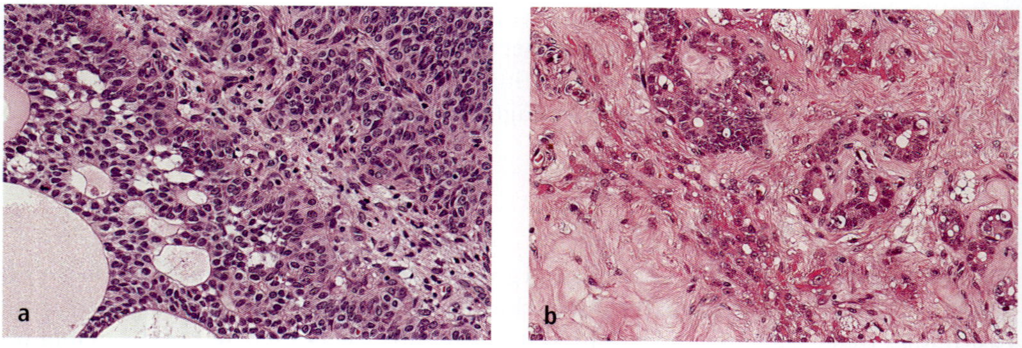

Abb. 5-6 Histologie der Keimstrangtumoren. **a** Granulosazelltumor, **b** Sertoli-Leydig-Zelltumor (jeweils 200-fache Vergrößerung).

Adulter Granulosazelltumor

Klinische Präsentation: Zu 95 % sind es einseitige Tumoren, die Größe beträgt im Durchschnitt 12,5 cm. Die Tumoren sind zystisch-solide und häufig hämorrhagisch. Häufig kommt es zur Östrogenproduktion, selten zur Androgen- oder Gestagenproduktion. Dadurch bedingt treten Menometrorrhagien, Amenorrhoe, postmenopausale Blutungen sowie einfache oder komplexe Endometriumhyperplasien auf. In < 5 % liegt ein endometrioides Endometriumkarzinom vor.
Histologie: Es sind diffuse, mikrofollikuläre, trabekuläre, insuläre, gyriforme, sarkomatoide, selten tubuläre oder pseudopapilläre Wuchsmuster möglich. In den Follikellumina befindet sich eosinophiles Sekret (Call-Exner-Körperchen). Die Tumorzellen sind zytoplasmaarm, ggf. finden sich fokal oder durchgehend zytoplasmareiche (luteinisierte) Tumorzellen. Die Kerne sind blass und häufig mit Kernfurchen (Kaffeebohnen ähnelnd) sowie wenig prominenten Nukleolen. Die Mitosefrequenz ist unterschiedlich.
Immuhistochemie und molekulare Veränderungen: Nachweis von Inhibin und Calretinin. In 94–97 % der Fälle liegen Mutationen im Gen *FOXL2* vor, bei morphologisch unklaren Fällen ist dies auch zur Bestätigung der Diagnose einsetzbar.
Prognose: Rezidive sind in etwa einem Drittel bis zu 20 und mehr Jahre nach Diagnosenstellung möglich. Die publizierten 10-Jahres-Überlebensraten schwanken zwischen 60 und 90 %. Entscheidender Prognosefaktor ist das Tumorstadium (10-Jahres-Überlebensrate bei FIGO I 90 %, bei höheren Stadien ca. 60 %). Von prognostischer Bedeutung ist zudem die Intaktheit der Tumorkapsel (25-Jahres-Überlebensrate bei FIGO I ohne Kapselruptur 85 %, mit Kapselruptur 60 %). Nicht gesichert ist die prognostische Bedeutung von Lebensalter, Tumorgröße, histologischem Wuchsmuster, nukleärer Atypie, Mitoserate, Proliferationsaktivität und Ploidie.

Juveniler Granulosazelltumor

Klinische Präsentation: Meist sind junge Mädchen und Frauen betroffen, selten sind die Erkrankten über 30 Jahre. Eine östrogene Funktion ist häufig. Zu 95 % liegt der Tumor unilateral vor. Assoziierte Syndrome sind das Ollier-Syndrom und das Maffucci-Syndrom.
Histologie: Es liegt eine noduläre Tumorstruktur vor und unregelmäßige, unreife Makrofollikel unterschiedlicher Größe. Die Follikellumina sind mit eosinophilem oder basophilem Sekret gefüllt. Diffuse „afollikuläre" und pseudopapilläre Wuchsmuster kommen vor. Tumorzellen mit reichlich eosinophilem, teils vakuolisiertem Zytoplasma. Die Zellkerne sind rundlich und eu- bis hyperchromatisch. Schwere Atypien kommen in 15 % der Fälle vor. Mitosen sind häufig. Ein ungünstiges Merkmal ist ein höheres Tumorstadium. Keine sichere prognostische Bedeutung haben Tumorruptur, Mitoserate, Atypiegrad, Ploidie und S-Phasen-Fraktion.
Prognose: Im FIGO-Stadium I liegt das Langzeitüberleben bei 97 %. In den seltenen malignen Fällen (mit primärer extraovarieller Manifestation) traten die Rezidive – im Gegensatz zum adulten Typ – meistens innerhalb der ersten 3 Jahre nach Diagnosestellung und häufig mit rascher Tumorprogression auf.

Sertoli-Leydig-Zelltumor (SLCT)

Klinische Präsentation: Weniger als 0,5 % aller Ovarialtumoren. Eine Erkrankung ist in jedem Lebensalter möglich, am häufigsten jedoch sind junge Frauen betroffen (75 % < 30 Jahre, nur

10 % > 50 Jahre, Durchschnittsalter 25 Jahre). Als klinische Besonderheit kommt es in ca. 50 % der Fälle zu einer endokrinen Funktion (meist androgen). Es sind solide oder solide-zystische Tumoren, im Durchschnitt 13,5 cm, in Einzelfällen bis zu 35 cm groß. Zu 97 % kommen sie unilateral vor, meistens im Stadium FIGO IA.

Histologie: Die Tumoren sind tubulär, trabekulär und bestehen aus diffus wachsenden Verbänden von reifen oder unreifen Sertoli-Zellen mit runden bis länglichen, teils angulierten Kernen und mäßig dichtem, teils lipidreichem Zytoplasma. Heterologe Elemente finden sich in 20 % und reichlich luteinisierte (Leydig-)Zellen. Es liegt ein fibröses Stroma vor, bei geringer Differenzierung überwiegt die Stromakomponente. Das Grading G1 bis G3 erfolgt in Abhängigkeit vom Umfang der Tubulusformation und der soliden bzw. sarkomatoiden Komponente.

Prognose: Sertoli-Leydig-Zelltumoren im Grad G1 sind in aller Regel gutartig. Maligne Verläufe werden zu 11 % bei G2-Tumoren und bei 59 % der G3-Tumoren beobachtet. Primär bereits extraovariell ausgebreitete SLCT (also FIGO > IB) verlaufen häufig letal. Rupturierte SLCT mit Stadium FIGO IC sind prognostisch wesentlich ungünstiger als solche mit intakter Kapsel und FIGO IA (30 % vs. 7 % maligne Verläufe). Im Gegensatz zu den adulten Granulosazelltumoren treten die meist intraabdominal lokalisierten und zur sarkomatoiden Entartung neigenden Rezidive bei SLCT früh auf (in 66 % aller malignen SLCT innerhalb des ersten Jahres).

Steroidzelltumor not otherwise specified (STNOS)

Klinische Präsentation: Die STNOS sind zu 95 % unilateral und deutlich größer (Durchschnitt: 8 cm) als die anderen benignen Steroidzelltumoren. Sie haben häufig eine androgene Funktion. Etwa ein Drittel der STNOS ist klinisch maligne.

Histologie: Überwiegend diffuses Proliferat zytoplasmareicher rundlicher bis polygonaler gut abgegrenzter Zellen mit insulären und bandförmigen Wuchsmustern. Charakteristische zentralständige Kerne mit prominenten Nukleolen. Der Atypiegrad ist gering oder ausgeprägt, die Mitosefrequenz wechselnd.

Prognose: Als prognostisch ungünstig gelten eine Mitoseaktivität von ≥ 2 Mitosen/10 HPF (92 % maligne), Tumornekrosen (86 % maligne), ein Tumordurchmesser > 7 cm (78 % maligne), Einblutungen (77 % maligne) sowie G2/3-Kernatypien (64 % maligne). Im Einzelfall lässt sich die Prognose der STNOS nicht verlässlich stellen, da selbst Tumoren ohne die genannten ungünstigen Zusatzfaktoren einen malignen Verlauf nehmen können.

Fibrosarkom

Klinische Präsentation: Fibrosarkome sind die häufigsten Sarkome des Ovars. Sie werden insbesondere bei älteren Frauen angetroffen. Fibrosarkome sind in der Regel unilateral, von beträchtlicher Größe und zeigen Einblutungen und Nekrosen. Sie sind assoziiert mit dem Maffucci- und dem Gorlin-Goltz-Syndrom.

Histologie: Sehr dicht gelagerte, irregulär faszikulär angeordnete Spindelzellen. Es liegen pleomorphe Kerne mit mäßigen bis schwergradigen Atypien vor. Die Mitoseaktivität liegt bei > 3 Mitosen/10 HPF, auch atypische Mitosen kommen vor. Es kommt zu Tumorzellnekrosen.

Prognose: Prognostisch ungünstig sind extraovarielle Manifestationen. Rezidive sind häufig.

5.5.4 Stadieneinteilung der Ovarialtumoren

Die aktuelle TNM-Klassifikation entspricht weitgehend den verschiedenen FIGO-Stadien. Eine Besonderheit ist lediglich die Tatsache, dass „pN1" unabhängig von der T-Klassifikation stets einem Stadium FIGO IIIC entspricht, und dass „pM1" stets einem Stadium FIGO IV entspricht (► Tab. 5-4). Eine Anpassung der TNM-Klassifikation an die 2014 publizierte

Tab. 5-4 Stadieneinteilung der Ovarialtumoren nach WHO/FIGO (Kurman et al. 2014).

TNM	FIGO	Befundsituation
T1	I	Tumor begrenzt auf Ovarien
• T1a	• IA	• Tumor auf ein Ovar oder eine Tube begrenzt, Kapsel intakt, kein Tumor auf der Oberfläche von Ovar oder Tube
• T1b	• IB	• Tumor auf beide Ovarien oder Tuben begrenzt, Kapsel intakt, kein Tumor auf der Oberfläche beider Ovarien oder Tuben
• T1c	• IC	• Tumor begrenzt auf ein oder beide Ovarien oder Tuben, mit folgenden Veränderungen:
– T1c1	– IC1	– iatrogener Austritt von Zystenflüssigkeit
– T1c2	– IC2	– Kapselruptur oder Tumor an Oberfläche von Ovar oder Tube bereits vor der Operation
– T1c3	– IC3	– maligne Zellen im Aszites oder bei Peritonealspülung
T2	II	Tumor befällt ein oder beide Ovarien und breitet sich im Becken aus
• T2a	• IIA	• Ausbreitung auf und/oder Implantate an Uterus und/oder Tube(n)
• T2b	• IIB	• Ausbreitung auf andere Beckengewebe
• T2c	• IIC	• Ausbreitung im Becken (2a oder 2b) und maligne Zellen im Aszites oder bei Peritonealspülung
T3 und/oder N1	III	Tumor befällt ein oder beide Ovarien, mit histologisch nachgewiesenen Peritonealmetastasen außerhalb des Beckens und/oder regionären Lymphknotenmetastasen
• T3a	• IIIA	• mikroskopische Peritonealmetastasen jenseits des Beckens
• T3b	• IIIB	• makroskopische Peritonealmetastasen jenseits des Beckens, größte Ausdehnung < 2 cm
• T3c und/oder N1	• IIIC	• Peritonealmetastasen jenseits des Beckens, größte Ausdehnung > 2 cm, und/oder regionäre Lymphknotenmetastasen
M1	IV	Fernmetastasen (ausschließlich Peritonealmetastasen)
NX	–	regionäre Lymphknoten können nicht beurteilt werden
N0	–	keine regionären Lymphknotenmetastasen
N1	–	regionäre Lymphknotenmetastasen

neue FIGO-Klassifikation für Karzinome von Ovar, Tuben und Peritoneum wurde für 2016 angekündigt.

Literatur

Kurman RJ, Carcangiu ML, Herrington CS et al. (Hrsg). World Health Organization Classification of Tumours of the Female Reproductiv Organs. Lyon: IARC Press 2014; 11–86.

Kurman RJ, Hedrick Ellenson L, Ronnett BM (Hrsg). Blaustein's Pathology of the Female Genital Tract. 6th Edition. New York: Springer 2011; 579–624.

Prat J. FIGO Committee on Gynecologic Oncology. Staging classification for cancer of the ovary, fallopian tube, and peritoneum. Int J Gynaecol Obstet 2014; 124: 1–5.

Robboy SL, Mutter GL, Prat J et al. (Hrsg). Robboy's Pathology of the Female Reproductive Tract. 2nd edition. London: Curchill Livingstone Elsevier 2009; 611–778.

Wittekind C, Meyer HJ. TNM-Klassifikation maligner Tumoren. 7. Auflage. Weinheim: Wiley-VCH 2010.

5.6 Therapie

5.6.1 Operative Therapie

Uwe Wagner

Die **primäre Therapie** des Ovarialkarzinoms besteht generell aus einem operativen Schritt, der – bis auf wenige Ausnahmen – von einer Chemotherapie, ggf. in Kombination mit einer Antikörperbehandlung, begleitet wird. Im Rahmen der Operation erfolgt die histologische Sicherung zur Diagnosestellung, gleichzeitig wird die vollständige Ausdehnung der Erkrankung erfasst und beschrieben. Der postoperative Tumorrest sollte so klein wie möglich sein, da es sich dabei um den wichtigsten prognostischen Faktor bei der Behandlung des Eierstockkrebses handelt. Die besten Ergebnisse für das Überleben werden bei makroskopischer Tumorfreiheit, auch bei fortgeschrittenen Stadien, erzielt („optimal debulking").

In **frühen Stadien** liegt der Schwerpunkt auf einem umfassenden intraabdominellen und retroperitonealen Staging. Für die fortgeschrittene Situation ist das Erreichen einer makroskopischen Komplettremission als wichtigstem prognostischem Kriterium – auch unter Zuhilfenahme multiviszeraler Resektionen – das primäre Ziel.

Dies kann z. T. multidisziplinäre Eingriffe mit ausgedehnten Resektion im Mittel- und Oberbauch bis hin zu Eingriffen, die den Abdominalraum überschreiten und über das Zwerchfell den Thoraxraum erreichen, notwendig machen.

Operative Therapie des frühen Ovarialkarzinoms

Beim frühen Ovarialkarzinom ist die Erkrankung auf das Becken beschränkt (FIGO-Stadien I bis IIA). Als wichtiges stadiendefinierendes Kriterium gehört dazu, dass kein Lymphknotenbefall in den pelvinen und paraaortalen Abflussbereichen nachgewiesen wird. Diese Situation ist in ca. 25 % der Fall.

Endoskopisches Vorgehen

Beim Verdacht auf einen malignen Ovarialtumor sollte eine Laparoskopie generell vermieden werden. Häufig wird jedoch die primäre Abklärung eines auffälligen Befundes im Bereich der Adnexen durch eine Bauchspiegelung erfolgen.

Daher wird empfohlen, bei laparoskopischer Entfernung eines unklaren Ovarialtumors die komplette Entfernung unter Vermeidung einer Ruptur, welche eine Stadienveränderung und eine Verschlechterung der Prognose beinhaltet, anzustreben. Im Zweifelsfall sollte aufgrund der prognostischen Relevanz eher eine einseitige Entfernung des **gesamten Adnexes** durchgeführt werden, um hiermit die Rupturrate signifikant gegenüber einer Resektion einer auffälligen Zyste zu erniedrigen.

Generell ist beim (vermeintlich) frühen Ovarialkarzinom ein **laparoskopisches Staging** technisch möglich. Die vollständige Exploration des kompletten viszeralen und paraaortalen Peritoneums ist jedoch hier nur mit Einschränkung möglich, sodass die Gefahr eines „Understagings" gegeben ist. Daher sollte auch in frühen Stadien das Staging per Längslaparotomie durchgeführt werden.

Ein optimales Staging soll folgende Operationsschritte umfassen:
- Längsschnittlaparotomie,
- Inspektion und Palpation der gesamten Abdominalhöhle,
- Entnahme einer Peritonealzytologie,
- Biopsien aus allen auffälligen Stellen,
- Peritonealbiopsien aus unauffälligen Regionen,
- hohe Adnexextirpation beidseits,
- Hysterektomie, ggf. extraperitoneales Vorgehen,
- Omentektomie (mindestens infrakolisch),
- Appendektomie (bei muzinösen/unklarem Tumortyp),
- beidseits pelvine und paraaortale Lymphonodektomie bis auf Höhe der Einmündung der Nierenvenen, wenn als postoperatives Ergebnis ein Tumorrest unter 1 cm anzunehmen ist.

Ablauf der Operation

Nach Eröffnung des Abdomens über einen **medianen Unterbauchschnitt** mit Schnitterweiterung links um den Nabel in den Oberbauch geführt, erfolgt zunächst eine umfassende Inspektion des kleinen Beckens mit Schwerpunkt auf der Begutachtung der parietalen und viszeralen Peritonealoberflächen und der Asservierung von Aszites oder Spülflüssigkeit zur zytologischen Diagnostik.

> **!** Bei der Inspektion muss auf kleinste Veränderungen geachtet werden, sowohl in der Blasenumschlagsfalte als auch an den unmittelbaren Kontaktflächen des eigentlichen Ovarialgewebes mit seiner peritonealen Beckenauskleidung.

Häufig finden sich auch bei frühen Ovarialkarzinomen der FIGO-Stadien I–IIA Absiedelungen im Bereich der Rektumoberfläche, des rektosigmoidalen Übergangs oder des Mesorektums. Die weitere Exploration konzentriert sich auf die parakolischen Rinnen, die häufig von der intraabdominellen Ausbreitung betroffen sind.

Der nächste Schritt umfasst die vollständige Inspektion des **Dünndarmkonvolutes** sowie des gesamten Colonrahmens.

Die nächsthäufige Lokalisation eines Befalls ist im Omentum majus und insbesondere dem Ligamentum gastrocolicum zu sehen. Dieses muss inspektorisch und palpatorisch vollständig beurteilt werden.

Eine weitere Lokalisation liegt im Bereich des **Oberbauchs** mit den Zwerchfellkuppeln, die generell häufig mit einem kontinuierlichen Befall mit Infiltration der Pleura und konsekutiver Ergussbildung im Bereich der Pleurahöhlen betroffen sind.

Hierfür kann es notwendig sein, den Schnitt nach cranial zu erweitern und zur Mobilisierung der Leber das Ligamentum teres hepatis abzusetzen und das Ligamentum falciforme zu spalten und damit die Leber soweit zu mobilisieren, bis die Zwerchfellkuppeln gut einsehbar sind. Kommt man zu diesem Zeitpunkt makroskopisch zu der Einschätzung, dass es sich um ein vermeintlich frühes Stadium handelt, können trotzdem bei der pathologischen Diagnostik mikroskopische Manifestationen im Bereich der parakolischen Rinnen, des Netzes oder auch des Zwerchfellperitoneums feststellbar sein. Damit wäre ein klinisches Stadium IIIA definiert, welches Konsequenzen für die weitere chemotherapeutische Nachbehandlung und die Prognose haben wird. Daher werden auch unauffällige Regionen im Verlaufe der Operation mit Blindbiopsien im Bereich der parietalen Peritonealoberflächen bedacht, um so histologisch einen Befall auszuschließen oder nachzuweisen, welches zu einer Stadien- und Prognoseveränderung führt.

Üblicherweise erfolgt beim frühen Stadium zunächst die Exstirpation des Primärtumors.

Hierbei wird ein **retroperitoneales Vorgehen** empfohlen. Es erfolgt zunächst die Eröffnung des Retroperitoneums, nach Absetzen des Ligamentum rotundum mit Freilegen der Beckengefäßetagen sowie Darstellen des Ureterenverlaufes. Im Weiteren erfolgt ein Absetzen der ovariellen Gefäßversorgung über Klemmen oder Versiegelungsinstrumente. Unter Schonung der Beckengefäßstrukturen sowie des Harnleiterverlaufes erfolgt dann eine Komplettierung als vollständige Salpingoovarektomie der betroffenen Seite.

Sollte **kein Fertilitätserhalt** gewünscht werden, wird die Gegenseite in gleicher Form vollständig entfernt werden müssen.

Im weiteren Verlauf wird eine **Abpräparation der Blasenumschlagsfalte** notwendig, meist wird dann retroperitoneal die Gefäßversorgung des Uterus dargestellt und diese medial des Ureters über Klemmen oder Versiegelungsinstrumente abgesetzt.

Im Anschluss erfolgt das **Herauslösen des Uterus** aus seinem Halteapparat bis nach weiterer Abpräparation der Blase und Abpräparation des Rektums sowie nach Entfernung der Ligamenta sacrouterina der Uterus aus seinem Scheidenübergang über Klemmen aus dem Scheidenrohr herausgelöst werden kann. Es erfolgt ein Scheidenverschluss, welcher mit fortlaufenden oder einzelnen Nahtstichen durchgeführt wird.

Als nächster operativer Schritt kann dann das **Absetzen des Omentum majus** vom Quercolonrahmen erfolgen. Hierzu wird die parietale Umschlagsfalte – beginnend an der rechten Colonflexur – sukzessive vom Quercolonrahmen abgetrennt. Dies kann scharf erfolgen, da dieser Gewebebereich nahezu gefäßfrei ist. Dabei erfolgt eine Eröffnung der Bursa omentalis. Nachdem die Absetzungsschritte vom Colon durchgeführt worden sind, besteht die Möglichkeit, den größten Teil des Omentum majus über Versiegelungsinstrumente oder Klemmen chirurgisch abzutrennen.

Insgesamt besteht hierbei auch die Möglichkeit, die Resektion unter Mitnahme des Ligamentum gastrocolicum im Bereich der großen Magenkurvatur, unter Schonung der gastroepiploischen Gefäße durchzuführen.

Zur Vervollständigung der Stagingmaßnahmen erfolgt nunmehr die Entnahme von Gewebeproben aus dem **parietalen Peritoneum**. Hierbei sollten Gewebeproben aus sämtlichen auffälligen Regionen aber auch aus folgenden unauffälligen Regionen genommen werden:

- Zwerchfellkuppeln,
- parakolische Rinnen,
- Mittelbauch,
- parietale Blätter im Bereich der Beckenwände sowie des Blasenperitoneums.

Um bei schleimbildenden-muzinösen oder unklaren histologischen Typen die Möglichkeit eines Primärtumors im Bereich der Appendix vermiformis auszuschließen, wird empfohlen, diese mitzuentfernen.

Zur Komplettierung fehlt noch eine systematische Exploration der **retroperitoneal liegenden Lymphknotenstation**. Dazu werden die iliakalen Gefäßlogen, die bei retroperitonealem Präparationsvorgehen ohnehin schon frei zugänglich sind, exploriert und sukzessive systematisch Lymphknoten aus den Regionen A. iliaca communis, externa, interiliacal, interna sowie der Obturatoriusloge entfernt.

> Hierbei sollten aus allen Regionen mindestens ein histologisch nachweisbarer Lymphknoten aus beiden Seiten entfernt werden, um mit größter Sicherheit eine statistische Aussage über einen potenziellen Lymphknotenbefall treffen zu können.

Aufgrund des ovariellen Abstromgebiets des Ovarialkarzinoms ist zur vollständigen Exploration und für Stagingmaßnahmen auch eine Entfernung der paraaortalen, paracavalen und interaortocavalen Lymphknoten notwendig.

Der ovarielle Ab- und Zufluss läuft über einen aortalen Abgang der A. ovarica und der Rückfluss über die V. ovarica erfolgt häufig über die V. renalis. In dem Dreieck aus Aorta, V. renalis und V. cava werden sukzessive **Lymphknoten entfernt** werden müssen. Dazu wird das Dünndarmkonvolut üblicherweise nach rechts lateral oder nach cranial verbracht, das präaortale parietale Peritoneum gespalten und die Aorta und die V. cava bis zur V. renalis vollständig freigelegt. Es erfolgt eine sukzessive Exstirpation von Lymphknoten aus dem subrenalen Bereich, dem Bereich der A. mesenterica inferior, den unterschiedlichen aortalen Regionen, den zwischen Aorta und V. cava liegenden Anteilen sowie der Gegenseite, die durch die V. cava begrenzt ist.

Im Anschluss erfolgt eine subtile Blutstillung und der **Verschluss** des Abdomens.

Fertilitätserhaltende Operation

Zum Fertilitätserhalt beim Eierstockkrebs gibt es nur wenige Daten. In Kohortenstudien zeigt sich jedoch bei Borderlinetumoren und frühen Ovarialkarzinomen insgesamt eine erhöhte Rezidivrate nach Fertilitätserhalt.

Derzeit kann bei einem **unilateralen Tumor** im Stadium FIGO I unter der Voraussetzung eines adäquaten Stagings ein fertilitätserhaltendes operatives Vorgehen erwogen werden. Dies ist aufgrund der günstigen Prognose im Stadium eines hoch differenzierten FIGO-IA-Tumors vertretbar.

Das fertilitätserhaltende Vorgehen bei höheren Stadien ist unter Billigung einer erheblich höheren Rezidivrate und einer Verschlechterung der Prognose durch die Patientin nur nach einer ausführlichen und umfassenden Aufklärung möglich.

Operative Therapie des fortgeschrittenen Ovarialkarzinoms

Die **Prognose** des fortgeschrittenen Ovarialkarzinom ist wesentlich durch das Ausmaß der operativen Tumorentfernung bei der Primäroperation bestimmt. Ein längeres Überleben und eine höhere Heilungsrate sind assoziiert mit einer vollständigen Entfernung aller makroskopisch sichtbaren Tumormanifestationen. Eine makroskopische Komplettresektion im Stadium FIGO IIB bis IIIB erhöht dabei das mediane Gesamtüberleben der Patientinnen um 60 Monate, im Stadium FIGO IIIC um 47 Monate und selbst bei einem Befall außerhalb des Abdomens oder dem Nachweis intrahepatischer Metastasen noch um 30 Monate (Du Bois et al. 2009). Aber auch eine makroskopische Reduktion mit einer Resttumorgröße einzelner Knoten < 1 cm ist immer noch mit einem signifikanten Überlebensvorteil verbunden. Dieser kann, abhängig vom jeweiligen Stadium, zwischen 2 und 11 Monaten liegen.

Der Zugang erfolgt beim fortgeschrittenen Ovarialkarzinom primär über einen medianen Längsschnitt, welcher als Umschneidung des Nabels bis zum Xiphoid geführt wird. Nach schrittweiser Eröffnung des **parietalen Blattes** muss hier bereits mit Tumorinfiltrationen, auch der vorderen Bauchwand, gerechnet werden. Diese werden häufig durch das von Tumormassen betroffene Omentum majus ausgelöst.

Nach Eröffnung des Peritoneum parietale entleeren sich meist größere Mengen (bis zu Litern) **Aszites**, die zur zytologischen Diagnostik und zur Schaffung einer gewissen Übersicht entlastet werden müssen. Aufgrund der schnellen Entleerung kommt es hierbei zu einer deutlichen Volumenverschiebung, welche für den Kreislauf eine erhebliche Belastung darstellt. Häufig ist das Bild von großen, ausladenden Tumormassen geprägt, die das Becken und das mittlere Abdomen vollständig ausfüllen.

Nachdem die **Abdominalhöhle** frei zugänglich ist, erfolgt auch hier, vor Einsetzen der Rahmen, eine Mobilisierung der Leber zur besseren Erreichbarkeit der Zwerchfellkuppeln, durch Absetzen des ligamentären Halteapparates im Bereich des Ligamentum teres hepatis und des Ligamentum falciforme hepatis.

Nach histologischer Sicherung erfolgt jetzt ein primär **retroperitonealer Zugang** zur Entfernung der häufig oberflächlich auf der Peritonealoberfläche nicht tief infiltrierenden Tumoranteile. Dazu wird, am parietalen Wundrand beginnend, die peritoneale Oberfläche von der Laparotomiewunde her sukzessive abpräpariert. Dabei muss meistens auch der peritoneale Überzug der Blase abpräpariert werden. Um eine Verletzung zu vermeiden und eine bessere Präparationsebene zu erreichen, wird die Blase mit Kochsalzlösung gefüllt und tumorbetroffenes Peritoneum von der Blasenoberfläche abgeschält. Die Beckenetagen werden in gleicher Weise von ihrem peritonealen Überzug befreit und es besteht freier Zugang zu den iliakalen Gefäßbündeln des Harnleiters. Der Harnleiter muss dann auch vom parietalen Peritoneum abpräpariert werden, damit er ebenfalls vollständig von den darüberliegenden

Tumormassen befreit werden kann. Nach Absetzen der ovariellen Gefäßversorgung erfolgt ein weiteres Abpräparieren, bis der vollständig tumorbeladene Peritonealbezug vom locker verschieblichen Bindegewebsraum des Retroperitoneums befreit ist. Retroperitoneal werden dann Arteria und Vena uterina und in gleicher Schnittlinie der Halteapparat der Gebärmutter abgetrennt. Um eine vollständige Entfernung der betroffenen peritonealen Oberflächen zu erreichen, erfolgt ein weiteres Absetzen des Uterus aus dem Scheidenrohr über einen ventralen Zugangsweg. Dazu wird das Scheidenrohr von vorne kommend eröffnet. Der in den Scheidenweg hineinragende Anteil der Cervix uteri kann nun vom Scheidenrohr abgesetzt werden.

Nach Verschluss der **Scheide** kann diese nach ventral verbracht werden und der peritoneale Überzug bis zum Rektumübergang freigelegt werden. Hier besteht jetzt die Möglichkeit – wenn der rektosigmoidaler Übergang ebenfalls betroffen ist – eine vollständige En-bloc-Resektion mit Absetzen des tumorbetroffenen oberflächlichen parietalen und visceralen Anteils zu erzielen.

Sollten die **Darmanteile** des rektosigmoidalen Übergangs tumorfrei sein, dann kann der peritoneale Überzug im Bereich des Douglas-Raums von der Rektumvorderwand abgesetzt werden. Sollte hier aber ein ausgedehnter Befall vorliegen und damit eine makroskopische Tumorfreiheit erzielt werden können, muss der Entschluss zum retroperitonealen Absetzen durch anteriore Rektumresektion erfolgen. Zur Kontinuitätsherstellung erfolgt dann eine Re-Anastomosierung des möglicherweise nicht betroffenen Colon descendens oder Sigmas über End-zu-End-Anastomose im Bereich des kleinen Beckens. Da meist die parakolischen Rinnen bei fortgeschrittenen Tumoren mitbetroffen sind, erfolgt auch hier eine Exstirpation über den retroperitonealen Zugang von lateral kommend unter Mitresektion ggf. betroffener Darmanteile.

Im Bereich des Oberbauchs erfolgt, wie bereits bei der beschriebenen Stagingmaßnahme der Entfernung des Omentum majus, ein Absetzen des tumorbetroffenen **Omentum majus** vom Quercolonrahmen. Dies erfolgt typischerweise suprakolisch, nachdem die Bursa omentalis freigelegt wurde und im Bereich der linken Colonflexur unterhalb der Milz die Fettanteile bis zur großen Magenkurvatur über Klemme oder Versiegelungsinstrumente abgesetzt und – auch unter Resektion von Anteilen der A. gastroepiploica – im Bereich der großen Magenkurvatur eine vollständige Resektion erfolgen kann.

Sollten Tumormanifestationen hierbei auch den **Colonrahmen** infiltrieren, muss entschieden werden, inwieweit durch Steigerung der Radikalität, z. B. durch vollständige Resektion der betroffenen Colonanteile, eine makroskopische Tumorfreiheit erzielt werden kann.

Weitere Manifestationsorte können im Bereich des **Omentum minus** liegen. Auch hier können Resektionen erfolgen. Dabei muss jedoch unbedingt auf die Erhaltung der gefäßversorgenden Strukturen der A. gastricae breves geachtet werden.

Die **Zwerchfellkuppel** weist ebenfalls häufig einen Tumorbefall auf. Auch hier erfolgt der Versuch einer vollständigen Resektion durch Peritonektomie des parietalen Anteiles. Dazu wird der tumorbetroffene Anteil des Zwerchfellperitoneums gegriffen und sukzessive von der Zwerchfellmuskulatur abpräpariert. Dabei entstehende Verletzungen mit Eröffnung der Pleurahöhle müssen im Anschluss durch fortlaufende Naht wieder verschlossen werden. Eine Pleuradrainage ist zur Entlastung des postoperativ häufigen Serothorax sinnvoll.

Sollte mit diesen Maßnahmen eine vollständige Tumorfreiheit erzielt werden, so stellen **Lymphknotenmetastasen** im Retroperitonealbereich Orte einer weiteren Tumormanifestation dar. Diese werden entsprechend des bereits bei der Therapie des frühen Ovarialkarzinoms beschriebenen Stagingverfahrens durch eine Lymphonodektomie im Bereich der pelvinen und paraaortalen Lymphknoten entfernt.

Die systematische Entfernung von Lymphknoten aus der pelvinen und Paraaortalregion führt auch bei einem Tumorrest < 1 cm zu einer signifikanten Verbesserung des progressionsfreien Überlebens.

Je nach Ausdehnung müssen bei der operativen Therapie des fortgeschrittenen Ovarialkarzinoms größere Anteile von Dick- und Dünndarm mitentfernt werden. Häufig ist der rektosigmoidale Übergang betroffen, sodass Darmresektionen in etwa 30–40 % der Fälle bei der Therapie des fortgeschrittenen Ovarialkarzinoms zur Erzielung einer möglichst vollständigen Tumorfreiheit notwendig werden.

! Aufgrund der großen Resektionsflächen und vor allem der hohen Volumenverschiebung, die durch die Entlastung des Aszites bedingt ist, wird häufig eine postoperative Intensivüberwachung notwendig sein.

Literatur

Bristow RE, Tomacruz RS, Armstrong DK et al. Survival effect of maximal cytoreductive surgery for advanced ovarian carcinoma during the platinum era: a meta-analysis. J Clin Oncol 2002; 20: 1248–59.

Chang SJ, Bristow RE, Ryu HS. Analysis of para-aortic lymphadenectomy up to the level of the renal vessels in apparent early stage ovarian cancer. J Gynecol Oncol 2013; 24: 29–36.

Du Bois A, Reuss A, Pujade-Lauraine E et al. Role of surgical outcome as prognostic factor in advanced epithelial ovarian cancer: a combined exploratory analysis of 3 prospectively randomized phase 3 multicenter trials. Cancer 2009; 115: 1234–44.

Leitlinienprogramm Onkologie (Deutsche Krebsgesellschaft, Deutsche Krebshilfe, AWMF). S3-Leitlinie Diagnostik, Therapie und Nachsorge maligner Ovarialtumoren, Langversion 1.1. 2013, AWMF-Registernummer: 032/035OL. http://leitlinienprogramm-onkologie.de/Leitlinien.7.0.html (Zugriffsdatum: 20.11.2015).

Tentes AA, Mirelis CG, Markakidis SK et al. Long-term survival in advanced ovarian carcinoma following cytoreductive surgery with standard peritonectomy procedures. Int J Gynecol Cancer 2006; 16: 490–5.

Spezielle Techniken der Zytoreduktion

Wolfgang Zubke

Ergänzend zu den bereits beschriebenen konventionellen Techniken der Zytoreduktion können bei der operativen Therapie von fortgeschrittenen Ovarialkarzinomen und Rezidiven das ABC (Argon Beam Coagulation) und die Ultraschalldissektion, z. B. mit dem CUSA (Cavitation Ulrasonic Surgical Aspirator), eingesetzt werden (Bristow et al. 2001; van Dam et al. 1996; Brand u. Perlman 1990; Deppe et al. 1988).

Bei der **ABC** (Argon Beam Coagulation) bzw. **APC** (Argon Plasma Coagulation) wird ein Hochfrequenzstrom in ionisiertem Argon-Gasstrahl (Argon-Plasma) kontaktfrei auf Gewebe übertragen und zerstört dieses. Die Vorteile dieser Technik sind ein relativ blutarmes Operieren und eine aus physikalischen Gründen limitierte Eindringtiefe von ca. 3–5 mm, abhängig vom Energieeintrag und der Applikationsdauer (Bristow et al. 2001). Diese Technik wird sowohl offen chirurgisch als auch endoskopisch angewendet. Besonders eignet sich die APC zur Tumorreduktion auf dem Peritoneum, dem Zwerchfell und der Leberoberfläche und mit Einschränkungen auch am Intestinum. Bereits 1990 berichteten Brand und Pearlman von 7 Patientinnen mit Ovarialkarzinomen in den Stadien III und IV, die mit dieser Technik operiert wurden. Bei 4 von ihnen wurde eine R0-Resektion erreicht, bei 3 Patientinnen verblieben 2–3 mm starke Tumorreste. Bristow und Montz (2001) konnten in einer retrospektiven Studie bei fortgeschrittenen Ovarialkarzinomen zeigen, dass bei Verwendung der ABC-Technik signifikant ($p < 0{,}004$) häufiger Tumorfreiheit erzielt werden konnte, als ohne diese Technik (31 vs. 14 Patientinnen, komplette Zytoreduktion 74,2 % vs. 28,6 %). Fanning et al. (2011) operierten 11 Patientinnen mit Ovarialkarzinomen im Stadium III/IV laparoskopisch unter Zuhilfenahme der ABC-Technik. Lediglich bei zwei von Ihnen musste eine Konversion zur Laparotomie erfolgen. Bei 45 % konnte R0 reseziert werden. Die ABC wird in dieser retrospektiven Studie als sicheres und effektives Instrument zur Zytoreduktion bei Ovarialkarzinomen angesehen. Allerdings berichten Kizer et al. (2009) von einem intraoperativen Herzstillstand, den sie auf eine Gasembolie bei der Argon-Applikation zurückführten.

Bei der **Ultraschalldissektion** schwingt an der Spitze des Ultraschallskalpells ein Titanröhrchen mit einer Frequenz von ca. 25 kHz longitudinal zum Handgriff. Beim Operieren wird das betreffende Gewebe durch hochfrequente Oszillationen in Abhängigkeit des Wassergehaltes der Zellen fragmentiert. Da Karzinomzellen einen deutlich höheren Wassergehalt als Bindegewebszellen aufweisen, lassen sich durch Ultraschalldissektion selektiv Karzinomzellen abtragen, Nerven, Gefäße und Intestinum werden geschont. Eine integrierte Spülvorrichtung aspiriert die fragmentierten Gewebeverbände, die histologisch befundet werden können. Über erste Erfahrungen mit dem Ultraschalldissektor berichteten Malhotra et al. bereits 1986. Deppe et al. (1990) setzten zur Zytoreduktion bei 6 fortgeschrittenen Ovarialkarzinomen die Ultraschalldissektion (CUSA) ein und empfehlen diese Technik. Van Dam et al. (1996) führten eine prospektive, randomisierte Studie bei insgesamt 40 Patientinnen mit Ovarialkarzinomen in den Stadien IIC bis IV durch, jeweils 20 in dem Arm mit bzw. ohne Ultraschalldissektion. Mit dieser Technik konnte häufiger eine Tumorreduktion unter 1 cm erreicht werden, als ohne (18/20 vs. 15/20). Die Cancer-Antigen-125-Spiegel waren in der CUSA-Gruppe in den ersten beiden postoperativen Monaten signifikant ($p < 0{,}01$) niedriger als in der Vergleichsgruppe. Die postoperative Morbidität war ebenfalls geringer ($p < 0{,}05$), wie auch der perioperative Blutverlust ($p = 0{,}002$). Die Operationszeiten entsprachen sich in beiden Untersuchungsarmen. Ein Einfluss der Operationstechnik auf das rezidivfreie Intervall konnte allerdings nicht nachgewiesen werden. Donovan et al. (1994) sahen bei der retrospektiven Auswertung von Debulking-Operationen, Ovarialkarzinomen der Stadien III und IV sowie Rezidivoperationen in ihrem CUSA-Kollektiv (19 Patientinnen) Hinweise auf intraoperativ aufgetretene Koagulationsstörungen in Abhängigkeit von der Dauer der Ultraschalldissektion, die im Kontrollkollektiv (14 Patientinnen) nicht auftraten (6/19 vs. 0/14). Dies entspricht auch den eigenen Erfahrungen.

Die APC und die Ultraschalldissektion können aufgrund ihrer spezifischen Vorteile die konventionellen Techniken zur Zytoreduktion des fortgeschrittenen Ovarialkarzinoms und von Rezidiven ergänzen.

Beide Methoden werden derzeit aber nur von einer Minderheit onkologisch tätiger Operateure eingesetzt (Brand 2011). Zur abschließenden Beurteilung dieser Techniken sind weitere kontrollierte Studien erforderlich.

Literatur

Brand AH. Ovarian cancer debulking surgery: a survey of practice in Australia and New Zealand. Int J Gynecol Cancer 2011; 21: 230–5.

Brand E, Pearlman N. Electrosurgical debulking of ovarian cancer: a new technique using the argon beam coagulator. Gynecol Oncol 1990; 39: 115–8.

Bristow RE, Montz FJ. Complete surgical cytoreduction of advanced ovarian carcinoma using the argon beam coagulator. Gynecol Oncol 2001; 83: 39–48.

Bristow RE, Smith Sehdev AE, Kaufman HS, Montz FJ. Ablation of metastatic ovarian carcinoma with the argon beam coagulator: pathologic analysis of tumor destruction. Gynecol Oncol 2001; 83: 49–55.

Deppe G, Malviya VK, Malone JM Jr. Debulking surgery for ovarian cancer with the Cavitron Ultrasonic Surgical Aspirator (CUSA) – a preliminary report. Gynecol Oncol 1988; 31: 223–6.

Donovan JT, Veronikis DK, Powell JL et al. Cytoreductive surgery for ovarian cancer with the Cavitron Ultrasonic Surgical Aspirator and the development of disseminated intravascular coagulation. Obstet Gynecol 1994; 83: 1011–4.

Fanning J, Yacoub E, Hojat R. Laparoscopic-assisted cytoreduction for primary advanced ovarian cancer: success, morbidity and survival. Gynecol Oncol 2011; 123: 47–9.

Kizer N, Zighelboim I, Rader JS. Cardiac arrest during laparotomy with argon beam coagulation of metastatic ovarian cancer. Int J Gynecol Cancer 2009; 19: 237–8.

Malhotra V, Malik R, Gondal R et al. Evaluation of histological appearance of tissues removed by cavitron ultrasonic surgical aspirator (CUSA). Acta Neurochir (Wien) 1986; 81: 132–4.

van Dam PA, Tjalma W, Weyler J et al. Ultraradical debulking of epithelial ovarian cancer with the ultrasonic surgical aspirator: a prospective randomized trial. Am J Obstet Gynecol 1996; 174: 943–50.

5.6.2 Systemtherapie

Barbara Schmalfeldt, Stefan Buchholz

Die Therapie des epithelialen Ovarialkarzinoms beinhaltet die Operation mit dem Ziel der kompletten Tumorentfernung und eine platinhaltige Chemotherapie. Ausgenommen davon sind gut differenzierte Ovarialkarzinome im Stadium FIGO IA, bei denen die Operation mit Tumorentfernung und chirurgischem Staging in den meisten Fällen ausreichend ist.

Chemotherapie des frühen Ovarialkarzinoms

Patientinnen mit einem frühen Ovarialkarzinom in den FIGO-Stadien I bis IIA und komplettem chirurgischem Staging mit Exploration der gesamten Bauchhöhle, Entnahme peritonealer Biopsien, Omentektomie und systematischer pelviner und paraaortaler Lymphonodektomie haben einen Überlebensvorteil gegenüber Patientinnen ohne adäquates Staging. Zusätzlich profitieren Patientinnen mit Ovarialkarzinom im Stadium FIGO IA bis IIA (außer Stadium IA Grad 1) von einer **platinhaltigen Chemotherapie** über 6 Zyklen sowohl hinsichtlich des Gesamtüberlebens (Verbesserung der 5-Jahres-Überlebensrate von 74 auf 82 %, $p < 0{,}008$) als auch des krankheitsfreien Überlebens (Verbesserung von 65 auf 76 %, $p < 0{,}001$) (Winter-Roach et al. 2009).

Voraussetzung für den Verzicht auf eine Chemotherapie im Stadium FIGO IA Grad 1 ist ein adäquates Staging. Patientinnen mit einem Ovarialkarzinom im Stadium IA Grad 2 und IB Grad 1/2 zeigten in Subgruppenanalysen nur einen geringen Benefit von einer platinhaltigen Chemotherapie im Vergleich zu Patientinnen im Stadium IC oder Stadium IA/B und Grad 3.

Bei der Systemtherapie des frühen Ovarialkarzinoms FIGO-Stadium I bis IIA gelten zusammengefasst entsprechend der S3-Leitlinie (Leitlinienprogramm Onkologie 2013) folgende **Grundsätze**:

- Bei Patientinnen mit Ovarialkarzinom im Stadium IA Grad 1 nach komplettem operativem Staging soll keine adjuvante Chemotherapie durchgeführt werden.
- Bei Patientinnen mit Ovarialkarzinom im Stadium IA Grad2 und IB Grad 1/2 kann eine platinhaltige Chemotherapie angeboten werden.
- Patientinnen mit Ovarialkarzinom im Stadium IC oder Stadium IA/B und Grad 3 sollen eine platinhaltige Chemotherapie über 6 Zyklen erhalten.
- Die Therapie sollte Carboplatin enthalten und über 6 Zyklen andauern.

Bisher wurde nicht untersucht, ob in den frühen Stadien die Kombinationschemotherapie mit Carboplatin/Paclitaxel einer Monotherapie mit Carboplatin AUC 5 überlegen ist.

Chemotherapie des fortgeschrittenen Ovarialkarzinoms

Im Anschluss an die Operation ist die **platin- und taxanhaltige Chemotherapie** über **6 Zyklen** beim fortgeschrittenen Ovarialkarzinom obligat. Die Kombination beider Substanzen ist nach dem Ergebnis einer Metaanalyse der hierzu vorhandenen Studien der Platinmonotherapie überlegen. Die beste Datenlage im Hinblick auf Wirkung, Nebenwirkung und Applikationsform existiert für den Einsatz von Paclitaxel (175 mg/m^2 über 3 h i. v.) und Carboplatin (AUC 5). Carboplatin ist beim Ovarialkarzinom äquieffektiv zu Cisplatin bei geringerer Nephro- und Neurotoxiziät.

Bisher konnte weder durch die Addition weiterer Zytostatika als Triplet oder als Sequenz- bzw. Erhaltungstherapie noch durch Verlängerung der Therapie ein Vorteil gegenüber der konventionellen Kombinationstherapie aus Platin und Taxan über 6 Zyklen nachgewiesen werden.

Mit dem Angiogeneseinhibitor **Bevacizumab**, der VEGF (Vascular Epithelial Growth Factor) bindet und dessen Bindung an den VEGF-Rezeptor verhindert, konnte erstmalig eine signifikante Verlängerung des progressionsfreien Überlebens in zwei randomisierten Phase-III-Studien gezeigt werden. In der GOG-218-Studie betrug der signifikante Unterschied im progressionsfreien Überleben zwischen Patientinnen mit Kombinationschemotherapie und Bevacizumab-Erhaltungstherapie (15 mg/kg KG) über 15 Monate und Patientinnen mit alleiniger Chemotherapie 3,7 Monaten (14,1 vs. 10,3 Monate; Burger et al. 2011). Ein Vorteil durch die Bevacizumab-Gabe für das Gesamtüberleben konnte bisher nicht gezeigt werden. Lediglich eine Subgruppenanalyse ergab, dass bei Patienten mit großem Tumorrest der Effekt am größten war. Hier bestand sogar ein Unterschied im Gesamtüberleben von fast 8 Monaten (36,6 vs. 28,8 Monate; Perren et al. 2011). Seit Dezember 2011 ist Bevacizumab zur Primärtherapie des Ovarialkarzinoms ab den Stadien FIGO IIIB bis IV in der Dosierung 15 mg/kg über 15 Monate zugelassen.

Pazopanib ist ein selektiver Multityrosinkinaseinhibitor von VEGF-, PDGF- (Platelet Derived Growth Factor) und c-Kit-Rezeptoren. In der AGO-OVAR16-Studie konnte eine Verlängerung des progressionsfreien Überlebens von 5,6 Monaten durch die Erhaltungstherapie mit Pazopanib bei Patientinnen nach Erstlinienbehandlung eines fortgeschrittenen Ovarialkarzinoms und stabiler Erkrankung im Vergleich zur Placebogabe gezeigt werden (Floquet et al. 2015). Pazopanib ist bisher nicht zugelassen zur Therapie des Ovarialkarzinoms.

Zahlreiche **zielgerichtete Therapien**, einschließlich weiterer Angiogenese- und Signaltransduktionsinhibitoren, Antikörpertherapien, immunologischer und gentherapeutischer Therapiekonzepte, werden derzeit im Rahmen von klinischen Prüfungen in der Primärtherapie des Ovarialkarzinoms untersucht. In Deutschland bieten die AGO-Studiengruppe und die NOGGO hierzu mehrere Studien an, die unter www.ago-ovar.de und www.noggo.de eingesehen werden können.

Ein vielversprechender Ansatz ist die **wöchentliche Gabe** des Taxans in Kombination mit Carboplatin. Von einer japanischen Studiengruppe konnte eine Verlängerung des progressionsfreien und des Gesamtüberlebens durch die dosisintensive wöchentliche Gabe von Paclitaxel 80 mg/m^2 im Vergleich zur dreiwöchentlichen Gabe von Paclitaxel 175 mg/m^2 gezeigt werden (Katsumata et al. 2009). Die Ergebnisse konnten bisher nicht für europäische und nordamerikanische Patientinnen belegt werden. In einer italienischen Studie mit wöchentlicher Gabe von Paclitaxel 60 mg/m^2 in Kombination mit wöchentlichem Carboplatin AUC 2 konnte keine erhöhte Effektivität, aber eine deutlich bessere Lebensqualität im wöchentlichen Therapiearm nachgewiesen werden (Pignata et al. 2014).

Die überwiegend intraperitoneale Ausbreitungsform des Ovarialkarzinoms lässt eine **intraperitoneale (i. p.) Applikation** der Chemotherapie als Alternative zur intravenösen Systemtherapie sinnvoll erscheinen. Zur i. p. Platingabe liegen 7 randomisierte Phase-III-Studien vor; in 3 davon konnte ein Überlebensvorteil für die i. p. Gabe im Vergleich zur intravenösen Applikation nachgewiesen werden (Armstrong et al. 2006).

! Die in den Studien angewendeten i. p Schemata wiesen eine ausgeprägte Toxizität auf.

Zusätzlich waren katheterassoziierte Komplikationen häufig. Sämtliche intraperitonealen Therapieschemata wurden bisher nicht mit dem Standard, der i. v. Kombinationschemotherapie mit Carboplatin und Paclitaxel, verglichen. Zur **intraperitonealen hyperthermen Chemotherapie** (HIPEC) liegen derzeit nur wenige Daten vor, die die Durchführbarkeit der Methode und eine erhöhte Toxizität beschreiben (Harter et al. 2013). Studien mit einem Vergleich zum Standardvorgehen der radikalen Operation mit nachfolgender intravenöser Chemotherapie existieren bisher nicht. Aus diesen Gründen werden intraperitoneale Chemotherapien und HIPEC außerhalb von klinischen Studien nicht empfohlen.

Bei der Systemtherapie des fortgeschrittenen Ovarialkarzinoms der FIGO-Stadien IIB bis IV gelten zusammengefasst entsprechend der S3-Leitlinie (Leitlinienprogramm Onkologie 2013) folgende **Grundsätze**:

- Die Chemotherapie für Patientinnen mit fortgeschrittenem Ovarialkarzinom FIGO IIB bis IV soll aus Carboplatin AUC 5 und Paclitaxel 175 mg/m^2 über 3 h i. v. für insgesamt 6 Zyklen alle 3 Wochen bestehen.

- Bei fortgeschrittenem Stadium FIGO IIIB bis IV kann eine zusätzliche Behandlung mit Bevacizumab erwogen werden.

Nach der Chemotherapie werden wöchentliche Blutbildkontrollen empfohlen. Nebenwirkungen der Carboplatin-Gabe sind im Wesentlichen die Myelosuppression mit Anämie, Neutropenie und vor allem Thrombozytopenie, selten Polyneuropathie und Nephrotoxizität. Während der Verabreichung von Taxanen können schwere Hypersensitivitätsreaktionen auftreten. Eine komplette Alopezie tritt nach den ersten Zyklen auf. Die Patientinnen müssen darauf vorbereitet sein, dass auch Augenbrauen und Wimpern ausfallen. Zusätzlich kommt es zu Arthromyalgien sowie sehr häufig zu lange persistierenden Polyneuropathien mit Sensibilitätsstörungen in Fingerspitzen und Fußsohlen (15 % Grad 3–4 nach WHO).

Literatur

Armstrong DK, Bundy B, Wenzel L et al. Intraperitoneal cisplatin and paclitaxel in ovarian cancer. N Engl J Med 2006; 354: 34–43.

Burger RA, Brady M, Bookman M et al. Incorporation of Bevacizumab in the Primary Treatment of Ovarian Cancer. N Engl J Med 2011; 365: 2473–83.

Floquet A, Vergote I, Colombo N et al. Progression-free survival by local investigator versus independent central review: comparative analysis of the AGO-OVAR 16 trial. Gyn Oncol 2015; 136: 37–42.

Harter P, Mahner S, Hilpert F et al. Statement by the Kommission OVAR of the AGO Study Group on the Use of HIPEC (Hyperthermic Intraperitoneal Chemotherapy) to Treat Primary and Recurrent Ovarian Cancer. Geburtshilfe Frauenheilkd 2013; 73: 221–3.

Katsumata N, Yasuda M, Takahashi F et al. Dose-dense paclitaxel once a week in combination with carboplatin every 3 weeks for advanced ovarian cancer: a phase 3, open-label, randomised controlled trial. Lancet 2009; 374: 1331–8.

Leitlinienprogramm Onkologie (Deutsche Krebsgesellschaft, Deutsche Krebshilfe, AWMF). S3-Leitlinie Diagnostik, Therapie und Nachsorge maligner Ovarialtumoren, Langversion 1.1. 2013, AWMF-Registernummer: 032/035OL. http://leitlinienprogramm-onkologie.de/Leitlinien.7.0.html (Zugriffsdatum: 20.11.2015).

Perren TJ, Swart AM, Pfisterer J et al. A Phase 3 Trial of Bevacizumab in Ovarian Cancer. N Engl J Med 2011; 365: 2484–96.

Pignata S, Scambia G, Katsaros D et al. Carboplatin plus paclitaxel once a week versus every 3 weeks in patients with advanced ovarian cancer (MITO-7): a randomised, multicentre, open-label, phase 3 trial. Lancet Oncol 2014; 15: 396–405.

Trimbos B, Timmers P, Pecorelli S et al. Surgical Staging and treatment of early ovarian cancer: long-term analysis from a randomized trial. J Natl Cancer Inst 2010; 102: 982–7.

Vergote I, Tropé C, Amant F et al. Neoadjuvant Chemotherapy or Primary Surgery in Stage IIIC or IV Ovarian Cancer. N Engl J Med 2010; 363: 943–53.

Winter-Roach BA, Kitchener HC, Dickinson HO. Adjuvant (post-surgery) chemotherapy for early stage epithelial ovarian cancer. Cochrane Database Syst Rev 2009: CD004706.

5.6.3 Nachsorge

Stefan Kommoss

Die Nachsorge maligner Ovarialtumoren umfasst ein weites Spektrum nicht nur ärztlicher Untersuchungen, sondern auch psychoonkologischer und -sozialer Betreuung der Patientin. Ziele der Nachsorge sind neben der Detektion von Tumorrezidiven und Zweitkarzinomen:

- die Erkennung und Behandlung therapieassoziierter Nebenwirkungen,
- die Einleitung von Rehabilitationsmaßnahmen,
- die Verbesserung der Lebensqualität im Sinne supportiver und symptomatischer Behandlungen.

Entsprechend des gehäuften Auftretens von Rezidiven innerhalb der ersten 3 Jahre wird in diesem Zeitraum üblicherweise ein vierteljährliches Nachsorgeintervall empfohlen. Im 4. und 5. postoperativen Jahr sollte die Patientin im halbjährlichen Abstand gesehen werden, anschließend ist die Rückführung der Patientin in die reguläre jährliche gynäkologische Vorsorge möglich.

Basis der Nachsorge ist eine sorgfältige **Anamneseerhebung**, die zielgerichtet insbesondere nach neu aufgetretenen Beschwerden, Unregelmäßigkeiten in der Verdauung, Bauchumfangszunahme, Veränderungen des Körpergewichts und einem möglicherweise neu aufgetretenen Leistungsknick fragen sollte. Eine gründliche **körperliche Untersuchung** stellt den zweiten wichtigen Bestandteil der Nachsorge dar und sollte neben einer Gewichtskontrolle und Erhebung des Lymphknotenstatus insbesondere eine gynäkologische Spiegel- und Tastuntersuchung, Transvaginalsonografie und rektale Untersuchung beinhalten.

In der Vergangenheit umfasste die medizinische Nachsorge des Ovarialkarzinoms regelmäßige Laboruntersuchungen und eine umfassende apparative Diagnostik. Insbesondere wurde in regelmäßigen Intervallen der Tumormarker CA-125 bestimmt. Hintergrund war der Gedanke, dass ein möglichst frühzeitiges Erkennen des Rezidivs und die konsekutive Einleitung entsprechender Therapiemaßnahmen zu einer Verlängerung des Gesamtüberlebens führen sollte. Trotz jahrelanger Umsetzung der oben genannten Nachsorgestrategie konnte diesbezüglich bislang noch in keiner Studie ein positiver Effekt gezeigt werden (Kew et al. 2011). In einer prospektiv-randomisierten Studie (Nachsorge mit CA-125-Bestimmung und frühzeitiger Therapieeinleitung versus symptomgesteuerter Nachsorge) schien darüber hinaus ein frühzeitiger Therapiebeginn im möglicherweise noch symptomfreien Intervall einen negativen Effekt auf die Lebensqualität zu haben (Rustin et al. 2010). Die S3-Leitlinie Ovarialkarzinom enthält demzufolge als evidenzbasiertes Statement die Feststellung, dass der routinemäßige Einsatz einer CA-125-Bestimmung nicht zu einer Verlängerung des Überlebens führt.

Eine routinemäßige apparative Diagnostik oder Bestimmung von Tumormarkern soll in der Nachsorge symptomfreier Patientinnen nicht durchgeführt werden.

Literatur

Antoniou A, Pharoah PD, Narod S et al. Average risks of breast and ovarian cancer associated with BRCA1 or BRCA2 mutations detected in case Series unselected for family history: a combined analysis of 22 studies. Am J Hum Genet 2003; 72: 1117–30.

Beral V, Bull D, Green J, Reeves G et al. Ovarian cancer and hormone replacement therapy in the Million Women Study. Lancet 2007; 369: 1703–10.

Bonadona V, Bonaiti B, Olschwang S et al. Cancer risks associated with germline mutations in MLH1, MSH2, and MSH6 genes in Lynch syndrome. JAMA 2011; 305: 2304–10.

Cetin I, Cozzi V, Antonazzo P. Infertility as a cancer risk factor – a review. Placenta 2008; 29 Suppl B: 169–77.

Fathalla MF. Factors in the causation and incidence of ovarian cancer. Obstet Gynecol Surv 1972; 27: 751–68.

Ferlay J, Soerjomataram I, Ervik M et al. GLOBOCAN 2012 v1.0, Cancer Incidence and Mortality Worldwide: IARC CancerBase No. 11 [Internet]. Lyon: International Agency for Research on Cancer; 2013. http://globocan.iarc.fr (Zugriffsdatum: 28.10.2015).

Fung MF, Bryson P, Johnston M et al. Screening postmenopausal women for ovarian cancer: a systematic review. J Obstet Gynaecol Can 2004; 26: 717–28.

Kauff ND, Satagopan JM, Robson ME et al. Risk-reducing salpingo-oophorectomy in women with a BRCA1 or BRCA2 mutation. N Engl J Med 2002; 346: 1609–15.

Kew F, Galaal K, Bryant A, Naik R. Evaluation of follow-up strategies for patients with epithelial ovarian cancer following completion of primary treatment. Cochrane Database Syst Rev 2011: CD006119.

Kreienberg R, du Bois A, Pfisterer J et al. (Hrsg). Management des Ovarialkarzinoms. Heidelberg: Springer 2009.

Kurman RJ, Shih IeM. Molecular pathogenesis and extraovarian origin of epithelial ovarian cancer – shifting the paradigm. Hum Pathol 2011; 42: 918–31.

Leitlinienprogramm Onkologie (Deutsche Krebsgesellschaft, Deutsche Krebshilfe, AWMF). S3-Leitlinie Diagnostik, Therapie und Nachsorge maligner Ovarialtumoren, Langversion 1.1, 2013, AWMF-Registernummer: 032/035OL.

Olsen CM, Green AC, Whiteman DC et al. Obesity and the risk of epithelial ovarian cancer: a systematic review and meta-analysis. Eur J Cancer 2007; 43: 690–709.

Robert Koch-Institut, Gesellschaft der epidemiologischen Krebsregister in Deutschland (Hrsg). Krebs in Deutschland 2011/2012. 10. Ausgabe. Berlin: Robert Koch-Institut 2015. www.rki.de.

Rustin GJ, van der Burg ME, Griffin CL et al. Early versus delayed treatment of relapsed ovarian cancer (MRC OV05/EORTC 55955): a randomised trial. Lancet 2010; 376: 1155–63.

van der Velde NM, Mourits MJ, Arts HJ et al. Time to stop ovarian cancer screening in BRCA1/2 mutation carriers? Int J Cancer 2009; 124: 919–23.

5.6.4 Rezidive und Metastasen

Konservative Therapie

Philipp Wagner

Das Rezidiv und (intraperitoneale) Metastasen sind beim fortgeschrittenen Ovarialkarzinom noch immer die Regel. So rezidivieren etwa dreiviertel aller Patientinnen und bei noch einmal demselben Anteil daran verläuft die Erkrankung trotz weiterer Therapien progredient (Vargas-Hernández et al. 2014). In Abhängigkeit vom Zeitpunkt des Rezidivs zum Abschluss der primären platinhaltigen Chemotherapie unterscheidet man dabei das **platinsensitive** (**≥ 6 Monate**) und das **platinresistente (< 6 Monate) Ovarialkarzinomrezidiv**. Die Gruppe der **teilweise platinsensitiven** Ovarialkarzinome mit einem rezidivfreien Zeitraum von 6–12 Monaten wird aktuell nicht mehr unterschieden und zu den platinsensitiven Ovarialkarzinomen gezählt. Die Diagnose eines Rezidivs kann dabei nicht nur durch histologische Sicherung erfolgen, sondern auch klinisch, zytologisch, sono- oder CT-morphologisch begründet werden (Leitlinienprogramm Onkologie 2013).

! Ein alleiniger Tumormarkeranstieg (insbesondere CA-125) ohne weitere Hinweise auf ein Rezidiv stellt keine Indikation zur erneuten Therapie dar.

Das platinresistente Rezidiv ist mit einer sehr schlechten Prognose (mediane Überlebenszeit von 10–12 Monaten) vergesellschaftet. Hier sollte sich die Therapie auf die Erhaltung der

Lebensqualität fokussieren (palliative Therapie). Bei einem platinsensiblen Rezidiv gibt es hingegen z. T. die Möglichkeit eines kurativen Therapieansatzes.

Insgesamt sprechen folgende Kriterien gegen eine sinnvolle erneute operative Interventionsmöglichkeit beim Ovarialkarzinomrezidiv (Laas et al. 2014):

- Primäroperation nicht R0,
- viel Aszites,
- schlechter Allgemeinzustand der Patientin,
- kurzes rezidivfreies Intervall (insbesondere platinresistentes Ovarialkarzinomrezidiv),
- bildgebende Hinweise auf inoperablen Befund (z. B. ausgeprägter Darmbefall oder Infiltration der Mesenterialwurzel).

Bei nicht sicher bestehender Operabilität kann eine diagnostische Laparoskopie zur Einschätzung und Festlegung des weiteren Prozederes diskutiert werden. Dadurch lässt sich ggf. eine unnötige, für die Patientin stark belastende, Längsschnittlaparotomie (ohne Benefit bei doch bestehender Inoperabilität) vermeiden.

! Bei asymptomatischer Patientin oder nicht eindeutigen Befunden ist auch ein abwartendes Verhalten mit erneuter Kontrolle in 3 Monaten gerechtfertigt (Rustin et al. 2010).

Sprechen die Befunde insgesamt gegen eine erneute chirurgische Intervention, so ergeben sich verschiedene systemische Therapiemöglichkeiten.

Platinresistentes Ovarialkarzinomrezidiv: Etwa 15–20 % der Ovarialkarzinome müssen zu dieser Gruppe gezählt werden. Da in aller Regel eine operative Intervention nicht sinnvoll bzw. möglich ist (keine Verlängerung des Überlebens), sollte in diesem Fall eine palliative Chemotherapie mit z. B. Gemcitabin, Doxorubicin oder Topotecan eingeleitet werden (Friedlander et al. 2009) (► Tab. 5-5). Lediglich bei ca. 20 % der Patientinnen kann mit einer (partiellen) Remission gerechnet werden. Zur Erhaltung bzw. Verbesserung der Lebensqualität können trotzdem operative Eingriffe sinnvoll sein, wie z. B. Stoma- oder PEG-Anlage. Bei der Therapie des platinresistenten Ovarialkarzinomrezidivs bietet eine **Kombinationstherapie** im Vergleich zu einer **Monotherapie** keine Vorteile im Hinblick auf das Gesamtüberleben. Insofern sollten Monotherapien aufgrund der geringeren Nebenwirkungen bevorzugt werden. Endokrine Therapien sollten dagegen nur bei chemotherapeutisch austherapierten Patientinnen oder in zwingenden Ausnahmefällen eingesetzt werden (Williams et al. 2010).

Platinsensibles Ovarialkarzinomrezidiv: Bei Inoperabilität eines platinsensitiven Ovarialkarzinomrezidivs sollte eine Reinduktion mit einer platinhaltigen Chemotherapie durchgeführt werden. In diesem Fall ist eine Kombinationschemotherapie von Vorteil, bei Bevacizumab-naiven Patientinnen wäre auch Avastin® als additive Therapie eine Option. In Kombination mit Carboplatin/Gemcitabin zeigte sich bei Patientinnen, welche mit Bevacizumab therapiert wurden, eine Verlängerung des progressionsfreien Intervalls – nicht aber des Gesamtüberlebens (Aghajanian et al. 2012) (► Tab. 5-6). Eine platinhaltige Kombinationschemotherapie kann bei Operabilität auch als „adjuvante“ Therapie im Anschluss an die operative Sanierung in Abhängigkeit vom erreichten Resektionsstatus und des Allgemeinzustands der Patientin durchgeführt werden. Hierfür liegen allerdings keine klaren Leitlinien vor.

Tab. 5-5 Übersicht der verschiedenen Chemotherapeutika bei platinresistentem Ovarialkarzinomrezidiv.

Wirkstoff	Beispiel Handelsname	Darreichung	Dosis	Wiederholung	Spezifische Nebenwirkungen
pegyliertes liposomales Doxorubicin	Caelyx®	i. v.	40 bzw. 20 mg/m² (q2w)	d1, q4w oder q2w (etwas besser verträglich)	• PPE (Hand-Fuß-Sydrom)
Topotecan-hydrochlorid mono	Hycamtin®	i. v.	3–4 mg/m²	d1,8,15, q4w	• Myelosuppression
Gemcitabin mono	Gemzar®	i. v.	800 oder 1000 mg/m²	d1,8,15, q4w	• Myelosuppression • Flu-like-Syndrom
Paclitaxel mono	Taxol®	i. v.	80 mg/m²	q1w	• Neurotoxizität (Polyneuropathie) • Alopezie • Hypersensitivitätsreaktion
ggf. als Zusatz: Bevacizumab	Avastin®	i. v.	15 mg/kg KG	q3w	• Hypertonus • Nierenschädigungen • Blutungsgefahr (GI-Trakt!)

Allgemeine Nebenwirkungen der verschiedenen Chemotherapeutika wurden nicht gelistet; qxw = Wiederholung nach x Wochen, dx = Therapie an Tag x des Zyklus

Tab. 5-6 Übersicht der verschiedenen Chemotherapeutika bei platinsensiblem Ovarialkarzinomrezidiv.

Wirkstoff	Darreichung	Dosierung der Einzelkomponenten	Wiederholung
Carboplatin	i. v.	AUC 4	d1, q3w
+ Gemcitabin		800 o. 1000 mg/m²	d1 + 8, q3w
+ Bevacizumab		15 mg/kg KG	d1, q3w
Carboplatin/ pegyliertes liposomales Doxorubicin	i. v.	AUC 5/ 30 mg/m²	d1, q4w
Carboplatin/ Paclitaxel	i. v.	AUC 5/ 175 mg/m²	d1, q3w

Spezifische Nebenwirkungen von Carboplatin können eine Myelosuppression, eine Neuro- und Nephrotoxizität sowie Nausea und Emesis sein. Die spezifischen Nebenwirkungen der Kombinationspräparate sind der vorhergehenden Tabelle (► Tab. 5-5) zu entnehmen. qxw = Wiederholung nach x Wochen, dx = Therapie an Tag x des Zyklus

Metastasen: Metastasen treten beim Ovarialkarzinom insbesondere intraperitoneal (Peritonealkarzinose), in die (retroperitonealen) Lymphknoten oder in der Leber auf und können insbesondere Schmerzen sowie Subileus- und Ileussymptomatiken bedingen. Aber auch eine hämatogene Fernmetastasierung jenseits der Bauchhöhle kann auftreten und betrifft vor allem Pleura und Lunge. Die Therapie richtet sich auch hier nach der Platinsensitivität. Eine chirurgische Resektion kann lediglich in Einzelfällen bei ansonsten rezidivfreier Patientin und singulärer, gut operabler Fernmetastase eine Option darstellen.

Gemeinsam ist allen Therapieoptionen, dass jeweils in etwa 3-monatigen Intervallen ein Re-Staging durchgeführt werden sollte (z. B. über CT [Thorax-]Abdomen-Becken). Bei optimaler Remission kann die Therapie abgesetzt und Verlaufskontrollen durchgeführt werden. Bei erneuter Progression muss, in Abhängigkeit vom progressionsfreien Intervall, erneut über die weitere Therapie entschieden werden. Bei Progress unter Chemotherapie ist diese umzustellen.

Die Diagnose und Therapie des Ovarialkarzinomrezidivs gehört in der onkologischen Sprechstunde zur Tagesordnung. Zunächst ist die Möglichkeit einer operativen Intervention abzuwägen und, sollte diese nicht sinnvoll sein, in Abhängigkeit von den Vortherapien und dem rezidivfreien Intervall die geeignete Chemotherapie zu empfehlen. Da die Prognose insgesamt schlecht ist, sollte insbesondere bei platinrefraktären Ovarialkarzinomrezidiven ein Hauptaugenmerk auf die Erhaltung der Lebensqualität zielen.

Literatur

Aghajanian C, Blank SV, Goff BA et al. OCEANS: a randomized, double-blind, placebo-controlled phase III trial of chemotherapy with or without bevacizumab in patients with platinum-sensitive recurrent epithelial ovarian, primary peritoneal, or fallopian tube cancer. J Clin Oncol 2012; 30: 2039–45.

Ferrandina G, Ludovisi M, Lorusso D et al. Phase III trial of gemcitabine compared with pegylated liposomal doxorubicin in progressive or recurrent ovarian cancer. J Clin Oncol 2008; 26: 890–6.

Friedlander M, Butow P, Stockler M et al. Symptom control in patients with recurrent ovarian cancer: measuring the benefit of palliative chemotherapy in women with platinum refractory/resistant ovarian cancer. Int J Gynecol Cancer 2009; 19 Suppl 2: 44–8.

Gordon AN, Fleagle JT, Guthrie D et al. Recurrent epithelial ovarian carcinoma: a randomized phase III study of pegylated liposomal doxorubicin versus topotecan. J Clin Oncol 2001; 19: 3312–22.

Laas E, Luyckx M, De Cuypere M et al. Secondary complete cytoreduction in recurrent ovarian cancer: benefit of optimal patient selection using scoring system. Int J Gynecol Cancer 2014; 24: 238–46.

Leitlinienprogramm Onkologie (Deutsche Krebsgesellschaft, Deutsche Krebshilfe, AWMF). S3-Leitlinie Diagnostik, Therapie und Nachsorge maligner Ovarialtumoren, Langversion 1.1. 2013, AWMF-Registernummer: 032/035OL. http://leitlinienprogramm-onkologie.de/Leitlinien.7.0.html (Zugriffsdatum: 20.11.2015).

Parmar MK, Ledermann JA, Colombo N et al. Paclitaxel plus platinum-based chemotherapy versus conventional platinum-based chemotherapy in women with relapsed ovarian cancer: the ICON4/AGO-OVAR-2.2 trial. Lancet 2003; 361: 2099–106.

Pfisterer J, Plante M, Vergote I et al. Gemcitabine plus carboplatin compared with carboplatin in patients with platinum-sensitive recurrent ovarian cancer: an intergroup trial of the AGO-OVAR, the NCIC CTG, and the EORTC GCG. J Clin Oncol 2006; 24: 4699–707.

Pujade-Lauraine E, Hilpert F, Weber B et al. Bevacizumab combined with chemotherapy for platinum-resistant recurrent ovarian cancer: The AURELIA open-label randomized phase III trial. J Clin Oncol 2014; 32: 1302–8.

Pujade-Lauraine E, Wagner U, Aavall-Lundqvist E et al. Pegylated liposomal Doxorubicin and Carboplatin compared with Paclitaxel and Carboplatin for patients with platinum-sensitive ovarian cancer in late relapse. J Clin Oncol 2010; 28: 3323–9.

Rustin GJ, van der Burg ME, Griffin CL et al. Early versus delayed treatment of relapsed ovarian cancer (MRC OV05/EORTC 55955): a randomised trial. Lancet 2010; 376: 1155–63.

ten Bokkel Huinink W, Gore M, Carmichael J et al. Topotecan versus paclitaxel for the treatment of recurrent epithelial ovarian cancer. J Clin Oncol 1997; 15: 2183–93.

Vargas-Hernández VM, Moreno-Eutimio MA, Acosta-Altamirano G, Vargas-Aguilar VM. Management of recurrent epithelial ovarian cancer. Gland Surg 2014; 3: 198–202.

Williams C, Simera I, Bryant A. Tamoxifen for relapse of ovarian cancer. Cochrane Database Syst Rev 2010; 3: CD001034.

Operative Therapie

Erich-Franz Solomayer, Ingolf Juhasz-Böss

Das Gesamtüberleben bei Patientinnen mit einem platinsensitiven Rezidiv ist insgesamt ungünstig, daher sind v. a. in diesem Patientinnenkollektiv Optimierungen der Therapieoptionen nötig. Die Standardtherapie bei Patientinnen mit einem platinsensitiven Ovarialkarzinomrezidiv ist, wie im vorangegangenen Kapitel dargestellt, die platinhaltige Chemotherapie.

Zwei große prospektive Studien zeigten unter einer Platin- und Paclitaxel-haltigen bzw. Platin- und Gemzitabin-haltigen Kombinationschemotherapie ein durchschnittliches Gesamtüberleben beim metastasierten platinsensitiven Ovarialkarzinom von 18 bzw. 29 Monaten (Parmar et al. 2003; Pfisterer 2005), die OCEANS-Studie (Carboplatin in Kombination mit Gemcitabin ± Bevacizumab) zeigte dagegen ein durchschnittliches Gesamtüberleben von immerhin 33–35 Monaten (Aghajanian et al. 2012).

Der **Stellenwert** der Rezidiv- bzw. der sekundären zytoreduktiven Operation ist bis dato unzureichend geklärt. Aktuell variiert das Vorgehen zwischen einzelnen Kliniken sehr. Mehrere Studien – alles retrospektive Untersuchungen – zeigten einen Überlebensvorteil nach Rezidivoperation mit kompletter Tumorentfernung von bis zu 62 Monaten (Bristow et al. 2009).

Prädiktive Faktoren

Drei Studien untersuchten prädiktive Faktoren, welche im Rahmen einer Rezidivoperation eine Vorhersage der kompletten Tumorresektion erlauben. Die **AGO-Desktop-I-Studie** ergab 3 prädiktive Faktoren für eine Komplettresektion:

- guter Allgemeinzustand der Patientin,
- kein oder nur wenig Aszites (< 500 ml),
- eine komplette Tumorresektion im Rahmen der Primäroperation bzw. ein initiales FIGO-I/II-Stadium.

In diesem Patientinnenkollektiv (positiver AGO-Score) konnte im Rahmen der Rezidivoperation in 79 % der Fälle eine komplette Tumorentfernung erreicht werden (Harter et al. 2006).

Die **DESKTOP-II-Studie** validierte prospektiv den AGO-Score und bestätigte die Rate der kompletten Tumorresektionen im Rahmen der Rezidivoperation mit 76 %, wobei kritisch anzumerken ist, dass lediglich 57 % der Patientinnen mit einem positiven AGO-Score eine Rezidivoperation erhalten haben (Harter et al. 2011).

Tian et al. (2012) entwickelten ein Risikomodell, bestehend aus 6 prädiktiven Faktoren:
- FIGO-Stadium,
- Tumorrest nach Primäroperation,
- progressionsfreies Intervall (in Monaten),
- ECOG(Eastern Cooperative Oncology Group)-Status,
- CA-125 (U/ml),
- Aszitesmenge zum Zeitpunkt des Rezidivs.

Dieses Modell kategorisiert die Patientinnen in eine Niedrig- oder Hochrisikogruppe. In der Niedrigrisikogruppe betrug die Rate an kompletten Zytoreduktionen im Rahmen der Rezidivoperation 53,4 % vs. 20,1 % in der Hochrisikogruppe.

Diese prädiktiven Scores eignen sich beide für das Erzielen der Tumorfreiheit im Rahmen der Rezidivoperation.

Morbidität

Da die meisten Angaben zur Rezidivoperation aus vor allem retrospektiven Studien stammen, sind Angaben zur operationsbedingten Morbidität und zu anschließenden Chemotherapien häufig spärlich. Angaben zum erneuten Rezidiv nach erfolgter Rezidivoperation fehlen meist ganz. Inwiefern die Rezidivoperation eine Verzögerung der Chemotherapie oder eine eventuelle Dosisreduktion der Chemotherapie verursacht, ist unbekannt. In Studien werden perioperative Morbiditätsraten von durchschnittlich 19,2 % beschrieben (Bristow et al. 2009), welche jedoch vergleichbar mit den Raten bei Primäroperation sind (Woelber et al. 2010).

Ausblick

Aktuell laufen mehrere prospektiv randomisierte Multicenterstudien, die den Stellenwert der Rezidivoperation klären: die holländische SOCceR-Studie, die deutsche DESKTOP-III-Studie sowie die GOG-213-Studie. Diese Studien haben folgende Schwerpunkte:
- Die **SOCceR-Studie** untersucht das progressionsfreie Überleben bei Patientinnen mit einem platinsensitiven Rezidiv, die 1:1 in einen Studienarm mit zytoreduktiver Operation und anschließender platinhaltiger Chemotherapie über 6 Zyklen vs. alleinige platinhaltige Chemotherapie randomisiert werden.
- Die **Desktop-III-Studie** untersucht das Gesamtüberleben bei Patientinnen mit einem platinsensitiven Rezidiv und einem positiven AGO-Score, welche in einen Studienarm mit zytoreduktiver Operation mit anschließender Chemotherapie nach Prüfarztwahl vs. alleinige Chemotherapie randomisiert werden.
- Die **GOG-213-Studie** untersucht den Stellenwert der sekundären zytoreduktiven Operation nach adjuvanter Chemotherapie mit Carboplatin und Paclitaxel mit oder ohne Bevacizumab bei Patientinnen mit einem platinsensitiven epithelialen Ovarialkarzinom, Tubenkarzinom bzw. primären Peritonealkarzinom.

Von den Ergebnissen dieser drei laufenden prospektiv randomisierten Studien erhofft man sich ein besseres Verständnis für die Vor- und Nachteile der Rezidivoperation und Erkenntnisse zu eventuellen Patientensubgruppen, die insbesondere von der sekundären zytoreduktiven Operation profitieren.

Literatur

Aghajanian C, Blank SV, Goff BA et al. OCEANS: a randomized, double-blind, placebocontrolled phase III trial of chemotherapy with or without bevacizumab in patients with platinum-sensitive recurrent epithelial ovarian, primary peritoneal, or fallopian tube cancer. J Clin Oncol 2012; 30: 2039–45.

Bristow RE, Puri I, Chi DS. Cytoreductive surgery for recurrent ovarian cancer: a meta-analysis. Gynecol Oncol 2009; 112: 265–74.

Harter P, du Bois A, Hahmann M et al. Surgery in recurrent ovarian cancer: the Arbeitsgemeinschaft Gynaekologische Onkologie (AGO) DESKTOP OVAR trial. Ann Surg Oncol 2006; 13: 1702–10.

Harter P, Sehouli J, Reuss A et al. Prospective validation study of a predictive score for operability of recurrent ovarian cancer: the Multicenter Intergroup Study DESKTOP II. A project of the AGO Kommission OVAR, AGO Study Group, NOGGO, AGO-Austria, and MITO. Int J Gynecol Cancer 2011; 21: 289–95.

Leitlinienprogramm Onkologie (Deutsche Krebsgesellschaft, Deutsche Krebshilfe, AWMF). S3-Leitlinie Diagnostik, Therapie und Nachsorge maligner Ovarialtumoren, Langversion 1.1. 2013, AWMF-Registernummer: 032/035OL. http://leitlinienprogramm-onkologie.de/Leitlinien.7.0.html (Zugriffsdatum: 20.11.2015).

Parmar MK, Ledermann JA, Colombo N et al. Paclitaxel plus platinumbased chemotherapy versus conventional platinum-based chemotherapy in women with relapsed ovarian cancer: the ICON4/AGO-OVAR-2.2 trial. Lancet 2003; 361: 2099–106.

Pfisterer J, Vergote I, Du Bois A, Eisenhauer E. Combination therapy with gemcitabine and carboplatin in recurrent ovarian cancer. Int J Gynecol Cancer 2005; 15(Suppl 1): 36–41.

Tian WJ, Chi DS, Sehouli J et al. A risk model for secondary cytoreductive surgery in recurrent ovarian cancer: an evidence-based proposal for patient selection. Ann Surg Oncol 2012; 19: 597–604.

Woelber L, Jung S, Eulenburg C et al. Perioperative morbidity and outcome of secondary cytoreduction for recurrent epithelial ovarian cancer. Eur J Surg Oncol 2010; 36: 583–8.

5.7 Borderlinetumoren

Bernhard Krämer

Borderlinetumoren (BOT) machen ca. 10–20 % der epithelialen Ovarialneoplasien aus und kommen vor allem im reproduktiven Alter bis um das 40. Lebensjahr vor. Sie sind nach der aktuellen WHO-Einteilung von den benignen und den malignen Ovarialtumoren zu unterscheiden. Sie weisen Zellatypien mit vermehrten Mitosen auf, jedoch keine Stromainvasion. Die häufigsten Formen sind der seröse (55 %) und der muzinöse (40 %) BOT, eine Lymphknotenbeteiligung und die Bildung sogenannter invasiver oder noninvasiver Peritonealimplantate ist möglich. Die Prognose ist sehr gut.

Diagnose: Die klinische Symptomatik ist nicht wegweisend und häufig wird die Diagnose gestellt, da aufgrund einer präoperativ unklaren Zyste eine Laparoskopie durchgeführt wird. Dieser geht eine Vaginalultraschalluntersuchung voraus, die kein typisches Erscheinungsbild zeigt, trotzdem ist diese Methode gegenwärtig der MRT, CT oder PET/CT überlegen. Der Wert für CA-125 ist nur bei ca. 50 % der Patientinnen erhöht und ist somit als unspezifisch für BOT anzusehen.

Therapie: Grundsätzlich gelten die gleichen Empfehlungen wie beim invasiven Karzinom, allerdings wird eine Lymphonodektomie aufgrund der fehlenden prognostischen Relevanz nicht obligatorisch empfohlen. Zu einer kompletten Operation gehören also:

- Hysterektomie,
- beidseitige Adnexektomie,
- Omentektomie,
- Spülzytologie,
- Resektion von Implantaten (falls vorhanden),
- multiple Peritonealbiopsien aus unauffälligen Arealen.

> Im Falle des muzinösen BOT muss eine Appendektomie durchgeführt werden, da es sich u. U. um eine ovarielle Absiedlung eines Appendixtumors handeln kann.

In erfahrenen Zentren kann diese Therapie im Gegensatz zum invasiven Ovarialkarzinom komplett laparoskopisch durchgeführt werden, wenn die onkologischen Sicherheitskautelen (z. B. Bergebeutel) eingehalten werden.

Patientin mit Kinderwunsch: Besonders für junge Patientinnen mit Kinderwunsch ist die Laparoskopie eine geeignete Methode zur fertilitätserhaltenden Operation. Hierbei wird die unilaterale Adnexektomie (UAE) einschließlich der oben genannten Punkte durchgeführt. Bei beidseitigem Befall soll eine UAE und auf der kontralateralen Seite die komplette Tumorentfernung erfolgen. Schwangerschaften treten erfreulicherweise in der Mehrzahl postoperativ spontan ein. Derzeit scheint eine ovarstimulierende Fertilitätstherapie keinen negativen Einfluss auf das Gesamtüberleben zu haben.

Eine regelmäßige gynäkologische Untersuchung – einschließlich Vaginalultraschall – muss gewährleistet sein und nach Abschluss der Familienplanung wird die komplettierende Operation empfohlen.

Die adjuvante Chemo- oder Radiotherapie ist aufgrund der exzellenten Prognose nicht empfehlenswert, vielmehr konnte gezeigt werden, dass dadurch Mortalität und Morbidität unnötig gesteigert werden. Davon ausgenommen sind die Fälle mit invasiven Implantaten, in denen eine platinhaltige Chemotherapie über 4–6 Zyklen diskutiert werden muss.

Rezidive und Nachsorge: Rezidive können auch noch nach 15–20 Jahren auftreten, weswegen eine Nachsorge mindestens für diesen Zeitraum durchzuführen ist. Wesentlich sind dabei die gynäkologische Untersuchung und die Vaginalsonografie, eine weitere (bildgebende) Diagnostik ist nur bei entsprechenden Symptomen zu erwägen. Bei fertilitätserhaltend operierten Patientinnen ist die Rezidivrate höher, meist treten diese im verbliebenen Ovar und wieder als BOT auf. Im Falle eines invasiven Rezidivs folgt die Therapie den Richtlinien für das Ovarialkarzinom.

Literatur

Du Bois A, Ewald-Riegler N, Du Bois O et al. Borderline-Tumoren des Ovars: eine systematische Übersicht. Geburtsh Frauenheilk 2009; 69: 807–33.

Seidman JD, Russel P, Kurman RJ. Ovarian serous borderline tumors: a critical review of the literature with emphasis on prognostic indicators. Hum Pathol 2000; 31: 539–57.

Seidman JD, Soslow RA, Vang R et al. Borderline ovarian tumors: Diverse contemporary viewpoints on terminology and diagnostic criteria with illustrative images Hum Pathol 2004; 35: 918–33.

Tavassoli FA, Devilee P (Hrsg). World Health Organization Classification of Tumours. Pathology and Genetics of Tumours of the Breast and Female Genital Organs. Lyon: IARC 2003.

5.8 Spezielle Aspekte des Tubenkarzinoms

Erich-Franz Solomayer, Daniel Herr

Das Tubenkarzinom repräsentiert ca. 0,3 % aller Malignome des weiblichen Genitaltraktes. Sowohl bezüglich der **Histologie** als auch im **klinischen Verhalten** gleicht das Tubenkarzinom dabei dem Ovarialkarzinom. Da bis zu 20 % Prozent der betroffenen Frauen bei der Diagnose eines Tubenkarzinoms bereits von einem anderen gynäkologischen Malignom betroffen sind, geht man derzeit davon aus, dass eine multifaktorielle Genese im Müller-System oder eine Mutation im *BRCA1*- oder *BRCA2*-Gen die Entstehung eines Tubenkarzinoms begünstigen können (Mingels et al. 2012; Chene et al. 2012; Leonhardt et al. 2011).

Klinisch ist ein Tubenkarzinom in den frühen Krankheitsstadien meist asymptomatisch.

Gelegentlich kommt es jedoch auch zu wässrigem vaginalem Ausfluss, der durch einen Hydrops der Tube bedingt ist, oder zu unspezifischen Unterbauchbeschwerden. Seltener zeigt sich ein pathologischer Zervixabstrich mit Adenokarzinomzellen ohne Uteruspathologie. Da die intraabdominale Ausbreitung sich nicht von der des Ovarialkarzinoms unterscheidet, ist das Tubenkarzinom insgesamt mit einer ähnlichen klinischen Symptomatik assoziiert.

Die **Klassifikation** des Tubenkarzinoms nach FIGO erfolgt folgendermaßen:

- Stadium 0: Carcinoma in situ, auf die Mucosa begrenzt;
- FIGO I: Wachstum auf die Tuben begrenzt:
  - IA: eine Tube ohne Serosadurchbruch befallen, kein Aszites;
  - IB: beide Tuben ohne Serosadurchbruch befallen, kein Aszites;
  - IC: mit Serosadurchbruch und/oder Aszites mit Tumorzellnachweis;
- FIGO II: Wachstum über die Tuben hinaus, aber auf das kleine Becken begrenzt:
  - IIA: Beteiligung von Uterus und/oder Ovarien;
  - IIB: Beteiligung anderer Organe des kleinen Beckens;
  - IIC: Aszites mit Tumorzellnachweis;
- FIGO III: Tumor außerhalb des kleinen Beckens, auf die Peritonealhöhle beschränkt und/oder alle Stadien I und II mit Lymphknotenbefall (inkl. Leberkapselmetastasen, Omentumbefall, Dünndarm-, Dickdarmserosa):
  - IIIA: Tumor makroskopisch auf das kleine Becken beschränkt, mikroskopisch Peritonealkarzinose außerhalb des kleinen Beckens, kein Lymphknotenbefall;
  - IIIB: wie IIIA, Peritonealkarzinose < 2 cm;
  - IIIC: wie IIIA, Peritonealkarzinose > 2 cm, Lymphknotenbefall;
- FIGO IV: Fernmetastasen (z. B. auch maligne Pleuraergüsse).

Da sich auch die **operative Behandlung** sowie die adjuvante Chemotherapie des Tubenkarzinoms nicht von der des Ovarialkarzinoms unterscheidet, ist die Unterscheidung dieser beiden Tumorentitäten im klinischen Alltag eher von untergeordneter praktischer Bedeutung.

Literatur

Chene G, Raoelfils I, Cayre A et al. Don't forget fallopian tubes! A morphologic and immunohistochemical study about Fallopian tubes with genetic risk (BRCA mutation). Gynecol Obstet Fertil 2012; 40: 14–8.

Leonhardt K, Einenkel J, Sohr S et al. p53 signature and serous tubal in-situ carcinoma in cases of primary tubal and peritoneal carcinomas and serous borderline tumors of the ovary. Int J Gynecol Pathol 2011; 30: 417–24.

Mingels MJ, Roelofsen T, van der Laak JA et al. Tubal epithelial lesions in salpingo-oophorectomy specimens of BRCA-mutation carriers and controls. Gynecol Oncol 2012; 127: 88–93.

6 Sarkome uterinen Ursprungs

Überblick

Markus Wallwiener, Florin-Andrei Taran

Die uterinen Sarkome sind sehr seltene und aggressive gynäkologische Neoplasien mit einem hohen Rezidiv- und Metastasierungsrisiko. Das vorliegende Kapitel stellt eine ausführliche und präzise Zusammenfassung neuester Daten in der Ätiologie, Diagnostik und Pathologie dar und beleuchtet zudem aktuelle Entwicklungen im operativen Therapiemanagement. Aufgrund der Seltenheit dieser Entitäten und dem Fehlen von prospektiv-randomisierten Studien sind eindeutige Empfehlungen bezüglich des therapeutischen Managements nicht vorhanden. Eine akkurate präoperative Diagnose der uterinen Sarkome ist durch das Fehlen pathognomonischer Charakteristika für bildgebende Verfahren wie Sonografie, Computertomografie und Magnetresonanztomografie zudem erschwert. Die **operative Therapie** ist die wichtigste Säule in der Behandlung uteriner Sarkome: ein operatives Staging mit totaler Hysterektomie mit oder ohne bilaterale Salpingoophorektomie, einschließlich Entfernung makroskopisch auffälliger pelviner und paraaortaler Lymphknoten, stellt den Therapiestandard in der Behandlung dar. Darüber hinaus können die primäre operative Therapie mit maximalem Tumordebulking, die sekundären/tertiären zytoreduktiven Operationen, einschließlich der Resektion von Fernmetastasen, zu einer Verbesserung der Prognose bei Patientinnen in fortgeschrittenen Erkrankungsstadien führen.

Inhalt

6.1 Epidemiologie

Dietmar Schmidt

Die uterinen Sarkome sind äußerst seltene Tumoren. Sie machen < 4 % der malignen Tumoren des Uterus aus. Die Inzidenz beträgt 0,01–0,02 Fälle auf 1 000 Frauen. Unter den Sarkomen ist das Leiomyosarkom am häufigsten (63 %), gefolgt vom endometrialen Stromasarkom (21 %), dem Müller-Adenosarkom (6 %), dem undifferenzierten endometrialen Sarkom (5 %) und anderen Sarkomen (Trope et al. 2012). **Leiomyosarkome** machen ca. 1 % aller malignen Tumoren des Uterus aus. Auf etwa 800 Leiomyome kommt 1 Leiomyosarkom. Das **Karzinosarkom** wird heute nicht mehr als Sarkom, sondern als eine hochmaligne metaplastische Form des Endometriumkarzinoms angesehen. Hierfür gibt es zahlreiche immunhistochemische und molekularpathologische Daten. Es handelt sich um einen maligner Tumor mit Karzinom- und Sarkomanteilen, wobei der Sarkomanteil heterologe Anteile enthalten kann. Die Karzinomkomponente entspricht zumeist einem endometrioiden oder nichtendometrioiden, z. B. serösen, Adenokarzinom.

Zu den **anderen Uterussarkomen** gehören:

- Angiosarkom,
- neurogenes Sarkom,
- Rhabdomyosarkom (embryonal, alveolär, pleomorph),
- Osteosarkom,
- Chondrosarkom,
- Liposarkom,
- primitiver neuroektodermaler Tumor (PNET),
- Myxofibrosarkom,
- alveoläres Weichteilsarkom,
- epitheloides Sarkom.

Literatur

Das Literaturverzeichnis zu diesem Abschnitt ist dem Abschnitt zur Pathologie (► Kap. 6.4.4) angegliedert.

6.2 Ätiologie

Dietmar Schmidt

Die mesenchymalen Tumoren treten entweder intramural oder intracavitär als polypoide Läsion auf. Maligne Tumoren sind in der Regel größer (> 10 cm) als benigne Tumoren. Die Ausbreitung der malignen Tumoren erfolgt entweder per continuitatem in die Umgebung oder auf hämatogenem und/oder lymphogenem Weg.

Lymphknotenmetastasen sind im Gegensatz zu den uterinen Karzinomen selten, hämatogene Lungenmetastasen demgegenüber häufig und prognostisch vielfach entscheidend.

Niedrig maligne endometriale Stromasarkome und niedrig maligne Adenosarkome haben hohe Heilungsraten, während die Prognose des Leiomyosarkoms und des undifferenzierten endometrialen Sarkoms ungünstig ist, insbesondere wenn die Tumoren in einem fortgeschrittenen lokalen Stadium detektiert werden.

Literatur

Das Literaturverzeichnis zu diesem Abschnitt ist dem Abschnitt zur Pathologie (► Kap. 6.4.4) angegliedert.

6.3 Diagnostik

Eva-Maria Grischke

Eine gezielt durchgeführte Diagnostik ist nicht möglich. In den meisten Fällen besteht die Verdachtsdiagnose auf gutartige Tumoren des Uterus, insbesondere vermutete Myome. Zur Abklärung dient in der Regel eine Sonografie, die noch durch eine MRT-Untersuchung des kleinen Beckens ergänzt werden kann.

6.4 Pathologie

Dietmar Schmidt

6.4.1 Leiomyosarkom

Makroskopische und mikroskopische Befunde

Die meisten Leiomyosarkome liegen intramural vor und sind solitär. Im Falle eines Uterus myomatosus sollte vorzugsweise der größte Knoten intensiv untersucht werden. Die Schnittflächen sind meist graugelb oder graurötlich, die Konsistenz ist oft weich oder fleischartig. Blutungen und Nekrosen sind oft schon makroskopisch erkennbar.

Die typischen (spindelzelligen) Leiomyosarkome (► Abb. 6-1) sind durch die folgenden Merkmale charakterisiert (Bell et al. 1994):

- Hyperzellularität,
- diffuse mäßige bis schwere Zellatypien,
- hohe Mitoserate (in der Regel > 15/10 HPF),
- atypische Mitosen,
- Tumorzellnekrosen.

Die Bestimmung des Nekrosetyps hat in den letzten Jahren eine größere Bedeutung erhalten. Zwei Typen werden unterschieden: die (koagulative) Tumor(zell)nekrose und die sog. hyaline Nekrose (infarktbedingte Nekrose). Die **Tumorzellnekrose** ist ein wesentliches Kriterium für klinisch maligne leiomyogene Tumoren. Hinzu kommen infiltratives Wachstum mit unscharfer Begrenzung gegenüber dem Myometrium, extrauterine Ausbreitung und Tumorgröße (> 10 cm). Die genannten morphologischen Kriterien gelten nur eingeschränkt oder gar nicht für die seltenen Varianten eines myxoiden oder epitheloiden Leiomyosarkoms. Erst kürzlich ist analog zum dedifferenzierten Liposarkom die Entität des **dedifferenzierten Leiomyosarkoms** beschrieben worden (Chen et al. 2011). Histologisch bestehen diese Tumoren aus einer glattmuskulären Low-grade-Komponente und einer kleineren undifferenzierten Komponente, in der sich keine myogene Differenzierung nachweisen lässt.

In der **Differenzialdiagnose** des Leiomyosarkoms müssen folgende Tumoren abgegrenzt werden:

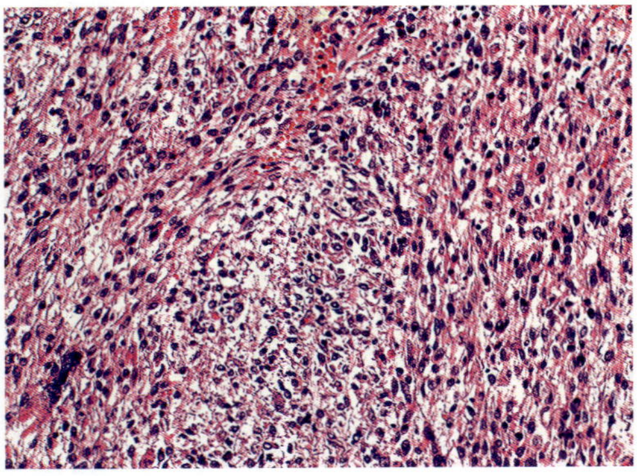

Abb. 6-1 Leiomyosarkom des Uterus aus ovalären Zellen mit deutlicher Kernpleomorphie und zahlreichen Mitosen.

- zellreiches Leiomyom,
- mitotisch aktives Leiomyom,
- atypisches Leiomyom,
- myxoides Leiomyom,
- epitheloides Leiomyom.

Eine neuere Untersuchung von Abeler et al. (2009) zeigt, dass die Unterscheidung der verschiedenen **Leiomyomvarianten** von einem Leiomyosarkom in etwa einem Drittel der Fälle nicht möglich ist. Von 356 initial als Leiomyosarkom diagnostizierten Fällen wurden 27 % als Leiomyomvariante reklassifiziert.

Die Diagnose eines glattmuskulären Tumors mit unsicherem malignem Potenzial **(STUMP)** sollte nur in Ausnahmefällen gestellt werden, und nur dann, wenn es nicht gelingt, den Tumor einer der spezifischen Kategorien zuzuordnen. Wesentliches Kriterium für die Diagnose eines STUMP ist der Nachweis eines der Kriterien, die auch für die Diagnose eines Leiomyosarkoms erforderlich sind (z. B. Kernatypien, Mitosen oder Nekrosen). Befunde für die Diagnose eines STUMP sind:

- Tumorzellnekrose in einem typischen Leiomyom,
- unklarer Nekrosetyp in einem Tumor mit ≥ 10/10 HPF oder diffus ausgeprägte Atypie,
- ausgeprägte diffuse oder fokale Atypie in einem Tumor mit < 10/10 HPF,
- Nekrose schwierig zu klassifizieren.

Die meisten STUMP verhalten sich jedoch im Gegensatz zum Leiomyosarkom klinisch günstig, weswegen eine klinische Kontrolle des Befundes ausreicht.

Zusatzuntersuchungen

Immunhistochemische Untersuchungen helfen nicht bei der Differenzialdiagnose der verschiedenen leiomyogenen Tumoren. Leiomyosarkome exprimieren wie Leiomyome Desmin, H-Caldesmon, sm-Actin und Histon-Deacetylase. Außerdem sind Leiomyosarkome oft positiv für CD10 und epitheliale Marker wie Keratin und epitheliales Membranantigen (EMA). Positive Reaktionen finden sich auch für ER, PR und AR in ca. 30–40 %. CD117 kann positiv sein, allerdings sind keine c-KIT-Mutationen nachgewiesen worden (Raspollini et al. 2005). Eine *p53*-Mutation und Überexpression wurden in einem Teil der Leiomyosarkome nachgewiesen, im Gegensatz zum Leiomyom (O'Neill et al. 2007).

Prognose

Leiomyosarkome sind sehr aggressive Tumoren, unabhängig vom Malignitätsgrad, mit einer ungünstigen Prognose, selbst dann, wenn der Tumor noch auf den Uterus begrenzt ist. Nach den Regeln von WHO oder GOG (Gynecological Oncology Group) werden daher Leiomyosarkome des Uterus nicht graduiert. Die Rezidivraten schwanken zwischen 53 und 71 %. In einer Untersuchung aus Norwegen betrug die 5-Jahres-Überlebensrate auch im Stadium I nur 51 % und im Stadium II 25 % (Abeler et al. 2009). Immerhin zeigte diese Untersuchung eine signifikante prognostische Abhängigkeit im Stadium I für die Tumorgröße und den Mitoseindex, sodass 3 prognostische Gruppen abgrenzbar waren.

6.4.2 Stromasarkom

Makroskopische und mikroskopische Befunde

Das endometriale Stromasarkom (ESS) ist ein Tumor, der von den Stromazellen des Endometriums oder von Adenomyoseherden im Myometrium ausgeht und typischerweise das Myometrium zungenförmig infiltriert. In der Vergangenheit erfolgte eine Unterscheidung zwischen niedrig malignen und hoch malignen Stromasarkomen, die zwischenzeitlich in der WHO-Klassifikation aus dem Jahre 2003 verlassen wurde, aber in der neuen WHO-Klassifikation (2014) wieder zur Geltung kommt.

Anhand von Endometriumbiopsaten sowie Curettagen ist die mikroskopische Diagnostik von Stromatumoren und deren exakter Klassifikation äußerst schwierig bis unmöglich, da das Wachstumsverhalten des Tumors gegenüber dem Myometrium in einem derartigen Untersuchungsgut nicht beurteilbar ist. Die Diagnostik am Hysterektomiepräparat ist demgegenüber weniger problematisch.

Makroskopisch findet sich am häufigsten eine Durchdringung des Myometriums durch schlecht abgegrenzte gelbliche oder bräunliche Tumorknoten oder -stränge. Höher maligne Tumoren wachsen polypös in das Cavum uteri. Gelegentlich ist das Myometrium diffus verdickt, ohne einen klar abgrenzbaren Tumorbefund.

Mikroskopisch charakteristisch für die Stromasarkome ist neben der zungenförmigen Infiltration (► Abb. 6-2) des Myometriums der Einbruch von Tumorgewebe in Lymph- und Blutgefäße. In seinem zellulären Aufbau ähnelt das niedrig maligne ESS dem Stroma der Proliferationsphase des Endometriums. Die Tumorzellen sind relativ monomorph, üblicherweise rundlich-oval, gelegentlich aber auch (myo-)fibroblastenähnlich. Ein wesentlicher Befund ist ein dichtes korbähnliches Netzwerk aus retikulären Fasern, die einzelne Zellen oder kleine Gruppen von Zellen umgeben. Die mitotische Aktivität ist normalerweise niedrig (unter 3 Mitosen pro 10 HPF). Sie kann aber auch deutlich ausgeprägter sein, bis zu mehr als 10/10 HPF können auftreten.

Der Mitosegehalt ist entgegen der früher geübten Praxis kein Unterscheidungsmerkmal zwischen einem niedrig malignen und einem hoch malignen Stromasarkom. Grundlage für diese Unterscheidung ist der **zytologische Befund** mit einem zumeist höheren Pleomorphiegrad der Zellkerne im hochmalignen ESS.

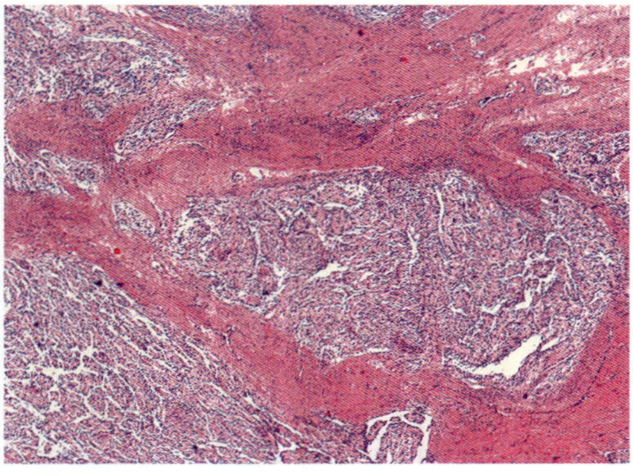

Abb. 6-2 Niedrig malignes endometriales Stromasarkom mit pathognomonischem zungenförmigen Wachstum in das Myometrium.

Ein weiteres morphologisches Charakteristikum der typischen Stromasarkome ist der **hohe Gehalt an Blutgefäßen**, die entweder arteriolenartigen Blutgefäße entsprechen, die den Spiralarterien des Endometriums ähneln, oder zarten Kapillaren. Varianten des typischen ESS können glattmuskuläre Zellen enthalten, quer gestreifte Muskelzellen, Fettzellen, Knochen und osteoklastenartige Riesenzellen. Eine epitheliale Differenzierung findet sich in ca. 25 % der Fälle. Sie tritt teils in Form von Trabekeln epithelähnlicher Zellen in Erscheinung, teils in Form mesothelartiger Tubuli, endometriumartiger Drüsen oder Drüsen, die von hellen oder vakuolisierten Zellen ausgekleidet sind. Das epithelartige Muster erinnert dabei oft an Keimstränge. In Einzelfällen enthalten niedrig maligne ESS eine hochmaligne Komponente oder rezidiveren als hochmalignes Sarkom (sog. dedifferenziertes Stromasarkom) (Amant et al. 2006).

Zusatzuntersuchungen

Endometriale Stromasarkome exprimieren in den meisten Fällen CD10, ER, PR und WT1 (Oliva et al. 2002). Außerdem können β-Catenin, glattmuskuläres Actin, Pan-Zytokeratin und Androgenrezeptoren nachweisbar sein. Desmin und CD34 ist in den Tumoren, die keine glattmuskuläre Differenzierung zeigen, nur sehr selten nachweisbar. Der Labelling-Index für Ki67 liegt bei ca. 10–15 %.

Ungefähr 50 % der niedrig malignen Stromasarkome sind durch eine t(7p;17q)-Translokation charakterisiert, die die Gene *JAZF1* und *JJAZ1* (*SUZ12*) betrifft (Koontz et al. 2001). In der fibroblastischen Variante und im hochmalignen ESS ist diese Translokation deutlich seltener. Weitere Translokationen sind t(6p;7p) mit Beteiligung der Gene *PHF1* und *JAZF1*, t(6p;10q;10p) mit Beteiligung der Gene *PHF1* und *EPC1* (Micci et al. 2006) sowie t(10;17) mit Beteiligung der Gene *YWHAE* und *FAM22* (Lee et al. 2012).

Prognose

Beim niedrig malignen ESS ist das Stadium der wichtigste prognostische Faktor (Chew u. Oliva 2010). Die Rate für das krankheitsspezifische 5-Jahres-Überleben für das niedrig maligne ESS beträgt 80–90 %, für das 10-Jahres-Überleben ca. 70 % (Chang et al. 1990). Ist der Tumor zum Zeitpunkt der Diagnose auf den Uterus begrenzt (Stadium I) betragen die Raten 100 % bzw. 90 %. Bei den höheren Stadien fällt die Rate auf 40 %.

6.4.3 Undifferenziertes endometriales Sarkom

Makroskopische und mikroskopische Befunde

Die Tumoren wachsen in der Regel exophytisch in das Cavum uteri, die Infiltration des Myometriums ist nicht zungenförmig, sondern breitflächig. Mikroskopisch werden zwei Varianten unterschieden: der monomorphe Typ (Kurihara et al. 2008) und der pleomorphe Typ (Chang et al. 1990). Beide enthalten in der Regel zahlreiche Mitosen und zeigen Nekrosen.

Der **monomorphe Typ** (früher hochmalignes endometriales Stromasarkom) besteht in den meisten Fällen aus rundlichen Zellen, in Einzelfällen sind die Tumorzellen spindelig (► Abb. 6-3).

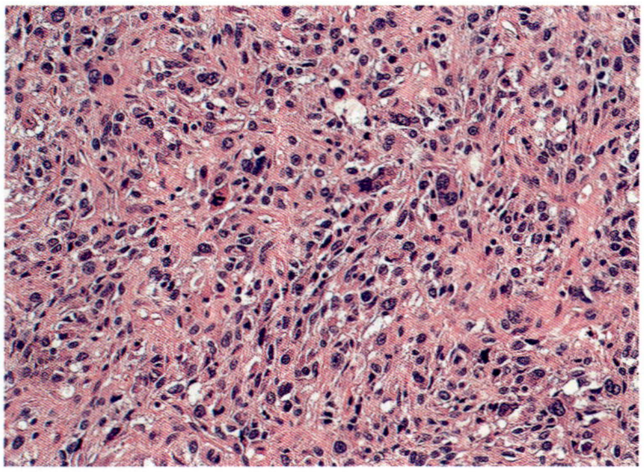

Abb. 6-3 Undifferenziertes endometriales Sarkom, monomorpher Typ aus spindeligen Zellen mit zahlreichen Mitosen.

Beim **pleomorphen Typ** finden sich große, in der Mehrzahl ebenfalls rundliche Zellen. Diese zeigen jedoch ausgeprägte Kernatypien mit stark vergrößerten hyperchromatischen Zellkernen. Im Gegensatz zum monomorphen Typ existiert beim pleomorphen Typ keine histogenetische Beziehung zum ESS.

Zusatzuntersuchungen

Immunhistochemische Reaktionen sind beim undifferenzierten endometrialen Sarkom weniger hilfreich als beim ESS, da häufig ein Antigenverlust auftritt. Der CD10 ist nur bei einem Teil der Tumoren positiv, zumeist fokal und in der Färbeintensität heterogen. Glattmuskuläre Marker werden in der Regel nicht exprimiert. Östrogen- und Progesteronrezeptoren finden sich bei ca. 50 % der Tumoren vom monomorphen Typ, nur sehr selten oder gar nicht beim pleomorphen Typ. Demgegenüber treten beim pleomorphen Typ p53-Mutationen auf.

Das **Fusionsgen** *JAZF1/JJAZ1* wurde bei einem Teil der undifferenzierten endometrialen Sarkome nachgewiesen, die offensichtlich dem monomorphen Typ entsprachen. Außerdem fand sich bei diesem Tumortyp das *YWHAE/FAM22*-Fusionsgen (Lee et al. 2012).

Prognose

Das undifferenzierte endometriale Sarkom tritt in höherem Lebensalter auf. Die Prognose ist ungünstig, selbst dann, wenn der Tumor auf den Uterus begrenzt ist.

6.4.4 Adenosarkom

Makroskopische und mikroskopische Befunde

Es handelt sich bei Adenosarkomen in der Regel um langsam wachsende polypoide exophytische Tumoren des Corpus uteri, gelegentlich mit Protrusion im Bereich des äußeren Muttermundes. Ein Ursprung von der Zervix kann so vorgetäuscht werden. Zervikale Adenosarkome kommen ebenfalls vor (Inoue et al. 1995).

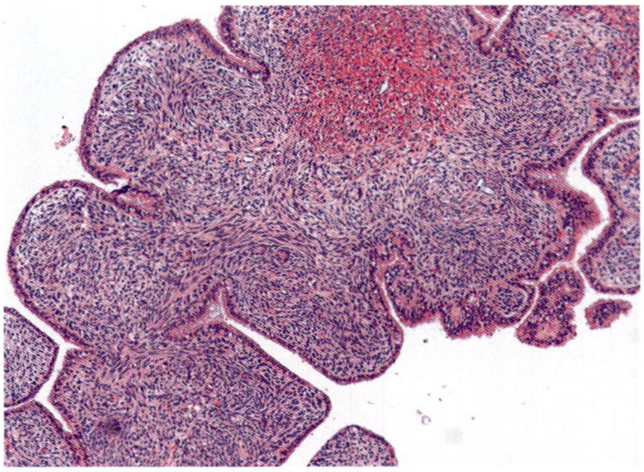

Abb. 6-4 Müller-Adenosarkom mit niedrig maligner mesenchymaler und benigner epithelialer Komponente.

Histologisch typisch ist ein **biphasisches Wachstumsmuster** mit einer Mischung aus einer unterschiedlich zellreichen sarkomatösen Komponente vom Typ eines niedrig malignen Sarkoms, meist eines endometrialen Stromasarkoms und benignen Endometriumdrüsen (► Abb. 6-4). Die Tumoren ähneln einem phylloiden Tumor der Mamma. Ein diagnostisch richtungweisendes Merkmal ist die periglanduläre Hyperzellularität und mitotische Aktivität des Stromas. Die Zahl der Mitosen ist variabel, auch mitosearme Tumoren mit einem Mitosegehalt von 1–3/10 HPF sollten als Adenosarkome diagnostiziert werden. Neben diesen zellreichen Abschnitten enthalten Adenosarkome oft blande Areale, die von einem Adenofibrom oder einem stromareichen Endometriumpolypen nur schwer zu unterscheiden sind.

Ein **prognostisch ungünstiger Befund** ist eine sarkomatöse Überwucherung (sarcomatous overgrowth). Sie wird in ca. 10 % aller Adenosarkome des Endometriums beobachtet. Diese Diagnose wird gestellt, wenn zumindest 25 % des gesamten Tumorvolumens von einer sarkomatösen Komponente eingenommen werden. Im Gegensatz zum typischen Adenosarkom zeigt die mesenchymale Komponente in der sarkomatösen Überwucherung einen höheren Malignitätsgrad, verbunden mit einer stärkeren zellulären Atypie, gesteigerter Zellularität und mitotischer Aktivität. Die prädominante sarkomatöse Komponente kann einem Stromasarkom, einem Fibrosarkom oder einem Leiomyosarkom oder aber einer Mischung verschiedener Sarkomtypen entsprechen. Auch heterologe Elemente wie jene eines Rhabdomyosarkoms können vorkommen. Schließlich gibt es eine Gruppe von Adenosarkomen mit histologisch malignem Stroma in Form eines Rhabdomyosarkoms, Chondrosarkoms, Leiomyosarkoms oder undifferenzierten Sarkoms (D'Angelo u. Prat 2010).

Zusatzuntersuchungen

Die **immunhistochemischen Befunde** entsprechen zumeist denen des endometrialen Stromasarkoms mit Expression von ER, PR, CD10 und WT1. Bei den hochmalignen Tumoren kommt es in vielen Fällen zu einem Antigenverlust (Soslow et al. 2008).

Prognose

Die **Rezidivrate** beim Adenosarkom ohne sarkomatöse Überwucherung beträgt 15–25 %, bei den Fällen mit sarkomatöser Überwucherung 45–70 %. Eine erhöhte Rezidivrate wird auch bei tiefer myometraner Invasion, Lymphgefäßinvasion, hochmaligner heterologer Stromakomponente und einer extrauterinen Ausbreitung beobachtet. Die Rezidive finden sich im Becken oder in der Vagina. **Fernmetastasen** (vor allem pulmonal) kommen in ca. 5 % der Fälle vor(Clement u. Scully 1990). Die **Mortalität** des typischen Adenosarkoms beträgt 10–25 % und die des Adenosarkoms mit einer sarkomatösen Überwucherung bis zu 75 %.

Literatur

Abeler VM, Røyne O, Thoresen S et al. Uterine sarcomas in Norway. A histopathological and prognostic survey of a total population from 1970 to 2000 including 419 patients. Histopathology 2009; 54: 355–64.

Amant F, Woestenborghs H, Vandenbroucke V et al. Transition of endometrial stromal sarcoma into high-grade sarcoma. Gynecol Oncol 2006; 103: 1137–40.

Bell SW, Kempson RL, Hendrickson MR. Problematic uterine smooth muscle neoplasms. A clinicopathologic study of 213 cases. Am J Surg Pathol 1994; 18: 535–58.

Chang KL, Crabtree GS, Lim-Tan SK et al. Primary uterine endometrial stromal neoplasms. A clinicopathologic study of 117 cases. Am J Surg Pathol 1990; 14: 415–38.

Chen E, O'Connell F, Fletcher CD. Dedifferentiated leiomyosarcoma: clinicopathological analysis of 18 cases. Histopathology 2011; 59: 1135–43.

Chew I, Oliva E. Endometrial stromal sarcomas: a review of potential prognostic factors. Adv Anat Pathol 2010; 17: 113–21.

Clement PB, Scully RE. Mullerian adenosarcoma of the uterus: a clinicopathologic analysis of 100 cases with a review of the literature. Hum Pathol 1990; 21: 363–81.

D'Angelo E, Prat J. Uterine sarcomas: a review. Gynecol Oncol 2010; 116: 131–9.

Inoue M, Fukuda H, Tanizawa O. Adenosarcomas originating from sites other than uterine endometrium. Int J Gynaecol Obstet 1995; 48: 299–306.

Koontz JI, Soreng AL, Nucci M et al. Frequent fusion of the JAZF1 and JJAZ1 genes in endometrial stromal tumors. Proc Natl Acad Sci USA 2001; 98: 6348–53.

Kurihara S, Oda Y, Ohishi Y et al. Endometrial stromal sarcomas and related high-grade sarcomas: immunohistochemical and molecular genetic study of 31 cases. Am J Surg Pathol 2008; 32: 1228–38.

Lee CH, Mariño-Enriquez A, Ou W et al. The clinicopathologic features of YWHAE-FAM22 endometrial stromal sarcomas: a histologically high-grade and clinically aggressive tumor. Am J Surg Pathol 2012; 36: 641–53.

Micci F, Panagopoulos I, Bjerkehagen B, Heim S. Consistent rearrangement of chromosomal band 6p21 with generation of fusion genes JAZF1/PHF1 and EPC1/PHF1 in endometrial stromal sarcoma. Cancer Res 2006; 66: 107–12.

O'Neill CJ, McBride HA, Connolly LE, McCluggage WG. Uterine leiomyosarcomas are characterized by high p16, p53 and MIB1 expression in comparison with usual leiomyomas, leiomyoma variants and smooth muscle tumours of uncertain malignant potential. Histopathology 2007; 50: 851–8.

Oliva E, Young RH, Amin MB, Clement PB. An immunohistochemical analysis of endometrial stromal and smooth muscle tumors of the uterus: a study of 54 cases emphasizing the importance of using a panel because of overlap in immunoreactivity for individual antibodies. Am J Surg Pathol 2002; 26: 403–12.

Raspollini MR, Pinzani P, Simi L et al. Uterine leiomyosarcomas express KIT protein but lack mutation(s) in exon 9 of c-KIT. Gynecol Oncol 2005; 98: 334–5.

Soslow RA, Ali A, Oliva E. Mullerian adenosarcomas: an immunophenotypic analysis of 35 cases. Am J Surg Pathol 2008; 32: 1013–21.

Tropé CG, Abeler VM, Kristensen GB. Diagnosis and treatment of sarcoma of the uterus. A review. Acta Oncol 2012; 51: 694–705.

6.5 Therapie

6.5.1 Operative Therapie

Christina B. Walter

Die operative Therapie stellt den wichtigsten Baustein in der Therapie der Sarkome uterinen Ursprungs dar. Unabhängig vom histologischen Subtyp ist hier die **abdominale Hysterektomie** an erster Stelle zu nennen. Handelt es sich um ein Tumorstadium, das nicht mehr auf den Uterus begrenzt ist, so sollte die größtmögliche Tumorreduktion, bestenfalls eine komplette Tumorresektion angestrebt werden (Trope et al. 2012).

Die Frage, ob eine zusätzliche **Lymphonodektomie** (pelvin und/oder paraaortal) sinnvoll ist, ist noch nicht abschließend beantwortet. Betrachtet man die Patientinnen mit einem Leiomyosarkom, so ist eine lymphogene Metastasierung mit 7–9 % eher selten (Kapp et al. 2008; Leitao et al. 2003; Major et al. 1993). Eine Auswirkung der Lymphonodektomie auf die Prognose konnte bislang nicht gezeigt werden (Kapp et al. 2008), weshalb in der klinischen Praxis bei unauffälligen Lymphknoten hier aktuell zurückhaltend vorgegangen werden sollte. Finden sich jedoch auffällige Lymphknoten, so sollten diese im Sinne einer kompletten Tumorresektion mitentfernt werden. Auch beim endometrialen Stromasarkom konnte keine Verbesserung des Gesamtüberlebens durch eine gezielte Lymphonodektomie gezeigt werden (Chan et al. 2008). Die Raten an lymphogener Metastasierung variieren hier zwischen 7 und 45 % (Shah et al. 2008; Leath et al. 2007). Inwiefern die Lymphonodektomie eine Information für eine korrekte Stadieneinteilung bzw. zum Staging liefert, und somit Einfluss auf eine eventuelle adjuvante Therapie sowie zur Prognoseeinschätzung hat, bleibt letztlich noch zu klären.

Auch bei der Entscheidung, ob eine **bilaterale Adnexektomie** sinnvoll ist, finden sich in der Literatur kontroverse Diskussionen. Vor allem bei prämenopausalen Frauen ist diese Entscheidung von großem individuellem Belang. Gerade in diesem Subkollektiv konnten einige Arbeiten zum Leiomyosarkom belegen, dass das belassen der Adnexe keinen Nachteil erbrachte (Gadducci et al. 1996). Beim endometrialen Stromasarkom z. B. konnte in einer Studie ein klarer Vorteil bezüglich der beidseitigen Adnexektomie gezeigt werden (Yoon et al. 2014), in älteren Studien war dies jedoch nicht der Fall (Amant et al. 2007).

Im Hinblick auf die Methodik gibt es bislang ebenfalls keine Daten, ob eine laparoskopische totale Hysterektomie gleichwertig zur abdominalen totalen Hysterektomie zu sehen ist. Aufgrund der Seltenheit der Erkrankung ist jedoch auf jeden Fall die Behandlung an einem gynäkologischen Krebszentrum anzustreben.

> Die totale Hysterektomie ist der Goldstandard in der Therapie der uterinen Sarkome. Ob eine zusätzliche pelvine und/oder paraaortale Lymphonodektomie oder eine bilaterale Adnexektomie sinnvoll ist, muss individuell entschieden werden. Bei fortgeschrittenem Lokalbefund ist in jedem Fall die maximale Tumorreduktion anzustreben.

Literatur

Amant F, De Knijf A, Van Calster B et al. Clinical study investigating the role of lymphadenectomy, surgical castration and adjuvant hormonal treatment in endometrial stromal sarcoma. Br J Cancer 2007; 97: 1194–9.

Gadducci A, Landoni F, Sartori E et al. Uterine Leiomyosarcoma: Analysis of Treatment Failures and Survival. Gynecologic Oncology 1996; 62: 25–32.

Chan JK, Kawar NM, Shin JY et al. Endometrial stromal sarcoma: a population-based analysis. Br J Cancer 2008; 99: 1210–5.

Kapp DS, Shin JY, Chan JK. Prognostic factors and survival in 1396 patients with uterine leiomyosarcomas: emphasis on impact of lymphadenectomy and oophorectomy. Cancer 2008; 112: 820–30.

Leath CA III, Huh WK, Hyde J Jr. et al. A multi-institutional review of outcomes of endometrial stromal sarcoma. Gynecol Oncol 2007; 105: 630–4.

Leitao MM, Sonoda Y, Brennan MF et al. Incidence of lymph node and ovarian metastases in leiomyosarcoma of the uterus. Gynecol Oncol 2003; 91: 209–12.

Major FJ, Blessing JA, Silverberg SG et al. Prognostic factors in early-stage uterine sarcoma. A Gynecologic Oncology Group study. Cancer 1993; 71 (Suppl 4): 1702–9.

Shah JP, Bryant CS, Kumar S et al. Lymphadenectomy and ovarian preservation in low grade endometrial stromal sarcoma. Obstet Gynecol 2008; 112: 1102–08.

Trope CG, Abeler VM, Kristensen GB. Diagnosis and treatment of sarcoma of the uterus. A review. Acta Oncol 2012; 51: 694–705.

Yoon A, Park JY, Lee YY et al. Prognostic factors and outcomes in endometrial stromal sarcoma with the 2009 FIGO staging system: a multicenter review of 114 cases. Gynecol Oncol 2014; 132: 70–5.

6.5.2 Strahlentherapie

Patrizia Marini, Daniel Zips

Primäre Strahlentherapie

Für das inoperable Uterussarkom ist die primäre Strahlentherapie eine wirksame, palliative Option zur Erhöhung der lokalen Tumorkontrolle (Weitmann et al. 2001). In ausgewählten Fällen kann sowohl die perkutane Strahlentherapie als auch die Brachytherapie angewandt werden. Unter strenger Berücksichtigung der Normalgewebstoxizitäten ist auch eine Kombination beider Verfahren möglich. Statistisch relevante Daten zu diesem individuellen Vorgehen liegen wegen der allgemeinen Seltenheit dieser Erkrankung nicht vor.

Adjuvante Strahlentherapie

Aufgrund des Mangels an prospektiv randomisierten Studien sowie der großen histologischen Heterogenität der uterinen Sarkome muss die Rolle der Strahlentherapie differenziert betrachtet werden.

Für das **Leiomyosarkom** konnte in einigen retrospektiven Analysen gezeigt werden, dass eine adjuvante Strahlentherapie (RT) die lokale Tumorkontrolle erhöht, nicht aber das Gesamtüberleben verbessert (Sampath et al. 2010; Mahdavi et al. 2009).

Für das **undifferenzierte uterine Sarkom** wurde in der Gesamtgruppenanalyse mit dem endometrialen Stromasarkom nicht nur ein Vorteil nach Beckenbestrahlung für die lokale Tumorkontrolle, sondern auch für das Gesamtüberleben gesehen (Schick et al. 2012).

In der einzigen randomisierten Studie der European Organisation for Research and Treatment of Cancer (EORTC-Protokoll 55874) konnte kein substanzieller Unterschied für das Gesamtüberleben der verschiedenen histologischen Entitäten des uterinen Sarkoms beobachtet werden. Allerdings wurde für die Subgruppe der **Karzinosarkome** eine Reduktion des lokoregionären Rezidivs gezeigt, nicht jedoch für das Leiomyosarkom (Reed et al. 2008).

Das **uterine Adenosarkom** ist eine sehr seltene Sarkomentität. Es liegen derzeit noch keine ausreichend validen Daten zur Strahlentherapie vor.

Für das **endometriale Stromasarkom** bestehen sehr widersprüchliche Daten (Sampath et al. 2012; Barney et al. 2009).

Das äußert seltene **Rhabdomyosarkom** des Uterus im Kindesalter soll nur im Rahmen von Studien (CWS-Studiengruppe) behandelt werden und wird daher in diesem Kapitel nicht weiter ausgeführt.

Aktuell kann eine **Empfehlung zur adjuvanten Strahlentherapie** für das Karzinosarkom Stadium FIGO I/II (Erhöhung der lokalen Kontrolle) ausgesprochen werden. Die neue S2k-Leitlinie der AWMF wie auch das National Comprehensive Cancer Network (NCCN) berücksichtigen in ihren Empfehlungen die neue FIGO-Stadieneinteilung als auch die aktualisierte histologische Zuordnung in ihren neuesten Leitlinien. Da Karzinosarkome nun den metaplastischen Karzinomen zugeordnet werden, sollen diese wie endometrioide Adenokarzinome behandelt werden (NCCN 2016; D'Angelo u. Prat 2010; Horn et al. 2009).

Das undifferenzierte uterine Sarkom (in der Gesamtgruppenanalyse mit dem endometrialen Stromasarkom auch Vorteil im Gesamtüberleben) kann adjuvant eine perkutane Strahlentherapie erhalten(Schick et al. 2012).

Aufgrund der aktuell widersprüchliche Daten für das endometriale Stromasarkom (Sampath et al. 2010; Barney et al. 2009) wird in der neuen S2k-Leitlinie für die Entität der low-grade endometrialen Stromasarkomen keine Empfehlung zur adjuvanten Strahlentherapie nach vollständiger Tumorresektion ausgesprochen. In der nichtoperablen Rezidivsituation kann eine Strahlentherapie als Lokaltherapie dagegen eingesetzt werden (S2k-Leitlinie 2015).

Für das lokal begrenzte uterine Leiomyosarkom besteht nach aktueller Datenlage ebenfalls keine gesicherte Indikation zur postoperativen Bestrahlung. Nach R1/2-Resektionen bei lokal fortgeschrittenem, auf das Becken begrenztem Tumor kann allerdings auch beim Leiomyosarkom eine Strahlentherapie erwogen werden

Die **adjuvante Bestrahlungsdosis** sollte 45–50 Gy in 1,8–2,0 Gy Einzeldosen fünfmal pro Woche betragen. Bei lokal fortgeschrittenem Erkrankungsbild kann unter strenger Berücksichtigung des Nebenwirkungsprofils eine Kombinationsbehandlung von perkutaner Strahlentherapie und vaginaler High-dose-rate(HDR)-Brachytherapie in 2–3 Fraktionen von 4–6 Gy sowie Chemotherapie gewählt werden (NCCN 2016).

Die adjuvante Strahlentherapie des Karzinomsarkoms und des entdifferenzierten uterinen Sarkoms erhöht die lokale Tumorkontrolle. Für das entdifferenzierte uterine Sarkom konnte in der Gesamtgruppenanalyse mit dem endometrialen Stromasarkom auch eine Verbesserung des Gesamtüberlebens gesichert werden. Für das uterine Leiomyosarkom und das endometriale Stromasarkom ist die Datenlage sehr heterogen und die adjuvante Strahlentherapie derzeit standardmäßig nicht zu empfehlen. In der Rezidivsituation oder bei inoperablem Status ist ein individuelles Vorgehen indiziert.

Literatur

Barney B, Tward JD, Skidmore T et al. Does radiotherapy or lymphadenectomy improve survival in endometrial stromal sarcoma? Int J Gynecol Cancer 2009; 19: 1232–8.

D'Angelo E, Prat J. Uterine sarcomas: a review. Gynecol Oncol. 2010; 116: 131–9.

Horn LC, Schmidt D, Fathke C, Ulrich U. New FIGO staging for uterine sarcomas. Pathologe 2009; 30: 302–3.

Mahdavi A, Monk BJ, Ragazzo J et al. Pelvic radiation improves local control after hysterectomy for uterine leiomyosarcoma: a 20-year experience. Int J Gynecol Cancer 2009; 19: 1080–4.

NCCN. NCCN Clinical Practice Guidelines in Oncology: Uterine Neoplasms. Version 2.2016. www.nccn.org/professionals/physician_gls/pdf/uterine.pdf (Zugriffsdatum: 16.02.2016).

Reed NS, Mangioni C, Malmström H et al. Phase III randomised study to evaluate the role of adjuvant pelvic radiotherapy in the treatment of uterine sarcomas stages I and II: an European Organisation for Research and Treatment of Cancer Gynaecological Cancer Group Study (protocol 55874). Eur J Cancer 2008; 44: 808–18.

Sampath S, Schultheiss TE, Ryu JK et al. The role of adjuvant radiation in uterine sarcomas. Int J Radiat Oncol Biol Phys 2010; 76: 728–34.

Schick U, Bolukbasi Y, Thariat J et al. Outcome and prognostic factors in endometrial stromal tumors: a Rare Cancer Network study. Int J Radiat Oncol Biol Phys 2012; 82: e757–63.

Weitmann HD, Knocke TH, Kucera H, Pötter R. Radiation therapy in the treatment of endometrial stromal sarcoma. Int J Radiat Oncol Biol Phys 2001; 49: 739–48.

6.5.3 Systemtherapie

Hans-Georg Kopp

Die Therapie uteriner Sarkome erfolgt prinzipiell **histologiespezifisch**. Im Folgenden wird auf die häufigen Sarkomentitäten uterinen Ursprungs eingegangen. Seltenere primär uterine Sarkome wie z. B. periphere neuroektodermale Tumoren (PNET) sind anders zu behandeln und müssen deshalb gesondert betrachtet werden. Diese Prämisse weist über die Empfehlung zur Referenzpathologie auf die Notwendigkeit eines interdisziplinären Sarkomboards zur Planung des therapeutischen Prozedere hin.

Adjuvante Systemtherapie

Endometriales Stromasarkom

Low-grade-ESS exprimieren meist Östrogen- und/oder Progesteronrezeptoren und sind auch im disseminierten Stadium einer **Hormontherapie** zugänglich. Eine adjuvant intendierte Hormontherapie gilt nicht als Standard, wird jedoch auf der Grundlage positiver retrospektiver Daten und im Analogieschluss zu anderen rezeptorpositiven Malignomen häufig durchgeführt. Eine mögliche Vorgehensweise beinhaltet die Bestimmung des ER- und PR-Status und bei Rezeptorpositivität die Aufklärung der Patientin über eine mögliche adjuvante Hormontherapie als Individualentscheidung.

! Tamoxifen sollte hierbei aufgrund des organspezifischen Rezeptoragonismus vermieden werden (Reich u. Regauer 2007).

Leiomyosarkom

Adjuvante Therapiemaßnahmen haben keinen gesicherten Stellenwert. Aktuell wird aufgrund des über alle Krankheitsstadien hinweg außerordentlich hohen Rezidivrisikos und der schlechten Prognose im Rezidivfalle eine international rekrutierende, randomisierte Studie der GOG in Zusammenarbeit mit der EORTC (NCT01533207) zur **adjuvanten Chemotherapie** mit 4 Zyklen Gemcitabin/Docetaxel, gefolgt von 4 Zyklen Doxorubicin mono durchgeführt. Patientinnen im Kontrollarm der Studie werden ausschließlich nachgesorgt.

Die Datenlage zur **adjuvanten Hormontherapie** (mit Aromataseinhibitor) ist spärlich; bei Expression von ER im Sarkomgewebe kann diese jedoch erwogen werden.

Undifferenziertes endometriales Sarkom

Eine evidenzbasierte Empfehlung existiert nicht. Im Einzelfall wird aufgrund des hohen Rezidivrisikos bei meist großen Primärtumoren nach häufig onkologisch ungünstiger Entfernungsweise eine adjuvante Systemtherapie wie bei high-grade pleomorphen adulten Weichteilsarkomen empfohlen. Dabei ist zu beachten, dass der Stellenwert der adjuvanten Chemotherapie auch in dieser heterogenen Gruppe kontrovers bleibt.

Aufgrund aktueller Metaanalysen wird davon ausgegangen, dass bei adäquat selektierten Patienten ein ca. 5–10%iger Vorteil quoad vitam erreichbar ist (Pervaiz et al. 2008). Ein typisches Protokoll in adjuvanter Situation wäre Doxorubicin (25 mg/m^2 über 3 Tage) plus Ifosfamid (2,5 g/m^2 über 4 Tage; Judson et al. 2014).

> Diese toxische Therapie sollte unter stationären Bedingungen in einem Sarkomzentrum erfolgen.

Karzinosarkom

Das Karzinosarkom des Uterus wird als metaplastische Variante des Endometriumkarzinoms verstanden. Das **klinische Staging** erfolgt dementsprechend konsequenterweise nach dem Stagingsystem der FIGO für das Endometriumkarzinom. Die Klinik dieses biphasischen Tumors ist jedoch häufig aggressiver, Behandlungsdaten zur Entität dürfen deshalb nicht prinzipiell aus Studien zur Therapie des Endometriumkarzinoms extrapoliert werden. Da für alle fortgeschrittenen Stadien eine hohe Rezidivrate besteht, ist die Frage der adjuvanten Therapiesituation von hoher praktischer Relevanz.

In der **GOG150-Studie** wurde eine adjuvante Chemotherapie mit 3 × Cisplatin/Ifosfamid mit einer transcutanen abdominalen Radiotherapie bei Patientinnen in den Stadien IB bis IV verglichen (Wolfson et al. 2007). Es zeigte sich ein klarer, jedoch nicht signifikanter Trend einer reduzierten Rezidivrate und verbesserten Überlebens zugunsten der Chemotherapiegruppe. Die Patientinnen über 65 Jahre hatten dabei eine höhere Rezidiv- (62 % vs. 48 %) und geringere 5-Jahres-Überlebensrate (31 % vs. 50 %) als die jüngeren Patientinnen. Der Benefit der Therapie war innerhalb der Gruppe der älteren Patientinnen jedoch erhalten.

Insgesamt wird aufgrund dieser Vergleichsstudie mit Radiotherapie eine Systemtherapie mit 3 Zyklen **Cisplatin/Ifosfamid** als adjuvante Behandlung empfohlen. Problematisch ist sicher die mit der o.g. Therapie (20 mg/m^2 Cisplatin d1–4 und 1,5 g/m^2 Ifosfamid d1–4) assoziierte Toxizität, besonders im höheren Lebensalter. Alternativ wird deshalb in praxi häufig – bei Fehlen prospektiver Daten, aber im Analogieschluss zur Wirksamkeit in der metastasierten Situation – eine adjuvante Therapie mit Carboplatin und Paclitaxel durchgeführt.

Palliative Systemtherapie

Bei metachronen oligometastatischen Rezidiven nach längerer Beobachtungszeit spielt die Metastasenchirurgie auch bei uterinen Sarkomen eine Rolle. In der Sarkomkonferenz sollten neben gynäkologischen auch Thorax- und Allgemeinchirurgen vertreten sein, um die Resektabilität von Filiae im oligometastatischen Rezidiv zu beurteilen. Besonders bei isoliert pulmonalem Befall sollten **lokale Maßnahmen** (z. B. chirurgische Entfernung, stereotaktische Radiotherapie oder Radiofrequenzablation) erwogen werden. Die Evidenz für den Vorteil dieser Vorgehensweise ist zwar auf Kasuistiken beschränkt, aber die mittleren Überlebensraten der chirurgisch mitbehandelten Patientinnen sind außergewöhnlich, z. B. bei 81 Patienten mit Leiomyosarkomen unterschiedlicher Primärlokalisationen 70 Monate mittleres Gesamtüberleben bei mehrfacher pulmonaler Metastasektomie (Burt et al. 2011).

Bei **inoperablen Patientinnen** gelten ganz ähnliche Grundregeln wie bei der Behandlung anderer adulter Weichteilsarkome, wobei besonders das uterine Leiomyosarkom als chemosensitive Sarkomerkrankung gilt (Dinh et al. 2004).

Endometriales Stromasarkom

Rezidive treten in ca. 50 % der Fälle lokal und in 50 % mit (am häufigsten pulmonalen oder ossären) Fernmetastasen auf (Cheng et al. 2011). Typisch sind die späten Rezidive auch in frühen Krankheitsstadien (Tse et al. 2011). Bei Patientinnen, die bisher keine Therapie erhalten haben, wird auf der Grundlagen retrospektiver Daten eine antihormonelle Therapie empfohlen. Im oligometastatischen Rezidiv oder bei singulären Metastasen spielt die Metastasenchirurgie eine wichtige Rolle.

Systemtherapeutisch kommen in der ersten Behandlungslinie am häufigsten **Gestagenderivate** wie Megestrolacetat, Aromataseinhibitoren oder GnRH-Analoga zur Anwendung. Genau wie im adjuvanten Setting sollten selektive Östrogenrezeptormodulatoren (SERM) wie Tamoxifen vermieden werden.

Im Falle eines Progress nach adjuvant intendierter oder therapeutischer endokriner First-Line-Therapie wird eine **Chemotherapie** empfohlen. Die Auswahl und Sequenz der wirksamen Substanzen ist hierbei ähnlich wie beim Leiomyosarkom des Uterus.

Leiomyosarkom

Metastatische Rezidive manifestieren sich am häufigsten pulmonal, hepatisch oder intraabdominal bzw. in den retroperitonealen Lymphknoten. Die von Hensley seit vielen Jahren analysierte **Kombinationstherapie** aus Gemcitabin in zeitlich verlängerter Applikationsweise (fixed-dose rate) plus Docetaxel besitzt sowohl in der ersten als auch in der zweiten Behandlungslinie eine in prospektiven klinischen Studien belegte relative hohe Ansprechrate von ca. 35 % und wird deshalb häufig als Standardtherapie des uterinen Leiomyosarkoms bewertet (Maki et al. 2007). Zu beachten ist jedoch die Toxizität der Kombination: höhergradige Neutropenie ist in ca. 20 % der Fälle zu erwarten, und bis zu 10 % der behandelten Patientinnen entwickeln eine behandlungsbedürftige Pneumonitis (Hensley et al. 2008).

Als Alternative in der ersten Behandlungslinie gilt **Doxorubicin mono**. Die damit erzielbare Ansprechrate liegt um 20 % und kann durch Hinzunahme von Ifosfamid auf ca. 30 % gesteigert werden (Sutton et al. 1996).

Die nur im stationären Setting verabreichbare und äußerst toxische Kombination aus Doxorubicin und Ifosfamid, die allzu oft noch reflexartig für Sarkompatienten als palliative Erstlinientherapie eingesetzt wird, bewirkt keine Verlängerung des Überlebens. Sie sollte deshalb in palliativer Situation zurückhaltend eingesetzt werden (Judson et al. 2014).

Trabectedin wird in einer Dosis von 1,5 mg/m^2 als 24-h-Infusion über einen intravenösen Port via Medikamentenpumpe verabreicht und ist nach Versagen einer anthrazyklinhaltigen Therapie bei fortgeschrittenen Weichteilsarkomen zugelassen. Die Ansprechrate unter Trabectedin ist generell niedrig. Der Vorteil liegt in den häufiger zu beobachtenden längerfristigen Krankheitsstabilisierungen bei guter Verträglichkeit und Applizierbarkeit im ambulanten Setting (Monk et al. 2012).

Pazopanib, ein oral verfügbarer Multi-Tyrosinkinaseinhibitor steht ebenfalls zur Behandlung metastasierter uteriner Sarkome nach Progress unter anthrazyklinhaltiger Vortherapie zur Verfügung. In der zulassungsrelevanten Studie der EORTC wurden 369 entsprechend vorbehandelte Patienten mit metastasierten adulten Weichteilsarkomen (davon 165 Leiomyosarkome) 2:1-randomisiert entweder mit Pazopanib oder Placebo behandelt (Van der Graaf et al. 2012). Unter Pazopanib verlängerte sich die progressionsfreie Zeit von 1,6 auf 4,6 Monate; das Gesamtüberleben blieb mit 12,5 vs. 10,7 Monaten unverändert.

Undifferenziertes endometriales Sarkom

Aufgrund der ungünstigen Verläufe wird in der Regel zu einer Kombinationschemotherapie geraten. Es gibt leider kaum histologiespezifische Daten zur optimalen Therapie oder Ansprechrate des undifferenzierten endometrialen Sarkoms. Die wirksamen Protokolle entsprechen jedoch denjenigen, die beim Leiomyosarkom eingesetzt werden.

Karzinosarkom

In der palliativen Therapie des uterinen Karzinosarkoms können analog zum Vorgehen beim lokal rezidivierten Endometriumkarzinom bei isoliert vaginalen bzw. Vaginalstumpfrezidiven lokale Maßnahmen (radiotherapeutisch oder chirurgisch) erwogen werden.

Für bisher nicht systemisch behandelte Patientinnen im metastatischen Rezidiv gilt auf der Grundlage mehrerer Phase-II-Studien dreiwöchentliches Carboplatin (n. AUC6)/Paclitaxel (175 mg/m^2) als **Standardtherapie** in der ersten Behandlungslinie. Die Ansprechrate liegt bei ca. 50 %, die Toxizität ist gering (Powell et al. 2010).

Theoretische Vorteile einer möglicherweise geringgradig höheren Effizienz **Ifosfamidhaltiger Protokolle** (vgl. den Abschnitt zur adjuvanten Therapie des Karzinosarkoms) verblassen in der palliativen Therapiesituation vor dem Hintergrund deutlich höherer Toxizität. Ifosfamid mono hat eine geringere Ansprechrate und muss in hohen Dosen von kumulativ mindestens 6 g/m^2 pro Zyklus appliziert werden. Aufgrund der Enzephalopathiegefahr wird diese Therapie in Deutschland zumeist während eines stationären Krankenhausaufenthaltes durchgeführt. In Kombination mit Paclitaxel (Ifosfamid 1,6 g/m^2, Paclitaxel 135 mg/m^2, Wiederholung Tag 21) wurden in der Phase-III-Studie GOG161 eine Ansprechrate von 45 % und ein medianes Überleben von 14 Monaten erreicht. Allerdings trugen 30 % der Patientinnen eine sensorische Neuropathie davon, und bei fünf Patientinnen mussten schweren Enzephalopathien dokumentiert werden (Homesley et al. 2007).

Für Patientinnen mit metastatischem Rezidiv nach adjuvant intendierter Systemtherapie werden im Allgemeinen Monochemotherapien mit Aktivität beim Endometriumkarzinom bevorzugt.

Literatur

Burt BM, Ocejo S, Mery CM et al. Repeated and aggressive pulmonary resections for leiomyosarcoma metastases extends survival. Ann Thorac Surg 2011; 92: 1202–7.

Cheng X, Yang G, Schmeler KM et al. Recurrence patterns and prognosis of endometrial stromal sarcoma and the potential of tyrosine kinase-inhibiting therapy. Gynecol Oncol 2011; 121: 323–7.

Dinh TA, Oliva EA, Fuller AF Jr et al. The treatment of uterine leiomyosarcoma. Results from a 10-year experience (1990–1999) at the Massachusetts General Hospital. Gynecol Oncol 2004; 92: 648–52.

Hensley ML, Blessing JA, Mannel R, Rose PG. Fixed-dose rate gemcitabine plus docetaxel as first-line therapy for metastatic uterine leiomyosarcoma: a Gynecologic Oncology Group phase II trial. Gynecol Oncol 2008; 109: 329–34.

Homesley HD, Filiaci V, Markman M et al. Phase III trial of ifosfamide with or without paclitaxel in advanced uterine carcinosarcoma: a Gynecologic Oncology Group Study. J Clin Oncol 2007; 25: 526–31.

Judson I, Verweij J, Gelderblom H et al. Doxorubicin alone versus intensified doxorubicin plus ifosfamide for first-line treatment of advanced or metastatic soft-tissue sarcoma: a randomised controlled phase 3 trial. Lancet Oncol 2014; 15: 415–23.

Maki RG, Wathen JK, Patel SR et al. Randomized phase II study of gemcitabine and docetaxel compared with gemcitabine alone in patients with metastatic soft tissue sarcomas: results of sarcoma alliance for research through collaboration study 002. J Clin Oncol 2007; 25: 2755–63.

Monk BJ, Blessing JA, Street DG et al. A phase II evaluation of trabectedin in the treatment of advanced, persistent, or recurrent uterine leiomyosarcoma: a gynecologic oncology group study. Gynecol Oncol 2012; 124: 48–52.

Pervaiz N, Colterjohn N, Farrokhyar F et al. A systematic meta-analysis of randomized controlled trials of adjuvant chemotherapy for localized resectable soft-tissue sarcoma. Cancer 2008; 113: 573–81.

Powell MA, Filiaci VL, Rose PG et al. Phase II evaluation of paclitaxel and carboplatin in the treatment of carcinosarcoma of the uterus: a Gynecologic Oncology Group study. J Clin Oncol 2010; 28: 2727–31.

Reich O, Regauer S. Hormonal therapy of endometrial stromal sarcoma. Curr Opin Oncol 2007; 19: 347–52.

Sutton G. Ifosfamide and doxorubicin in the treatment of advanced leiomyosarcomas of the uterus: a Gynecologic Oncology Group study. Gynecol Oncol 1996; 62: 226–9.

Tse KY, Crawford R, Ngan HY. Staging of uterine sarcomas. Best Pract Res Clin Obstet Gynaecol 2011; 25: 733–49.

Van der Graaf WT, Blay JY, Chawla SP et al. Pazopanib for metastatic soft-tissue sarcoma (PALETTE): a randomised, double-blind, placebo-controlled phase 3 trial. Lancet 2012; 379: 1879–86.

Wolfson AH, Brady MF, Rocereto T et al. A gynecologic oncology group randomized phase III trial of whole abdominal irradiation (WAI) vs. cisplatin-ifosfamide and mesna (CIM) as post-surgical therapy in stage I-IV carcinosarcoma (CS) of the uterus. Gynecol Oncol 2007; 107: 177–85.

6.5.4 Nachsorge

Volkmar Müller

Ziele der Nachsorge sind die Erkennung eines kurativ behandelbaren Rezidivs und die Sicherung der Lebensqualität. Es existieren nach wie vor *keine* einheitlichen Empfehlungen für die Tumornachsorge bei Sarkomen uterinen Ursprunges. Das frühzeitige Erkennen eines **Lokalrezidivs** ist klinisch relevant, da ein kurativer Ansatz bestehen kann, insbesondere beim Vaginalrezidiv und beim zentralen Rezidiv am Vaginalabschluss. Das Vorliegen einer Metastasierung hingegen stellt in den meisten Fällen eine palliative Therapiesituation dar.

Die **S2k-Leitlinien der AWMF** sowie die Therapieempfehlungen der Arbeitsgemeinschaft für Gynäkologische Onkologie (AGO) zur Tumornachsorge (AGO 2013) empfehlen ohne Differenzierung zum Endometriumkarzinom in den ersten 2–3 Jahren nach Primärtherapie ein 3-monatiges Nachsorgeintervall mit Spekulumeinstellung, vaginaler und rektaler Untersuchung, sowie Ultraschall. Eine weiterführende bildgebende Diagnostik wird nur bei symptomatischen Patientinnen angeraten, da der klinische Nutzen unklar ist.

Die **amerikanischen Therapieempfehlungen** des NCCN (National Comprehensive Cancer Network) raten hingegen, neben der klinischen Untersuchung alle 3 Monate, zu einer bildgebenden Untersuchung mittels Computertomografie von Becken, Abdomen und Thorax alle 6 Monate für 2–3 Jahre, obwohl auch hier der fragliche Nutzen und die möglichen Nachteile durch die Strahlenexposition (Brenner et al. 2007) diskutiert werden. Das NCCN rät auch zu einer klinischen Nachsorge alle 6 Monate für weitere 2 Jahre und danach jährlich während die deutschen Leitlinien hierzu keine Stellung nehmen. Eine Nachsorge über 2–3 Jahre hinaus ist aber als klinisch sinnvoll anzusehen.

Diese Empfehlungen berücksichtigen allerdings nicht die **divergente Biologie** der verschiedenen Tumorentitäten im Hinblick auf den Zeitpunkt der höchsten Rezidivwahrscheinlichkeit. Bei endometrialen Stromasarkomen sind indolentes Wachstum und Spätrezidive häufig, nahezu jede zweite primär operierte Frau entwickelt ein Rezidiv im Becken bzw. im Abdomen. Hingegen treten Rezidive bei Leiomyosarkomen am häufigsten in den ersten beiden Jahren auf.

Neben der Erkennung eines kurativ behandelbaren Rezidivs stellt die Erhaltung bzw. Verbesserung der **Lebensqualität** ein zentrales Ziel der Nachsorge dar. Deshalb sollte bei der Untersuchung auf genitale Atrophieerscheinungen, Lymphödeme der unteren Extremitäten, radiogene Reaktionen sowie auf Hormonausfallserscheinungen geachtet werden. Wenn relevante klimakterische Beschwerden vorliegen, kann durch mittelhoch dosierte Gestagene (z. B. 20 mg Medroxyprogesteronacetat) eine Symptomkontrolle erreicht werden, ohne dass ungünstige Effekte im Hinblick auf das Rezidivrisiko zu erwarten sind. Die Leitlinien der AGO raten auch die Aspekte von Hilfsangeboten (Selbsthilfegruppen, psychosoziale Krebsberatungsstellen) und psychoonkologische/psychotherapeutische Behandlungsmöglichkeiten anzusprechen.

Literatur

Brenner DJ, Hall EJ. Computed tomography – an increasing source of radiation exposure. N Engl J Med 2007; 357: 2277–84.

Denschlag D, Thiel FC, Ackermann S et al. Sarcoma of the Uterus. Guideline of the DGGG (S2k-Level, AWMF Registry No. 015/074, August 2015). Geburtshilfe Frauenheilkd 2015; 75: 1028–42.

Kommission Uterus der Arbeitsgemeinschaft Gynäkologische Onkologie. Empfehlungen für die Diagnostik und Therapie des Endometriumkarzinoms. 2013. www.ago-online.de/fileadmin/downloads/leitlinien/uterus/empfehlungen_diagnostik_therapie_EC.pdf (Zugriffsdatum: 16.12.2015).

NCCN. Guidelines for Uterine Neoplasms. 2016. http://www.nccn.org/professionals/physician_gls/pdf/uterine.pdf (Zugriffsdatum: 26.12.2015).

Pautier P, Nam EJ, Provencher DM et al. Gynecologic Cancer InterGroup (GCIG) consensus review for high-grade undifferentiated sarcomas of the uterus. Int J Gynecol Cancer 2014; 24(Suppl 3): S73–7.

6.5.5 Rezidive und Metastasen

Volkmar Müller

Operative Therapie des Rezidivs

Im Falle eines Rezidivs muss zunächst die Frage geklärt werden, ob eine komplette Resektion möglich erscheint. Hierfür sollte, neben der klinischen Untersuchung und Sonografie, ein Staging mit CT des Thorax, Abdomens und Beckens erfolgen. Darüber hinaus liefert eine MRT des Beckens zusätzliche Informationen (Tirumani et al. 2013). Eine komplette Resektion des Rezidivs kann eine kurative Option sein (Nam et al. 2011).

Für **Leiomyosarkome** ist eine längere Überlebenszeit von Patientinnen beschrieben, deren Rezidive komplett reseziert wurden (Giuntoli et al. 2007). Rezidive **endometrialer Stromasarkome** können noch lange Zeit nach der Operation auftreten und sind häufig auf das Becken und/oder die Lunge begrenzt. Auch hier kann eine Resektion möglicherweise kurativ oder zumindest lebensverlängernd wirken (Nam et al. 2011). Unabhängig vom histologischen Typ kann eine Operation isolierter Metastasen in Lunge oder Leber erwogen werden, da hier möglicherweise auch eine Verbesserung der Prognose erreicht wird (Anraku et al. 2004). Falls eine Resektion oder Operation nicht möglich ist, stellt die Strahlentherapie eine weitere Option dar.

Systemische Therapie des inoperablen/metastasierten Leiomyosarkoms

Falls eine nicht operable Situation vorliegt bzw. eine Strahlentherapie lokal begrenzter Rezidive nicht möglich erscheint, ist eine Chemotherapie die Option der Wahl. **Doxorubicin, Gemcitabin** oder **Gemcitabin plus Docetaxel** sind die bevorzugten Therapieregime (Gupta et al. 2013). Berichtete Ansprechraten liegen zwischen 21 und 53 %. Grundsätzlich fehlen Studien, die eine ausreichende Patientenzahl, insbesondere spezifisch für uterine Leiomyosarkome, untersucht haben. Bereits 1983 wurde Doxorubicin als effektive Substanz beschreiben (Omura et al. 1983) und wird in vielen Zentren als Standard verwendet. Die Kombination von Gemcitabin und Docetaxel zeigt im indirekten Vergleich höhere Ansprechraten und auch längere Überlebenszeiten als die Monotherapie mit Doxorubicin, allerdings mit einer deutlich erhöhten Toxizität (Hensley et al. 2008). Eine Phase-II-Studie hat vergleichbare Ansprechraten der Monotherapie mit Gemcitabin und der Kombination von Gemcitabin und Docetaxel in der Subgruppe der Patientinnen mit uterinen Leiomyosarkomen beschrieben, sodass diese Monotherapie auch eine Option darstellt, insbesondere wegen des günstigen Nebenwirkungsspektrums (Pautier et al. 2012).

Weitere Optionen stellen **Trabectedin** (Amant et al. 2009) oder **liposomales Doxorubicin** (Sutton et al. 2005) dar. Einzelfälle eines Ansprechens auf endokrine Therapieansätze sind beschrieben (Amant et al. 2009; Ihnen et al. 2007).

Systemische Therapie des inoperablen/metastasierten endometrialen Stromasarkoms

Endometriale Stromasarkome sind meist hormonrezeptorpositiv und zeigen ein relativ gutes Therapieansprechen auf **endokrine Therapieansätze**. Die Therapie der ersten Wahl ist eine Gestagentherapie mit Megestrolacetat oder Medroxyprogesteron. Andere Therapieoptionen sind Tamoxifen, GnRH-Analoga oder Aromatasehemmer (Thanopoulou et al. 2012; Amant et al. 2009; Pink et al. 2006). Unter endokriner Therapie wurden auch Langzeitremissionen metastasierter Erkrankungen beschrieben (Spano et al. 2003).

Systemische Therapie inoperabler/metastasierter uteriner Sarkome anderer Histologie

Undifferenzierte Sarkome werden aufgrund ihrer Seltenheit – und somit dem Fehlen spezifischer Studiendaten – in Analogie zu Sarkomen ähnlicher Histologie in anderen Lokalisationen behandelt (Amant et al. 2009). Als Substanzen werden z. B. Doxorubicin und Ifosfamid, aber auch Trabectedin eingesetzt.

Literatur

Amant F, Coosemans A, Renard V et al. Clinical outcome of ET-743 (Trabectedin; Yondelis) in high-grade uterine sarcomas: report on five patients and a review of the literature. Int J Gynecol Cancer 2009; 19: 245–8.

Anraku M, Yokoi K, Nakagawa K et al. Pulmonary metastases from uterine malignancies: results of surgical resection in 133 patients. J Thorac Cardiovasc Surg 2004; 127: 1107–12.

Denschlag D, Thiel FC, Ackermann S et al. Sarcoma of the Uterus. Guideline of the DGGG (S2k-Level, AWMF Registry No. 015/074, August 2015). Geburtshilfe Frauenheilkd 2015; 75: 1028–42.

Giuntoli RL 2nd, Garrett-Mayer E, Bristow RE, Gostout BS. Secondary cytoreduction in the management of recurrent uterine leiomyosarcoma. Gynecol Oncol 2007; 106: 82–8.

Gupta AA, Yao X, Verma S et al. Systematic chemotherapy for inoperable, locally advanced, recurrent, or metastatic uterine leiomyosarcoma: a systematic review. Clin Oncol (R Coll Radiol) 2013; 25: 346–55.

Hensley ML, Blessing JA, Mannel R, Rose PG. Fixed-dose rate gemcitabine plus docetaxel as first-line therapy for metastatic uterine leiomyosarcoma: a Gynecologic Oncology Group phase II trial. Gynecol Oncol 2008; 109: 329–34.

Ihnen M, Mahner S, Janicke F, Schwarz J. Current treatment options in uterine endometrial stromal sarcoma: report of a case and review of the literature. Int J Gynecol Cancer 2007; 17: 957–63.

Nam JH. Surgical treatment of uterine sarcoma. Best Pract Res Clin Obstet Gynaecol 2011; 25: 751–60.

Omura GA, Major FJ, Blessing JA et al. A randomized study of adriamycin with and without dimethyl triazenoimidazole carboxamide in advanced uterine sarcomas. Cancer 1983; 52: 626–32.

Pautier P, Floquet A, Penel N et al. Randomized multicenter and stratified phase II study of gemcitabine alone versus gemcitabine and docetaxel in patients with metastatic or relapsed leiomyosarcomas: a Federation Nationale des Centres de Lutte Contre le Cancer (FNCLCC) French Sarcoma Group Study (TAXOGEM study). Oncologist 2012; 17: 1213–20.

Pink D, Lindner T, Mrozek A et al. Harm or benefit of hormonal treatment in metastatic low-grade endometrial stromal sarcoma: single center experience with 10 cases and review of the literature. Gynecol Oncol 2006; 101: 464–9.

Spano JP, Soria JC, Kambouchner M et al. Long-term survival of patients given hormonal therapy for metastatic endometrial stromal sarcoma. Med Oncol 2003; 20: 87–93.

Sutton G, Blessing J, Hanjani P, Kramer P. Phase II evaluation of liposomal doxorubicin (Doxil) in recurrent or advanced leiomyosarcoma of the uterus: a Gynecologic Oncology Group study. Gynecol Oncol 2005; 96: 749–52.

Thanopoulou E, Judson I. Hormonal therapy in gynecological sarcomas. Expert Rev Anticancer Ther 2012; 12: 885–94.

Tirumani SH, Ojili V, Shanbhogue AK et al. Current concepts in the imaging of uterine sarcoma. Abdom Imaging 2013; 38: 397–411.

7 Vulvakarzinom

Überblick

Florin-Andrei Taran, Sara Y. Brucker

Das Vulvakarzinom gehört zu den seltenen gynäkologischen Tumorerkrankungen. Auch deshalb stellt die **operative Therapie** von Patientinnen mit Vulvakarzinom eine der größten Herausforderungen in der modernen gynäkologischen Onkologie dar: einerseits kann diese maligne Erkrankung durch chirurgische Radikalität und ggf. adjuvante Therapien kuriert werden, andererseits kann seit mehreren Jahren ein sinkendes Durchschnittsalter bei Zunahme der HPV-bedingten Läsionen verzeichnet werden. Die operative Therapie beeinflusst in hohem Maße die Lebensqualität und die sexuelle Aktivität der Patientinnen. Die onkologische Sicherheit und psychosoziale Aspekte müssen daher bei der Erstellung eines individuellen Therapiekonzeptes in Einklang gebracht werden.
Die zunehmende Zahl junger und sexuell aktiver Betroffener hat in den letzten Jahrzehnten eine Reduktion der operativen Radikalität bei erhaltener onkologischer Sicherheit und damit eine Senkung der Morbidität bei Verbesserung der Lebensqualität in den Fokus der operativen Therapie gerückt. Selbstverständlich profitieren auch die älteren Patientinnen von diesen Therapieverbesserungen. Heutzutage werden, modernerweise, zunehmend lokoregionäre Lappen zur Wiederherstellung der Funktion und Ästhetik der Vulva unter Klitoriserhalt auch bei größeren Befunden bei erhaltener onkologischer Sicherheit eingesetzt. Darüber hinaus führt die Möglichkeit des Lymphknotenstagings in der Sentineltechnik mit Verzicht auf eine ausgedehnte Lymphonodektomie zu einer wesentlichen Reduktion der peri- und postoperativen Morbiditätsrate (► Kap. 7.6).

Inhalt

7.1 Epidemiologie

Monika Hampl, Linn Wölber

Das Vulvakarzinom ist das vierthäufigste Genitalkarzinom. Während die Inzidenz im Jahr 2006 vom RKI mit 3 von 100 000 Frauen pro Jahr angegeben wurde, zeigen aktuelle Daten und Hochrechnungen aus dem Krebsregister in Schleswig Holstein und des Robert Koch-Instituts (2015), dass es zu einem Anstieg der Inzidenz des Vulvakarzinoms auf 5–7 von 100 000 Frauen pro Jahr in Deutschland gekommen ist. Derzeit erkranken pro Jahr ca. 4 000 Frauen neu am Vulvakarzinom (Katalinic u. Gerdemann 2011). Dies beruht vor allem auf der häufigeren Diagnosestellung dieser Tumorentität bei jungen Frauen (Hampl et al. 2008; Judson 2006; Al Ghamdi et al. 2002; Joura et al. 2000).

Auch in der Tumordatenbank der USA (SEER) wird das Vulvakarzinom zu den Tumoren mit zunehmender Inzidenz gerechnet und ein jährlicher Anstieg von 1,0 % geschätzt (Bodelo et al. 2009). Im Zeitraum von 1965–1974 lag der Altersgipfel bei der Diagnosestellung eines Vulvakarzinoms bei > 70 Jahren. Diese Altersstruktur hat sich in der letzten Dekade mit der

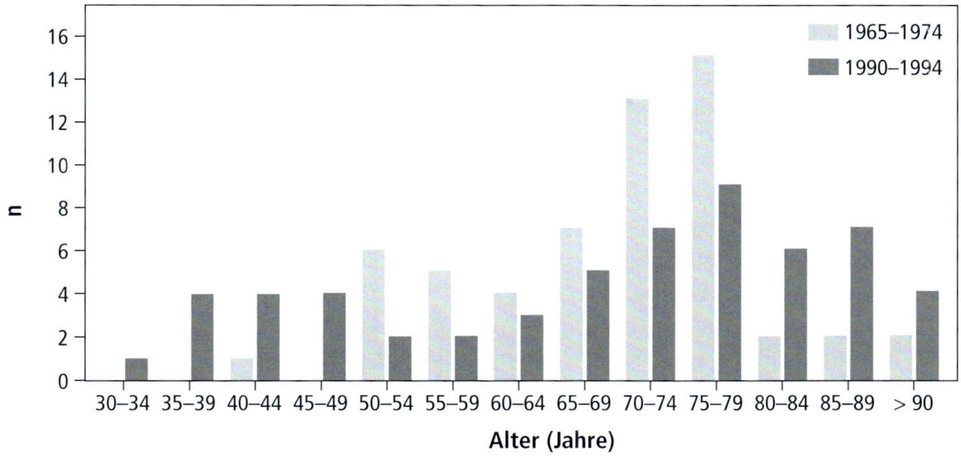

Abb. 7-1 Altersverteilung der Patientinnen mit Vulvakarzinom im untersuchten Kollektiv 1965–1974 und 1990–1994 (nach Jones et al. 1997).

Entwicklung eines zweiten Gipfels um das 50. Lebensjahr verändert (► Abb. 7-1) (Hampl et al. 2008; Jones et al. 1997).

Literatur

Al-Ghamdi A, Freedman D, Miller D et al. Vulvar squamous cell carcinoma in young women: a clinicopathologic study of 21 cases. Gynecol Oncol 2002; 84: 94–101.

Bodelon C, Madeleine MM, Voigt LF, Weiss NS. Is the incidence of invasive vulvar cancer increasing in the United States? Cancer Causes Control 2009; 20: 1779–82.

Hampl M, Deckers-Figiel S, Hampl JA et al. New aspects of vulvar cancer: changes in localization and age of onset. Gynecol Oncol 2008; 109: 340–5.

Jones RW, Baranyai J, Stables S. Trends in squamous cell carcinoma of the vulva: the influence of vulvar intraepithelial neoplasia. Obstet Gynecol 1997; 90: 448–52.

Joura EA, Losch A, Haider-Angeler MG et al. Trends in vulvar neoplasia. Increasing incidence of vulvar intraepithelial neoplasia and squamous cell carcinoma of the vulva in young women. J Reprod Med 2000; 45: 613–5.

Judson PL, Habermann EB, Baxter NN et al. Trends in the incidence of invasive and in situ vulvar carcinoma. Obstet Gynecol 2006; 107: 1018–22.

Katalinic A, Gerdemann U. Aktuelle Zahlen zum Vulvakarzinom in Deutschland. Lübeck: Institut für Krebsepidemiologie 2011. www.cancer-sh.de/datenbank/Vulva2011.pdf (Zugriffsdatum: 16.12.2015).

Robert Koch-Institut, Gesellschaft der epidemiologischen Krebsregister in Deutschland (Hrsg). Krebs in Deutschland 2011/2012. 10. Ausgabe. Berlin: Robert Koch-Institut 2015. www.rki.de.

7.2 Ätiologie

Monika Hampl, Linn Wölber

Entsprechend epidemiologischer und klinikopathologischer Untersuchungen kann das invasive Plattenepithelkarzinom der Vulva in zwei Gruppen mit verschiedener Pathogenese eingeteilt werden.

Vulvakarzinome der älteren Frau (>50 Jahre): Es handelt sich um differenzierte, meist verhornende Plattenepithelkarzinome, die in der Regel nicht über Vorstufen (vulväre intraepitheliale Neoplasien, VIN) entstehen. Risikofaktoren sind nichtneoplastische epitheliale Läsionen der Haut wie der Lichen sclerosus (Skapa et al. 2007) oder squamöse Hyperplasien. In einem großen Teil dieser Tumoren werden *p53*-Mutationen und Überexpression von funktionslosem p53-Protein nachgewiesen (Hoevenaars et al. 2008).

Vulvakarzinome der jüngeren Frau (<50 Jahre): Zu dieser Gruppe gehören nicht verhornende Plattenepithelkarzinome vom basaloiden/bowenoiden Typ oder verrukösen/non-bowenoiden Typ. Diese Karzinome sind HPV-induziert (meistens HPV 16, 18, 31, 33) (Lindell et al. 2010; Skapa et al. 2007; Hampl et al. 2006) und entstehen über VIN-Vorstufen. Als Risikofaktoren gelten die persistierende genitale HPV-Infektion, Immunsuppression, HIV-Infektion, Nicotinabusus, andere sexuell übertragbare Krankheiten wie Herpes genitalis oder Syphilis (Madeleine et al. 1997; Ansink et al. 1996) sowie eine hohe Anzahl von Sexualpartnern. Eine p53-Überexpression kommt bei dieser Gruppe selten vor (Stroup et al. 2008). Die Progressionszeit einer VIN in ein invasives Vulvakarzinom ist nicht durch Daten belegt; ihre Abschätzung ist lediglich im Analogieschluss vom Zervixkarzinom möglich. Bei der CIN zieht sich dieser Prozess bis zur Entstehung eines invasiven Zervixkarzinoms wahrscheinlich über 10–12 Jahre hin (Schiffman et al. 2003).

Literatur

Ansink A. Vulvar squamous cell carcinoma. Semin Dermatol 1996; 15: 51–9.

Hampl M, Sarajuuri H, Wentzensen N et al. Effect of human papillomavirus vaccines on vulvar, vaginal, and anal intraepithelial lesions and vulvar cancer. Obstet Gynecol 2006; 108: 1361–8.

Lindell G, Nasman A, Jonsson C et al. Presence of human papillomavirus (HPV) in vulvar squamous cell carcinoma (VSCC) and sentinel node. Gynecol Oncol 2010; 117: 312–6.

Madeleine MM, Daling JR, Carter JJ et al. Cofactors with human papillomavirus in a population-based study of vulvar cancer. J Natl Cancer Inst 1997; 89: 1516–23.

Schiffman M, Castle P. Epidemiologic studies of a necessary causal risk factor: Human papillomavirus infection and cervical neoplasia. J Nat Cancer Inst 2003; 95: E2.

Skapa P, Zamecnik J, Hamsikova E et al. Human Papillomavirus (HPV) Profiles of Vulvar Lesions: Possible Implications for the Classification of Vulvar Squamous Cell Carcinoma Precursors and for the Efficacy of Prophylactic HPV Vaccination. Am J Surg Pathol 2007; 31: 1834–43.

Stroup AM, Harlan LC, Trimble EL. Demographic, clinical, and treatment trends among women diagnosed with vulvar cancer in the United States. Gynecol Oncol 2008; 108: 577–83.

7.3 Vorsorge

Monika Hampl, Linn Wölber

7.3.1 Primärprävention

Die Primärprävention besteht in der **Verhinderung einer HPV-Infektion** als Ursache der VIN (in 90 % der Fälle HPV-positiv; Hampl et al. 2006) und des Vulvakarzinoms (in 40–60 % der Fälle HPV-induziert; Lindell et al. 2010; Parkin et al. 2006). Ob eine adäquate Behandlung eines Lichen sclerosus einen primärpräventiven Ansatz für einen Teil der HPV-negativen Vulvaneoplasien darstellt, ist derzeit nicht bekannt.

Eine primäre Prävention der HPV-assoziierten VIN und der invasiven Karzinome ist durch die Vermeidung einer genitalen Infektion mit HPV möglich.

Seit 2006 stehen **Impfstoffe** zur Verhinderung einer HPV-16/18-Infektion zur Verfügung. Die Impfstoffe bestehen aus leeren Virushüllen (VLP, virus-like particles) ohne infektiöse DNA, sodass die HPV-Impfung keine Infektion auslösen kann. Die VLP sind hoch immunogen und lösen eine Antikörperbildung aus, die ein Vielfaches der Titer nach einer natürlichen Infektion betragen (Villa et al. 2006; Harper et al. 2006). Die Impfstoffe sind gut verträglich ohne schwere Nebenwirkungen. Die Impfstoffe sind rein prophylaktisch und sollten deshalb jungen Mädchen vor Aufnahme des ersten Geschlechtsverkehrs verabreicht werden. In diesem Kollektiv besteht ein nahezu 100%iger Impfschutz gegen die Entwicklung einer impftypassoziierten (HPV 16/18) zervikalen oder vulvären Präneoplasie über einen Beobachtungszeitraum von maximal 5 Jahren (Garland et al. 2007; Villa et al. 2006; Harper et al. 2006).

Man geht davon aus, dass ca. 80–90 % der VIN und bis zu 40–60 % der Vulvakarzinome bei einer flächendeckenden, prophylaktischen Impfung (Primärprävention) verhindert werden können. Neuere Daten zeigen zusätzlich (Joura et al. 2012), dass die HPV-Impfung auch die Rezidivrate nach behandelter zervikaler, vaginaler, vulvärer und analer Präneoplasie senken kann.

7.3.2 Sekundärprävention

Die Sekundärprävention besteht in der **frühzeitigen Diagnostik** und **sanierenden Operation** der präinvasiven Läsionen (VIN). Ein spezifisches Screening zur Detektion des Vulvakarzinoms und seiner Vorstufen existiert nicht. Die Früherkennung erfolgt durch Diagnose der präinvasiven Veränderungen im Rahmen der frauenärztlichen Krebsfrüherkennungsuntersuchung. Die Teilnahmerate an dieser gynäkologischen, jährlich durchzuführenden Untersuchung beträgt bei Frauen in Deutschland zur Zeit unter 50 %. Leider ist die Teilnahme älterer Frauen an der gynäkologischen Krebsfrüherkennungsuntersuchung geringer.

Ein spezifisches Screening zur Detektion des Vulvakarzinoms und seiner Vorstufen existiert nicht. Eine suffiziente Untersuchung der gesamten Vulva ist obligater Bestandteil der gynäkologischen Krebsfrüherkennungsuntersuchung.

Literatur

Garland SM, Hernandez-Avila M, Wheeler CM et al. Quadrivalent vaccine against human papillomavirus to prevent anogenital diseases. N Engl J Med 2007; 356: 1928–43.

Hampl M, Sarajuuri H, Wentzensen N et al. Effect of human papillomavirus vaccines on vulvar, vaginal, and anal intraepithelial lesions and vulvar cancer. Obstet Gynecol 2006; 108: 1361–8.

Harper DM, Franco EL, Wheeler CM et al. Sustained efficacy up to 4.5 years of a bivalent L1 virus-like particle vaccine against human papillomavirus types 16 and 18: follow-up from a randomised control trial. Lancet 2006; 367: 1247–55.

Joura EA, Garland SM, Paavonen J et al. Effect of the human papillomavirus (HPV) quadrivalent vaccine in a subgroup of women with cervical and vulvar disease: retrospective pooled analysis of trial data. BMJ 2012; 344: e1401.

Lindell G, Nasman A, Jonsson C et al. Presence of human papillomavirus (HPV) in vulvar squamous cell carcinoma (VSCC) and sentinel node. Gynecol Oncol 2010; 117: 312–6.

Parkin DM. The global health burden of infection-associated cancers in the year 2002. Int J Cancer 2006; 118: 3030–44.

Villa LL, Costa RL, Petta CA et al. High sustained efficacy of a prophylactic quadrivalent human papillomavirus types 6/11/16/18 L1 virus-like particle vaccine through 5 years of follow-up. Br J Cancer 2006; 95: 1459–66.

7.4 Diagnostik

Monika Hampl, Linn Wölber

7.4.1 Klinische Diagnostik: Symptomatik

Das häufigste Symptom pathologischer Vulvaveränderungen sind Pruritus, Schmerzen oder unspezifische vulväre Beschwerden. Perineale Schmerzen, Brennen, Dysurie, das subjektive Erfassen von palpablen und sichtbaren Veränderungen sind weitere Symptome. Blutungen oder Fluor treten selten auf. Die Hälfte der Patientinnen ist beschwerdefrei.

Frühsymptome beim Vulvakarzinom und seinen Vorstufen sind oft unspezifisch oder fehlen. Anhaltende Symptome erfordern eine detaillierte klinische Diagnostik.

7.4.2 Diagnostische Verfahren

Die malignen Zellveränderungen treten heutzutage am häufigsten in der Region zwischen Klitoris und Urethra auf (Hampl et al. 2008), gefolgt von den Labia minora/majora und dem Perineum. Hinweise für einen malignen Befund sind

- rasche Größenprogredienz,
- keine Abheilung unter konservativer Therapie,
- Bildung eines Ulcus,
- persistierende Beschwerden.

Patientinnen mit einem langjährigen **Lichen sclerosus et atrophicus** der Vulva haben ein erhöhtes Risiko für die Entwicklung eines nicht HPV-assoziierten Vulvakarzinoms und sollten deshalb jährlich untersucht werden.

Da insbesondere bei prämenopausalen Frauen und HPV-assoziierten Veränderungen mit **multifokalen Veränderungen** zu rechnen ist, ist eine vollständige Untersuchung des äußeren Genitale, der Vagina, Zervix und Perianalregion durchzuführen (inkl. Pap-Abstrich, ggf. HPV-Abstrich). Eine palpatorische Untersuchung des kleinen Beckens ist durchzuführen. Auffällige Veränderungen sind hinsichtlich ihrer Lokalisation, Anzahl und Verteilung, Größe, Begrenzung und Farbe zu beschreiben und zu dokumentieren. Ein Übergreifen auf die Nachbarorgane Vagina, Urethra und Anus (ggf. rektale Untersuchung) ist auszuschließen bzw. zu dokumentieren.

Die Diagnostik erfolgt primär klinisch. Die Grundlage der Abklärungsdiagnostik ist die Inspektion, ggf. ergänzt durch eine Vulvoskopie, sowie Palpation einschließlich der regionären Lymphknoten in den Leisten. Bei auffälligen Befunden muss immer zur Diagnosesicherung eine zeitnahe Gewebeentnahme aus der auffälligen Läsion (Stanzbiopsie) erfolgen. Jede Läsion, die nicht innerhalb von 6–8 Wochen abheilt, muss biopsiert werden.

Vulvoskopie und Applikation von Essigsäure

Mithilfe der Vulvoskopie können Läsionen näher charakterisiert und makroskopisch unauffällige Veränderungen identifiziert werden. Es wird wie bei der Kolposkopie 3–5%ige Essigsäure verwendet. Auffällige Areale müssen histologisch abgeklärt werden. Beim Collins-Test wird 1%ige Toluidinblau-Lösung appliziert, die nach 2 min mit Essigsäure abgewaschen wird. Aufgrund der hohen Falschnegativrate hat die Toluidinblau-Probe keinen Stellenwert in der Diagnostik.

Zytologischer Abstrich

Der zytologische Abstrich an der Vulva weist eine geringe Spezifität auf und ist nicht zu empfehlen.

Histologische Diagnostik, Biopsie

Eine Biopsie ist aus jeder **unklaren Läsion** zu gewinnen. Bei Multifokalität wie auch bei sehr großen, heterogenen Läsionen sind mehrere Biopsien erforderlich.

Empfohlen wird eine **Stanzbiopsie**, da neben dem Epithel auch dermale und subcutane Anteile erfasst werden, sodass bei einem Karzinom die Tiefe der Stromainvasion bestimmt werden kann.

Alternativ kann bei kleinen Läsionen eine **Exzisionsbiopsie** erfolgen. Diese ist obligat bei allen pigmentierten melanomsuspekten Läsionen und ist bei zirkumskripten Herden möglich, die klinisch auf eine VIN hinweisen, wenn kein destruierendes Therapieverfahren vorgesehen ist. Exzisionsbiopsien werden aufgespannt.

! Alle suspekten Läsionen müssen zeitnah histologisch abgeklärt werden.

Weitere prätherapeutische Untersuchungen beim invasiven Vulvakarzinom

Da das invasive Vulvakarzinom (Infiltrationstiefe > 1 mm) primär in die regionären Lymphknoten metastasiert, ist die palpatorische und sonografische Untersuchung der inguinalen Lymphknoten als prätherapeutisches Staging obligatorisch. Beim **Mikrokarzinom** (< 1 mm Infiltrationstiefe) ist die Wahrscheinlichkeit einer inguinofemoralen Lymphknotenmetastasierung nahezu ausgeschlossen (Risiko < 1 %), deshalb wird bei diesen Tumoren operativ kein Staging der Leistenlymphknoten durchgeführt. Der klinische Befund aus den Leisten stimmt allerdings in bis zu einem Drittel *nicht* mit dem späteren histologischen Lymphknotenstatus überein.

Eine routinemäßige apparative Diagnostik (CT/MRT) ist nicht indiziert, nachdem aufgrund der geringen Sensitivitäts- und Spezifitätswerte eine zuverlässige Vorhersage nicht möglich ist. Die beste Prädiktion scheint durch die **Leistensonografie** (Sensitivität 100 %, Spezifität 58,3 % für eine Relation der größeren zur kleineren Achse < 2; Abang Mohammed et al. 2000) erreichbar zu sein. Weitere bildgebende (CT/MRT) oder endoskopische Verfahren sind nur bei gezielter Indikation einzusetzen.

Beim extramammären Paget- und Basalzellkarzinom der Vulva sind synchrone **extragenitale Neoplasien** auszuschließen Die Inzidenz einer primär hämatogenen Metastasierung ist bei Patientinnen ohne lymphogene Metastasierung sehr gering. Sie liegt bei < 3 befallenen Lymphknoten bei 3,8 %, bei ≥ 3 befallenen Lymphknoten bei 66 %. Entsprechend ist eine viszerale Metastasierungsdiagnostik (CT Thorax/Abdomen) nur bei fortgeschrittenem Tumorstadium erforderlich.

Staging

Das Staging erfolgt entsprechend der FIGO- und der TNM-Klassifikation. Maßgeblich sind die Operationsbefunde und das Ergebnis der histopathologischen Untersuchung der Operationspräparate.

Literatur

Abang Mohammed DK, Uberoi R, de BLA, Monaghan JM. Inguinal node status by ultrasound in vulva cancer. Gynecol Oncol 2000; 77: 93–6.

Hampl M, Deckers-Figiel S, Hampl JA et al. New aspects of vulvar cancer: changes in localization and age of onset. Gynecol Oncol 2008; 109: 340–5.

7.5 Pathologie

Annette Staebler, Falko Fend

7.5.1 Maligne Tumoren der Vagina

Die Vagina besteht aus einem muskulären Schlauch mit Auskleidung durch nicht verhornendes Plattenepithel. Dementsprechend sind die meisten Karzinome der Vagina **Plattenepithelkarzinome** (95 %), auch wenn sie nur 1 % aller Genitalkarzinome ausmachen. Klinisch und pathologisch sind diese Tumoren vor allem von den seltenen gutartigen Tumoren (z. B. Plattenepithelpapillom, Hämangiom, Leiomyom, Fibrom), den vor allem bei sehr jungen Patientinnen auftretenden embryonalen Rhabdomyosarkomen, den selteneren Adenokarzinomen, den Melanomen und von Metastasen der weitaus häufigeren Karzinome aus Zervix und Vulva abzugrenzen (► Tab. 7-1; ► Tab. 7-2). Deshalb wird für die Diagnose eines Plattenepithelkarzinomes auch gefordert, dass kein Vulva- oder Zervixkarzinom in den letzten 5 Jahren vor Diagnosestellung bestand. Weniger häufig kommen auch **Metastasen** aus Colon, Rektum, Ovar, Mamma oder Niere vor (Differenzialdiagnose: primäres klarzelliges Karzinom). Als sehr seltene maligne Tumoren der Vagina wurden Dottersacktumoren, Leiomyosarkome oder maligne Lymphome berichtet.

Tab. 7-1 Maligne Tumoren der Vagina.

Tumor	Epidemiologie	Makroskopie	Mikroskopie	Vorstufen	Prognose
Karzinome					
Plattenepithelkarzinom	• häufig HPV-positiv • viel seltener als Zervixkarzinom (1:50) • über 70 % der Patientinnen > 50 Jahre	• überwiegend exophytische, teilweise ulzerierte Tumoren • häufig oberes Vaginaldrittel	• verhornend oder nicht verhornend • seltene Varianten: verrukös, kondylomatös, sarkomatoid	• vaginale intraepitheliale Neoplasie (VAIN 1–3) • seltener als CIN (1:23–1:100)	5-Jahres-Überlebensrate: • St. I 73 % • St. II 53 % • St. III und IV 36 %
Adenokarzinom	• DES-Exposition in utero in 60–80 % der Patientinnen • Durchschnittsalter 19 Jahre	• polypoid, multinodulär, diffus • 90 % oberes Vaginaldrittel	• überwiegend klarzellig • selten kleinzellig oder Urothelkarzinome	• Adenose • atypische Adenose	5-Jahres-Überlebensrate: 80–90 %
Mesenchymale Tumoren					
Leiomyosarkom	• seltener Tumor • Patientinnen 25–86 Jahre	• knotige Tumoren	• atypische Spindelzellproliferate • Nekrosen	keine	5-Jahres-Überlebensrate: ca. 35 %
embryonales Rhabdomyosarkom	• seltener Tumor • Patientinnen 90 % < 5 Jahre	• traubenförmige (= botryoide), ödematöse Tumormassen	• rhabdoide, lockere Spindelzellverbände mit hoher Proliferationsaktivität	keine	Überleben > 90 %, wenn reines botryoides embryonales Rhabdomyosarkom

CIN = zervikale intraepitheliale Neoplasie, DES = Diethylstilbestrol, HPV = humanes Papillomavirus, St. = Stadium (► Tab. 7-2), VAIN = vaginale intraepitheliale Neoplasie

Tab. 7-1 *(Fortsetzung)* Maligne Tumoren der Vagina.

Tumor	Epidemiologie	Makroskopie	Mikroskopie	Vorstufen	Prognose
Melanozytäre Tumoren					
Mela-nom	• 3–5 % der vaginalen Malignome • überwiegend > 50 Jahre	• überwiegend unteres Vaginaldrittel	• invasive, atypische melanozytäre Zellverbände	• Melanom in situ	5-Jahres-Überlebens-rate: 0 % (> 3 cm) bis 43 % (< 3 cm)

CIN = zervikale intraepitheliale Neoplasie, DES = Diethylstilbestrol, HPV = humanes Papillomavirus, St. = Stadium (► Tab. 7-2), VAIN = vaginale intraepitheliale Neoplasie

Tab. 7-2 Stadieneinteilung der Vaginalkarzinome.

TNM	FIGO-Stadium	Definition
pTis	0	Carcinoma in situ, VAIN III
pT1	I	Tumor begrenzt auf Vagina
pT2	II	Infiltration von paravaginalem Gewebe
pT3 oder pT1–3 mit pN1	III	Tumor erreicht Beckenwand und/der regionäre Lymphknotenmetastasen
pT4	IVA	Infiltration der Mucosa von Harnblase oder Rektum und/oder Wachstum außerhalb des kleinen Beckens
M1	IVB	Fernmetastase(n)

VAIN = vaginale intraepitheliale Neoplasie

7.5.2 Maligne Tumoren der Vulva

Vulvakarzinome und deren Präneoplasien

Karzinome der Vulva sind fast ausschließlich Plattenepithelkarzinome und lassen sich in zwei große Tumorgruppen mit unterschiedlicher Pathogenese einteilen. Die erste Gruppe ist wie das Zervixkarzinom mit **HPV** assoziiert, zeigt eine Altersgipfel um das 60. Lebensjahr und typische Präneoplasien, die vulvären intraepithelialen Neoplasien (VIN, analog zu den CIN-Läsionen der Cervix uteri; ► Tab. 7-3; ► Abb. 7-2).

Die zweite Gruppe ist häufig mit **Lichen sclerosus** assoziiert und tritt bei älteren Patientinnen auf (70–80 Jahre). Auch hier wird eine spezifische Präneoplasie vermutet (VIN vom differenzierten Typ; ► Tab. 7-4; ► Abb. 7-2). Die Stadieneinteilung der Vulvakarzinome berücksichtigt auch die minimalinvasiven Karzinome mit exzellenter Prognose (► Tab. 7-5).

Tab. 7-3 Klassifikationen der Präneoplasien des Plattenepithels der Vulva.

Grad der Dysplasie	Alte ISSVD-Klassifikation	Klassifikation in Anlehnung an Bethesda-System	Neue ISSVD-Klassifikation
HPV-assoziierte Veränderungen/flaches Kondylom	HPV-assoziierte Veränderungen, flaches Kondylom	Low-grade-VIN	HPV-assoziierte Veränderungen
leichte Dysplasie	VIN 1		
mäßige Dysplasie	VIN 2	High-grade-VIN	klassische VIN: • basaloider Typ oder • kondylomatöser Typ
schwere Dysplasie/ Carcinoma in situ	VIN 3		
VIN-simplex-Typ	differenzierte VIN	differenzierte VIN	differenzierte VIN

HPV = humanes Papillomavirus, ISSVD = International Society for the Study of Vulval Disease, VIN = vulväre intraepitheliale Neoplasie

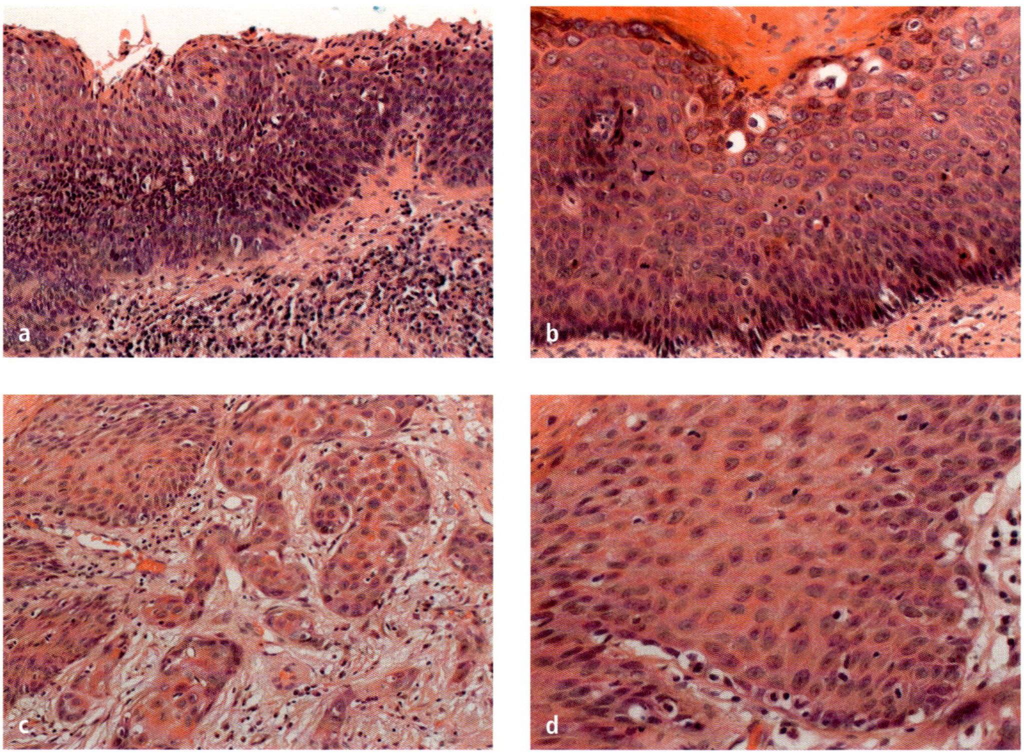

Abb. 7-2 Vulväre intraepitheliale Neoplasie. **a** Klassischer Typ: dicht gedrängte, basaloide Zellen und Mitoseaktivität bis in obere Epithelschichten (200-fache Vergrößerung); **b** kondylomatöser Typ: unreife Zellen und Koilozyten (Zellen mit Viruseffekt) in oberen Epithelschichten (200-fache Vergrößerung); **c** differenzierter Typ: mit invasivem verhornendem Plattenepithelkarzinom (200-fache Vergrößerung); **d** differenzierter Typ: Reifungsstörung mit deutlich vergrößerten Zellkernen und beginnender Verhornung schon in unteren Epithelschichten (400-fache Vergrößerung).

Tab. 7-4 Karzinome der Vulva.

Karzinom	Epidemiologie	Makroskopie	Histologie	Vorstufen	Prognose[1]	Kommentar
Plattenepithelkarzinom, basaloider oder kondylomatöser Typ	• HPV-positiv • Altersgipfel 60–70 • etwa 30 % aller Vulvakarzinome	häufig multifokal, warzig, ggf. ulzeriert, teilweise auch flach	• basaloider Typ: invasive Nester und Stränge von basaloiden Zellen im desmoplastischen Stroma • kondylomatöser Typ: Nachweis von Koilozyten, teilweise verhornend	vulväre intraepitheliale Neoplasie (VIN, klassischer Typ – High-grade-VIN)	5-Jahres-Überlebensrate: • St. I 98 % • St. II 87 % • St. III 75 % • St. IV 29 %	p16 diffus und stark positiv nachweisbar mit immunhistochemischen Methoden
Plattenepithelkarzinom, verhornender Typ	• HPV-negativ • Altersgipfel 70–80 Jahre • etwa 60 % aller Vulvakarzinome • häufig assoziiert mit Hyperplasie oder Lichen sclerosus • häufig *p53*-Mutationen	exophytisch, teilweise ulzeriert, teilweise flach	invasive Zellnester teilweise mit Hornperlen	differenzierte VIN (D-VIN)		–
oberflächlich invasives Plattenepithelkarzinom	häufig HPV-positiv, mit klassischer VIN assoziiert	flache, plaqueartige Läsion, meistens von VIN3 makroskopisch nicht abgrenzbar und nur mikroskopisch sichtbar	max. Infiltration 1 mm, max. Durchmesser 2 cm	VIN, klassischer Typ	• in der Regel keine Metastasen • 5-Jahres-Überlebensrate 93 %	–

[1] Prognose für basaloide, kondylomatöse und verhornend zusammen; HPV = humanes Papillomavirus, St. = Stadium (► Tab. 7-5), VIN = vulväre intraepitheliale Neoplasie

Tab. 7-4 *(Fortsetzung)* Karzinome der Vulva.

Karzinom	Epidemiologie	Makroskopie	Histologie	Vorstufen	Prognose[1]	Kommentar
verruköses Karzinom	Low-risk-HPV-Typen (HPV 6 und 11)	exophytisch wachsende Tumoren	verdrängendes Wachstum, plumpe Invasionsfront	teilweise mit Kondylomen assoziiert	• exzellente Prognose • keine Metastasierung	alte Begriffe: • Riesenkondylom Buschke-Löwenstein • Ackermann-Tumor
Basalzell-karzinom	2–4 % aller Vulvakarzinome	derbe, umschriebene Tumoren oder granuläre Tumoren	Nester von basaloiden Zellen	–	• im Allgemeinen exzellente Prognose bei kompletter Entfernung • selten auch inguinale Lymphknotenmetastasen	alte Begriffe: • Basaliom • Basalzell-epitheliom
Adeno-karzinome	sehr selten	überwiegend in Bartholin-Drüsen	überwiegend muzinöse Karzinome	teilweise mit M. Paget assoziiert	–	–

[1] Prognose für basaloide, kondylomatöse und verhornend zusammen; HPV = humanes Papillomavirus, St. = Stadium (▸ Tab. 7-5), VIN = vulväre intraepitheliale Neoplasie

Tab. 7-5 Stadieneinteilung der Vulvakarzinome.

TNM	Definition
pTis	Carcinoma in situ, VIN 3
pT1	Tumor begrenzt auf Vulva/Perineum
• pT1a	Tumor ≤ 2 cm, Stromainvasion ≤ 1 mm
• pT1b	Tumor > 2 cm oder Stromainvasion > 1 mm
pT2	Tumor jeder Größe mit Infiltration des unteren Drittels von Urethra oder Vagina, Anus
pT3	Tumor jeder Größe mit Infiltration von oberem Drittel der Urethra oder Vagina, Harnblase oder Rektum und/oder Beckenknochen
N0	keine Lymphknotenmetastasen
N1	regionale Lymphknotenmetastasen mit:
• N1a	• 1–2 Metastasen kleiner als 5 mm
• N1b	• 1 Metastase größer als 5 mm
N2	regionale Lymphknotenmetastasen mit:
• N2a	• 3 oder mehr Metastasen, alle kleiner als 5 mm
• N2b	• 2 oder mehr Metastasen, größer als 5 mm
• N2c	• extrakapsulärer Ausbreitung
N3	fixierte oder ulzerierte regionale Lymphknotenmetastasen
M1	Fernmetastase(n) einschließlich pelviner Lymphknotenmetastasen

VIN = vulväre intraepitheliale Neoplasie

Extramammärer M. Paget

Man findet ein nichtinvasives Adenokarzinom mit Ausbreitung in den basalen Zellschichten des Plattenepithels. Der Ursprung wird in den vulvären Schweißdrüsen vermutet, da in seltenen Fällen auch ein begleitendes Adenokarzinom der Schweißdrüsen vorliegt.

Mesenchymale Tumoren der Vulva

Seltene mesenchymale Neoplasien der Vulva stellen die Pathologen vor differenzialdiagnostische Probleme. Zu unterscheiden sind die gutartigen, exophytisch wachsenden gut abgrenzbaren **Angiomyofibroblastome** von den lokal nur schwer abzugrenzenden, in die Tiefe des Beckenbodens infiltrierenden und zu Rezidiven neigenden sogenannten **aggressiven Angiomyxome**. Extrem selten treten auch Sarkome der verschiedensten Differenzierungsformen auf (z. B. Leiomyosarkome, Rhabdomyosarkome, maligne Schwannome, Angiosarkome).

Melanozytäre Tumoren der Vulva

Melanome der Vulva konstituieren zusammen 9 % aller malignen Tumoren der Vulva und 3 % aller Melanome bei Frauen. Sie kommen in allen Altersgruppen vor, jedoch häufiger bei Patientinnen über 60 Jahre. Das häufigste mukosal lentignöse Melanom (52 %) breitet sich an der Grenze von Mucosa zu Submucosa aus. Das seltene superfiziell spreitende Melanom (4 %) zeigt eine flache, radiäre Ausbreitung mit oberflächlich invasivem Wachstum. Beide Formen können klinisch wie eine pigmentierte VIN oder ein M. Paget erscheinen. Das weniger häufige noduläre Melanom (20 %) kann klinisch den Eindruck eines invasiven Plattenepithelkarzinoms erwecken. Die Stadieneinteilung erfolgt in Anlehnung an die Melanome der Haut. Die Tumordicke ist der wichtigste Prognosefaktor.

Literatur

del Pino M, Rodriguez-Carunchio L, Ordi J. Review: Pathways of vulvar intraepithelial neoplasia and squamous cell carcinoma. Histopathology 2013; 62: 161–75.

Riehtdorf L, Löning T. Vulva und Vagina. In: Dietel M, Klöppel G. Pathologie. Mamma, Weibliches Genitale, Schwangerschaft und Kindererkrankungen. Berlin: Springer 2013; 264–73 und 285–290.

Wilkinson EJ. Premalignant and Malignant Tumors of the Vulva. In: Kurman RJ, Hedrick Ellenson L, Ronnett BM. Blaustein's Pathology of the Female Genital Tract. New York: Springer 2011; 55–103.

Zaino RJ, Nucci M, Kurman RJ. Diseases of the Vagina. In: Kurman RJ, Hedrick Ellenson L, Ronnett BM. Blaustein's Pathology of the Female Genital Tract. New York: Springer 2011; 106–54.

7.6 Therapie

7.6.1 Operative Therapie

Standardverfahren

Eva-Maria Grischke

Die Entscheidung über die adäquate operative Therapie beim Vulvakarzinom (► Abb. 7-3) sollte analog der Vorgabe für zertifizierte Organzentren **interdisziplinär** erfolgen. Dabei sollte die Therapieentscheidung individuell und gemeinsam mit der Patientin getroffen werden.

> Die operative Therapie beim Vulvakarzinom, die über einen langen Zeitraum durch eine hohe Radikalität in Form der sogenannten En-bloc-Resektion geprägt war, wird zunehmend bestimmt durch ein stadiengerechtes, individualisiertes und den Bedürfnissen der Patientin angepasstes operatives Vorgehen.

Der erste Schritt in der Reduzierung der Radikalität war die sogenannte **3-Schnitt-Technik**, d. h. Vulvektomie und inguinale Lymphonodektomie erfolgen über jeweils getrennte, eigene Hautschnitte. Trotz einer Verminderung der Radikalität und damit auch der postoperativen Komplikationen, führt auch dieses Verfahren zu einem vollständigen Organverlust. Mit dem Ziel, dies zu vermeiden existiert aktuell ein stadiengerechtes operatives Vorgehen unter dem Hauptaspekt, die radikale Vulvektomie zugunsten lokaler Exzisionsverfahren zu verlassen. Die zurückgenommene lokale Radikalität begründet sich mit „best available evidence".

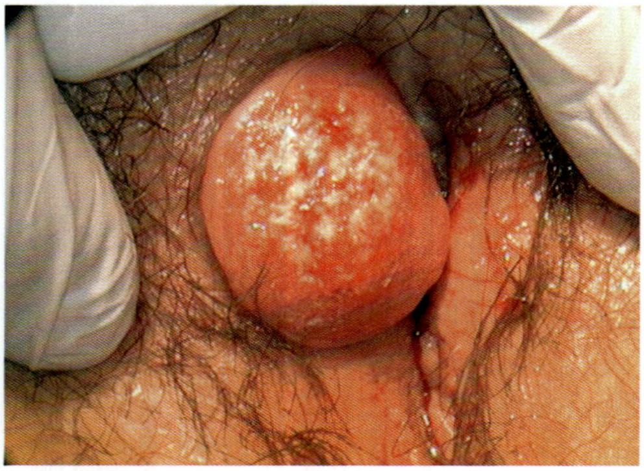

Abb. 7-3 Histologisch gesichertes Vulvakarzinom.

Dieses Vorgehen scheint auch nach der Literaturübersicht eine sichere Alternative zur radikalen Vulvektomie darzustellen. Therapeutischen Einsatz finden damit zunehmend die lokale radikale Exzision (wide excision) sowie – ausschließlich in den sehr fortgeschrittenen Stadien – die radikale Vulvektomie.

Die **lokale radikale Exzision** bedeutet eine Exzision des Tumors, wobei eine makroskopische R0-Resektion anzustreben ist. Eine ausgedehnte Exzision kann auch als partielle Vulvektomie bezeichnet werden. Dem steht die **radikale Vulvektomie** entgegen. Definitionsgemäß handelt es sich dabei um die Resektion der großen und kleinen Labien, der Klitoris und der hinteren Kommissur mit Anlegen der äußeren und der inneren Umschneidungsfigur. Bei der Festlegung der Umschneidungsfigur gilt zum einen der Grundsatz, je größer der Abstand zwischen Tumor und Resektionsrand desto geringer ist die Wahrscheinlichkeit eines lokalen Rezidivs. Während in Studien belegt werden konnte, dass ein Schwellenwert von 4,8 mm für den tumorfreien Resektionsrand ausreichend ist, um ein Lokalrezidiv möglichst zu vermeiden, konnte bei der Schwelle von über 8 mm kein Lokalrezidiv beobachtet werden. Letztendlich wird ein Resektionsrand von 10 mm nach Leitlinie empfohlen, bzw. diskutiert. Im Einzelfall muss allerdings nach entsprechender Aufklärung der Patientin das höhere Rezidivrisiko bei sehr knappen Abtragungsrändern besprochen werden und akzeptiert werden, insbesondere wenn es darum geht, die Klitoris oder auch das Ostium urethrae externum zu erhalten.

Wesentlich für die Wahl der Größe des Exzidates und der Form (Hemivulvektomie, wide excision, partielle Vulvektomie) ist der **Erhalt von Lebensqualität** und **Organfunktionalität**. Mit der Patientin müssen die resultierenden Veränderungen des Körperbildes, die möglicherweise auftretende Verminderung der sexuellen Aktivität, aber auch resultierende sexuelle Funktionsstörungen besprochen werden. Erschwerend kommt hinzu, dass in 25–37 % der Fälle ein klitorisnaher Tumorsitz zu erwarten ist.

Ein wesentlicher Aspekt ist auch das **Sinken des Durchschnittsalters** der Patientinnen bei einer Zunahme von HPV-bedingten Läsionen. Dies führt dazu, dass der Anteil von Frauen in einem Alter unter 50 Jahren mit Entwicklung eines Vulvakarzinoms ca. 20 % beträgt, in 15 % liegt das Alter der Patientin sogar unter 40 Jahre.

Operatives Vorgehen in den Stadien T1 und T2

Beim unifokalen Vulvakarzinom in den Stadien T1a bis T2 kann als lokale operative Therapie die radikale lokale Exzision als ausreichend angesehen werden. Die Begründung liegt darin, dass trotz eines erhöhten Lokalrezidivrisikos von bis zu 12 % keine der Patientinnen an einem Lokalrezidiv verstarb.

Tumorstadien T3 und T4

In den Stadien T3 und T4 sind die Operation, die primäre Radiochemotherapie bzw. die neoadjuvante Radiochemotherapie, gefolgt von der Operation vertretbare Therapieoptionen. Im Vordergrund steht auch hier wiederum die interdisziplinäre Diskussion, um im Sinne der Patientin ein **individualisiertes Konzept** anbieten zu können.

Die Radiochemotherapie ist eine wichtige Therapieform bei dem Ziel des Organerhaltes. Ziel dabei ist es, primär die Radikalität bei der nachfolgenden Operation einzuschränken. Die Entscheidung bzgl. des operativen Vorgehens sollte im Wesentlichen auch geprägt sein von Faktoren wie

- Nebenerkrankungen,
- dem Allgemeinzustand der Patientin, insbesondere bei älteren Patientinnen,
- zu erwartenden Nebenwirkungen und Lebensqualitätseinschränkungen durch die Therapie, insbesondere bei jüngeren Patientinnen,
- der Erwartungshaltung der Patientin.

Insbesondere im **Tumorstadium T3**, das in der Regel einhergeht mit einem Übergreifen des Tumors auf die distale Urethra, die Vagina und/oder den Anus, müssen verschiedene therapeutische Vorgehensweisen in Betracht gezogen werden. Die Resektion der distalen Urethra bzw. des distalen Urethradrittels sollte in aller Regel keine Harninkontinenz zur Folge haben. Bei Mitbefall des Anus sollte präoperativ geklärt werden, inwieweit kontinenzerhaltend operiert werden kann. Ist dies in keinem Falle möglich, sollte eine sogenannte protektive Enterostomaanlage in Erwägung gezogen werden. Zu berücksichtigen ist insgesamt bei der Wahl des operativen Vorgehens, dass der optimale Abstand der Tumorveränderungen zum Gesunden weiterhin unklar ist. Es empfiehlt sich eine kritische Indikationsstellung zur Nachresektion und Radiotherapie wegen zu knappem Absetzungsrand, aber auch eine kritische Haltung gegenüber einer Klitorisresektion – insbesondere bei jungen Frauen.

> Die Therapie sollte unter Berücksichtigung der zu erwartenden Toxizitäten im Rahmen eines Gesamtbehandlungskonzeptes gewählt werden.

Die neoadjuvante Radiochemotherapie sollte insgesamt dann indiziert werden, wenn durch ihren Einsatz Operabilität oder Kontinenzerhalt erreichbar erscheinen.

Operative Therapie der Lymphabflusswege

Ergänzend zur Therapie des Lokalbefundes hat die operative Therapie der Lymphabflussgebiete ebenfalls einen hohen Stellenwert.

Lymphknotenmetastasen gelten als wichtigster Prognosefaktor. Dabei ist die inguinale Lymphonodektomie indiziert ab einem Stadium pT1b (> 1 mm Infiltrationstiefe). Beim Tumorstadium pT1a (Infiltrationstiefe 1 mm und weniger) und dem Basalzellkarzinom ist die inguinale Lymphknotenentfernung obsolet. Bei unilateralen T1-Karzinomen und freien ipsilateralen Lymphknoten kann auf eine kontralaterale Lymphonodektomie verzichtet werden. Reicht das Karzinom allerdings weniger als 1 cm an die Medianlinie heran, ist die bilaterale inguinofemorale Lymphonodektomie indiziert. Eine Sentinellymphknotenentfernung sollte nur unter strenger Qualitätsanforderung und nach intensiver Patientenaufklärung durchgeführt werden.

Grundsätzlich kann eine **Sentinellymphknotenentfernung** nur bei T1- bis T2-Vulvakarzinomen (≤ 4 cm Durchmesser) mit klinisch und sonografisch nicht suspekten Leistenlymphknoten erfolgen. Die Rationale für eine Sentinellymphknotenentfernung ergibt sich daraus, dass die höchste Komplikationsrate der Operation durch die Lymphonodektomie hervorgerufen wird. Dies bedeutet Wundheilungsstörungen in gut 40–44 %, Lymphozelen in 20–30 % oder auch Lymphödeme der Beine in 20–69 %. Tumorfreie Leistenlymphknoten treten, je nach Indikation und Tumorstadium, dabei immerhin in 70–80 % auf. Die inguinale Rezidivrate wird mit 2–3 % beziffert. Unter Berücksichtigung bestimmter Voraussetzungen erscheint deshalb eine alleinige Sentinellymphknotenentfernung vertretbar. Wesentliche Voraussetzungen sind eine ausgewiesene Expertise des OP-Teams und der Nachweis von 10 Sentinellymphknoten, was aktuell noch kontrovers diskutiert wird. Weiterhin ist eine detaillierte Patientenaufklärung bezüglich höherer Rezidivgefahr und Risiko auf eine Zweitoperation zu fordern. Aus Qualitätsgründen sollte ein gesichertes Follow-up erfolgen, der Tumor < 4 cm und unifokal sein sowie klinisch und operativ eine C0-Situation vorliegen.

Indikationen zur pelvinen Lymphonodektomie

Pelvine Lymphknotenmetastasen sind insgesamt selten. Sie finden sich in weniger als 10 % aller Vulvakarzinome und in weniger als 2 % aller Vulvakarzinome in einem Tumorstadium T1 und T2. Eine Metastasierung in drei und mehr inguinale Lymphknoten bei Makrometastasierung oder Kapseldurchbruch steigert auch das Risiko für einen pelvinen Lymphknotenbefall.

Literatur

Ansink A, van der Velden J. Surgical interventions for early squamous cell carcinoma of the vulva. 2000; 2: CD002036.

Burke TW, Levenback C, Coleman RL et al. Surgical therapy of T1 and T2 vulvar carcinoma: further experience with radical wide excision and selective inguinal lymphadenectomy. Gynecol Oncol 1995; 57: 215–20.

Hampl M, Hantschmann P, Michels W et al. German Multicenter Study Group. Validation of the accuracy of the sentinel lymph node procedure in patients with vulvar cancer: results of a multicenter study in Germany. Gynecol Oncol 2008; 111: 282–8.

Heaps JM, Fu YS, Montz FJ et al. Surgical-pathologic variables predivitve of local recurrence in squamous cell carcinoma of the vulva. Gynecol Oncol 1990; 38: 309–14.

Kommission Vulva Vagina der Arbeitsgemeinschaft Gynäkologische Onkologie und der Deutschen Krebsgesellschaft (Hrsg). Interdisziplinäre S2k-Leitlinie für die Diagnostik und Therapie des Vulvakarzinoms. München: Zuckschwerdt 2009. www.ago-online.de/fileadmin/downloads/leitlinien/vulva-vagina/s2k_leitlinie_vulvakarzinom.pdf (Zugriffsdatum: 18.12.2015).

Micheletti L, Preti M, Zola P et al. A proposed glossary of terminology related to the surgical treatment of vulvar carcinoma. Cancer 1998; 83: 1369–75.

Pecorelli S. Revised FIGO staging for carcinoma of the vulva, cervix and endometrium. Int J Gynaecol Obstet 2009; 105: 103–4.

van der Zee AG, Oonk MH, De Hullu JA et al. Sentinel node dissection is safe in the treatment of early-stage vulvar cancer. J Clin Oncol 2008; 26: 884–9.

Van Doorn HC, Ansink A, Verhaar-Langereis M et al. Neoadjuvant chemoradiation for advanced primary vulvar cancer. Cochrane Database Syst Rev 2006; 3: CD003752.

Sentineltechnik

Tanja Fehm

Die operative Therapie des Vulvakarzinoms besteht aus der radikalen Vulvektomie sowie einer oberflächlichen und tiefen inguinofemoralen Lymphonodektomie (LNE). Diese ist jedoch mit einer hohen Komorbidität assoziiert. Da in den Frühstadien insgesamt nur eine geringe Wahrscheinlichkeit für einen Lymphknotenbefall besteht (T1-Tumoren: 10 %, T2: 28 %), hat sich in den letzten Jahren – analog zum Mammakarzinom – beim frühen Vulvakarzinom die Sentinellymphknotenbiopsie (SNB) zur Reduktion der Morbidität durchgesetzt (► Tab. 7-6).

Methodik

Generell gibt es zwei Verfahren zur Sentinelmarkierung, die z. T. von manchen Operateuren auch kombiniert eingesetzt werden. Zum einen wird das **Tc-99-Nanokolloid** peritumoral injiziert. Anschließend wird ein Lymphszintigramm durchgeführt (► Abb. 7-4). Intraoperativ erfolgt die Darstellung des Sentinellymphknotens mit einer Gammasonde. Alternativ kann **Patentblau®** appliziert werden. Der Sentinellymphknoten wird durch die Blauverfärbung dargestellt. Der Lymphknoten bzw. die Lymphknotengruppe wird exstirpiert und im Schnellschnitt untersucht. Zur Erhöhung der Sensitivität der Sentinelbeurteilung wird in der Regel ein histologisches Ultrastaging des Sentinellymphknotens durchgeführt. Bei zentralem Sitz des Vulvakarzinoms (nahe der Medianlinie) muss die SNB beidseitig durchgeführt werden. Bei positiven Sentinellymphknoten ist eine komplette inguinofemorale Lymphonodektomie – unabhängig von der Größe der Lymphknotenmetastase – obligat (Oonk et al. 2010). Ebenso muss eine komplette Lymphonodektomie durchgeführt werden, falls sich kein Sentinellymphknoten identifizieren bzw. darstellen lässt. Vergrößerte ingui-

Tab. 7-6 Komplikationsraten und Krankenhausaufenthaltsdauer nach SNB im Vergleich zur LNE und SNB (van der Zee et al. 2008).

Komplikation	SNB	SNB und LNE
Wundheilungsstörungen	12 %	34 %
Lymphödeme	2 %	25 %
Erysipel	0,4 %	16 %
Hospitalisierung	8 Tage	14 Tage

LNE = Lymphonodektomie, SNB = Sentinellymphknotenbiopsie

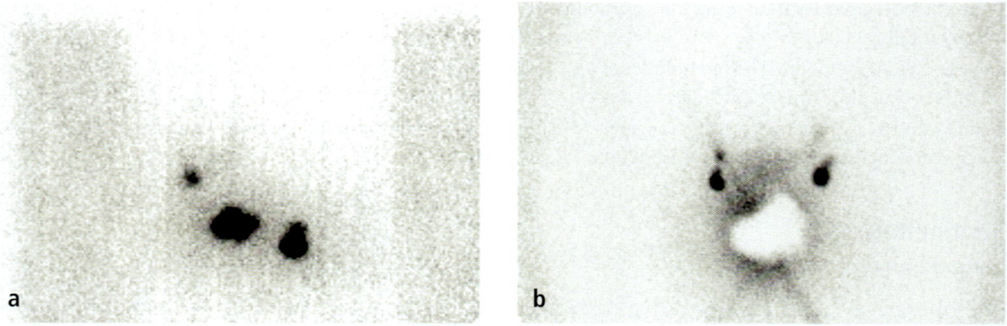

Abb. 7-4 Lymphszintigramm einer Vulvakarzinompatientin: **a** links lateral, **b** ventral mit Abdeckung.

nale Non-Sentinellymphknoten werden immer mit entfernt, da aufgrund eines Tumorbefalls möglicherweise keine Speicherung des Radionuklids oder Farbstoffs stattgefunden hat (Hampl et al. 2008).

Indikation

Die Voraussetzungen für eine Sentinellymphknotenbiopsie sind klinisch und sonografisch unauffällige inguinale Lymphknoten sowie Tumoren ≤ 4 cm (S2k-Leitlinie Vulvakarzinom).

! Die Sentinellymphknotentechnik sollte nur von erfahrenen Zentren unter strengen Qualitätsanforderungen angeboten werden.

Die Patientinnen müssen präoperativ über eine möglicherweise erhöhtes **Rezidivrisiko** mit schwerwiegenden Folgen (z. B. bei Lymphknotenrezidiv) aufgeklärt werden. Ebenso muss die Patientin informiert werden, dass aufgrund der limitierten Aussagekraft des Schnellschnitts ein Zweiteingriff notwendig werden könnte. Bei einer Infiltrationstiefe < 1 mm sowie einem verrukösen Karzinom ist eine SNB bzw. LNE aufgrund des geringen Risikos für einen Lymphknotenbefall nicht indiziert.

Onkologische Sicherheit

Die Sensitivität der Sentinellymphknotenbiopsie liegt je nach Technik zwischen 95 und 97 %. Basierend auf einer großen Multicenterstudie liegt die Wahrscheinlichkeit für ein Leistenrezidiv bei 2,3 % nach 2 Jahren (van der Zee et al. 2008). Insgesamt kann man daher davon ausgehen, dass die Sentinellymphknotenbiopsie unter entsprechenden Voraussetzungen (T1- oder T2-Tumor, klinisch nodalnegativ) eine geeignetes Verfahren ist, um bei Patientinnen mit einem Vulvakarzinom den Lymphknotenstatus adäquat zu bestimmen, jedoch mit deutlicher geringer Morbidität im Vergleich zur kompletten inguinofemorale Lymphonodektomie.

Literatur

Hampl M, Hantschmann P, Michels W et al. Validation of the accuracy of the sentinel lymph node procedure in patients with vulvar cancer: results of a multicenter study in Germany. Gynecol Oncol 2008; 111: 282–8.

Kommission Vulva Vagina der Arbeitsgemeinschaft Gynäkologische Onkologie und der Deutschen Krebsgesellschaft (Hrsg). Interdisziplinäre S2k-Leitlinie für die Diagnostik und Therapie des Vulvakarzinoms. München: Zuckschwerdt 2009. www.ago-online.de/fileadmin/downloads/leitlinien/vulva-vagina/s2k_leitlinie_vulvakarzinom.pdf (Zugriffsdatum: 18.12.2015).

Oonk MH, van Hemel BM, Hollema H et al. Size of sentinel-node metastasis and chances of non-sentinel-node involvement and survival in early stage vulvar cancer: results from GROINSS-V, a multicentre observational study. Lancet Oncol 2010; 11: 646–52.

van der Zee AG, Oonk MH, De Hullu JA et al. Sentinel node dissection is safe in the treatment of early-stage vulvar cancer. J Clin Oncol 2008; 26: 884–9.

7.6.2 Strahlentherapie

Patrizia Marini, Daniel Zips

Vaginalkarzinom

Primäre Strahlentherapie

Die Strahlentherapie des invasiven Vaginalkarzinoms ist in der **kurativen Situation** in vielen Fällen die Therapie der Wahl. Stadienabhängig wird die Brachytherapie alleine oder in einer Kombination aus perkutaner Strahlentherapie und Brachytherapie eingesetzt (► Tab. 7-7) (Di Donato et al. 2012; Frank et al. 2005). In der **Rezidivsituation** des invasiven Vaginalkarzinoms oder bei einer **vaginalen intraepithelialen Neoplasie Grad 3** (VAIN-3) stellt die Strahlentherapie eine Behandlungsalternative zur Operation dar (Blanchard et al. 2011; Ogino et al. 1998; Stock et al. 1995).

Tab. 7-7 Stadienadaptierte Behandlungskonzepte.

FIGO	Therapie	HDR-Brachytherapie	Dosis perkutan (Gy)
0	Lasertherapie, topische 5-Flurouracil-Gabe, Operation, Brachytherapie	6- bis 8-mal 5 Gy	0
I	≤5 mm: Brachytherapie, Operation	6- bis 8-mal 5–7 Gy	0
	>5 mm: perkutane Bestrahlung mit Brachytherapie	4-mal 5 Gy	45–50,4
II	perkutane Bestrahlung mit Brachytherapie	4-mal 5 Gy	45–50,4
III	perkutane Bestrahlung mit Brachytherapie	4-mal 5 Gy	45–50,4
IVA	perkutane Strahlentherapie, Brachytherapie nur, wenn kein erhöhtes Risiko für Fistelbildung besteht	4-mal 5 Gy	45–50,4 auch individuelle, höher dosierte Dosiskonzepte
IVB	palliative symptomorientierte Behandlung	–	–

HDR = high dose rate

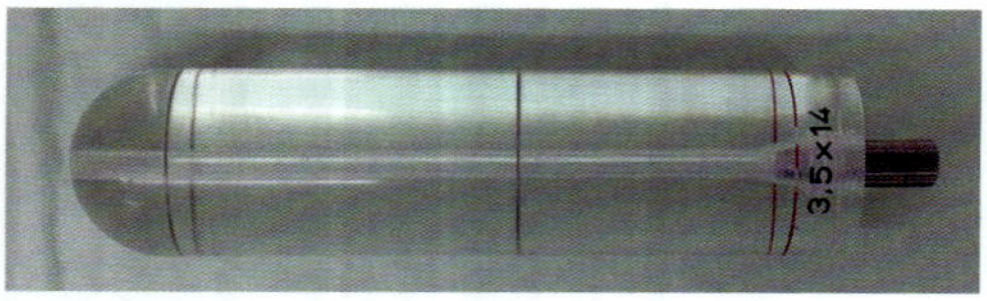

Abb. 7-5 Zylinderapplikator zur Kontaktbestrahlung der Vagina. Die Variabilität der Beladungsstrecke im zentralen Kanal des Applikators ermöglicht die Anpassung an die jeweiligen Befunde. Rechts: Anschluss für das Schlauchsystem zur Beladung des Applikators mit radioaktiver Quelle (z. B. Iridium-192).

Die **Brachytherapie** erfolgt in der Regel über einen intrakavitären zylinderförmigen Applikator, der in die Vagina eingeführt wird (► Abb. 7-5). Durch die Wahl des Applikatordurchmessers erfolgt die optimale Anpassung an das Vaginallumen. Meist wird heutzutage als radioaktive Quelle Iridium-192 für die Brachytherapie eingesetzt. Größere Läsionen, die außerhalb des Vaginalapplikators liegen, können mit der interstitiellen Brachytherapie behandelt werden. Die interstitielle Brachytherapie erfordert eine CT-gestützte Rechnerplanung, um die Dosisverteilung zu präzisieren und die Risikoorgane zu schonen (Seeger et al. 2006).

Die **perkutane Bestrahlung** erfolgt mit CT-gestützter Rechnerplanung. Sie schließt den Primärtumor und den Lymphabfluss mit ein (Mock et al. 2003; Hall u. Brenner 1997). Bei Lokalisation des Tumors im unteren Vaginaldrittel müssen die inguinalen Lymphknoten sowie die Vulva in das Zielvolumen eingeschlossen werden. Bei hoher, zervixnaher Tumorlokalisation sollte das gesamte iliakale Lymphabflussgebiet ins Zielvolumen eingeschlossen werden. Die perkutane Bestrahlung erfolgt nach 3-D-Planung. Zur Schonung der umgebenden Risikoorgane und bei zusätzlicher Bestrahlung der Leistenregion sollte die intensitätsmodulierte Strahlentherapie (IMRT) angewandt werden. Die Gesamtdosis beträgt 45–50 Gy (De Crevoisier et al. 2007; Frank et al. 2005; Mock et al. 2003).

Radiochemotherapie

Zur primären, kombinierten Radiochemotherapie des Vaginalkarzinoms gibt es wenige Daten. In Analogie zum Zervixkarzinom kann unter Berücksichtigung des Allgemeinzustands und der Komorbiditäten der Patientin bei ausgedehnten, lokal weit fortgeschrittenen Vaginalkarzinomen (T3, T4) parallel zur perkutanen Strahlentherapie eine Chemotherapie mit **Cisplatin** 40 mg/m^2 einmal pro Woche appliziert werden (Samant et al. 2007).

Vulvakarzinom

Primäre Strahlentherapie

Die Behandlung des lokal fortgeschrittenen Vulvakarzinoms erfordert einen **interdisziplinären Entscheidungsprozess** zum bestmöglichen Erhalt der Sensibilität der Vulva als auch der Funktion der benachbarten Risikoorgane.

Da **Plattenepithelkarzinome** der Vulva sehr strahlensensibel sind, bietet die primäre definitive Strahlentherapie des lokal fortgeschrittenen Vulvakarzinoms prinzipiell einen kurativen organerhaltenden Ansatz. Die primäre Strahlentherapie kleiner T1- oder T2-Tumoren kann gegenüber der radikalen Vulvektomie vergleichbare Ergebnisse bei geringerer Morbidität erzielen (Barnes u. Thomas 2006).

Bei ausgedehnten **T3- und T4-Tumoren** oder bei **lymphonodulärem Befall** wird eine Radiochemotherapie favorisiert (Cunningham 1997) (► Abb. 7-6). Unter Berücksichtigung des Allgemeinzustandes und der Komorbiditäten der Patientin kommt – in Analogie zum Analkarzinom – Cisplatin, 5-Fluorouracil und Mitomycin zum Einsatz (Wahlen et al. 1995). Bei ausgedehnten Vulvakarzinomen mit Infiltration des Anus muss frühzeitig an die Anlage eines protektiven Anus praeter gedacht werden.

Die Radiochemotherapie kann auch **neoadjuvant** eingesetzt werden, um die Radikalität einer anschließenden Resektion zu minimieren (S2k-Leitlinie 2008). Ob die nach einer neoadjuvanten Radiochemotherapie erfolgte Resektion einen Vorteil gegenüber der alleinigen definitiven primären Radiochemotherapie erbringt, ist nicht abschließend geklärt (Gerszten et al. 2005; Montana et al. 2000; Moore et al. 1998).

Die **perkutane Bestrahlung** erfolgt nach CT-gestützter 3-D-Rechnerplanung, bevorzugt als IMRT (► Abb. 7-7). Die Bestrahlungsfelder schließen bei der primären Therapie die Vulva sowie die inguinalen und femoralen Lymphknotenstationen mit ein. Die Bestrahlung des pelvinen Lymphabflusses schließt die obturatorischen und iliakalen externen Lymphknoten mit ein. Für die Bestrahlung des pelvinen Lymphabflusses beträgt die Gesamtdosis 50 Gy, für die Tumorregion 60–70 Gy. Die Enddosis hängt von verschiedenen Parametern ab, wie z. B. der Toxizität für die umliegenden Risikoorgane oder ob eine und welche Chemotherapie begleitend zur Strahlentherapie gegeben wird (Thomas 2016).

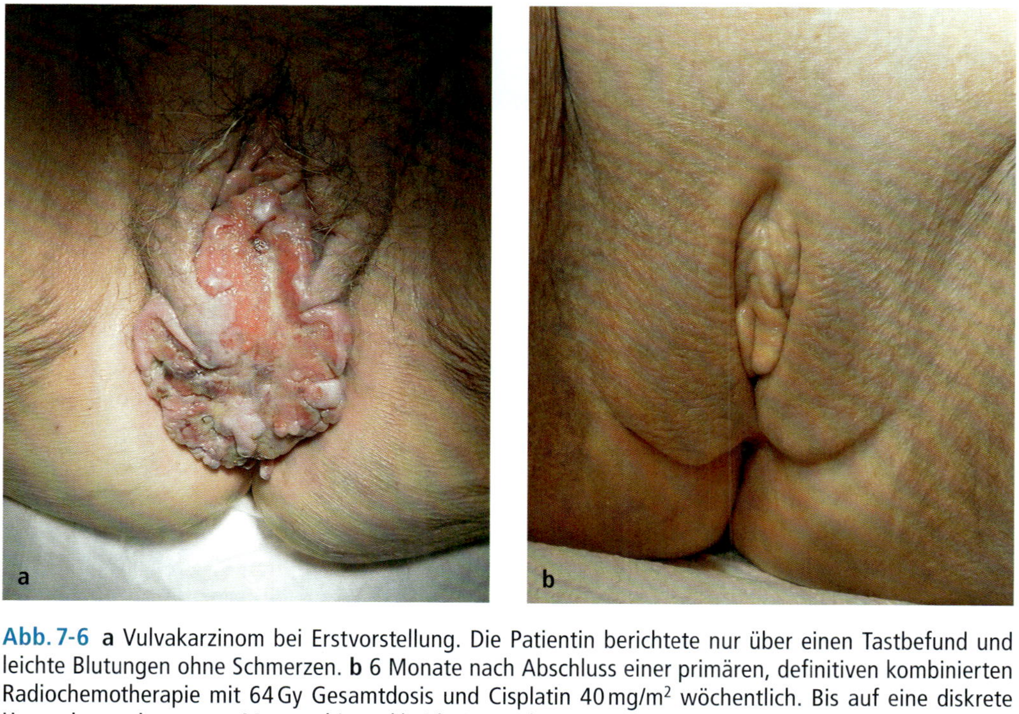

Abb. 7-6 **a** Vulvakarzinom bei Erstvorstellung. Die Patientin berichtete nur über einen Tastbefund und leichte Blutungen ohne Schmerzen. **b** 6 Monate nach Abschluss einer primären, definitiven kombinierten Radiochemotherapie mit 64 Gy Gesamtdosis und Cisplatin 40 mg/m² wöchentlich. Bis auf eine diskrete Hyperpigmentierung am Mons pubis und beidseits an den Leisten keine radiogenen Spätfolgen.

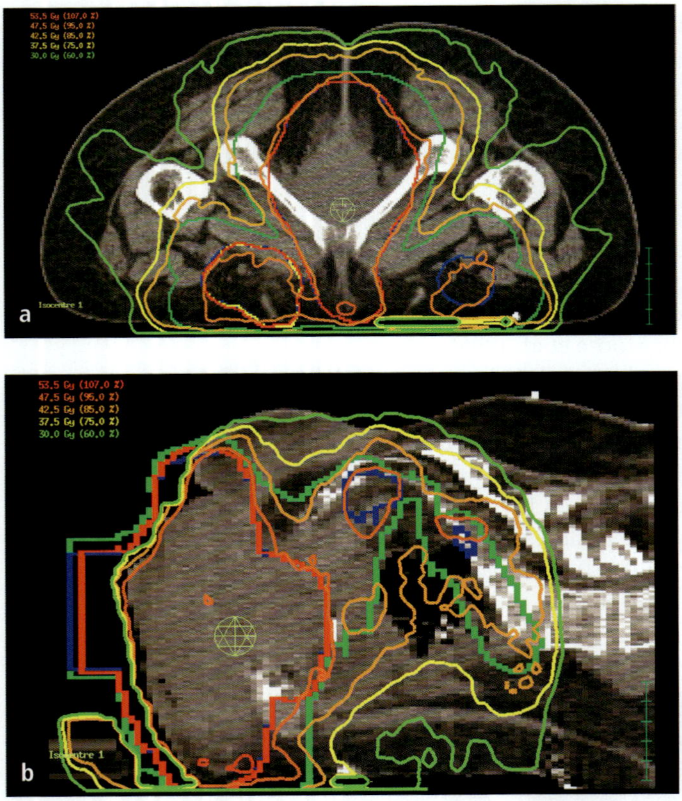

Abb. 7-7 Darstellung der CT-gestützten Rechnerplanung für die Dosisverteilung im Isozentrum eines Bestrahlungsplans für eine Patientin mit ausgedehntem Vulvakarzinom und inguinalen und präsakralen Lymphknotenmetastasen in IMRT-Technik. Durch die Intensitätsmodulation der Bestrahlung können bei guter Erfassung des Zielvolumens (Primarius und Lymphknoten) die Hüftköpfe und der Dünndarm geschont werden. **a** Axiale Schicht einer Planungs-CT. **b** Sagittale Schicht der Planungs-CT. Rot und blau markiert sind die zu bestrahlende Tumorregion. Das Rektum ist lila eingezeichnet. Die orange bis türkis codierten Linien stellen die unterschiedlichen Isodosen (Linien unterschiedlicher Bestrahlungsdosen) dar, deren Dosisstärke nach außen hin (vom Tumor entfernt) abfällt (Dosisgradient).

Adjuvante Strahlentherapie

Die Indikation zur postoperativen Strahlenbehandlung der Vulvaregion besteht nach der S2k-Leitlinie (2008) der Deutschen Krebsgesellschaft in der R1- oder knappen R0-Situation (Sicherheitsabstand < 10 mm zum Resektionsrand), wenn keine Nachresektion möglich ist. Ebenso besteht eine Bestrahlungsindikation der Lymphknotenregionen bei mehr als zwei befallenen Lymphknoten, kapselüberschreitendem Wachstum oder einer Metastase > 10 mm. Dagegen weist die multizentrische, retrospektive AGO-CaRE-1-Studie bereits einen signifikanten Vorteil der adjuvanten Strahlentherapie im Hinblick auf das progressionsfreie Überlebens für Patientinnen mit mehr als einem positiven Lymphknoten auf (Mahner et al. 2015). In der randomisierten Studie der GOG (Gynecologic Oncology Group) konnte bereits 1986 gezeigt werden, dass im Vergleich zwischen der pelvinen Lymphknotenresektion mit der postoperativen Bestrahlung des inguinalen und pelvinen Lymphabflusses bei lymphknotenpositiven Vulvakarzinompatientinnen ein signifikanter Überlebensvorteil zugunsten der bestrahlten Patientinnen besteht. Dieser Vorteil war ebenfalls bei Patientinnen mit mehr als einem befallenen Lymphknoten besonders deutlich (Homesley et al. 1986).

Die adjuvante Strahlenbehandlung der Vulva- oder Leistenregion wird mit 50,0 Gy durchgeführt. Bei Vorliegen von Risikofaktoren (R1-Situation, extrakapsuläres Wachstum) kann die Strahlendosis bis 60 Gy eskaliert werden.

Literatur

Barnes EA, Thomas G. Integrating radiation into the management of vulvar cancer. Semin Radiat Oncol 2006; 16: 168–76.

Blanchard P, Monnier L, Dumas I et al. Low-dose-rate definitive brachytherapy for high-grade vaginal intraepithelial neoplasia. Oncologist 2011; 16: 182–8.

Cunningham MJ. Primary radiation, cisplatin, and 5-fluorouracil for advanced squamous carcinoma of the vulva. Gynecol Oncol 1997; 66: 258–61.

De Crevoisier, Sanfilippo N, Gerbaulet A et al. Exclusive radiotherapy for primary squamous cell carcinoma of the vagina. Radiother Oncol 2007; 85: 362–70.

Di Donato, Bellati F, Fischetti M et al. Vaginal cancer. Crit Rev Oncol Hematol 2012; 81: 286–95.

Frank, Jhingran A, Levenback C, Eifel PJ. Definitive radiation therapy for squamous cell carcinoma of the vagina. Int J Radiat Oncol Biol Phys 2005; 62: 138–47.

Gerszten, Selvaraj RN, Kelley J, Faul C. Preoperative chemoradiation for locally advanced carcinoma of the vulva. Gynecol Oncol 2005; 99: 640–4.

Hall EJ, Brenner DJ. Pulsed dose-rate brachytherapy. Radiother Oncol 1997; 45: 1.

Homesley HD, Bundy BN, Sedlis A, Adcock L. Radiation therapy versus pelvic node resection for carcinoma of the vulva with positive groin nodes. Obstet Gynecol 1986; 68: 733–40.

MahnerS, Jueckstock J, Hilpert F et al. Adjuvant therapy in lymph node-positive vulvar cancer: the AGO-CaRE-1 study. J Natl Cancer Inst 2015; 107: dju426.

Mock U, Kucera H, Fellner C et al. High-dose-rate (HDR) brachytherapy with or without external beam radiotherapy in the treatment of primary vaginal carcinoma: long-term results and side effects. Int J Radiat Oncol Biol Phys 2003; 56: 950–7.

Montana GS, Thomas GM, Moore DH et al. Preoperative chemo-radiation for carcinoma of the vulva with N2/N3 nodes: a gynecologic oncology group study. Int J Radiat Oncol Biol Phys 2000; 48: 1007–13.

Moore DH, Thomas GM, Montana GS et al. Preoperative chemoradiation for advanced vulvar cancer: a phase II study of the Gynecologic Oncology Group. Int J Radiat Oncol Biol Phys 1998; 42: 79–85.

Ogino I, Kitamura T, Okajima H, Matsubara S. High-dose-rate intracavitary brachytherapy in the management of cervical and vaginal intraepithelial neoplasia. Int J Radiat Oncol Biol Phys 1998; 40: 881–7.

Samant R, Lau B, Le T, Tam T. Primary vaginal cancer treated with concurrent chemoradiation using Cis-platinum. Int J Radiat Oncol Biol Phys 2007; 69: 746–50.

Seeger AR, Windschall A, Lotter M et al. The role of interstitial brachytherapy in the treatment of vaginal and vulvar malignancies. Strahlenther Onkol 2006; 182: 142–8.

Stock RG, Chen AS, Seski J. A 30-year experience in the management of primary carcinoma of the vagina: analysis of prognostic factors and treatment modalities. Gynecol Oncol 1995; 56: 45–52.

Thomas GM. Gynaecologic Tumors Overview. In: Gunderson LL, Tepper JE (Hrsg). Clinical Radiation Oncology, 4. Auflage. Philadelphia: Elsevier 2016.

Wahlen SA, Slater JD, Wagner RJ et al. Concurrent radiation therapy and chemotherapy in the treatment of primary squamous cell carcinoma of the vulva. Cancer 1995; 75: 2289–94.

S2k-Leitlinien. Diagnostik und Therapie des Vulvakarzinoms und seiner Vorstufen. 2008. www.awmf.org/uploads/tx_szleitlinien/015-059_S2IDA_Diagnostik_und_Therapie_des_Vulvakarzinoms_und_seiner_Vorstufen_abgelaufen.pdf (Zugriffsdatum: 22.02.2016).

7.6.3 Nachsorge

Melanie Henes

Die Nachsorgeintervalle beim Vaginal- und Vulvakarzinom entsprechen denen anderer gynäkologischer Tumoren. In den ersten 3 Jahren sollten sie alle 3 Monate, die nächsten 2 Jahre alle 6 Monate und darauf jährlich erfolgen. Von Bedeutung ist hier neben der Früherkennung eines präinvasiven oder invasiven Rezidivs und/oder einer Metastasierung, die Erfassung **therapiebedingter Nebenwirkungen**. Diese können z. B. die Dyspareunie oder Apareunie sein, bedingt durch operativ oder radiogen verursachte Stenosen, Strikturen, Adhäsionen und auch fehlende Lubrikation. Auch Beschwerden bei der Miktion und/oder Defäkation bei dammnahen Tumoren und/oder als Bestrahlungsfolge werden berichtet. Hier kann bei einer rechtzeitigen Diagnosestellung und Therapie meist zumindest eine Linderung und damit eine Verbesserung der Lebensqualität der Patientin erreicht werden. Des Weiteren sollten psychosoziale Probleme, wie z. B. Auswirkungen auf die Partnerschaft und den Beruf, in der Nachsorge erfragt werden. Hier kann auch ein Paargespräch, ggf. unter Einbeziehung der Kollegen der Psychoonkologie und der Psychosomatik, sinnvoll sein.

Beim **Vaginalkarzinom** besteht die Nachsorgeuntersuchung, neben der Anamneseerhebung, in einer gynäkologischen/kolposkopischen Untersuchung mit zytologischem Abstrich und Inspektion von Vagina und Vulva. In Sonderfällen kann der Einsatz einer CT oder einer MRT sinnvoll sein. Beim **Vulvakarzinom** erfolgt die Nachsorge analog. Hier folgt der Anamneseerhebung die klinische Untersuchung mit Inspektion und Palpation der Leistenlymphknoten, eine Kolposkopie und meist ein zytologischer Abstrich, wobei dieser an der Vulva nur eingeschränkt beurteilt werden kann. Bei der Vulvoskopie sollten Funktionsproben mit Essigsäure und ggf. Toluidinblau-Probe durchgeführt werden. Bei der Vaginoskopie sind die Funktionsproben mit Essigsäure und Lugol-Lösung hilfreich. Sie sind unspezifisch und nicht beweisend für das Vorliegen einer präinvasiven oder invasiven Veränderung. Zeigt sich bei der Vaginoskopie oder der Vulvoskopie ein auffälliges Areal, muss eine Probeentnahme erfolgen. Diese wird in der Vagina meist mittels Knipsbiopsie und an der Vulva mit einer Stanzbiopsie unter Lokalanästhesie durchgeführt.

> Eine Knipsbiopsie am äußeren Genitale ist aufgrund des häufig fehlenden Stromabezuges nicht zu empfehlen.

Bei größeren Befunden oder ungünstiger Lokalisation ist eine Exzision in einer Kurznarkose durchzuführen. Zu beachten sind auch die zunehmenden Prävalenzen HPV-assoziierter präinvasiver und invasiver Veränderungen, gerade auch bei jungen Frauen. Daher sollte auch eine Sexualanamnese erhoben werden und der Impfstatus erfragt werden, ggf. kann ein HPV-Test in die Nachsorge miteinbezogen werden.

Die Bestimmung des Tumormarkers SCC (Squamous Cell Carcinoma Antigen) gehört nicht zur Routinenachsorge, da er für die Früherkennung von Rezidiven nicht geeignet ist.

Apparative Nachuntersuchungen, wie die Durchführung einer Sonografie, einer MRT oder einer CT, sollten sich immer am klinischen Befund und an der vorliegenden Symptomatik orientieren.

Literatur

Eva LJ. Screening and follow up of vulval skin disorders. Best Pract Res Clin Obstet Gynaecol 2012; 26: 175–88.

Harmon ML. Premalignant and malignant squamous lesions of the vulva. Diag Histopathol 2010; 16: 500–8.

Iftner T, Eberle S, Iftner A et al. Prevalence of Low-Risk and High-Risk Types of Human Papillomavirus and Other Risk Factors for HPV Infection in Germany Within Different Age Groups in Women up to 30 Years of Age: An Epidemiological Observational Study. J Med Virol 2010; 82: 1928–39.

Oonk MH, de Hullu JA, Hollema H et al. The value of routine follow-up in patients treated for carcinoma of the vulva. Cancer 2003; 98: 2624–9.

Yamawaki T, Takeshima N, Shimizu Y et al. Serum levels of squamous cell carcinoma antigen and carcinoembryonic antigen as tumor markers of vulvar cancer. J Obstet Gynaecol Res 1996; 22: 341–6.

7.6.4 Rezidive und Metastasen

Monika Hampl

Allgemeine Aspekte

Die **Inzidenz** von Lokalrezidiven beim Vulvakarzinom ist hoch und liegt bei über 30 %. Der wichtigste Prognosefaktor im Hinblick auf das vulvoperineale Lokalrezidiv ist ein tumorfreier histologischer Resektionsrand von mindestens 8 mm (entspricht 10 mm am nicht fixierten Operationspräparat). Wurde dieser nicht eingehalten, ist mit einer höheren Lokalrezidivhäufigkeit von ca. 50 % zu rechnen. Des Weiteren sind Multifokalität und Lymphangiosis mit einem erhöhten Rezidivrisiko assoziiert.

Vulvoperinealrezidiv

Lokalrezidive im Vulvoperinealbereich sind prognostisch deutlich günstiger als Lymphknotenrezidive. Letztere treten im Allgemeinen früher auf als Lokalrezidive (7 Monate versus 3 Jahre mediane rezidivfreie Zeit). Die 5-Jahres-Überlebensrate bei Frührezidiven innerhalb von 20 Monaten ist deutlich niedriger als bei Intervallen über 20 Monaten (28 % versus 68 %). Vulvakarzinome bei älteren Frauen (lichenassoziiert) neigen zu Lokalrezidiven oder Zweittumoren, ohne systemisch zu streuen.

Beim Vulvoperinealrezidiv ist das Vorgehen abhängig von der Art der Primärtherapie, von der individuellen klinischen Situation und vom Allgemeinzustand der Patientin. Die Maßnahmen sollen **tumoradaptiert** durchgeführt werden in Form von primär operativen Maßnahmen wie der einfachen Excision in sano, komplettierende Re-Vulvektomie bis hin zu exenterierenden Eingriffen.

Für die **Rezidivoperation** gelten die gleichen Radikalitätsprinzipien wie für die Primäroperation, d. h. es ist die Resektion in sano anzustreben, ggf. mit plastischer Rekonstruktionen mit lokalen und myokutanen Lappenplastiken, die das Therapieergebnis insbesondere bei komplexem Ausgangsbefund und Zustand nach vorangegangener Strahlentherapie verbessern. Bei Beteiligung von Nachbarorganen wie Harnblase oder Anus/Rektum ist eine exenterative Operation in Abhängigkeit vom Allgemeinzustand der Patientin zu diskutieren. Miller et al. (1999) berichten eine 5-Jahres-Überlebensrate von 38 %, bei allerdings kleiner Fallzahl. Alternativ kann die Radiotherapie oder die Radiochemotherapie zum Einsatz kommen. Diese Alternativbehandlung ist vor allem bei mehrknotigen Lokalrezidiven, aufgrund einer lymphogenen Aussaat zu indizieren. Sofern keine Kontraindikationen gegen eine Radiochemotherapie vorliegen, sollte diese einer alleinigen Radiotherapie vorgezogen werden. Eine alleinige Chemotherapie ist wenig Erfolg versprechend und kein Routineverfahren (Cormio et al. 2009; Witteveen et al. 2009; Waagener et al. 2001).

Beim Vulvoperinealrezidiv ist die Behandlung abhängig von der Primärtherapie. Als operative Maßnahmen kommen die einfache Excision in sano oder eine Vulvektomie bis hin zu exenterierenden Eingriffen in Betracht.

Inguinales und pelvines Rezidiv

Bei Nachweis eines **inguinalen Rezidivs** sollte eine bildgebende Staginguntersuchung auf hämatogene und weitere lymphogene Metastasen (pelvin, paraaortal, mediastinal, Scalenus) stattfinden.

Bei Rezidiv in der Leiste kann die Operation meist in Kombination mit einer Radiotherapie, eine alleinige Radiotherapie oder eine Radiochemotherapie angewendet werden. Die Entscheidung sollte interdisziplinär und in Abhängigkeit von der Vorbehandlung getroffen werden. Unabhängig von der Therapie ist die Prognose der Patientin schlecht. Ein Leistenrezidiv ist in der Regel tödlich.

Dasselbe gilt auch für Patientinnen mit **pelvinem Rezidiv**. Auch hier werden multimodale Konzepte bevorzugt eingesetzt.

Beim inguinalen und pelvinen Rezidiv können grundsätzlich die Operation, die Radiotherapie und die Chemotherapie alleine oder in Kombination angewendet werden. Sofern keine Kontraindikationen gegen eine Radiochemotherapie vorliegen, sollte diese einer alleinigen Radiotherapie vorgezogen werden. Unabhängig von der Therapie ist die Prognose der Patientin schlecht.

Fernmetastasen

Fernmetastasen können in seltenen Fällen eine Indikation zur Chemotherapie bei einer Patientin in gutem Allgemeinzustand darstellen. Die Datenlage zur Chemotherapie in der Rezidivsituation ist äußerst beschränkt (Cormio et al. 2009; Witteveen et al. 2009; Waagener et al. 2001). Die Ansprechrate für die verschiedenen Substanzen liegt bei etwa 30 %, die Remissionsdauer beträgt allerdings nur wenige Monate (2–8 Monate) und muss gegenüber der beträchtlichen **Toxizität der Polychemotherapie** abgewogen werden. Zum Einsatz kommen z. B. Cisplatin, Bleomycin, Taxane, Vinorelbine (Cormio et al. 2009; Witteveen et al. 2009; Waagener et al. 2001).

Literatur

Cormio G, Loizzi V, Gissi F et al. Cisplatin and vinorelbine chemotherapy in recurrent vulvar carcinoma. Oncology 2009; 77: 281–4.

Miller SM, Schnürch HG, Ebert T et al. Reconstructive Surgery of the efferent urinary tract in pelvic exenteration of gynecological tumors. Urologe 1999; 38: 237–41.

Wagenaar HC, Colombo N, Vergote I et al. Bleomycin, methotrexate, and CCNU in locally advanced or recurrent, inoperable, squamous-cell carcinoma of the vulva: an EORTC Gynaecological Cancer Cooperative Group Study. European Organization for Research and Treatment of Cancer. Gynecol Oncol 2001; 81: 348–54.

Witteveen PO, van der Velden J, Vergote I et al. Phase II study on paclitaxel in patients with recurrent, metastatic or locally advanced vulvar cancer not amenable to surgery or radiotherapy: a study of the EORTC-GCG. Ann Oncol 2009; 20: 1511–6.

Spezielle klinisch-therapeutische Schwerpunkte

Überblick

Andreas Hartkopf, Ludwig Kiesel

In den letzten Jahren wurde die medikamentöse Onkologie durch zahlreiche innovative Substanzen bereichert. Diese hemmen z. B. das hormonabhängige Wachstum vieler Tumoren (endokrine Therapien), binden Oberflächenmoleküle von Tumorzellen (z. B. HER2-zielgerichtete Substanzen), greifen gezielt in intrazelluläre Signalkaskaden ein (z. B. mTOR-Inhibitoren, CDK4/6-Inhibitoren, PI3 K-Inhibitoren), stören die Kommunikation zwischen Tumorzelle und Immunsystem oder beeinflussen die DNA-Reparatur (PARP-Inhibitoren bei *BRCA1/2*-Mutationsträgerinnen). Während in der Vergangenheit alle Patientinnen einer Tumorentität häufig gleichartig behandelt wurden, sind viele dieser neuen Substanzen nur bei distinkten Subgruppen wirksam und werden damit der **Heterogenität von Tumorerkrankungen** gerecht. Wesentlich für derartig personalisierte Therapiekonzepte sind daher Biomarker, welche die Effektivität einer Behandlung vorhersagen. Klassische Beispiele beim Mammakarzinom sind der Hormon- und der HER2-Rezeptorstatus.

Trotz dieser neuen Medikamente hat die **klassische Chemotherapie** weiterhin einen wichtigen Stellenwert bei der Behandlung gynäkologischer Malignome. Durch innovative Substanzen (z. B. in liposomale Carrier verpackte Chemotherapeutika oder an Antikörper gebundene zytotoxische Substanzen) und Fortschritte bei der Supportivtherapie (Antiemetika, GCSF-Prophylaxe) werden Nebenwirkungen allerdings deutlich reduziert. Zudem sind zunehmend diagnostische Tests (z. B. Gensignaturen) verfügbar, welche den individuellen Nutzen einer Chemotherapie vorhersagen können.

Im folgenden Buchteil werden neben den wichtigsten Therapiestandards **supportive, schmerzmedizinische und komplementärmedizinische Maßnahmen** beschrieben. Letztere gewinnen mit Fortschreiten einer Tumorerkrankung, d. h. vor allem in der palliativen Situation, zunehmend an Bedeutung. Zudem wird auf die besonderen präventiven und therapeutischen Aspekte bei der Betreuung von Familien mit hereditärem Ovarial- und Mammakarzinom eingegangen.

8 Chemotherapie

Inhalt

@ Die **Zytostatikaschemata** finden Sie auch zum Download unter **www.schattauer.de/2415**.

8.1 Zytostatikaschemata

Eva-Maria Grischke

Die folgende Zusammenstellung basiert auf den Erfahrungen mit der Wirksamkeit bestimmter Therapieschemata bei den verschiedenen Tumorarten. Hinsichtlich der Indikationen sei auf die jeweiligen Organkapitel verwiesen. Die Übersicht enthält zudem Vorschläge für die supportive Medikation. Bei allen Cyclophosphamid- und Carboplatin-haltigen Schemata wird hierbei die Gabe von Aprepitant favorisiert; diese kann sowohl per os (an Tag 1–3, vgl. nachfolgende Schemata) als auch intravenös (an Tag 1) verabreicht werden.

! Für die Anwendung der vorgeschlagenen Schemata kann keine Haftung übernommen werden. Die Applikation muss stets unter Aufsicht eines in der Anwendung von antineoplastischen Arzneimitteln erfahrenen Arztes erfolgen.

@ Abraxane®

Indikation: metastasiertes Mammakarzinom
Regime: nab-Paclitaxel (100) d1, d8, d15, q29d

Tag	Substanz (Abkürzung)	(Beispiel-) Präparat	Dosis	Applikation	Infusionsdauer
1	nab-Paclitaxel	Abraxane®	100 mg/m^2	i. v.	30 min

Supportive Maßnahmen:

Tag	Substanz	(Beispiel-) Präparat	Dosis	Applikation	Bemerkungen
1	Dexamethason	Fortecortin®	4 mg	i. v.	Kurzinfusion vor Chemotherapie
	Ranitidin	Ranitic®	50 mg	i. v.	–
2, 3	Dexamethason	Fortecortin®	2 × 4 mg	p. o.	–

Zusätzliche Diagnostik:

- Labor: wöchentlich Differenzialblutbild, alle 3 Wochen Kreatinin, klinische Chemie, Leberwerte

Ablauf Tag 1:

- Jonosteril® 1/1 350 ml/h, anschließend: 250 ml NaCl 0,9 % 150 ml/h während der gesamten Therapie
- – 15 min Dexamethason 4 mg + Ranitidin 50 mg in 100 ml NaCl 0,9 %
- 0 min nab-Paclitaxel (30 min infundieren)

Avastin®

Indikation: metastasiertes Mammakarzinom, Ovarialkarzinom, fortgeschrittenes Zervixkarzinom
Regime: Bevacizumab (15 mg/kg) d1, q22d oder Bevacizumab (10 mg/kg) d1, q15d

Tag	Substanz (Abkürzung)	(Beispiel-) Präparat	Dosis	Applikation	Infusionsdauer
1	Bevacizumab	Avastin®	15 mg/kg KG	i. v.	• 1. Gabe 90 min • 2. Gabe 60 min • ab 3. Gabe 30 min

Zusätzliche Diagnostik:
- Labor: vor jedem Zyklus Nierenwerte
- Urinteststreifen (U-Stix) vor jedem Zyklus
- RR vor jedem Zyklus

Ablauf Tag 1:
- Jonosteril® 1/1 oder HD 5 150 ml/h während der gesamten Therapie
- 0 min Bevacizumab in NaCl 0,9 %

Caelyx®

Indikation: progredientes Ovarialkarzinom, metastasiertes Mammakarzinom
Regime: Caelyx® (40) d1, q29d oder Caelyx® (20) d1, d14, q29d

Tag	Substanz (Abkürzung)	(Beispiel-) Präparat	Dosis	Applikation	Infusionsdauer
1	PEG-liposomales Doxorubicin	Caelyx®	40 mg/m²	i. v. in Glucose 5 %	1 h (bei 1. Gabe 90 min)
1, 14	PEG-liposomales Doxorubicin	Caelyx®	20 mg/m²	i. v. in Glucose 5 %	1 h (bei 1. Gabe 90 min)

PEG = Polyethylenglycol

Supportive Maßnahmen:

Tag	Substanz	(Beispiel-) Präparat	Dosis	Applikation	Bemerkungen
1, (14)	Dexamethason	Fortecortin®	8 mg	i. v.	Kurzinfusion vor Chemotherapie

Zusätzliche Diagnostik und Maßnahmen:
- Labor: wöchentlich Differenzialblutbild, vor jedem Zyklus Elektrolyte, Kreatinin, Leberenzyme, Bilirubin
- Sonstiges: vor Beginn der Chemotherapie kardiologisches Konsil, alle 3 Monate Echokardiografie
- Infoblatt zum Hand-Fuß-Syndrom an die Patientin ausgeben
- supportive Vitamin-B_6-Gabe (300 mg Pyridoxin, z. B. Vicotrat forte®)

Ablauf Tag 1 (14):
- Jonosteril® 1/1 300 ml/h, anschließend: 250 ml Glucose 5 % 150 ml/h während der gesamten Therapie
- – 30 min Dexamethason 8 mg in 100 ml NaCl 0,9 %
- 0 min Caelyx® in 5%iger Glucoselösung i. v. (1 h infundieren)

Caelyx®/Yondelis®

Indikation: Ovarialkarzinomrezidiv
Regime: Caelyx® (30), d1, q22d; Trabectedin (1,1), d1, q22d

Tag	Substanz (Abkürzung)	(Beispiel-) Präparat	Dosis	Applikation	Infusionsdauer
1	PEG-liposomales Doxorubicin	Caelyx®	30 mg/m²	i. v. in Glucose 5 %	1 h (bei 1. Gabe 90 min)
1	Trabectedin	Yondelis®	1,1 mg/m²	i. v.	3 h

PEG = Polyethylenglycol

Supportive Maßnahmen:

Tag	Substanz	(Beispiel-) Präparat	Dosis	Applikation	Bemerkungen
– 1	Dexamethason	Fortecortin®	4 mg	p. o.	am Nachmittag vor der Chemotherapie
1	Dexamethason	Fortecortin®	8 mg	i. v.	als Kurzinfusion vor der Chemotherapie
	Granisetron	Kevatril®	1 mg	i. v.	–
2, 3	Dexamethason	Fortecortin®	4 mg	p. o.	1-0-0
	Ondansetron	Zofran Zydis®	8 mg	p. o.	1-0-0

Zusätzliche Diagnostik und Maßnahmen:

- Labor: wöchentlich Differenzialblutbild, vor jedem Zyklus Elektrolyte, Kreatinin, Leberenzyme, Bilirubin
- Sonstiges: vor Beginn der Chemotherapie kardiologisches Konsil, alle 3 Monate Echokardiografie
- Infoblatt zum Hand-Fuß-Syndrom an die Patientin ausgeben
- supportive Vitamin-B_6-Gabe (300 mg Pyridoxin, z. B. Vicotrat forte®)

Ablauf Tag 1:

- Jonosteril® 1/1 300 ml/h, anschließend: 250 ml Glucose 5 % 150 ml/h während der gesamten Therapie
- – 30 min Dexamethason 8 mg + Granisetron 1 mg in 100 ml NaCl 0,9 %
- 0 min Caelyx® in 5%iger Glucoselösung i. v. (1 h infundieren)
- + 60(90) min Trabectedin in NaCl 0,9 % i. v.

! Unter der Therapie mit Trabectedin kein Aprepitant verwenden.

Carboplatin

Indikation: Ovarialkarzinom, metastasiertes Mammakarzinom

Regime: Carboplatin (AUC5), d1, q22d oder Carboplatin (AUC2), d1, d14, q29d

Tag	Substanz (Abkürzung)	(Beispiel-) Präparat	Dosis	Applikation	Infusionsdauer
1	Carboplatin	Carboplat®	AUC 5	i. v.	30 min
1, 14	Carboplatin	Carboplat®	AUC 2	i. v.	30 min

Supportive Maßnahmen:

Tag	Substanz	(Beispiel-) Präparat	Dosis	Applikation	Bemerkungen
1 (14)	Dexamethason	Fortecortin®	8 mg	i. v.	Kurzinfusion vor Chemotherapie
	Ranitidin	Ranitic®	50 mg	i. v.	–
	Granisetron	Kevatril®	1 mg	i. v.	–
	Aprepitant	Emend®	125 mg	p. o.	1 h vor Chemotherapie
2, 3 (15, 16)	Dexamethason	Fortecortin®	4 mg	p. o.	–
	Aprepitant	Emend®	80 mg	p. o.	–

Zusätzliche Diagnostik:

- Labor: wöchentlich Differenzialblutbild, vor jedem Zyklus Elektrolyte, Kreatinin, Leberenzyme, Bilirubin

Ablauf Tag 1 (14):

- Jonosteril® 1/1 350 ml/h, anschließend: 250 ml Glucose 5 % 150 ml/h während der gesamten Therapie
- – 1 h 125 mg Aprepitant p. o.
- – 30 min Granisetron 1 mg + Dexamethason 8 mg + Ranitidin 50 mg in 100 ml NaCl 0,9 %
- 0 min Carboplatin in Glucose 5 % i. v. (30 min infundieren)

! Infusion von Carboplatin nicht mit NaCl-Infusion kombinieren.

@ Carboplatin/Caelyx®

Indikation: platinsensibles Ovarialkarzinomrezidiv
Regime: Caelyx® (40), d1, q29d; Carboplatin (AUC6), d1, q29d

Tag	Substanz (Abkürzung)	(Beispiel-) Präparat	Dosis	Applikation	Infusionsdauer
1	PEG-liposomales Doxorubicin	Caelyx®	40 mg/m²	i. v.	1 h
1	Carboplatin (CBDCA)	Carboplat®	AUC 6	i. v.	30 min

PEG = Polyethylenglycol

Supportive Maßnahmen:

Tag	Substanz	(Beispiel-) Präparat	Dosis	Applikation	Bemerkungen
1	Dexamethason	Fortecortin®	8 mg	i. v.	Kurzinfusion vor Chemotherapie
	Ranitidin	Ranitic®	50 mg	i. v.	–
	Granisetron	Kevatril®	3 mg	i. v.	–
	Aprepitant	Emend®	125 mg	p. o.	1 h vor Chemotherapie
2	Dexamethason	Fortecortin®	2 × 4 mg	p. o.	–
	Granisetron	Kevatril®	2 mg	p. o.	–
	Aprepitant	Emend®	80 mg	p. o.	–
3	Dexamethason	Fortecortin®	1 × 4 mg	p. o.	–
	Aprepitant	Emend®	80 mg	p. o.	–

Zusätzliche Diagnostik:
- Labor: wöchentlich Differenzialblutbild, vor jedem Zyklus Elektrolyte, Kreatinin, Leberenzyme, Bilirubin

Ablauf:
- Jonosteril® 1/1 300 ml/h, anschließend: 500 ml Glucose 5 % 150 ml/h während der gesamten Therapie
- – 30 min Dexamethason 8 mg + Granisetron 3 mg + Ranitidin 50 mg in 100 ml NaCl 0,9 %
- 0 min Caelyx® in NaCl 0,9 % i. v. (1 h infundieren)
- + 1 h Carboplatin in Glucose 5 % i. v. (30 min infundieren)

Carboplatin/Etoposid

Indikation: neuroendokrines Zervixkarzinom
Regime: Carboplatin (AUC5), d1, q22d; Etoposid (120 mg) d1–3, q22d

Tag	Substanz (Abkürzung)	(Beispiel-) Präparat	Dosis	Applikation	Infusionsdauer
1	Carboplatin	Carboplat®	AUC 5	i. v.	1 h
1, 2, 3	Etoposidphosphat	Etoposid®	120 mg/m²	i. v.	1 h

Supportive Maßnahmen:

Tag	Substanz	(Beispiel-) Präparat	Dosis	Applikation	Bemerkungen
1	Dexamethason	Fortecortin®	8 mg	i. v.	Kurzinfusion vor Chemotherapie
	Ranitidin	Ranitic®	50 mg	i. v.	–
	Granisetron	Kevatril®	3 mg	i. v.	–
	Dimetindenmaleat	Fenistil®	4 mg	i. v.	–
	Aprepitant	Emend®	125 mg	p. o.	1h vor Chemotherapie
2 + 3	Dexamethason	Fortecortin®	8 mg	i. v.	Kurzinfusion vor Chemotherapie
	Aprepitant	Emend®	80 mg	p. o.	–

Zusätzliche Diagnostik:
- Labor: wöchentlich Differenzialblutbild, vor jedem Zyklus Elektrolyte, Kreatinin, Leberenzyme, Bilirubin

Ablauf Tag 1:
- Jonosteril® 1/1 300 ml/h, anschließend: Jonosteril® 1/1 während der gesamten Etoposidphosphat-Therapie

- – 1 h Dexamethason 8 mg + Granisetron 3 mg + Ranitidin 50 mg + Dimetindenmaleat 4 mg in 100 ml NaCl 0,9 %, Aprepitant 125 mg p. o.
- 0 min Etoposidphosphat in NaCl 0,9 % (60 min infundieren), Glucose 5 % 150 ml/h während der gesamten Carboplatin-Therapie
- + 60 min Carboplatin in 5%iger Glucoselösung i. v. (60 min infundieren)

Ablauf Tag 2 und 3:

- Jonosteril® 1/1 300 ml/h, anschließend: Jonosteril® 1/1 während der gesamten Therapie
- – 1 h Dexamethason 8 mg, Aprepitant 80 mg p. o.
- 0 min Etoposidphosphat in NaCl 0,9 % (60 min infundieren)

Carboplatin/Gemzar®

Indikation: Ovarialkarzinom
Regime: Carboplatin (AUC4), d1, q22d; Gemcitabin (800 oder 1 000) d1, d8, q22d

Tag	Substanz (Abkürzung)	(Beispiel-) Präparat	Dosis	Applikation	Infusionsdauer
1	Carboplatin	Carboplat®	AUC 4	i. v.	30 min
1 + 8	Gemcitabin	Gemzar®	800/1 000 mg/m²	i. v.	30 min

Supportive Maßnahmen:

Tag	Substanz	(Beispiel-) Präparat	Dosis	Applikation	Bemerkungen
1	Dexamethason	Fortecortin®	8 mg	i. v.	Kurzinfusion vor Chemotherapie
	Ranitidin	Ranitic®	50 mg	i. v.	–
	Granisetron	Kevatril®	1 mg	i. v.	–
	Aprepitant	Emend®	125 mg	p. o.	1 h vor Chemotherapie
2	Dexamethason	Fortecortin®	4 mg	p. o.	–
	Aprepitant	Emend®	80 mg	p. o.	–
3	Dexamethason	Fortecortin®	4 mg	p. o.	–
	Aprepitant	Emend®	80 mg	p. o.	–
8	Dexamethason	Fortecortin®	8 mg	i. v.	Kurzinfusion vor Chemotherapie

Zusätzliche Diagnostik:

- Labor: wöchentlich Differenzialblutbild, vor jedem Zyklus Elektrolyte, Kreatinin, Leberenzyme, Bilirubin

Ablauf Tag 1:

- Jonosteril® 1/1 300 ml/h, anschließend: Glucose 5 % 150 ml/h während der gesamten Carboplatintherapie
- – 1 h Aprepitant 125 mg p. o.
- – 30 min Dexamethason 8 mg + Granisetron 1 mg + Ranitidin 50 mg in 100 ml NaCl 0,9 %
- 0 min Carboplatin in 5%iger Glucoselösung i. v. (30 min infundieren), NaCl 0,9 % 150 ml/h während der gesamten Gemcitabin-Therapie
- + 45 min Gemcitabin in NaCl 0,9 % (30–60 min infundieren)

Ablauf Tag 8:

- Jonosteril® 1/1 300 ml/h, anschließend: NaCl 0,9 % 150 ml/h während der gesamten Therapie
- – 30 min Dexamethason 8 mg in 100 ml NaCl 0,9 % als Kurzinfusion
- 0 min Gemcitabin in 250 ml NaCl 0,9 % (30 min infundieren)

! Infusion von Carboplatin nicht mit NaCl-Infusion kombinieren.

Carboplatin/Taxol®

Indikation: Ovarialkarzinom, Mammakarzinom

Regime: Paclitaxel (175), d1, q22d; Carboplatin (AUC5), d1, q22d

Tag	Substanz (Abkürzung)	(Beispiel-) Präparat	Dosis	Applikation	Infusionsdauer
1	Carboplatin (CBDCA)	Carboplat®	AUC 5	i. v.	30 min
1	Paclitaxel	Taxol®	175 mg/m²	i. v.	3 h

Supportive Maßnahmen:

Tag	Substanz	(Beispiel-) Präparat	Dosis	Applikation	Bemerkungen
1	Dexamethason	Fortecortin®	20 mg	i. v.	Kurzinfusion vor Chemotherapie
	Ranitidin	Ranitic®	50 mg	i. v.	–
	Granisetron	Kevatril®	3 mg	i. v.	–
	Dimetindenmaleat	Fenistil®	4 mg	i. v.	–
	Aprepitant	Emend®	125 mg	p. o.	1 h vor Chemotherapie
2, 3	Dexamethason	Fortecortin®	8 mg	p. o.	–
	Aprepitant	Emend®	80 mg	p. o.	–

Zusätzliche Diagnostik:

- Labor: wöchentlich Differenzialblutbild, vor jedem Zyklus Elektrolyte, Kreatinin, Leberenzyme, Bilirubin

Ablauf Tag 1:

- Jonosteril® 1/1 300 ml/h, anschließend: Jonosteril® 1/1 oder Sterofundin® HEG 5 150 ml/h während der gesamten Paclitaxel-Therapie
- – 1 h Dexamethason20 mg + Granisetron 3 mg + Ranitidin 50 mg + Dimetindenmaleat 4 mg in 100 ml NaCl 0,9 %, Aprepitant p. o.
- 0 min Paclitaxel in NaCl 0,9 % (3 h infundieren), Glucose 5 % 150 ml/h während der gesamten Carboplatin-Therapie
- + 3 h 15 min Carboplatin in 5%iger Glucoselösung i. v. (30 min infundieren)

! Für Paclitaxel-Infusion PVC-freies Infusionsbesteck mit Inline-Filter benutzen. Infusion von Carboplatin nicht mit NaCl-Infusion kombinieren!

Cisplatin/Topotecan

Indikation: rezidiviertes oder persistierendes Zervixkarzinom
Regime: Cisplatin (50), d1, q22d; Topotecan (0,75), d1–3, q 22d

Tag	Substanz (Abkürzung)	(Beispiel-) Präparat	Dosis	Applikation	Infusionsdauer
1–3	Topotecan	Hycamtin®	0,75 mg/m²	i. v.	30 min
1	Cisplatin	Cisplatin®	50 mg/m²	i. v.	1 h

Supportive Maßnahmen:

Tag	Substanz	(Beispiel-) Präparat	Dosis	Applikation	Bemerkungen
1	Dexamethason	Fortecortin®	4 + 16 mg	i. v.	Kurzinfusion vor Chemotherapie
	Palonosetron	Aloxi®	250 µg	i. v.	–
	Ranitidin	Ranitic®	50 mg	i. v.	–
	Aprepitant	Emend®	125 mg	p. o.	1 h vor Chemotherapie
	Furosemid	Lasix®	10–20 mg	p. o.	abends bei Bedarf
2, 3	Dexamethason	Fortecortin®	8 mg	i. v.	Kurzinfusion vor Chemotherapie
	Ranitidin	Ranitic®	50 mg	i. v.	–
	Aprepitant	Emend®	80 mg	p. o.	morgens
	Dexamethason	Fortecortin®	8 mg	p. o.	abends
	Ondansetron	Zofran Zydis®	8 mg	p. o.	abends
4	Dexamethason	Fortecortin®	4 mg	p. o.	1-0-1
	Ondansetron	Zofran Zydis®	8 mg	p. o.	morgens
5	Dexamethason	Fortecortin®	4 mg	p. o.	morgens

Zusätzliche Diagnostik:

- Labor: wöchentlich Differenzialblutbild, Kreatinin, Elektrolyte, GOT, GPT, Bilirubin gesamt; Tag 1–3 täglich Blutbild, Elektrolyte, Kreatinin
- Bildgebung: vor Beginn der Chemotherapie EKG
- HNO-Konsil (Audiogramm)
- 24-Stunden-Sammelurin für Kreatinin-Clearance bei pathologischem Kreatinin-Wert, niedrig-normaler GFR
- Gewichtskontrolle: täglich von Tag 1–4
- Bilanzierung: Urinausscheidung > 150 ml/h für 24 h nach Cisplatin-Gabe

Ablauf Tag 1:

- Jonosteril® 1/1 300 ml/h anschließend 100 ml NaCl 0,9 % mit 4 mg Dexamethason, 1 Ampulle Ranitidin als Kurzinfusion über 15 min
- – 30 min Aprepitant 125 mg p. o.
- – 15 min 1 000 ml NaCl 0,9 % mit 20 mmol KCl und 20 ml Mg 20 % 500 ml/h
- 0 min Topotecan in 100 ml NaCl 0,9 % (30 min infundieren, Beilauf solange auf 400 ml/h)
- + 90 min 100 ml NaCl 0,9 % als Kurzinfusion mit 16 mg Dexamethason, 250 µg Palonosetron
- + 105 min 125 ml Mannitol 20 % (Laufzeit 15 min), 1 000 ml Jonosteril® 1/1 250 ml/h
- + 120 min Cisplatin in NaCl 3 % i. v. (über 1 h)
- bei positiver Bilanz > 500 ml oder Urinausscheidung < 150 ml/h Mannitol-Gabe wie oben oder ggf. Lasix®-Kurzinfusion 10–20 mg
- Messung Urinausscheidung ab Topotecan-Therapie bis 24 h nach Cisplatin-Gabe

Ablauf Tag 2 und 3:

- Jonosteril® 1/1 300 ml/h anschließend 250 ml NaCl 0,9 % während der gesamten Therapie
- – 30 min Dexamethason 8 mg + Ranitidin 50 mg in 100 ml NaCl 0,9 %
- 0 min Topotecan in 100 ml NaCl 0,9 % (30 min infundieren)

EC

Indikation: Mammakarzinom

Regime: Epirubicin (90), d1, q22d; Cyclophosphamid (600), d1, q22d

Tag	Substanz (Abkürzung)	(Beispiel-) Präparat	Dosis	Applikation	Infusionsdauer
1	Epirubicin (EPI)	Farmorubicin®	90 mg/m²	i. v.	30 min
1	Cyclophosphamid	Endoxan®	600 mg/m²	i. v.	Kurzinfusion

Supportive Maßnahmen:

Tag	Substanz	(Beispiel-) Präparat	Dosis	Applikation	Bemerkungen
1	Dexamethason	Fortecortin®	8 mg	i. v.	Kurzinfusion vor Chemotherapie
	Palonosetron	Aloxi®	250 µg	i. v.	–
	Aprepitant	Emend®	125 mg	p. o.	1 h vor Chemotherapie
	Mesna	Uromitexan®	1 × 200 bzw. 250 mg[1]	i. v.	–
			2 × 400 mg bzw. 600 mg[2]	p. o.	–
	Dexamethason	Fortecortin®	4 mg	p. o.	abends
2	Dexamethason	Fortecortin®	4 mg	p. o.	morgens
	Aprepitant	Emend®	80 mg	p. o.	morgens
	Ondansetron	Zofran Zydis®	8 mg	p. o.	morgens
3	Dexamethason	Dexamethason®	4 mg	p. o.	morgens
	Aprepitant	Emend®	80 mg	p. o.	morgens
	Ondansetron	Zofran Zydis®	8 mg	p. o.	morgens

[1] mindestens 20 % der Cyclophosphamid-Dosis, [2] mindestens 40 % der Cyclophosphamid-Dosis

Zusätzliche Diagnostik:
- Labor: wöchentlich Differenzialblutbild
- Bildgebung: vor Beginn der Chemotherapie Echokardiografie

Ablauf:
- Jonosteril® 1/1 300 ml/h, anschließend Jonosteril® 1/1 oder Sterofundin® HEG 5 150 ml/h während der gesamten Therapie
- – 1 h Emend 125 mg p. o.
- – 30 min Dexamethason 8 mg + Palonosetron 250 µg in 100 ml NaCl 0,9 %
- 0 min Mesna 200 bzw. 250 mg i. v., Cyclophosphamid als Kurzinfusion in NaCl 0,9 % über ca. 15 min
- + 15 min Epirubicin in Glucose 5 % i. v. (30 min)
- + 2 h Mesna 400 bzw. 600 mg p. o.
- + 4 h Mesna 400 bzw. 600 mg p. o.

Endoxan®/Taxotere®

Indikation: Mammakarzinom
Regime: Docetaxel (75), d1, q22d; Cyclophosphamid (500), d1, q22d

Tag	Substanz (Abkürzung)	(Beispiel-) Präparat	Dosis	Applikation	Infusionsdauer
1	Cyclophosphamid	Endoxan®	600 mg/m²	i. v.	Kurzinfusion
1	Docetaxel	Taxotere®	75 mg/m²	i. v.	1 h

Supportive Maßnahmen:

Tag	Substanz	(Beispiel-) Präparat	Dosis	Applikation	Bemerkungen
1	Dexamethason	Fortecortin®	16 mg	i. v.	Kurzinfusion vor Chemotherapie
	Dimetindenmaleat	Fenistil®	4 mg	i. v.	–
	Ranitidin	Ranitic®	50 mg	i. v.	–
	Palonosetron	Aloxi®	250 µg	i. v.	–
	Aprepitant	Emend®	125 mg	p. o.	1 h vor Chemotherapie
	Mesna	Uromitexan®	2 × 200 bzw. 250 mg[1]	i. v.	–
			2 × 400 bzw. 600 mg[2]	p. o.	–
2, 3	Dexamethason	Fortecortin®	4 mg	p. o.	1-0-0
	Aprepitant	Emend®	80 mg	p. o.	1-0-0
	Ondansetron	Zofran Zydis®	8 mg	p. o.	1-0-0

[1] mindestens 20 % der Cyclophosphamid-Dosis, [2] mindestens 40 % der Cyclophosphamid-Dosis

Zusätzliche Diagnostik:
- Labor: wöchentlich Differenzialblutbild, Elektrolyte, Kreatinin, Leberenzyme, Bilirubin; vor jedem Zyklus Differenzialblutbild, Elektrolyte, Kreatinin, Leberenzyme, Bilirubin

Ablauf:
- Jonosteril® 1/1 300 ml/h, anschließend: Jonosteril® 1/1 während der gesamten Therapie

- – 1 h Aprepitant 125 mg p. o.
- – 30 min Dexamethason 16 mg + Ranitidin 50 mg + Dimetindenmaleat 4 mg + Palonosetron 250 µg in 100 ml NaCl 0,9 %
- 0 min Mesna 200 bzw. 250 mg i. v.; Cyclophosphamid als Kurzinfusion in NaCl 0,9 % über ca. 30 min
- + 1 h Docetaxelin NaCl 0,9 % (1 h infundieren)
- + 2 h Mesna 200 bzw. 250 mg 40 % der Endoxan®-Dosis p. o.
- + 6 h Mesna 40 % der Endoxan®-Dosis p. o.

ETC

Epirubicin (Zyklus 1–3)

Indikation: nodalpositives Mammakarzinom
Regime: 3 × Epirubicin (150), d1, q15d, gefolgt von 3 × Paclitaxel (225), d1, q15d, gefolgt von 3 × Cyclophosphamid (2 000), d1, q15d

Tag	Substanz (Abkürzung)	(Beispiel-) Präparat	Dosis	Applikation	Infusionsdauer
1	Epirubicin (EPI)	Farmorubicin®	150 mg/m²	i. v.	1 h

Supportive Maßnahmen:

Tag	Substanz	(Beispiel-) Präparat	Dosis	Applikation	Bemerkungen
1	Dexamethason	Fortecortin®	8 mg	i. v.	Kurzinfusion vor Chemotherapie
	Palonosetron	Aloxi®	250 µg	i. v.	–
	Aprepitant	Emend®	125 mg	p. o.	1 h vor Chemotherapie
2	Pegfilgrastim	Neulasta®	1 Fertigspritze	s. c.	–
2, 3	Aprepitant	Emend®	80 mg	p. o.	–
	Dexamethason	Fortecortin®	4 mg	p. o.	–
5–10	Ciprofloxacin	Ciprobay®	2 × 500 mg	p. o.	1-0-1

Ablauf Tag 1:
- Jonosteril® 1/1 350 ml/h, anschließend: Jonosteril® 1/1 oder Sterofundin® HEG 5 150 ml/h während der gesamten Therapie
- – 1 h Aprepitant 125 mg p. o.
- – 30 min Granisetron 1 mg + Dexamethason 8 mg in 100 ml NaCl 0,9 %
- 0 min Epirubicin in Glucose 5 % (1 h infundieren)

Taxol® (Zyklus 4–6)

Indikation: Mammakarzinom, adjuvant, nodalpositiv
Regime: 3 × Epirubicin (150), d1, q15d, gefolgt von 3 × Paclitaxel (225), d1, q15d, gefolgt von 3 × Cyclophosphamid (2 000), d1, q15d

Tag	Substanz (Abkürzung)	(Beispiel-) Präparat	Dosis	Applikation	Infusionsdauer
1	Paclitaxel	Taxol®	225 mg/m²	i. v.	3 h

Supportive Maßnahmen:

Tag	Substanz	(Beispiel-) Präparat	Dosis	Applikation	Bemerkungen
1	Dexamethason	Fortecortin®	20 mg	i. v.	Kurzinfusion vor Chemotherapie
	Dimetindenmaleat	Fenistil®	4 mg	i. v.	–
	Ranitidin	Ranitic®	50 mg	i. v.	–
2	Pegfilgrastim	Neulasta®	1 Fertigspritze	s. c.	–
2, 3	Dexamethason	Fortecortin®	4 mg	p. o.	1-0-0
5–10	Ciprofloxacin	Ciprobay®	2 × 500 mg	p. o.	1-0-1

! Paclitaxel-Infusion: PVC-freies Infusionsbesteck mit Inline-Filter benutzen.

Ablauf Tag 1:
- Jonosteril® 1/1 350 ml/h, anschließend: Jonosteril® 1/1 während der gesamten Therapie
- – 1 h Dexamethason20 mg + Ranitidin 50 mg + Dimetindenmaleat 4 mg in 100 ml NaCl 0,9 %
- 0 min Paclitaxel in NaCl 9 % (3h infundieren)

Cyclophosphamid (Zyklus 7–9)

Indikation: Mammakarzinom, adjuvant, nodalpositiv
Regime: 3 × Epirubicin (150), d1, q15d, gefolgt von 3 × Paclitaxel (225), d1, q15d, gefolgt von 3 × Cyclophosphamid (2 000), d1, q15d

Tag	Substanz (Abkürzung)	(Beispiel-) Präparat	Dosis	Applikation	Infusionsdauer
1	Cyclophosphamid	Endoxan®	2 000 mg/m²	i. v.	2 h

Supportive Maßnahmen:

Tag	Substanz	(Beispiel-) Präparat	Dosis	Applikation	Bemerkungen
1	Dexamethason	Fortecortin®	8 mg	i. v.	Kurzinfusion vor Chemotherapie
	Palonosetron	Aloxi®	250 µg	i. v.	–
	Aprepitant	Emend®	125 mg	p. o.	1 h vor Chemotherapie
	Mesna	Uromitexan®	1 g	i. v.	Bolus kurz vor Cyclophosphamid-Gabe
			2 g/m²	i. v.	über 24 h (Baxter-Pumpe)
2	Dexamethason	Fortecortin®	4 mg	p. o.	1-0-0
	Aprepitant	Emend®	80 mg	p. o.	–
	Pegfilgrastim	Neulasta®	1 Fertigspritze	s. c.	–
3	Dexamethason	Fortecortin®	4 mg	p. o.	1-0-0
	Aprepitant	Emend®	80 mg	p. o.	–
5–10	Ciprofloxacin		2 × 500 mg	p. o.	1-0-1

Ablauf Tag 1:

- Jonosteril® 1/1 350 ml/h, anschließend: Jonosteril® 1/1 oder Sterofundin® HEG 5 150 ml/h während der gesamten Therapie
- – 1 h Aprepitant 125 mg p. o.
- – 30 min Palonosetron 250 µg + Dexamethason 8 mg in 100 ml NaCl 0,9 %; Mesna 1 g als Bolus i. v.
- 0 min Cyclophosphamid in NaCl 0,9 % über 2 h, anschließend: Mesna 2 g/m² i. v. über 24 h (Baxter-Pumpe)

FEC

Indikation: Mammakarzinom

Regime: 5-Fluorouracil (500), d1, q22d; Epirubicin (100), d1, q22d; Cyclophosphamid (500), d1, q22d

Tag	Substanz (Abkürzung)	(Beispiel-) Präparat	Dosis	Applikation	Infusionsdauer
1	Epirubicin (EPI)	Farmorubicin®	100 mg/m²	i. v.	30 min
1	5-Fluorouracil (5-FU)		500 mg/m²	i. v.	Kurzinfusion
1	Cyclophosphamid	Endoxan®	500 mg/m²	i. v.	Kurzinfusion

Supportive Maßnahmen:

Tag	Substanz	(Beispiel-) Präparat	Dosis	Applikation	Bemerkungen
1	Dexamethason	Fortecortin®	8 mg	i. v.	Kurzinfusion vor Chemotherapie
	Palonosetron	Aloxi®	250 µg	i. v.	Kurzinfusion von Chemotherapie
	Aprepitant	Emend®	125 mg	p. o.	–
	Mesna	Uromitexan®	1 × 200 bzw. 250 mg[1]	i. v.	–
			2 × 400 mg bzw. 600 mg[2]	p. o.	–
	Dexamethason	Fortecortin®	4 mg	p. o.	abends
2	Dexamethason	Fortecortin®	4 mg	p. o.	morgens
	Aprepitant	Emend®	80 mg	p. o.	morgens
	Ondansetron	Zofran Zydis®	8 mg	p. o.	morgens
3	Dexamethason	Dexamethason®	4 mg	p. o.	morgens
	Aprepitant	Emend®	80 mg	p. o.	morgens
	Ondansetron	Zofran Zydis®	8 mg	p. o.	morgens

[1] mindestens 20 % der Cyclophosphamid-Dosis, [2] mindestens 40 % der Cyclophosphamid-Dosis

Zusätzliche Diagnostik:

- Labor: wöchentlich Blutbild und Differenzialblutbild; vor jedem Zyklus Differenzialblutbild, Elektrolyte, Kreatinin, Leberenzyme, Bilirubin
- Bildgebung: vor Beginn der Chemotherapie Echokardiografie

Ablauf:

- Jonosteril® 1/1 300 ml/h, anschließend: Jonosteril® 1/1 während der gesamten Therapie
- – 1 h Aprepitant 125 mg p. o.
- – 30 min Dexamethason 8 mg + Palonosetron 250 µg in 100 ml NaCl 0,9 %
- 0 min Mesna 200 bzw. 250 mg i. v.; Cyclophosphamid als Kurzinfusion in NaCl 0,9 % (15 min Laufzeit)
- + 15 min Epirubicin in Glucose 5 % (30 min Laufzeit)
- + 45 min 5-Fluorouracil als Kurzinfusion in NaCl 0,9 % (15 min Laufzeit)
- + 2 h Mesna 400 bzw. 600 mg p. o.
- + 4 h Mesna 400 bzw. 600 mg p. o.

Gemcitabin

Indikation: Ovarialkarzinom, Mammakarzinom
Regime: Gemcitabin (1 000 oder 800) d1, d8, d15, q29d

Tag	Substanz (Abkürzung)	(Beispiel-) Präparat	Dosis	Applikation	Infusionsdauer
1, 8, 15	Gemcitabin	Gemzar®	1 000/800 mg/m^2	i. v.	30 min

Supportive Maßnahmen:

Tag	Substanz	(Beispiel-) Präparat	Dosis	Applikation	Bemerkungen
1, 8, 15	Dexamethason	Fortecortin®	8 mg	i. v.	Kurzinfusion vor Chemotherapie

Zusätzliche Diagnostik:

- Labor: wöchentlich Differenzialblutbild; vor jedem Zyklus Elektrolyte, Kreatinin, Leberenzyme, Bilirubin

Ablauf Tag 1 + 8 + 15:

- Jonosteril® 1/1 300 ml/h, anschließend: 250 ml NaCl 0,9 % 150 ml/h während der gesamten Therapie
- – 30 min Dexamethason 8 mg in 100 ml NaCl 0,9 % als Kurzinfusion
- 0 min Gemcitabin in 250 ml NaCl 0,9 % (30 min infundieren)

Halaven®

Indikation: metastasiertes Mammakarzinom
Regime: Eribulin (1,4) d1, d8, q22d

Tag	Substanz (Abkürzung)	(Beispiel-) Präparat	Dosis	Applikation	Infusionsdauer
1	Eribulin	Halaven®	1,4 mg/m^2	i. v. in NaCl 0,9 %	Bolus

Supportive Maßnahmen:

Tag	Substanz	(Beispiel-) Präparat	Dosis	Applikation	Bemerkungen
1	Granisetron	Kevatril®	1 mg	i. v.	Kurzinfusion vor Chemotherapie
	Dexamethason	Fortecortin®	2–4 mg	i. v.	Kurzinfusion vor Chemotherapie, 1. + 2. Gabe: Dexamethason 4 mg, alle weiteren Gaben: 2 mg

Ablauf Tag 1:
- –30 min Granisetron 1 mg, Dexamethason 2–4 mg, 100 ml NaCl 0,9 %, NaCl 0,9 % 150 ml/h zum Freihalten des Infusionssystems
- 0 min Eribulin (Bolusgabe über 2–5 min), Beilauf solange stoppen, damit keine Verteilung im System

@ Herceptin®

Indikation: HER2-positives Mammakarzinom
Regime: Trastuzumab (6 mg), d1, q22d

Tag	Substanz (Abkürzung)	(Beispiel-) Präparat	Dosis	Applikation	Infusionsdauer
1	Trastuzumab	Herceptin®	6 mg/kg KG (Loading-Dosis: 8 mg/kg KG)	i. v.	1. Gabe über 90 min, weitere über 60 min

Zusätzliche Diagnostik:
- RR und Herzfrequenz vor jedem Zyklus
- Labor: vor jedem 3. Zyklus Differenzialblutbild, Elektrolyte, Kreatinin, Leberenzyme, Bilirubin
- Echokardiografie alle 3 Monate

Ablauf:
- Jonosteril® 1/1 oder Sterofundin® HEG 5 150 ml/h während der gesamten Therapie
- 0 min Trastuzumab in NaCl 0,9 %, 1. Gabe über 90 min, weitere Gaben 60 min; bei 1. Gabe 4 h Nachbeobachtung, 30 min nach jeder weiteren Gabe

@ Herceptin®/Perjeta®

Indikation: HER2-positives Mammakarzinom
Regime: Trastuzumab (6 mg/kg), d1, q22d; Pertuzumab (420 mg), d1, q22d

Tag	Substanz (Abkürzung)	(Beispiel-) Präparat	Dosis	Applikation	Infusionsdauer
1	Trastuzumab	Herceptin®	6 mg/kg (Loading-Dosis: 8 mg/kg)	i. v.	1. Gabe über 90 min, jede weitere Gabe über 60 min
1	Pertuzumab	Perjeta®	420 mg (Fixdosis), Loading-Dosis: 840 mg	i. v.	1. Gabe über 60 min, jede weitere Gabe über 30 min

Zusätzliche Diagnostik:
- RR und Herzfrequenz vor jedem Zyklus
- Labor: vor jedem 3. Zyklus Differenzialblutbild, Elektrolyte, Kreatinin, Leberenzyme, Bilirubin
- Echokardiografie alle 3 Monate

Ablauf:
- Jonosteril® 1/1 oder Sterofundin® HEG 5 150 ml/h während der gesamten Therapie
- 0 min Trastuzumab in NaCl 0,9 %, 1. Gabe über 90 min, weitere Gaben 60 min; bei 1. Gabe 4 h Nachbeobachtung, 30 min Nachbeobachtung nach jeder weiteren Gabe
- + 60 bzw. 90 min Pertuzumab in NaCl 0,9 %, 1. Gabe über 60 min, weitere Gaben über 30 min; 1 h Nachbeobachtung

Kadcyla®

Indikation: HER2-positives metastasiertes Mammakarzinom
Regime: Trastuzumab-Emtansin (3,6), d1, q22d

Tag	Substanz (Abkürzung)	(Beispiel-) Präparat	Dosis	Applikation	Infusionsdauer
1	Trastuzumab-Emtansin (T-DM1)	Kadcyla®	3,6 mg/kg KG	i. v.	1. Gabe über 90 min, weitere 30 min

Supportive Maßnahmen:

Tag	Substanz	(Beispiel-) Präparat	Dosis	Applikation	Bemerkungen
1	Dexamethason	Fortecortin®	8 mg	i. v.	Kurzinfusion vor Antikörpertherapie

Zusätzliche Diagnostik:
- RR, Herzfrequenz, Temperatur vor jedem Zyklus
- Labor: vor jedem Zyklus Differenzialblutbild, Elektrolyte, Kreatinin, Leberenzyme, Bilirubin
- Echokardiografie vor jedem 3. Zyklus

Ablauf:
- Jonosteril® 1/1 während der gesamten Therapie
- – 30 min 8 mg Dexamethason in 100 ml NaCl 0,9 %
- 0 min Trastuzumab-Emtansin in NaCl 0,9 %, 1. Gabe über 90 min, weitere Gaben 30 min; bei 1. Gabe 60 min Nachbeobachtung, jede weitere Gabe 30 min Nachbeobachtung

Methotrexat

Tag 1–5

Indikation: Trophoblasttumoren
Regime: Methotrexat (25 mg) d1–5, q14d

Tag	Substanz (Abkürzung)	(Beispiel-) Präparat	Dosis	Applikation	Infusionsdauer
1–5	Methotrexat (Mtx)		0,4 mg/kg KG (maximal 25 mg)	i. v.	Bolus

Ablauf Tag 1–5:
- – 30 min Calciumfolinat-Bolus über 5 min, ggf. 1 Ampulle Dimenhydrinat i. v. (bei Bedarf)
- 0 min Methotrexat-Bolus über 5 min, Nachspülen mit 20 ml NaCl 0,9 %

Tag 1/3/5/7

Indikation: Trophoblasttumoren
Regime: Methotrexat (1 mg/kg) d1, d3, d5, d7, q15d

Tag	Substanz (Abkürzung)	(Beispiel-) Präparat	Dosis	Applikation	Infusionsdauer
1, 3, 5, 7	Methotrexat (Mtx)		1 mg/kg KG	i. v.	Bolus
2, 4, 6, 8	Calciumfolinat	Leucovorin®	0,1 mg/kg KG	i. v.	Bolus

Ablauf Tag 1–5:
- – 30 min Calciumfolinat-Bolus über 5 min, ggf. 1 Ampulle Dimenhydrinat i. v. (bei Bedarf)
- 0 min Methotrexat-Bolus über 5 min, Nachspülen mit 20 ml NaCl 0,9 %

Navelbine®

Indikation: Mammakarzinom
Regime: Vinorelbin (25) d1, d8, d15, q29d

Tag	Substanz (Abkürzung)	(Beispiel-) Präparat	Dosis	Applikation	Infusionsdauer
1, 8, 15	Vinorelbin	Navelbine®	25 mg/m^2	i. v.	peripher 1 h, zentral 30 min

Supportive Maßnahmen:

Tag	Substanz	(Beispiel-) Präparat	Dosis	Applikation	Bemerkungen
1, 8, 15	Dexamethason	Fortecortin®	4 mg	i. v.	Kurzinfusion vor Chemotherapie
	Granisetron	Kevatril®	1 mg	i. v.	–

Zusätzliche Diagnostik:
- Labor: wöchentlich Blutbild, Elektrolyte, Kreatinin, Leberenzyme, Bilirubin

Ablauf:
- Jonosteril® 1/1 300 ml/h, anschließend: 250 ml NaCl 0,9 % 150 ml/h während der gesamten Therapie
- – 30 min Granisetron 1 mg + Dexamethason 4 mg in 100 ml NaCl 0,9 %
- 0 min Vinorelbin in NaCl 0,9 % (1h Laufzeit bei peripherem Zugang; 30 min Laufzeit bei zentralem Zugang)

@ Navelbine®/Gemzar®

Indikation: metastasiertes Mammakarzinom
Regime: Vinorelbin (25), d1, d8, q22d; Gemcitabin (800), d1, d8, q22d

Tag	Substanz (Abkürzung)	(Beispiel-) Präparat	Dosis	Applikation	Infusionsdauer
1, 8	Vinorelbin	Navelbine®	25 mg/m²	i. v.	peripher 1 h, zentral 30 min
1, 8	Gemcitabin	Gemzar®	800 mg/m²	i. v.	30 min

Supportive Maßnahmen:

Tag	Substanz	(Beispiel-) Präparat	Dosis	Applikation	Bemerkungen
1, 8	Dexamethason	Fortecortin®	8 mg	i. v.	Kurzinfusion vor Chemotherapie
	Ranitidin	Ranitic®	1 Ampulle	i. v.	–
	Granisetron	Kevatril®	1 mg	i. v.	–

Ablauf Tag 1 + 8:
- Jonosteril® 1/1 300 ml/h, anschließend: 250 ml NaCl 0,9 % 150 ml/h während der gesamten Therapie
- – 30 min Granisetron 1 mg + Dexamethason 8 mg + 1 Ampulle Ranitidin in 100 ml NaCl 0,9 % als Kurzinfusion

- 0 min Vinorelbin in 100 ml NaCl 0,9 % (1 h bei peripherem Zugang; 30 min bei zentralem Zugang)
- + 30 min Gemcitabin in 250 ml NaCl 0,9 % (30 min infundieren)

Taxol® weekly

Indikation: Mammakarzinom, Ovarialkarzinom
Regime: Paclitaxel (80) weekly

Tag	Substanz (Abkürzung)	(Beispiel-) Präparat	Dosis	Applikation	Infusionsdauer
1	Paclitaxel	Taxol®	80 mg/m²	i. v. in Glucose 5 %	1 h

Supportive Maßnahmen:

Tag	Substanz	(Beispiel-) Präparat	Dosis	Applikation	Bemerkungen
1	Dexamethason	Fortecortin®	4 mg	i. v.	Kurzinfusion vor Chemotherapie
	Dimetindenmaleat	Fenistil®	4 mg	i. v.	–
	Ranitidin	Ranitic®	50 mg	i. v.	–

Ablauf Tag 1:
- Jonosteril® 1/1 300 ml/h, anschließend Jonosteril® 1/1 oder Sterofundin® HEG 5 150 ml/h während der gesamten Therapie
- – 1 h Dexamethason4 mg bzw. 2 mg + Ranitidin 50 mg + Dimetindenmaleat 4 mg in 100 ml NaCl 0,9 %
- 0 min Paclitaxel in Glucose 5 % (1 h infundieren)

! Für Paclitaxel-Infusion PVC-freies Infusionsbesteck mit Inline-Filter benutzen.

Taxol®/Topotecan

Indikation: fortgeschrittenes Zervixkarzinom
Regime: Topotecan (1,75), d1, d8, d15, q29d; Paclitaxel (70), d1, d8, d15, q29d

Tag	Substanz (Abkürzung)	(Beispiel-) Präparat	Dosis	Applikation	Infusionsdauer
1, 8, 15	Topotecan	Hycamtin®	1,75 mg/m²	i. v.	30 min
1, 8, 15	Paclitaxel	Taxol®	7 mg/m²	i. v.	60 min

Supportive Maßnahmen:

Tag	Substanz	(Beispiel-) Präparat	Dosis	Applikation	Bemerkungen
1	Dexamethason	Fortecortin®	20 mg	i. v.	Kurzinfusion vor Chemotherapie
	Dimetindenmaleat	Fenistil®	4 mg	i. v.	–
	Ranitidin	Ranitic®	50 mg	i. v.	–

Ablauf Tag 1:

- Jonosteril® 1/1 350 ml/h, anschließend: Jonosteril® 1/1 oder Sterofundin® HEG 5 150 ml/h während der gesamten Therapie
- – 1 h Dexamethason 20 mg + Ranitidin 50 mg + Dimetindenmaleat 4 mg in 100 ml NaCl 0,9 %
- 0 min Paclitaxel in Glucose 5 % (1 h infundieren)
- + 1 h Topotecan in 100 ml Glucose 5 % (30 min infundieren)
- engmaschige Kreislaufkontrolle

! Für Paclitaxel-Infusion PVC-freies Infusionsbesteck mit Inline-Filter benutzen.

@ Taxotere®

Indikation: Mammakarzinom
Regime: Docetaxel (100), d1, q22d

Tag	Substanz (Abkürzung)	(Beispiel-) Präparat	Dosis	Applikation	Infusionsdauer
1	Docetaxel	Taxotere®	100 mg/m²	i. v.	1 h

Supportive Maßnahmen:

Tag	Substanz	(Beispiel-) Präparat	Dosis	Applikation	Bemerkungen
1	Dexamethason	Fortecortin®	16 mg	i. v.	Kurzinfusion vor Chemotherapie
	Dimetindenmaleat	Fenistil®	4 mg	i. v.	–
	Ranitidin	Ranitic®	50 mg	i. v.	–
2, 3	Dexamethason	Fortecortin®	4 mg	p. o.	1-0-0

Zusätzliche Diagnostik:
- Labor: wöchentlich Differenzialblutbild, Elektrolyte, Kreatinin, Leberenzyme, Bilirubin; vor jedem Zyklus Differenzialblutbild, Elektrolyte, Kreatinin, Leberenzyme, Bilirubin

Ablauf Tag 1:
- Jonosteril® 1/1 300 ml/h, anschließend 250 ml NaCl 0,9 % 150 ml/h während der gesamten Therapie
- –1 h Dexamethason16 mg + Ranitidin 50 mg + Dimetindenmaleat 4 mg in 100 ml NaCl 0,9 %
- 0 min Docetaxel in NaCl 0,9 % (1 h infundieren)

Topotecan

Indikation: Ovarialkarzinom
Regime: Topotecan (4) d1, d8, d15, q29d

Tag	Substanz (Abkürzung)	(Beispiel-) Präparat	Dosis	Applikation	Infusionsdauer
1, 8, 15	Topotecan	Hycamtin®	4 mg/m²	i. v.	30 min

Supportive Maßnahmen:

Tag	Substanz	(Beispiel-) Präparat	Dosis	Applikation	Bemerkungen
1, 8, 15	Dexamethason	Fortecortin®	4 mg	i. v.	Kurzinfusion vor Chemotherapie
	Ranitidin	Ranitic®	50 mg	i. v.	–

Zusätzliche Diagnostik:
- Labor: wöchentlich Differenzialblutbild; vor jeder Chemotherapie Elektrolyte, Kreatinin, Leberenzyme, Bilirubin

Ablauf:
- Jonosteril® 1/1 300 ml/h, 250 ml NaCl 0,9 % während der gesamten Therapie
- –30 min Dexamethason 4–2 mg + Ranitidin 50 mg in 100 ml NaCl 0,9 %
- 0 min Topotecan in 100 ml NaCl 0,9 % (30 min infundieren)

Treosulfan

Indikation: Ovarialkarzinom
Regime: Treosulfan (5 000), d1, q22d

Tag	Substanz (Abkürzung)	(Beispiel-) Präparat	Dosis	Applikation	Infusionsdauer
1	Treosulfan (TREO)	Ovastat®	5 000 mg	i. v.	30 min

Supportive Maßnahmen:

Tag	Substanz	(Beispiel-) Präparat	Dosis	Applikation	Bemerkungen
1	Dexamethason	Fortecortin®	8 mg	i. v.	Kurzinfusion vor Chemotherapie
	Palonosetron	Aloxi®	250 µg	i. v.	Kurzinfusion vor Chemotherapie
	Aprepitant	Emend®	125 mg	p. o.	–
2 + 3	Dexamethason	Fortecortin®	8 mg	p. o.	–
	Aprepitant	Emend®	80 mg	p. o.	–

Zusätzliche Diagnostik:
- Labor: wöchentlich Differenzialblutbild, vor jeder Chemotherapie Elektrolyte, Kreatinin, Leberenzyme, Bilirubin

Ablauf:
- Jonosteril® 1/1 350 ml/h, anschließend: 250 ml NaCl 0,9 % 150 ml/h während der gesamten Therapie
- – 1 h Aprepitant 125 mg p. o.
- – 30 min Palonosetron 250 µg + Dexamethason 8 mg in 100 ml NaCl 0,9 %
- 0 min Treosulfan in NaCl 0,9 % i. v. (30 min infundieren)

Yondelis®

Indikation: platinresistentes Ovarialkarzinom
Regime: Trabectedin (1,3), d1, q22d

Tag	Substanz (Abkürzung)	(Beispiel-) Präparat	Dosis	Applikation	Infusionsdauer
1	Trabectedin	Yondelis®	1,3 mg/m²	i. v. in 500 ml NaCl	3 h

Supportive Maßnahmen:

Tag	Substanz	(Beispiel-) Präparat	Dosis	Applikation	Bemerkungen
– 1	Dexamethason	Fortecortin®	4 mg	p. o.	am Abend vor der Chemotherapie
1	Dexamethason	Fortecortin®	8 mg	i. v.	Kurzinfusion vor Chemotherapie
	Granisetron	Kevatril®	1 mg	i. v.	Kurzinfusion von Chemotherapie

Tag	Substanz	(Beispiel-) Präparat	Dosis	Applikation	Bemerkungen
2 + 3	Dexamethason	Fortecortin®	4 mg	p. o.	morgens
	Ondansetron	Zofran Zydis®	8 mg	p. o.	morgens

Zusätzliche Diagnostik:
- Labor: wöchentlich Differenzialblutbild, vor jedem Zyklus Elektrolyte, Kreatinin, Leberenzyme, Bilirubin

Ablauf Tag 1:
- Jonosteril® 300 ml/h, anschließend: NaCl 0,9 % während der gesamten Therapie
- – 30 min Dexamethason 8 mg + Granisetron 1 mg in 100 ml NaCl 0,9 %
- 0 min Trabectedin in NaCl 0,9 % i. v. (3 h infundieren)

! Unter der Therapie mit Trabectedin kein Aprepitant verwenden.

8.2 Nebenwirkungsspektrum und Management von Nebenwirkungen

Hajo Herzog

Aufgrund der systemischen Wirkung von Chemotherapien können mehrere Organe und Organsysteme beeinträchtigt werden. Die häufigsten Nebenwirkungen werden im Folgenden erläutert.

Alopezie: Sie ist unvermeidbar bei den gängigen Chemotherapeutika (Anthrazykline, Taxane, Platinderivate) mit Ausnahme von Vinorelbin. Die einzige Maßnahme ist ein frühzeitiges Anpassen von Haarersatz. Gute Reversibilität in fast allen Fällen.

Neutropenie, Anämie und Thrombopenie: Die Einteilung erfolgt nach der Common Toxicity Criteria (► Tab. 8-1). Eine **Neutropenie** Grad 4 sollte immer eine Antibiotikaprophylaxe (Mittel der Wahl: Ciprofloxacin 500 mg 1-0-1 über 7–10 Tage) und bei klinischen Auffälligkeiten (Verdacht auf Zystitis/Pyelonephritis oder bronchopulmonalen Infekt, subfebrile Temperaturen) eine stationäre Überwachung nach sich ziehen. Eine Neutropenie Grad 3 sollte ebenso bei klinischer Symptomatik großzügig stationär abgeklärt werden (siehe auch Maßnahmen bei febriler Neutropenie).

Bei **Anämie** muss ein Eisenmangel unter der Chemotherapie ausgeschlossen werden (Ferritin, Transferrin, löslicher Transferrinrezeptor), ggf. erfolgt eine Substitution von Eisen und Folsäure. Ab einer Anämie Grad 3 oder bei symptomatischer Anämie werden Erythropoetin oder Erythrozytenkonzentrate angewendet.

Ab einer **Thrombopenie** Grad 3 oder bei petechialen Hautblutungen sollten Thrombozytenkonzentrate gegeben werden.

Febrile Neutropenie: Die febrile Neutropenie ist definiert als Fieber > 38,3 °C und Neutropenie < 500 Giga/l oder Neutropenie < 1000 Giga/l mit zu erwartendem weiteren Neutrophilenabfall auf < 500 Giga/l. Hierbei ist immer eine stationäre Überwachung mit kalkulierter

Tab. 8-1 Neutropenie, Anämie und Thrombopenie: Einteilung nach der Common Terminology Criteria of Adverse Events (CTCAE des National Cancer Institute, Version 3.0 August 2006).

	Grad 1	Grad 2	Grad 3	Grad 4
Neutrophile (Giga/l)	1,5–2,0	1,0–1,5	0,5–1,0	< 0,5
Hämoglobin (g/dl)	9,5–10,9	8,0–9,4	6,5–7,9	< 6,5
Thrombozyten (Giga/l)	75–99	50–74	25–49	< 25

Antibiotikaprophylaxe (Cipro- oder Levofloxacin, alternativ Piperacillin mit Tazobactam) und eine Fokussuche (Blutkulturen zentral und peripher, Thorax-Röntgenaufnahme, Urinstatus und -kultur) indiziert. Bei einmal stattgehabter febriler Neutropenie sollte mit dem folgenden Therapiezyklus eine Neutropenieprophylaxe mit GCSF (Granocyte®) oder Pegfilgrastim (Neulasta®) und eine Antibiotikaprophylaxe mit Ciprofloxacin begonnen werden. Bei Patienten > 70 Jahren, hochtoxischen Regimen wie TAC oder dosisdichten Schemata (ddACT oder ETC) sollte eine Neutropenieprophylaxe schon ab dem 1. Zyklus erfolgen.

! Hauptnebenwirkung der GCSF-Gabe sind Knochenschmerzen, diese sind zumeist durch NSAR beherrschbar.

Mukositis und Stomatitis: Prophylaktisch Verwendung weicher Zahnbürsten und Vermeidung von Nahrungsmitteln mit hohem Fruchtsäuregehalt (Grapefruit, Orangen, Rhabarber, Obstsäfte). Bei moderater Mukositis/Stomatitis Mundspülung mit Salbei- oder Kamillentee, alternativ stehen auch Mundtees von kommerziellen Anbietern zur Verfügung (z. B. Isselle® Mund-Tee). Das Lutschen von Eiswürfeln aus Ananassaft oder gefrorenen Ananasstücken verschafft oftmals Linderung. Bei fortgeschrittener Mukositis mit Aphtenbildung empfiehlt sich die Anwendung spezieller medizinischer Mundspülungen (enthalten Hydrocortison, Pantothenol, Propylenglykol und Polysorbat). Bei Mundsoor sollten Mundspülungen mit Amphotericin (Ampho-Moronal®) und Hexetidin (Hexoral®) zur Anwendung kommen.

Übelkeit und Erbrechen: Die Antiemese erfolgt entsprechend des emetogenen Potenzials des angewandten Chemotherapieschemas. In der klinischen Praxis kommen unter anderem Metoclopramid (z. B. Paspertin®), Dimenhydrinat (z. B. Vomex®), Ondansetron (z. B. Zofran®), Granisetron, Dexamethason und Aprepitant (Emend®) zum Einsatz. Die verschiedenen Chemotherapeutika lassen sich folgenden Risikogruppen zuordnen:

- **Hohes Emesisrisiko** (ohne antiemetische Therapie > 90 %): Cyclophosphamid (> 1500 mg/m^2), Cisplatin, Anthrazykline/Cyclophosphamid simultan.
- **Moderates Emesisrisiko** (ohne antiemetische Therapie 30–90 %): Cyclophosphamid (< 1500 mg/m^2), Epirubicin, Doxorubicin, Carboplatin, Vinorelbin oral.
- **Geringes Emesisrisiko** (ohne antiemetische Therapie 10–30 %): Docetaxel, Paclitaxel, 5-Flouruacil, Methotrexat (> 100 mg/m^2), Trastuzumab, Capecitabin (oral).
- **Minimales Emesisrisiko** (ohne antiemetische Therapie < 10 %): Methotrexat (< 100 mg/m^2), Vinorelbin (i. v.).

Beispiele für antiemetische Therapien:

- Anthrazyklin- und cyclophosphamidhaltige Chemotherapie (AC/EC, in Kombination hohes emetogenes Potenzial): Am Therapietag Prämedikation mit 12 mg Dexamethason i. v., 8 mg Ondansetron i. v. und 125 mg Aprepitant p. o. Dann Tag 1–3 8 mg Dexamethason p. o. und Tag 1–2 80 mg Aprepitant p. o., Ondansetron bei Bedarf.
- Anthrazyklinhaltige Monotherapie (moderates emetogenes Potenzial): Am Therapietag 8 mg Dexamethason i. v. und 8 mg Ondansetron i. v. Dann Tag 1 und 2 Dexamethason 8 mg p. o. oder alternativ Ondansetron 8 mg p. o. oder Metoclopramid 3 × 30 Tropfen.
- Taxanhaltige Chemotherapie (geringes emetogenes Potenzial): 8 mg Dexamethason i. v. am Therapietag, im Folgenden keine Routineprophylaxe, Metoclopramid oder Ondansetron bei Bedarf (Basch et al. 2011; Kris et al. 2006).

Durchfall: Verzicht auf würzige Speisen, ballaststoffreiche Kost (Vollkorn, Rohkost, Trockenfrüchte), Alkohol und Koffein. Symptomatische Anwendung von Loperamid und bei Krämpfen Butylscopolamin und Metoclopramid. Bei Nachweis von *Clostridium-difficile*-Toxin oral Metronidazol oder Vancomycin. Bei starken Schmerzen, fehlenden Darmgeräuschen oder akutem Abdomen ist an die Möglichkeit einer **chemotherapieinduzierte Enterokolitis** (Letalität ca. 50 %) denken. Diese erfordert eine frühzeitige aggressive Antibiotikatherapie sowie ggf. die Entlastung eines intraabdominellen Kompartmentsyndroms (Janni et al. 2004).

Obstipation: Mittel der Wahl sind Leinsamen, Lactulose oder Mannitol. Bei schweren Formen können auch Mikroklistiere angewandt werden.

Nagelveränderungen: Bei Verfärbung, Rillenbildung und Nagelablösung Hand- und Nagelpflege mit ureahaltigen Cremes, keine forcierte Maniküre, keine beanspruchenden Arbeiten für die Hände.

Neuropathie mit Dysästhesien und Sensibilitätsstörungen: Neuropathien treten vor allem bei der Therapie mit Taxanen auf, hier ist die prophylaktisch Anwendung von Eispads an Händen und Füßen vor und während der Applikation angezeigt.

Hand-Fuß-Syndrom (HFS): Tritt vor allem bei der Anwendung von Taxanen und Capecitabin auf. Prophylaktisch Vermeidung von Beanspruchung der Haut, extremen Temperaturen und drückenden Schuhen. Ebenso Anwendung von Eispads an Händen und Füßen vor und während der Applikation. Bei Auftreten eines schmerzlosen Erythems (HFS Grad I) Anwendung von Uridin-haltigen (10-prozentig) oder Betamethason-haltigen Cremes. Alternativ können auch Lanolin-haltige Cremes angewandt werden. Sofern Schmerzen die täglichen Aktivitäten beeinträchtigen (Grad II) oder es zu Blasenbildung oder Ulzerationen kommt (Grad III) sollten eine Therapieunterbrechung bis zum Abklingen der Symptomatik und eine anschließende Dosisreduktion um mindestens 25 % erfolgen (Gerbrecht 2003; Salzberg u. Herrmann 2000).

Hitzewallungen: Insbesondere bei prämenopausalen Patientinnen. Therapieversuch mit hormonfreien, pflanzlich wirksamen und rezeptfrei erhältlichen Präparaten, z. B. Traubensilberkerze. Ansonsten ist Venlafaxin das Mittel der Wahl.

Fatigue: Anämie ausschließen und auf regelmäßige körperliche Aktivitäten achten.

Die Kardiotoxizität von Anthrazyklinen und Trastuzumab wird im Abschnitt zum Monitoring (► Kap. 8.3) angesprochen.

Literatur

Basch E, Prestrud AA, Hesketh PJ et al. Antiemetics: american society of clinical oncology clinical practice guideline update. J Clin Oncol 2011; 29: 4189–98.

CTCAE; Common Terminology Criteria of Adverse Events. Cancer Therapy Evaluation Program, Version 3.0, DCTD, NCI, NIH, DHHS. 09.08.2006. http://ctep.cancer.gov (Zugriffsdatum: 22.02.2016).

Gerbrecht BM. Current Canadian experience with capecitabine: partnering with patients to optimize therapy. Cancer Nurs 2003; 26: 161–7.

Janni JW, Klanner E, Rack B et al. Chemotherapieassoziierte Enterokolitis – Eine seltene, aber potenziell letal verlaufende Nebenwirkung bei der adjuvanten Behandlung des Mammakarzinoms. Gynäkol Geburtshilfliche Rundsch 2004; 44: 240–3.

Kris MG, Hesketh PJ, Somerfield MR et al. American Society of Clinical Oncology guideline for antiemetics in oncology: update 2006. J Clin Oncol 2006; 24: 2932–47.

Salzberg M, Herrmann R. Hand-foot syndrome (palmar-plantar erythrodysesthesia). Schweiz Med Wochenschr 2000; 130: 1413–6.

8.3 Monitoring

Hajo Herzog

Vor Beginn einer Chemotherapie sollten folgende Parameter bestimmt und dokumentiert werden:

- Vitalparameter: Herzfrequenz, Blutdruck und Temperatur;
- Labor mit kleinem Blutbild, Elektrolyten, Kreatinin, Transaminasen (GOT und GPT), GGT, AP, LSH und Bilirubin;
- EKG und Echokardiografie zum Ausschluss von Klappenvitien und Kontraktionsstörungen sowie zur Bestimmung der linksventrikulären Funktion;
- bei adjuvanter Chemotherapie Beurteilung des Operationsgebiets.

Zwischen den Chemotherapiezyklen sollten diese Parameter bestimmt werden:

- Differenzialblutbild einmal pro Woche zur Bestimmung des Nadir und Dokumentation des Neutrophilenverlaufs;
- tägliche Temperaturmessung durch die Patientin; sofern 2-mal in Folge > 38,0 °C oder einmalig 38,5 °C Vorstellung beim Arzt und ggf. Einleitung weiterer Diagnostik (Differenzialblutbild, Entzündungsparameter, Urinstatus, Thorax-Röntgenaufnahme); bei febriler Neutropenie stationäre Aufnahme.

Vor jedem weiteren Chemotherapiezyklus (bei 2- oder 3-wöchigen Regimen):

- ausführliche Anamnese mit Abfragen von Übelkeit/Erbrechen, Infektionszeichen, Durchfall/Obstipation, Dyspnoe, Tachykardie, Fatigue, Sensibilitätsstörungen, Dysästhesien, Muskel- und Gelenkschmerzen;
- Vitalparameter: Herzfrequenz, Blutdruck und Temperatur;
- Labor mit kleinem Blutbild, Elektrolyten, Kreatinin, Transaminasen (GOT und GPT), GGT, AP, LSH und Bilirubin;
- Auskultation von Herz und Lunge.

Hinsichtlich der **Kardiotoxizität** sollte Folgendes beachtet werden:

- Bei **Anthrazyklinen** oder **Trastuzumab** immer an die Kardiotoxizität denken. Die Bestimmung von Troponin T oder I und dem B-natriuretischen Peptid (BNP) kann eine myokardiale Schädigung anzeigen, bevor es zu einem messbaren Abfall der linksventrikulären Ejektionsfraktion (LVEF) in der Echokardiografie kommt. Eine frühzeitige kardiologische Vorstellung mit möglicher Herzinsuffizienztherapie (vor allem ACE-Hemmer, β-Blocker und Diuretika) ist einzuleiten.
- Bei einer **chemotherapieinduzierten Kardiomyopathie** mit einem Abfall der LVEF um > 10 % oder mit einem Abfall der LVEF < 45 % sollte die Therapie nicht fortgesetzt werden.
- Die individuelle Abschätzung des Kardiotoxizitätsrisikos sollte jeder Entscheidung für eine anthrazyklinhaltige Chemotherapie zugrunde liegen. **Risikofaktoren** sind die kumulative Anthrazyklindosis (Epirubicin 900–1000 mg/m^2, Doxorubicin 450–550 mg/m^2), kardiale Vorerkrankungen, sehr hohes oder sehr junges Alter und eine kurze Applikationsdauer (Bolusgabe vs. Dauerinfusion). Bei einer schweren Herzinsuffizienz (NHYA III und IV) ist eine Anthrazyklintherapie kontraindiziert.
- Anthrazykline der jüngsten Generation, wie das pegylierte liposomale Doxorubicin (Caelyx®) und das liposomal verkapselte Doxorubicin ohne Pegylierung (Myocet®), haben ein geringeres kardiotoxisches Potenzial. Das kardiotoxische Potenzial ist bei der Kombination von Anthrazyklinen mit Trastuzumab am höchsten. Eine myokardiale Schädigung durch Anthrazykline ist in aller Regel irreversibel, eine Schädigung durch Trastuzumab zumeist reversibel. (Cardinale et al. 2004; Yeh et al. 2004; O'Brien et al. 2004; Colombo et al. 2013; Lao et al. 2013).

Literatur

Cardinale D, Sandri MT, Colombo A et al. Prognostic value of troponin I in cardiac risk stratification of cancer patients undergoing high-dose chemotherapy. Circulation 2004; 109: 2749–54.

Colombo A, Meroni CA, Cipolla CM, Cardinale D. Managing Cardiotoxicity of Chemotherapy. Curr Treat Options Cardiovasc Med 2013; 15: 410–24.

Lao J, Madani J, Puértolas T et al. Liposomal Doxorubicin in the treatment of breast cancer patients: a review. J Drug Deliv 2013; 2013: 456409.

O'Brien ME, Wigler N, Inbar M et al. Reduced cardiotoxicity and comparable efficacy in a phase III trial of pegylated liposomal doxorubicin HCl (CAELYX/Doxil) versus conventional doxorubicin for first-line treatment of metastatic breast cancer. Ann Oncol 2004; 15: 440–9.

Yeh ET, Tong AT, Lenihan DJ et al. Cardiovascular complications of cancer therapy: diagnosis, pathogenesis, and management. Circulation 2004; 109: 3122–31.

9 Endokrine Therapie des Mammakarzinoms

Inhalt

9.1 Besondere Aspekte einer Langzeittherapie

Christoph Mundhenke

Die endokrine Therapie kann als erste zielgerichtete Behandlung in der Onkologie gelten. Sie ist Teil der Standardtherapie des hormonsensitiven Mammakarzinoms. Die **Steroidrezeptoranalyse** trägt zur Prognoseeinschätzung bei, ist aber vielmehr ein prädiktiver Marker für das Ansprechen einer endokrinen Therapie. Ein potenziell hormonsensitives Mammakarzinom liegt vor, wenn mehr als 1 % der Tumorzellen die entsprechenden Rezeptoren (ER und/oder PR) aufweisen. Beim kompletten Fehlen der Hormonrezeptoren ist eine endokrine Therapie nicht indiziert. Häufig ist der Therapieeffekt bei sehr geringem Rezeptorstatus (1–9 % der Zellen) unklar.

Für die Auswahl der endokrinen Therapie wird zusätzlich der **Menopausenstatus** herangezogen. Hierbei sind die Menstruationsanamnese und die Serumhormonanalyse von FSH und Estradiol (E_2) entscheidend (Partridge et al. 2010; Ortmann et al. 2009; Clemons

u. Simmons 2007). Die endokrine Therapie basiert auf der Blockade der intrazellulären Rezeptoren für weibliche Geschlechtshormone durch selektive Östrogenrezeptormodulatoren (SERM) oder -downregulatoren (SERD) oder auf der Inhibition der Produktion des 17β-Estradiols (Ortmann et al. 2009). Die adjuvante systemische Therapie bei hormonrezeptorpositiven prä- und postmenopausalen Frauen besteht aus der alleinigen endokrinen Behandlung oder bei höherem Rezidivrisiko aus einer Sequenz von Chemotherapie und endokriner Therapie.

9.1.1 Adjuvante Therapie prämenopausaler Patientinnen

Bei prämenopausalen Patientinnen besteht eine antihormonelle Therapie entweder aus der Östrogenrezeptormodulation durch Tamoxifen, welche zu einer Unterbrechung des Östrogenstimulus auf hormonabhängig wachsende Tumorzellen führt oder aus der Ausschaltung der ovariellen Funktion zur Suppression systemischer Östrogenspiegel und einer Kombination mit Tamoxifen oder einem Aromatasehemmer.

Tamoxifen

Die endokrine Behandlung mit Tamoxifen beim hormonrezeptorpositiven Mammakarzinom gehört zur Standardtherapie in der Prämenopause. Tamoxifen ist ein selektiver Östrogenrezeptormodulator und bindet kompetitiv an den Östrogenrezeptor. Daraus resultiert eine **Wachstumshemmung** hormonabhängiger Tumorzellen. Die gute Wirksamkeit der Substanz wird durch Metaanalysen (EBCTCG) und klinische Studien belegt (Thürliman et al. 2009; Colleoni et al. 2006; Wickerham 2002; Early Breast Cancer Trialists Collaborative Group 1998, 2005). Die 5-jährige Tamoxifen-Gabe (vs. keine Therapie) führt absolut gesehen zu einer Reduktion des Rezidivrisikos um 12 % (45 % vs. 33 %) und der Mortalität um 9 % (35 % vs. 26 %). In relativen Prozentzahlen ausgedrückt bedeutet dies eine 41%ige Risikoreduktion für ein Rezidiv und eine 34%ige Reduktion des Mortalitätsrisikos nach 15 Jahren. Gleichzeitig konnte gezeigt werden, dass die 5-jährige Tamoxifen-Gabe das Auftreten eines kontralateralen Mammakarzinoms um 39 % reduzierte. Eine auf 10 Jahre verlängerte Tamoxifen-Therapie (vs. 5 Jahre Tamoxifen) konnte das Risiko weiter vermindern (Davies et al. 2013). So zeigte die ATLAS-Studie zwar nur eine eingeschränkte Risikoreduktion innerhalb der 10-jährigen Therapie. Allerdings nahm der günstige Effekt danach weiter zu, sodass das Rezidivrisiko in den Jahren 5–14 in der Studie auf 21,4 % zurückging (vs. 25,1 % nach 5-jähriger Tamoxifen-Gabe). Dieses führte zu einer Mortalitätsreduktion in den Jahren 5–14 nach Therapiebeginn (12,2 % vs. 15,0 %) bzw. einer absoluten Mortalitätsreduktion von 2,8 %.

! Zu beachten ist, dass die verlängerte Tamoxifen-Therapie auch mit einer signifikant höheren Rate an unerwünschten Nebenwirkungen einherging (Endometriumkarzinome und Thromboembolien).

Der Nutzen vom Tamoxifen bei der Risikopatientin wurde auch durch die **International Breast Cancer Study Group** (IBCSG 13–93) aufgezeigt. In dieser randomisierten Studie erhielten prämenopausale Frauen nach einer anthrazyklinhaltigen Therapie sequenziell Tamoxifen (20 mg) über 5 Jahre. Die Auswertung zeigte, dass nach 7 Jahren eine signifikante Verbesserung beim Gesamtüberleben der rezeptorpositiven Frauen zu verzeichnen war. Hingegen hatten ER-negative Frauen keinerlei Nutzen von dieser Therapie (Colleoni et al. 2006). Die Sequenz – Chemotherapie gefolgt von einer endokrinen Behandlung bei Risikopatientinnen – ist mittlerweile Standard geworden. Eine antihormonelle Therapie mit Tamoxifen sollte mindestens über 5 Jahre erfolgen (Early Breast Cancer Trialists Collaborative Group 2005; Fisher et al. 2001; Tormey et al. 1996).

Aromataseinhibitoren

Bei prämenopausalen Frauen ist die Hemmung der Aromatase assoziiert mit einer Aktivierung des Hypophysenvorderlappen-Ovar-Feedbackmechanismus. Dadurch wird eine **ovarielle Überstimulation** erzeugt, die einen steilen Anstieg der Aromatasespiegel hervorrufen kann. Dieser kann die initiale Hemmung der Aromatase übertreffen, sodass sie als Monotherapeutikum bei der Behandlung eines Mammakarzinoms in der Prämenopause nicht eingesetzt werden dürfen. Eine Kombination mit GnRH-Analoga über 5 Jahre ist ggf. sinnvoll bei erhöhtem Risiko und einem Lebensalter ≤ 35 Jahre (Pagani et al. 2014).

Ovarielle Suppression

Bei den prämenopausalen Frauen wird der wesentliche Anteil der Östrogene in den Ovarien unter Kontrolle von FSH und LH synthetisiert. Daher ist die Suppression der ovariellen Synthese der effektivste Weg, um zirkulierende Östrogenmengen bei den betroffenen Frauen zu vermindern (Untch u. Schaller 2007).

Folgende Möglichkeiten stehen hierfür zur Verfügung:

- GnRH-Analoga,
- Ovarektomie (chirurgisch/Radiomenolyse).

Die **Ablation** durch Ovarektomie oder Radiomenolyse gehört zu den historischen Verfahren, wobei in letzter Zeit der Radiomenolyse eine untergeordnete Bedeutung zugeschrieben wird. Heute haben **GnRH-Analoga**, alleine oder in Kombination mit Tamoxifen oder nach einer zytostatischen Therapie, in die Behandlung der hormonrezeptorpositiven Patientin Einzug gehalten (Cuzick et al. 2007; Schmid et al. 2007, 2002; Kaufmann et al. 2003; Jakesz et al. 2002; Jonat 2002) (► Tab. 9-1). Insgesamt scheint der Haupteffekt der endokrinen Therapie in der Prämenopause von Tamoxifen auszugehen. Von daher wird die Kombination von Tamoxifen mit GnRH-Analoga, bei geringer Datenlage, hinterfragt.

Ob ein **fertilitätserhaltender Schutz** der Ovarien durch GnRH-Analoga vor einer adjuvanten Chemotherapie bei Patientinnen mit noch nicht abgeschlossener Familienplanung erreicht werden kann, ist fraglich (Lawrenz et al. 2010; Shalom-Paz et al. 2010; Badawy et al. 2009; Gerber et al. 2009; Ismail-Khan et al. 2008). Letztendlich ist bei prämenopausalen hormonrezeptorpositiven Patientinnen nicht auszuschließen, dass die ovarielle Suppression die Chemotherapiewirkung negativ beeinflussen kann, daher sollte sie auch nicht empfohlen werden. Andere Möglichkeiten zur Fertilitätsproblematik sollten individuell besprochen werden.

Tab. 9-1 Therapieauswahl entsprechend der individuellen Risikofaktoren: (chemo-)endokrine Therapie prämenopausaler Patientinnen mit endokrin sensitiven Tumoren.

Therapie	Oxford		AGO
	LoE	GR	
Hohes oder mittleres Risiko			
Chemotherapie → Tamoxifen (5–10 Jahre)	1a	A	++
Chemo → Tamoxifen + GnRH-Analoga	1a	B	+/–
<40 Jahre	3a	C	–
Niedriges oder mittleres Risiko			
Tamoxifen allein (5–10 Jahre)	1a	A	++
Tamoxifen + GnRH-Analoga	1a	B	+
GnRH-Analoga allein (bei Kontraindikationen gegen Tamoxifen)	1a	B	+

Tabelle adaptiert nach Therapieempfehlungen 2014 der AGO/Kommission Mamma (adjuvante endokrine Therapie prämenopausaler Patientinnen)

Zusammenfassung

Der wichtigste prädiktive Faktor für das Ansprechen auf endokrine Therapien ist der Hormonrezeptorstatus. Für die prämenopausale Patientin kann man folgende Empfehlung aussprechen:

- Entsprechend des individuellen Risikos kann entweder eine endokrine Therapie (low risk) oder häufiger eine kombinierte chemoendokrine (high risk) Behandlung erfolgen.
- Standardtherapie ist die endokrine Behandlung mit Tamoxifen für 5–10 Jahre.
- Die antihormonelle Therapie sollte im Anschluss an die Chemotherapie stattfinden.
- Aromataseinhibitoren sind bei den prämenopausalen Frauen in Kombination mit einer ovariellen Suppression bei jungem Lebensalter und erhöhtem Risiko indiziert.
- Kommt die Patientin im Therapieverlauf in die Postmenopause, kann die Umsetzung der endokrinen Therapie auf einen Aromataseinhibitor erwogen werden.
- Patientinnen mit noch nicht abgeschlossener Familienplanung sollten individuell über die verschiedenen Therapiemöglichkeiten der Fertilitätsprotektion beraten werden.

9.1.2 Adjuvante Therapie postmenopausaler Patientinnen

Bei postmenopausalen Patientinnen kann die lokale Östrogenbiosynthese aus androgenen Vorstufen durch selektive Aromataseinhibitoren (AI) der 3. Generation gehemmt werden (Anastrozol, Letrozol, Exemestan). Daneben ist schon lange der selektive Östrogenrezeptormodulator Tamoxifen etabliert. Die Stellung des Tamoxifens als Standard bei der adjuvanten Therapie in der Postmenopause wurde in randomisierten multizentrischen Phase-III-Studien unter Einsatz der AI verglichen. In diesen Studien ergab sich eine **Überlegenheit der AI** bezüglich des krankheitsfreien Überlebens und des Gesamtüberlebens. Allerdings wurden unterschiedliche Studienansätze bezüglich des Zeitpunktes der Randomisierung (Switch, Sequenz) und der Dauer des Einsatzes (Upfront, erweiterte adjuvante Therapie) der AI gewählt. Dadurch ist eine gemeinsame Interpretation der Studienergebnisse schwierig.

Insgesamt repräsentiert der Einsatz der AI heute in der endokrinen Therapie der Postmenopause den Standard. Die Fragen des Therapiebeginns und der -dauer sind ein weiterhin bestehender Diskussionspunkt. Aufgrund der aktuellen Datenlage wird die 5-jährige sequenzielle Therapie mit Tamoxifen, gefolgt von einem AI, oder alternativ die 5-jährige Therapie mit einem AI empfohlen. Bei **Kontraindikationen** zu AI besteht die sinnvolle Option einer 5- bis zu 10-jährigen Tamoxifen-Therapie (Davies et al. 2013). Zur differenzierten Betrachtung der Ergebnisse erscheint eine kurze Vorstellung der grundlegenden Therapiekonzepte mit ihren Kernstudien und deren Ergebnissen notwendig.

Aromataseinhibitoren zu Beginn der Primärtherapie (Upfront-Therapie)

Dieses Behandlungskonzept mit einer AI-Therapie über 5 Jahre wurde in der ATAC-, der Team- und der BIG-1-98-Studie überprüft, und war der Therapie mit Tamoxifen für 5 Jahre bezüglich des krankheitsfreien Überlebens signifikant überlegen. Ein signifikanter Überlebensvorteil konnte allerdings in allen 3 Studien nicht nachgewiesen werden.

ATAC-Studie: In der ATAC-Studie (NCI 2010; Theodoulou u. Hudis 2004; WHO 1979) wurden Patientinnen zu einer 5-jährigen Tamoxifen-Therapie (n = 3 116) oder einer 5-jährigen AI-Therapie (n = 3 125) mit Anastrozol über 5 Jahre randomisiert. Nach einer medianen Nachbeobachtungszeit von 100 Monaten ergab sich ein signifikanter Unterschied im rezidivfreien Überleben zugunsten der Therapie mit Anastrozol (krankheitsfreies Überleben (DFS): Hazard Ratio (HR) 0,85 (95 % CI 0,76–0,94), p = 0,003; Zeit bis zum Rezidiv (TTR): HR 0,76 (0,67–0,87), p = 0,0001; Zeit bis zum distanten Rezidiv (TTDR): HR 0,84 (0,72–0,97), p = 0,022). Weiterhin zeigte sich eine signifikante Reduktion der kontralateralen Mammakarzinome um 40 % (HR 0,60 (0,42–0,85), p = 0,004; Zambetti et al. 2001). Trotz der Nachbeobachtungszeit von 100 Monaten konnte keine Verbesserung des Gesamtüberlebens beobachtet werden (HR 0,97; p = 0,7; Zambetti et al. 2001).

TEAM-Studie: In der TEAM-Studie wurde eine 5-jährige Therapie mit Tamoxifen mit Exemestan verglichen (van de Velde 2011). 9 779 Patientinnen wurden rekrutiert. Die Studie wurde nach 2,75 Jahren abgebrochen, da die Ergebnisse der IES-Studie eine Fortführung des Tamoxifen-Monotherapiearmes nicht zuließen. Das krankheitsfreie Überleben war nicht signifikant unterschiedlich (DFS: HR 0,89 (0,77–1,03), p = 0,12). Bezüglich des Gesamtüberlebens konnten keine Aussagen gemacht werden.

BIG-1-98-Studie: In der 4-armigen BIG-Studie wurde eine 5-jährige Tamoxifen-Therapie mit einer 5-jährigen Letrozol-Therapie, sowie mit der Sequenz Tamoxifen/Letrozol bzw. invers Letrozol/Tamoxifen bei postmenopausalen Patientinnen verglichen. Der Vergleich der Monotherapiearme zeigte in einer ersten Analyse mit 8 010 Patientinnen (Perez et al. 2008) und einer medianen Beobachtungszeit von 26 Monaten ein signifikant besseres rezidivfreies Überleben für die mit Letrozol behandelten Patientinnen (relative Risikoreduktion um 19 %, absoluter Unterschied 2,6 % nach 5 Jahren). Fernmetastasen waren signifikant seltener unter Letrozol (relative Risikoreduktion um 27 %) und auch die Rate kontralateraler Mammakarzinome war unter Letrozol um die Hälfte reduziert. Eine weitere Analyse nach 51 Monaten bestätigte diese Ergebnisse (Ganz et al. 2008).

Switch-Therapie

In Studien zur Switch-Therapie wurden Patientinnen, die nach einer 2- bis 3-jährigen Tamoxifen-Therapie in der adjuvanten Situation rezidivfrei waren, auf einen AI umgesetzt. Da dieses Studienkonzept Patientinnen ausschloss, die in den ersten Jahren unter Tamoxifen ein Rezidiv erlitten, haben wir es hier mit der Analyse eines prognostisch günstigen Kollektives zu tun, welches in den ersten 2–3 Jahren gut auf die endokrine Therapie ansprach.

Dieses Konzept wurde in der ABCSG-8-, ARNO-, ITA- und IES-Studie überprüft, wobei die ABCSG-8-Studie einerseits als Switch-Analyse (Zeitpunkt der Analyse ab Switch), andererseits als Sequenztherapie ausgewertet wurde.

ABCSG-8-Studie und ARNO-95-Studie: Für diese beiden Studien gibt es separate und gepoolte Auswertungen. Für die gepoolten Resultate (Ganz et al. 2008) konnten 3 224 postmenopausale Patientinnen (n = 2 262 der ABCSG-8-Studie und n = 962 der ARNO-95-Studie) ausgewertet werden, die Mehrzahl (73 %) war nodalnegativ. In der ABCSG-Studie waren zytostatisch therapierte Patientinnen ebenso ausgeschlossen wie Patientinnen mit undifferenzierten Tumoren (Grading 3). Des Weiteren konnten hier Patientinnen bis zum 80. Lebensjahr eingebracht werden. Für die gepoolte Analyse zeigte sich für die sequenzielle Therapie im Vergleich zu 5 Jahre Tamoxifen nach 28 Monaten Nachbeobachtungszeit ein signifikant besseres erkrankungsfreies Überleben. In den Einzelstudien zeigte sich in der ARNO-Studie (Cuzick et al. 2007) nicht nur ein signifikant besseres rezidivfreies Überleben (HR 0,66; p = 0,049), sondern auch ein signifikant besseres Gesamtüberleben (HR 0,53; p = 0,045) nach Anastrozol. In der ABCSG-8-Studie war das rezidivfreie Überleben nicht signifikant besser für die sequenziell behandelten Patientinnen (HR 0,76; p = 0,068). Auch im Gesamtüberleben zeigte sich kein Unterschied (Amir et al. 2001).

IES-Studie: In der IES-Studie (Bliss et al. 2012) wurden rezidivfreie Patientinnen nach 2–3 Jahren Tamoxifen entweder zu Exemestan oder einer weiteren Tamoxifen-Therapie über 2–3 Jahre randomisiert und somit insgesamt auch 5 Jahre behandelt. Ungefähr die Hälfte der Patientinnen war nodalnegativ (52 %) und 32 % hatten eine adjuvante Chemotherapie. Nach einer medianen Nachbeobachtungszeit von 56 Monaten zeigte sich, dass der Wechsel auf Exemestan zu einer signifikanten Verbesserung des rezidivfreien Überlebens geführt hatte (Risikoreduktion um 24 %, absoluter Unterschied 3,4 % nach 5 Jahren). Zusätzlich zeigte sich auch eine Verbesserung des Gesamtüberlebens (HR 0,83; p = 0,05; adjustiert 0,04), wenn auf Exemestan gewechselt wurde.

ITA-Studie: Eine kleine italienische Open-label-Studie (Boccardo et al. 2006) verglich die Wirksamkeit eines Wechsels von Tamoxifen auf Anastrozol nach 2–3 Jahren adjuvanter Tamoxifen-Behandlung mit einer Fortführung der Tamoxifen-Therapie über insgesamt 5 Jahre bei 448 postmenopausalen, nodalpositiven Patientinnen. In der Nachbeobachtung mit einem medianen Follow-up von 64 Monaten zeigte sich ein signifikanter Vorteil für die Anastrozol-Therapie im rezidivfreien Überleben (HR 0,56), jedoch ohne signifikante Unterschiede im Gesamtüberleben.

Sequenztherapie

In diesem Studienkonzept wurden die AI im Anschluss an eine 2-jährige Tamoxifen-Therapie oder vor einer sich anschließenden 3-jährigen Tamoxifen-Therapie (inverse Sequenz) eingesetzt. Die Planung dieser Therapie erfolgte in den Studien aber im Gegensatz zur

Switch-Therapie direkt bei Randomisierung zu Beginn der endokrinen Therapie. Nur die beiden Sequenzarme der BIG-1-98-Studie und die ABCSG-8-Sequenzanalyse können als echte Sequenztherapien gelten.
BIG-1-98: Die ersten Analysen der Sequenzarme wurden nach einer medianen Nachbeobachtungszeit von 71 Monaten publiziert (Mouridsen et al. 2009). Wegen der Inhomogenität des Tamoxifen-Armes (s. o.) wurden die Sequenzarme Tamoxifen (2 Jahre) gefolgt von Letrozol (3 Jahre) (Tam/Let) und Letrozol (2 Jahre) gefolgt von Tamoxifen (3 Jahre) (Let/Tam, sogenannte inverse Sequenz) mit dem Monotherapiearm Letrozol über 5 Jahre verglichen. Bezüglich des 5-Jahres-DFS ergaben sich keine signifikanten Unterschiede (Letrozol mono 97,9 %, Tam/Let 87,6 %, Let/Tam 86,2 %). Auch bezüglich des Gesamtüberlebens oder der Zeit bis zur Fernmetastasierung ergaben sich keine signifikanten Unterschiede. Zu erwähnen ist aber ein Trend zugunsten der Monotherapie mit Letrozol im Vergleich zu Tam/Let bei den nodalpositiven Patientinnen (42 % des Gesamtkollektives der Studie) in den ersten 2 Jahren.

Erweiterte adjuvante endokrine Therapie

MA-17-Studie: In der MA-17-Studie (Jin et al. 2012) wurde nach erfolgter 5-jähriger Tamoxifen-Therapie der Nutzen einer weiteren 5-jährigen Therapie mit Letrozol überprüft. Postmenopausale rezeptorpositive Patientinnen wurden nach 5 Jahren Tamoxifen-Therapie bei Rezidivfreiheit zu einer weiteren 5-jährigen Therapie mit Letrozol (n = 2 593) oder mit Placebo (n = 2 594) randomisiert. Dabei ergab sich durch die verlängerte adjuvante Therapie mit Letrozol nach median 30 Monaten eine signifikante Reduktion des relativen Rezidivrisikos um 43 %, was nach 4 Jahren einem absoluten Unterschied im rezidivfreien Überleben von 4,9 % entspricht (Reduktion des relativen Rezidivrisikos bei den nodalnegativen Patientinnen um 53 %, bei den nodalpositiven um 40 %). Es kam zu einer signifikanten Reduktion lokoregionärer Rezidive sowie von Fernmetastasen. Auch die Rate der kontralateralen Mammakarzinome wurde relativ um 50 % vermindert. Die ermittelten Effekte waren dabei unabhängig von einer bei Primärbehandlung erfolgten Chemotherapie. In dieser Studie zeigte sich für die Gruppe der initial nodalpositiven Patientinnen durch die erweiterte adjuvante Therapie mit Letrozol ein verbessertes Gesamtüberleben mit einer statistisch signifikanten relativen Reduktion der Mortalität um 39 %.
NSABP-B-33-Studie: Diese Studie (Mamounas et al. 2008) hatte eine analoges Design zur MA-17-Studie, wobei 1 598 rezidivfreie Patientinnen nach 5 Jahren Tamoxifen entweder zu einem Placebo oder zu einer 5-jährigen Exemestan-Therapie randomisiert wurden. Initial war die Rekrutierung von 3 000 Patientinnen geplant, durch die Veröffentlichung der Ergebnisse der MA-17-Studie wurde die Studienrekrutierung allerdings im Oktober 2003 vorzeitig beendet und eine Entblindung vorgenommen. Nach median 30 Monaten ergab sich für die Exemestan-Therapie ein signifikant verbessertes rezidivfreies Überleben mit 96 % versus 94 % bei Placebo (HR 0,44; $p = 0{,}004$). Das Gesamtüberleben wurde durch die erweiterte endokrine Therapie nicht signifikant beeinflusst.
ABCSG-6a-Studie: In dieser österreichischen Studie (n = 856) wurden Patientinnen nach einer 5-jährigen Tamoxifen-Therapie (bei einem Teil der Patientinnen für 2 Jahre mit Aminoglutethimid kombiniert) im Rahmen der ABCSG-6-Studie bei bestehender Rezidivfreiheit zwischen einem Wechsel auf eine 3-jährige Anastrozol-Therapie bzw. keiner weiteren Therapie randomisiert. Bei einem medianen Follow-up von 62,3 Monaten zeigten die Patientinnen mit

erweiterter Anastrozol-Therapie (n = 387) ein statistisch signifikant verbessertes rezidivfreies Überleben (lokoregionär, kontralaterales Mammakarzinom, Fernmetastasen) mit einer HR von 0,62 (CI = 0,40–0,96, p = 0,031) (Jakesz et al. 2007).

Zusammenfassung

Für die Mehrzahl der postmenopausalen, rezeptorpositiven Patientinnen ist der Einschluss eines Aromatasehemmstoffes Teil einer **optimalen endokrinen Therapie**. Nach den aktuell vorliegenden Ergebnissen ist kein Wirksamkeitsvorteil für die Gabe eines AI für 5 Jahre, verglichen mit einer sequenziellen oder Switch-Therapie, anzunehmen.

Folgendes sollte beachtet werden:

- Es existiert in den einzelnen Studien zum Einsatz der Aromatasehemmstoffe keine Subgruppe, die von einer Aromatasehemmstofftherapie nicht profitiert.
- Die Fortführung der endokrinen Therapie mit Aromatasehemmstoffen bei Patientinnen, die Tamoxifen 5 Jahre lang eingenommen haben, sollte bei nodalpositiven Patientinnen angesprochen werden.
- Bei Patientinnen, die bei Kontraindikationen keine AI erhalten, kann eine 5-jährige Tamoxifen-Therapie veranlasst werden. Bei erhöhtem Rezidivrisiko kann diese auf eine 10-jährige Tamoxifen-Therapie erweitert werden.

Die Empfehlungen sind in der Tabelle zusammengefasst (► Tab. 9-2).

9.1.3 Langzeittoxizität

Durch moderne multimodale adjuvante Therapien konnten die Überlebenszeiten von Mammakarzinompatientinnen erheblich gesteigert werden. Während für die Beurteilung der **akuten** und **subakuten Toxizität** definierte Kriterienkataloge nach WHO (1979) oder NCI (2010) entwickelt und evaluiert wurden, ist die Erhebung der Langzeittoxizität schwierig.

Tab. 9-2 Adjuvante endokrine Therapie in der Postmenopause.

Therapie	Oxford		AGO
	LoE	GR	
AI für 5 Jahre	1a	A	+
sequenzielle Therapie für 5 Jahre			++
Tamoxifen gefolgt von AI	1a	A	
AI gefolgt von Tamoxifen Präferenz bei N+ (nur Daten für Letrozol verfügbar)	1b	C	
Tamoxifen 20 mg/d für 5–10 Jahre	1a	A	++

Tabelle adaptiert nach Therapieempfehlungen 2014 der AGO/Kommission Mamma (adjuvante endokrine Therapie postmenopausaler Patientinnen)

Die meisten Studien schließen mit dem 5. Jahr der Nachbeobachtung und verzichten auf die Dokumentation von Langzeitnebenwirkungen. Die langfristigen Nebenwirkungen sind insbesondere deshalb schwierig zu bewerten, da sich häufig verschiedene Substanzen in den unterschiedlichen Bereichen ihrer Toxizität überlappen (z. B. Kardiotoxizität, Osteoporose, Fertilität).

Bei **jungen Frauen**, besonders mit nicht abgeschlossener Familienplanung, müssen die Auswirkungen der adjuvanten zytostatischen Therapie auf die Ovarialfunktion stärker berücksichtigt werden. Es ist von großer Bedeutung, ob die Therapie eine passagere oder permanente Ovarialinsuffizienz hinterlassen hat, die möglicherweise eine Osteoporoseinduktion nach sich ziehen wird. Um die eigentliche Reservekapazität der Ovarialfunktion abschätzen zu können, kann die Bestimmung des Anti-Müller-Hormons (anti mullerian hormone, AMH) herangezogen werden (Theodoulou u. Hudis 2004; Zambetti et al. 2001).

Die **Hauptnebenwirkung** der AI der 3. Generation in der Postmenopause ist die Beeinträchtigung des Knochenstoffwechsels mit Knochenverlust von Osteopenie bis Osteoporose und einer konsekutiv erhöhten Frakturrate. Je nach Substanz werden nicht signifikant erhöhte Osteoporoseraten von 5,8 % vs. 4,5 % in der Kontrollgruppe bis hin zu einem signifikanten Verlust der Knochendichte von 4 % in der LWS und Zunahme der Frakturrate bis 11 % vs. 7 % in der Kontrollgruppe verzeichnet (Amir et al. 2011). Patientinnen unter Therapie mit AI sollten entsprechend den Risikofaktoren monitoriert werden und es sollte mindestens ein Basis-Dexa-Scan zur Knochendichtemessung und zum Ausschluss einer Osteopenie durchgeführt werden (Hadji et al. 2012). Gegenüber Tamoxifen war unter den AI das Risiko für die Entstehung kardiovaskulärer Ereignisse (OR = 1,26) und auch für das Auftreten einer symptomatischen oder asymptomatischen Osteoporose (OR = 1,47) erhöht, während hingegen das Risiko für ein Endometriumkarzinom (OR = 0,34) und venöse Thromboembolien (OR = 0,55) unter Tamoxifen signifikant erhöht war.

Literatur

Amir E, Seruga B, Niraula S et al. Toxicity of adjuvant endocrine therapy in postmenopausal breast cancer patients : asystemtatic review and méta-analysis. J Natl Cancer Inst 2011; 103: 1299–309.

Badawy A, Elnashar A, El Ashry M et al. Gonadotropin-releasing hormone agonists for prevention of chemotherapy-induced ovarian damage: prospective randomized study. Fertil Steril 2009; 9: 694–7.

Besse D, Bellavia M, de Ziegler D et al. Fertility and cancer: psychological support in young women who contemplate emergency assisted reproductive technologies (ART) prior to chemo- and/or radiation-therapy. Swiss Med Wkly 2010; 140: w13075. doi: 10.4414/smw.2010.13075.

Bliss JM, Kilburn LS, Coleman RE et al. Disease-related outcomes with long-term follow-up: an updated analysis of the intergroup exemestane study. J Clin Oncol 2012; 30: 709–17.

Boccardo F, Rubagotti A, Guglielmini P et al. Switching to anastrozole versus continued tamoxifen treatment of early breast cancer. Updated results of the Italian tamoxifen anastrozole (ITA) trial. Ann Oncol 2006; 17 Suppl 7: vii10–4.

Clemons M, Simmons C. Identifying menopause in breast cancer patients: considerations and implications. Breast Cancer Res Treat 2007; 104: 115–20.

Colleoni M, Gelber S, Goldhirsch A et al. Tamoxifen after adjuvant chemotherapy for premenopausal women with lymph node-positive breast cancer: International Breast Cancer Study Group Trial 13–93. J Clin Oncol 2006; 24: 1332–41.

Cuzick J, Ambroisine L, Davidson N et al. Use of luteinising-hormone-releasing hormone agonists as adjuvant treatment in premenopausal patients with hormone-receptor-positive breast cancer: a meta-analysis of individual patient data from randomised adjuvant trials. Lancet 2007; 369: 1711–23.

Davies C, Pan H, Godwin J et al. Long-term effects of continuing adjuvant tamoxifen to 10 years versus stopping at 5 years after diagnosis of oestrogen receptor-positive breast cancer: ATLAS, a randomised trial. Lancet 2013; 381: 805–16.

Early Breast Cancer Trialists' Collaborative Group (EBCTCG). Tamoxifen for early breast cancer: an overview of randomized trials. Lancet 1998; 351: 1451–67.

Early Breast Cancer Trialists' Collaborative Group (EBCTCG). Effects of chemotherapy and hormonal therapy for early breast cancer on recurrence and 15-year survival: an overview of the randomised trials. Lancet 2005; 365: 1687–717.

Fisher B, Dignam J, Bryant J et al. Five versus more than five years of tamoxifen for lymph node-negative breast cancer: updated findings from the National Surgical Adjuvant Breast and Bowel Project B-14 randomized trial. J Natl Cancer Inst 2001; 93: 684–90.

Ganz PA, Hussey MA, Moinpour CM et al. Late cardiac effects of adjuvant chemotherapy in breast cancer survivors treated on Southwest Oncology Group Protocol S8897. J Clin Oncol 2008; 26: 1223–30.

Gerber B et al. ZORO: A prospective randomized multicenter study to prevent chemotherapy induced ovarian failure with the GnRH-Agonist Goserelin in young hormone insensitive breast cancer patients receiving anthracycline containing (neo-)adjuvant chemotherapy. J Clin Oncol 2009; 27: 526.

Hadji P, Hartenfels M, Kyvernitakis J et al. Recommendations for antiresorptive therapy in postmenopausal patients with breast cancer: Marburg AIBL Guideline Evaluation Study (MAGES). Breast Cancer Res Treat 2012; 133: 1089–96.

Ismail-Khan R, Minton S, Cox C et al. Preservation of ovarian function in young women treated with neoadjuvant chemotherapy for breast cancer: A randomized trial using the GNRH agonist (triptorelin) during chemotherapy. J Clin Oncol 2008; 26 Suppl 1: 12 s (#524).

Jakesz R, Hausmaninger H, Kubista E et al. Austrian Breast and Colorectal Cancer Study Group Trial 5. Randomized adjuvant trial of tamoxifen and goserelin versus cyclophosphamide, methotrexate, and fluorouracil: evidence for the superiority of treatment with endocrine blockade in premenopausal patients with hormone-responsive breast cancer. J Clin Oncol 2002; 20: 4621–7.

Jakesz R, Greil R, Gnant M et al. Extended adjuvant therapy with anastrozole among postmenopausal breast cancer patients: results from the randomized Austrian Breast and Colorectal Cancer Study Group Trial 6a. J Natl Cancer Inst 2007; 994: 1845–53.

Jin H, Tu D, Zhao N et al. Longer-term outcomes of letrozole versus placebo after 5 years of tamoxifen in the NCIC CTG MA.17 trial: analyses adjusting for treatment crossover. J Clin Oncol 2012; 30: 718–21.

Jonat W. Role of LHRH agonists in premenopausal women with oestrogen receptor-positive breast cancer: the ZEBRA experience. Eur J Cancer 2002; 38 Suppl 6: S39–40.

Kaufmann M, Jonat W, Blamey R et al. Zoladex Early Breast Cancer Research Association (ZEBRA) Trialists' Group. Survival analyses from the ZEBRA study. Goserelin (Zoladex) versus CMF in premenopausal women with node-positive breast cancer. Eur J Cancer 2003; 39: 1711–7.

Lawrenz B, Jauckus J, Kupka MS et al. Fertility preservation in > 1,000 patients: patient's characteristics, spectrum, efficacy and risks of applied preservation techniques. Arch Gynecol Obstet 2011; 283: 651–6.

Mamounas EP, Jeong JH, Wickerham DL et al. Benefit from exemestane as extended adjuvant therapy after 5 years of adjuvant tamoxifen: intention-to-treat analysis of the National Surgical Adjuvant Breast And Bowel Project B-33 trial. J Clin Oncol 2008; 26: 1965–71.

Mouridsen H, Giobbie-Hurder A, Goldhirsch A et al. Letrozole therapy alone or in sequence with tamoxifen in women with breast cancer. N Engl J Med 2009; 361: 766–76.

NCI. Common Terminology Criteria for Adverse Events v4.0 (CTCAE). 17.05.2010. http://evs.nci.nih.gov/ftp1/CTCAE/About.html (Zugriffsdatum: 07.01.2016).

Ortmann O, Cufer T, Dixon JM et al. Adjuvant endocrine therapy for perimenopausal women with early breast cancer. Breast 2009; 18: 2–7.

Pagani O, Regan MM, Walley BA et al. Adjuvant exemestane with ovarian suppression in premenopausal breast cancer. N Engl J Med 2014; 371: 107–18

Partridge AH, Ruddy KJ, Gelber S et al. Ovarian reserve in women who remain premenopausal after chemotherapy for early stage breast cancer. Fertil Steril 2010; 94: 638–44.

Perez EA, Suman VJ, Davidson NE et al. Cardiac safety analysis of doxorubicin and cyclophosphamide followed by paclitaxel with or without trastuzumab in the North Central Cancer Treatment Group N9831 Adjuvant Breast Cancer Trial. J Clin Oncol 2008; 26: 1231–8.

Schmid P, Untch M, Kossé V et al. Leuprorelin acetate every-3-months depot versus cyclophosphamide, methotrexate, and fluorouracil as adjuvant treatment in premenopausal patients with node-positive breast cancer: the TABLE study. J Clin Oncol 2007; 25: 2509–15.

Schmid P, Untch M, Wallwiener D et al. TABLE-study (Takeda Adjuvant Breast cancer study with Leuprorelin Acetate). Cyclophosphamide, methotrexate and fluorouracil (CMF) versus hormonal ablation with leuprorelin acetate as adjuvant treatment of node-positive, premenopausal breast cancer patients: preliminary results of the TABLE-study. Anticancer Res 2002; 22: 2325–32.

Shalom-Paz E, Almog B, Shehata F et al. Fertility preservation for breast-cancer patients using IVM followed by oocyte or embryo vitrification. Reprod Biomed Online 2010; 21: 566–71.

Theodoulou M, Hudis C. Cardiac profiles of liposomal anthracyclines: greater cardiac safety versus conventional doxorubicin? Cancer 2004; 100: 2052–63.

Thürliman B, Price KN, Gelber RD et al. Is chemotherapy necessary for premenopausal women with lower-risk node-positive, endocrine responsive breast cancer? 10-year update of International Breast Cancer Study Group Trial 11–93. Breast Cancer Res Treat 2009; 113: 137–44.

Tormey DC, Gray R, Falkson HC. Postchemotherapy adjuvant tamoxifen therapy beyond five years in patients with lymph node-positive breast cancer. Eastern Cooperative Oncology Group. J Natl Cancer Inst 1996; 88: 1828–33.

Untch M, Schaller G. Adjuvante endokrine Therapie in der Prämenopause. In: Thomssen C. Aktuelle Empfehlungen zur Therapie primärer und fortgeschrittener Mammakarzinome. München: Zuckschwerdt 2007; 1–10.

van de Velde CJ, Rea D, Seynaeve C et al. Adjuvant tamoxifen and exemestane in early breast cancer (TEAM): a randomised phase 3 trial. Lancet 2011; 377: 321–31.

WHO. WHO Handbook for Reporting Results of Cancer Treatment, No 48. Genf: WHO 1979.

Wickerham L. Tamoxifen – an update on current data and where it can now be used. Breast Cancer Res Treatment 2002; 75 Suppl 1: S7–12; discussion S33–5.

Zambetti, M, Moliterni A, Materazzo C et al. Long-term cardiac sequelae in operable breast cancer patients given adjuvant chemotherapy with or without doxorubicin and breast irradiation. J Clin Oncol 2001: 19: 37–43.

9.2 Metastasierung

Atanas Ignatov, Olaf Ortmann

9.2.1 Grundprinzipien

Bei Patientinnen mit hormonrezeptor(HR)positivem Mammakarzinom, die etwa 75 % aller Patientinnen mit metastasiertem Brustkrebs darstellen, sollte man grundsätzlich als Erstlinientherapie eine endokrine Therapie einsetzten (AGO-Leitlinien 2013; Cardoso et al. 2012). Bei unbekannten HR-Status wird die endokrine Therapie ebenfalls empfohlen. Die Therapie sollte *bis zur Progression* durchgeführt werden. Die Progression unter endokriner Therapie oder innerhalb von 12 Monaten nach ihrer Beendigung wird als eine **Resistenz** betrachtet (AGO-Leitlinien 2013; Cardoso et al. 2013, 2012). In dieser Situation ist eine alternative endokrine Therapie indiziert. Bei einer lebensbedrohlichen Metastasierung oder bei Nichtansprechen auf die endokrine Therapie kann auf eine Chemotherapie umgestellt werden (AGO-Leitlinien 2013; Cardoso et al. 2012). Eine kombinierte chemoendokrine Therapie außerhalb der Studien wird zurzeit nicht empfohlen (AGO-Leitlinien 2013; Cardoso et al. 2013).

Die HR- und HER2-Status sollten immer, wenn möglich, durch eine **Bestätigungsbiopsie** bestimmt werden.

! Eine Diskrepanz bezüglich des Rezeptorstatus zwischen dem primären Tumor und den Metastasen soll ausgeschlossen werden.

9.2.2 Therapie prämenopausaler Patientinnen

Die endokrine Therapie der Wahl bei prämenopausalen endokrinnaiven Patientinnen mit metastasiertem Mammakarzinom ist die Kombination von **Tamoxifen und Suppression der Ovarialfunktion** (OFS). Die OFS erfolgt mittels GnRH-Analoga, Ovarektomie oder Radiomenolyse (AGO-Leitlinien 2013; Cardoso et al. 2012). Bei einer Tamoxifen-Behandlung in der Adjuvans, die länger als 12 Monate zurückliegt, ist die Kombination von Tamoxifen und OFS ebenso indiziert (► Abb. 9-1). In einer EORTC-Metaanalyse wurden 4 klinische Studien mit mehr als 500 prämenopausalen Patientinnen ausgewertet (Klijn et al. 2011). Bezüglich des krankheitsfreien und Gesamtüberlebens zeigt die Therapie mit GnRH-Analoga in Kombination mit Tamoxifen einen signifikanten Benefit im Vergleich zu der Monotherapie mit GnRH-Analoga.

Bei Progression der Erkrankung kann anstelle von Tamoxifen ein **Aromataseinhibitor der dritten Generation** eingesetzt werden. Darüber hinaus wurde in einer Phase-II-Studie gezeigt, dass die Kombination von GnRH-Analoga mit Letrozol bei prämenopausalen Patientinnen eine ähnliche klinische Effektivität hat, wie die Monotherapie mit Letrozol bei postmenopausalen Patientinnen mit metastasiertem Mammakarzinom (Park et al. 2010). Die klinische Effektivität der Aromataseinhibitoren in Kombination mit GnRH-Analoga als Erst-, Zweit- und Drittlinientherapie bei prämenopausalen Patientinnen mit MBC wurde in mehreren kleinen retrospektiven oder prospektiven Phase-II-Studien untersucht (Nishimura et al. 2013; Yao et al. 2011; Carlson et al. 2010; Cheung et al. 2010) (► Abb. 9-1). Eine Monotherapie mit Aromataseinhibitoren ohne OFS soll nicht durchgeführt werden (AGO-Leitlinien 2013; Cardoso et al. 2012).

Die weiteren Therapien bei Patientinnen mit OFS unterscheiden sich nicht von denen, die bei postmenopausalen Patientinnen eingesetzt werden (► Abb. 9-1).

9.2.3 Therapie postmenopausaler Patientinnen

HER2-negatives metastasiertes Mammakarzinom

Die Therapie der Wahl bei postmenopausalem HR-positivem und HER2-negativem MBC nach einer adjuvanten Therapie mit Tamoxifen oder bei endokrinnaiven Patientinnen stellen die **Aromataseinhibitoren der dritten Generation** dar (► Abb. 9-1). Beim Progress der

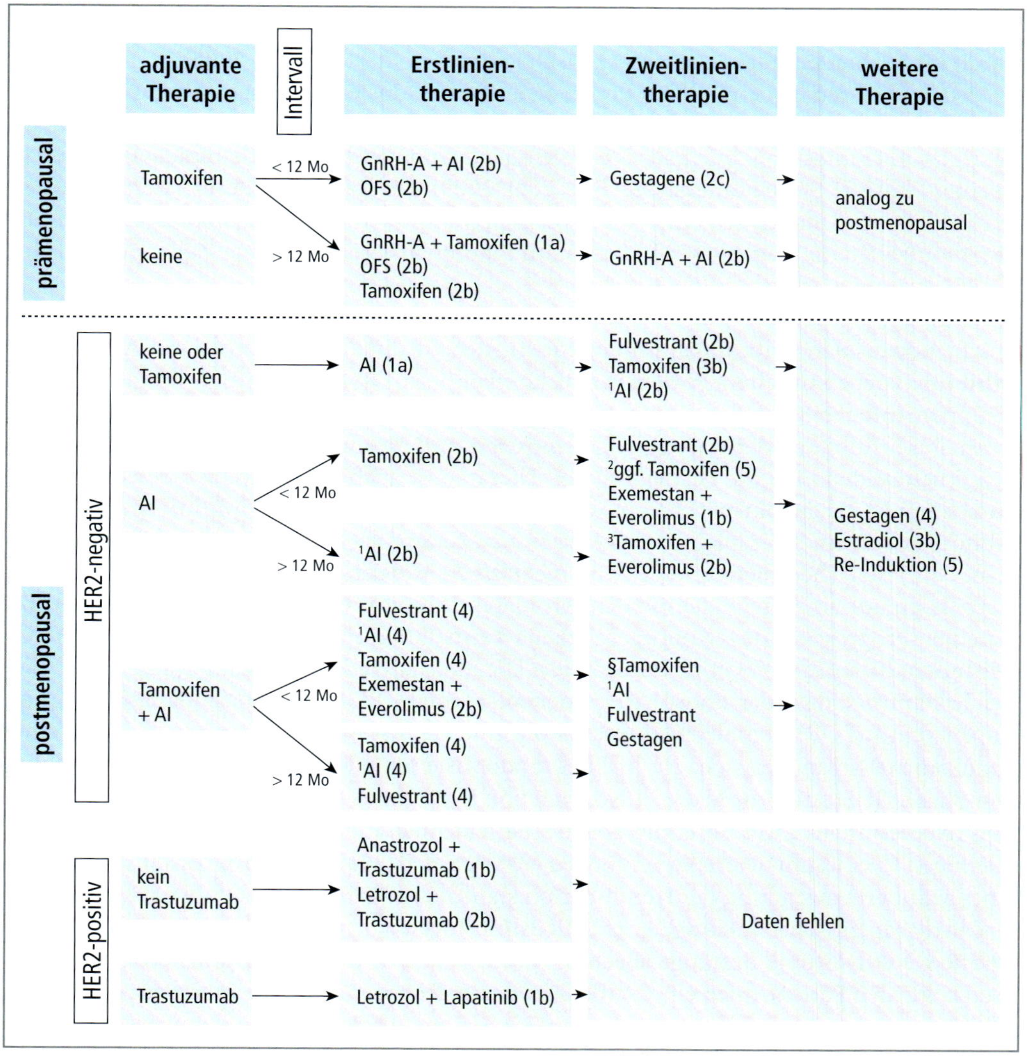

Abb. 9-1 Schematische Darstellung der endokrinen Therapie beim metastasierten Mammakarzinom. In Klammern sind Empfehlungsgrade angegeben. AI = Aromataseinhibitor, GnRH-A = Gonadotropin-Releasing-Hormon-Analoga, Mo = Monate, OFS = Suppression der Ovarialfunktion, § = keine aktuelle Leitlinien, [1] alternativer Aromataseinhibitor, [2] falls nicht vorher gegeben, [3] nach vorheriger Therapie mit nichtsteroidalem Aromataseinhibitor.

Erkrankung sollte eine Zweitlinientherapie mit Fulvestrant eingesetzt werden (► Abb. 9-1). Beim gleichen Nebenwirkungsprofil und bei einer besseren klinischen Ansprechrate im Vergleich zu der bisherigen Standarddosierung von 250 mg wird zurzeit die Hochdosis 500 mg Fulvestrant empfohlen (Howell u. Sapunar 2011).

Eine **alternative Zweitlinientherapie** stellt der Wechsel zwischen *steroidalen* (Exemestan) und *nichtsteroidalen* (Letrozol, Anastrozol) Aromataseinhibitoren dar. Die Umstellung der

Aromataseinhibitoren von einem nichtsteroidalen auf einen steroidalen und vice versa ist durch die **fehlende Kreuzresistenz** klinisch vertretbar (Bertelli et al. 2005).

In den weiteren Therapielinien kommen eine hoch dosierte **Gestagentherapie** oder die **Re-Induktion** vorheriger Therapien in Frage (► Abb. 9-1). Die Effektivität einer niedrig dosierten Estradiol-Therapie nach Versagen der Aromatasehemmertherapie wurde bereits in einer Phase-II-Studie untersucht (Ellis et al. 2009). Die Rationale dieser Therapie basiert auf der Tatsache, dass nach einer Östrogendeprivation von östrogenabhängigen Mammakarzinomzellen die Zugabe von Estradiol im Pikomolarbereich zu einer Zellapoptose führt (Lewis-Wambi u. Jordan 2009).

Aufgrund der Etablierung von Aromataseinhibitoren in der adjuvanten Therapie der postmenopausalen Mammakarzinompatientinnen wird man zunehmend mit **Aromataseinhibitor-vorbehandelten Patientinnen** konfrontiert. Die Patientinnen können in zwei Gruppen unterteilt werden: Patientinnen, die in der Adjuvans eine Monotherapie mit Aromataseinhibitor oder sequenziell Tamoxifen und Aromataseinhibitor bekommen haben. Entscheidend für die Festlegung der Therapie ist auch der Zeitpunkt des Progresses. Tamoxifen ist die endokrine Therapie der Wahl nach adjuvanter Therapie mit Aromataseinhibitor und einem Therapieintervall *kürzer als 12 Monate* (AGO-Leitlinien 2013; Cardoso et al. 2013). Bei Therapieintervallen von *mehr als 12 Monaten* ist die Umstellung von einem steroidalen auf einen nichtsteroidalen Aromataseinhibitor bzw. vice versa empfohlen. Bei erneuter Progression des Tumorgeschehens kann Fulvestrant eingesetzt werden (AGO-Leitlinien 2013; Cardoso et al. 2013, 2012). Die alternative Zweitlinientherapie basiert auf der Erkenntnis, dass der Phosphatidylinositol-3-kinase(PI3K)/Akt/mammalian-Target-of-Rapamycin(mTOR)-Signaltransduktionsweg eine Schlüsselstelle in der Entwicklung einer endokrinen Therapieresistenz ist. In einer randomisierten placebokontrollierten doppelblinden Phase-III-Studie wurde die Effektivität von Everolimus (spezifischer mTOR-Inhibitor) und Exemestan als Zweitlinientherapie bei Patientinnen mit MBC untersucht, und mit der alleinigen Exemestan-Therapie verglichen (Baselga et al. 2012). Das progressionsfreie Überleben war bei Anwendung der Kombination signifikant verlängert.

Die therapeutische Nutzung der **mTOR-Inhibitoren** wurde in der TAMRAD(Tamoxifen und RAD 001)-Studie bestätigt (Bachelot et al. 2012). In dieser randomisierten Phase-II-Studie wurden Patientinnen eingeschlossen, deren Tumoren resistent auf einen Aromataseinhibitor waren. Sie wurden entweder mit Tamoxifen oder mit Tamoxifen und Everolimus behandelt. Ähnlich zu der oben erwähnten Studie führte die zusätzliche Gabe von Everolimus zu einer Verbesserung der klinischen Benefitrate und des krankheitsfreien Überlebens. Demzufolge ist die Kombination von Everolimus und endokriner Therapie beim Progress unter Erstlinientherapie mit Aromataseinhibitoren indiziert (► Abb. 9-1).

In weiteren Therapielinien können eine Re-Induktion vorheriger Therapien vorgenommen, hoch dosierte Gestagene und schließlich niedrig dosiertes Estradiol eingesetzt werden.

Bei **sequenzieller Therapie** mit Tamoxifen und Aromataseinhibitor in der Adjuvans sollte das rezidivfreien Intervall in die Therapieentscheidung einbezogen werden. Bei kürzerem Intervall von < 12 Monaten kann als Erstlinientherapie zunächst Fulvestrant, alternativ Aromataseinhibitor, erneut Tamoxifen oder Exemestan und Everolimus eingesetzt werden (► Abb. 9-1). Für die Patientinnen, die nach über 12 Monaten ein Rezidiv bekommen haben, ist die Therapie mit Tamoxifen, alternativem Aromataseinhibitor oder Fulvestrant indiziert.

HER2-positives metastasiertes Mammakarzinom

Eine gegen HER2 gerichtete Therapie in Kombination mit einer endokrinen Therapie ist fester Bestandteil der Therapie des HER2-positiven metastasierten Mammakarzinoms. Klinische Untersuchungen haben bereits die Effektivität der Kombination einer endokrinen Therapie mit der HER2-gerichteten Therapie gezeigt. In einer randomisierten Phase-III-Studie verbesserte die Zugabe von **Trastuzumab** zu Anastrozol im Vergleich zu der Monotherapie mit Anastrozol signifikant das krankheitsfreie Überleben (Kaufman et al. 2009). Das Gesamtüberleben war nicht signifikant unterschiedlich. Die Kombination von Trastuzumab mit Letrozol verbesserte die klinische Benefitrate und das progressionsfreie Überleben bei Patientinnen mit HER2-positivem metastasiertem Mammakarzinom im Vergleich zu der Letrozol-Monotherapie (Huober et al. 2012). Demzufolge ist die Therapie mit Trastuzumab in Kombination mit einem Aromataseinhibitor eine valide Option für die Erstlinientherapie des Trastuzumab-naiven HER2-positiven metastasierten Mammakarzinoms.

Eine weitere Möglichkeit der Behandlung des HR- und HER2-positiven metastasierten Mammakarzinoms stellt die Kombinationstherapie mit **Letrozol** und dem doppelten Tyrosinkinaseinhibitor **Lapatinib** dar. Der Stellenwert dieser Kombination wurde in einer prospektiven, randomisierten Phase-III-Studie untersucht (Johnston et al. 2009). Die Studie demonstrierte eindrucksvoll die Überlegenheit der Kombinationstherapie gegenüber der Letrozol-Monotherapie bezüglich des progressionsfreien Überlebens und der klinischen Benefitrate.

Die aktuelle Datenlage erlaubt allerdings keine definitive Empfehlung für eine Zweit- und Drittlinientherapie. Diese Frage muss durch neue Studien beantwortet werden.

Literatur

AGO. Endokrine und zielgerichtete Therapie des metastasierten Mammakarzinoms. 12.03.2014. www.ago-online.de/fileadmin/downloads/leitlinien/mamma/maerz2014/de/2014D_19_Endokrine_und_zielgerichtete_Therapie_metastasiertes_Mammakarzinom.pdf (Zugriffsdatum: 22.02.2016).

Bachelot T, Bourgier C, Cropet C et al. Randomized phase II trial of everolimus in combination with tamoxifen in patients with hormone receptor-positive, human epidermal growth factor receptor 2-negative metastatic breast cancer with prior exposure to aromatase inhibitors: a GINECO study. J Clin Oncol 2012; 30: 2718–24.

Baselga J, Campone M, Piccart M et al. Everolimus in postmenopausal hormone-receptor-positive advanced breast cancer. N Engl J Med 2012; 366: 520–29.

Bertelli G, Garrone O, Merlano M et al. Sequential treatment with exemestane and non-steroidal aromatase inhibitors in advanced breast cancer. Oncology 2005; 69: 471–77.

Cardoso F, Bischoff J, Brain E et al. A review of the treatment of endocrine responsive metastatic breast cancer in postmenopausal women. Cancer Treat Rev 2013; 39: 457–65.

Cardoso F, Harbeck N, Fallowfield L et al. Locally recurrent or metastatic breast cancer: ESMO Clinical Practice Guidelines for diagnosis, treatment and follow-up. Ann Oncol 2012; 23 Suppl 7: vii11-vii19.

Carlson RW, Theriault R, Schurman CM et al. Phase II trial of anastrozole plus goserelin in the treatment of hormone receptor-positive, metastatic carcinoma of the breast in premenopausal women. J Clin Oncol 2010; 28: 3917–21.

Cheung KL, Agrawal A, Folkerd E et al. Suppression of ovarian function in combination with an aromatase inhibitor as treatment for advanced breast cancer in pre-menopausal women. Eur J Cancer 2010; 46: 2936–42.

Ellis MJ, Gao F, Dehdashti F et al. Lower-dose vs high-dose oral estradiol therapy of hormone receptor-positive, aromatase inhibitor-resistant advanced breast cancer: a phase 2 randomized study. JAMA 2009; 302: 774–80.

Howell A, Sapunar F. Fulvestrant revisited: efficacy and safety of the 500-mg dose. Clin Breast Cancer 2011; 11: 204–10.

Huober J, Fasching PA, Barsoum M et al. Higher efficacy of letrozole in combination with trastuzumab compared to letrozole monotherapy as first-line treatment in patients with HER2-positive, hormone-receptor-positive metastatic breast cancer – results of the eLEcTRA trial. Breast 2012; 21: 27–33.

Johnston S, Pippen J Jr, Pivot X et al. Lapatinib combined with letrozole versus letrozole and placebo as first-line therapy for postmenopausal hormone receptor-positive metastatic breast cancer. J Clin Oncol 2009; 27: 5538–46.

Kaufman B, Mackey JR, Clemens MR et al. Trastuzumab plus anastrozole versus anastrozole alone for the treatment of postmenopausal women with human epidermal growth factor receptor 2-positive, hormone receptor-positive metastatic breast cancer: results from the randomized phase III TAnDEM study. J Clin Oncol 2009; 27: 5529–37.

Klijn JG, Blamey RW, Boccardo F et al. Combined tamoxifen and luteinizing hormone-releasing hormone (LHRH) agonist versus LHRH agonist alone in premenopausal advanced breast cancer: a meta-analysis of four randomized trials. J Clin Oncol 2011; 19: 343–53.

Lewis-Wambi JS, Jordan VC. Estrogen regulation of apoptosis: how can one hormone stimulate and inhibit? Breast Cancer Res 2009; 11: 206.

Nishimura R, Anan K, Yamamoto Y et al. Efficacy of goserelin plus anastrozole in premenopausal women with advanced or recurrent breast cancer refractory to an LH-RH analogue with tamoxifen: Results of the JMTO BC08–01 phase II trial. Oncol Rep 2013; 29: 1707–13.

Park IH, Ro J, Lee KS et al. Phase II parallel group study showing comparable efficacy between premenopausal metastatic breast cancer patients treated with letrozole plus goserelin and postmenopausal patients treated with letrozole alone as first-line hormone therapy. J Clin Oncol 2010; 28: 2705–11.

Yao S, Xu B, Li Q et al. Goserelin plus letrozole as first- or second-line hormonal treatment in premenopausal patients with advanced breast cancer. Endocr J 2011; 58: 509–16.

10 Zielgerichtete Therapien

Andreas Schneeweiss, Eva-Maria Grischke

Inhalt

Zielgerichtet wirksame Substanzen sind Medikamente, die ihre Wirkung durch Bindung an definierte Moleküle entfalten. Die derzeit beim Brustkrebs zugelassenen Substanzen richten sich gegen die ungebremste **Proliferation** und **Angiogenese**. Neben den endokrinen Therapien (► Kap. 9) unterscheidet man **monoklonale Antikörper** und **Kinaseinhibitoren**. Monoklonale Antikörper binden spezifisch an Antigene auf Tumorzellen oder in deren Umgebung und blockieren relevante Signalwege bzw. induzieren die zellulär oder komplementvermittelte Phagozytose. Kinaseinhibitoren binden an enzymatische Bindungstaschen und hemmen deren katalytische Funktion.

10.1 Hemmung der Proliferation

Die wichtigsten Wachstumssignale erhält die Brustkrebszelle über die **Human Epidermal Growth Factor Receptor (HER) 1–4**, obwohl auch andere transmembranöse Rezeptoren, wie der Hepatocyte Growth Factor Receptor (HGFR), der Fibroblast Growth Factor Receptor

(FGFR) und der Insulin-like Growth Factor 1 Receptor (IGF-1R) eine Rolle spielen. Nach Signalinduktion durch Homo- oder Heterodimerisierung von Rezeptoren der HER-Familie verläuft die intrazelluläre Signalkaskade hauptsächlich über den **Ras-Raf-MAPK-** oder den **PI3K-Akt-mTOR-Signalweg** (► Abb. 10-1).

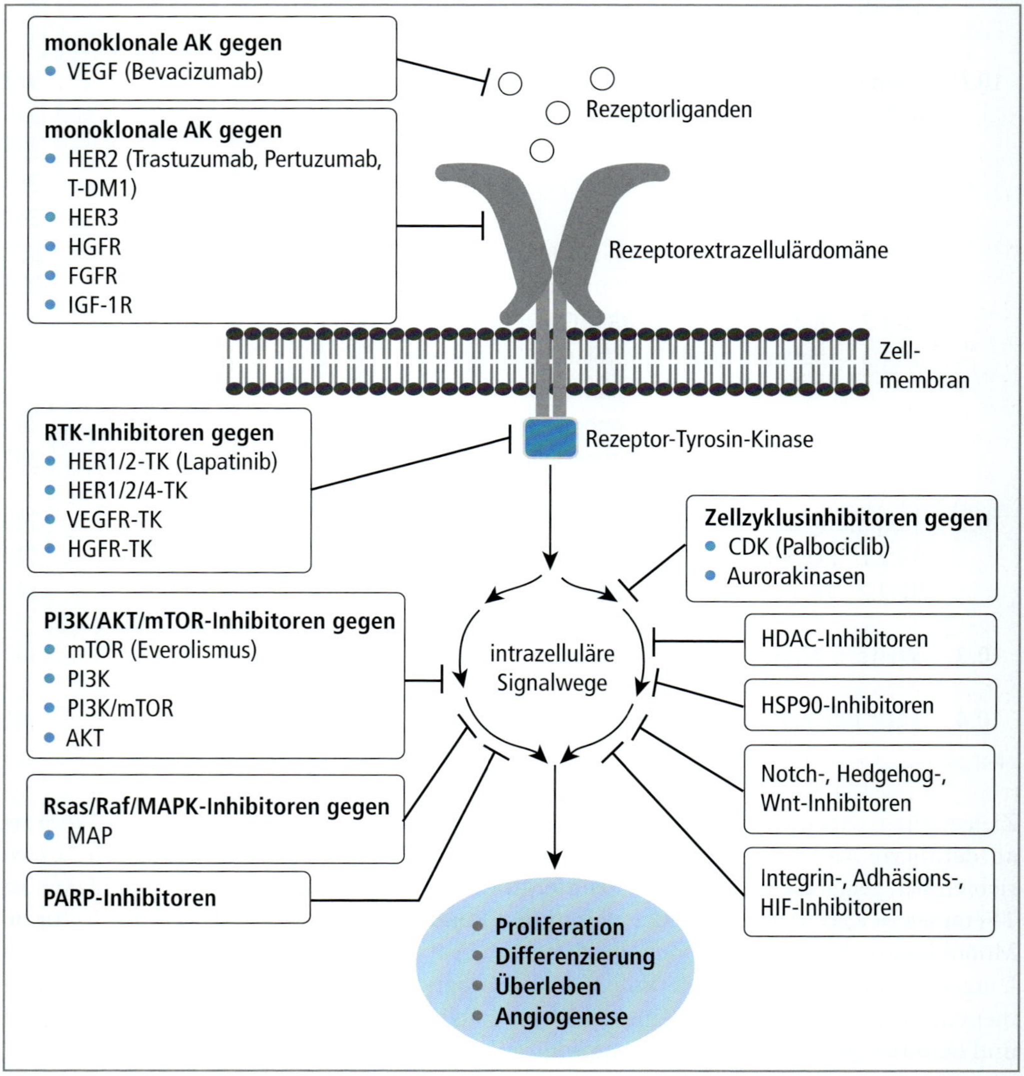

Abb. 10-1 Angriffspunkte zielgerichteter Therapien beim Brustkrebs, in Klammern derzeit zugelassene Therapeutika. AK = Antikörper, AKT = Proteinkinase B, CDK = Cyclin-dependent Kinase, FGFR = Fibroblast Growth Factor Receptor, HDAC = Histone Deacetylase, HER = Human Epidermal Growth Factor Receptor, HGFR = Hepatocyte Growth Factor Receptor, HSP90 = Heat Shock Protein 90, HIF = Hypoxia-induced Factor, IGF-1R = Insulin-like Growth Factor 1 Receptor, MAP = Mitogen-activated Protein Kinase, mTOR = mammalian Target of Rapamycin, PARP = Poly-ADP-Ribose-Polymerase, PI3K = Phosphatidylinositol-3-Kinase, RTK = Rezeptor-Tyrosin-Kinase, T-DM1 = Trastuzumab-Emtansin, TK = Tyrosin-Kinase, VEGF = Vascular Endothelial Growth Factor, VEGFR = VEGF-Rezeptor.

10.1.1 Therapien gegen HER2

Der wichtigste Wachstumsfaktorrezeptor beim Brustkrebs ist HER2 (► Tab. 10-1). Er ist durch Genamplifikation **bei 15–20 % der Brustkrebserkrankungen überexprimiert**. Entsprechend der Leitlinien der ASCO/CAP liegt eine Überexpression vor bei intensiver Membranfärbung von > 10 % der Tumorzellen in der Immunhistochemie (IHC 3+) oder beim Nachweis von ≥ 6 Genkopien bzw. eines *HER2*-Gen/Chromosom-17-Verhältnisses von ≥ 2,0 in der Fluoreszenz-in-situ-Hybridisierung (FISH positiv) (Wolff 2013). Da sich die Ergebnisse der Rezeptorbestimmung in Primärtumor und Rezidiv bzw. Metastase in bis zu 20 % unterscheiden, sollte beim Rezidiv eine erneute Bestimmung erfolgen.

Trastuzumab

Als erste gegen HER gerichtete Therapie hat der **humanisierte monoklonale Anti-HER2-Antikörper** Trastuzumab das Überleben sowohl in der kurativen als auch in der palliativen Situation beim HER2-überexprimierenden Brustkrebs signifikant verbessert. Die zusätzliche neoadjuvante Therapie mit Trastuzumab erhöht signifikant die Rate an pathologischen Komplettremissionen (pCR) (Gianni et al. 2010). Die **zusätzliche adjuvante Gabe** von Trastuzumab über ein Jahr senkt das Mortalitätsrisiko signifikant um ca. 38 % (Burstein 2011).

Als schwerwiegendste **Nebenwirkung** von Trastuzumab entwickelten 4,1 % der Studienpatientinnen innerhalb von 3 Jahren eine symptomatische Herzinsuffizienz. Risikofaktoren waren ein Alter ≥ 60 Jahre, eine antihypertensive Therapie und eine initiale linksventrikuläre Ejektionsfraktion (LVEF) < 55 % (Telli et al. 2007). Die Echokardiografie vor, während und lebenslang einmal jährlich nach der Therapie mit Trastuzumab wird daher empfohlen.

In der **palliativen First-Line-Therapie** verlängert Trastuzumab in Kombination mit einem Taxan gegenüber der Taxan-Monotherapie das Überleben signifikant um ca. 8 Monate (Marty et al. 2005; Slamon et al. 2001). Auch nach adjuvanter Trastuzumab-Therapie und einem rezidiv- und therapiefreien Intervall von mindestens 6–12 Monaten ist beim HER2-positiven Rezidiv die erneute Trastuzumab-Therapie sinnvoll. Trastuzumab kann außer mit freien Anthrazyklinen mit allen beim metastasierten Brustkrebs zugelassenen Medikamenten kombiniert werden. Auch die Kombination mit einem Aromatasehemmer verlängert beim hormonrezeptor- und HER2-positiven Brustkrebs signifikant die Zeit bis zum Progress (Kaufman et al. 2009). Nach Progress unter einer Trastuzumab-haltigen Therapie ist die Weiterverwendung von Trastuzumab mit einem neuen Kombinationspartner sinnvoll (von Minckwitz et al. 2009).

Zusammenfassend haben Patientinnen mit HER2-überexprimierendem, metastasiertem Brustkrebs trotz der ungünstigeren Tumorbiologie schon durch Trastuzumab eine bessere Prognose als Frauen mit HER2-negativer Erkrankung (Dawood et al. 2010).

Trotz dieser beeindruckenden Fortschritte sind mehr als die Hälfte der HER2-überexprimierenden Brustkrebserkrankungen **primär resistent** gegen Trastuzumab, nahezu alle metastasierten Erkrankungen entwickeln eine **sekundäre Resistenz**. Postulierte Resistenzmechanismen sind die sterische Behinderung der Antikörperbindung an HER2, der Verlust der Extrazellulärdomäne von HER2, die konstitutive Aktivierung nachgeschalteter

Tab. 10-1 Zielgerichtete Therapien beim Brustkrebs (nur zugelassene Substanzen und Substanzen in Phase III der klinischen Prüfung).

Substanz	Zielmolekül	Effektivität/Studiendesign	Zulassungsstatus
Trastuzumab (mAK)	HER2-ECD	• erhöht pCR-Rate beim EBC • senkt Mortalität beim EBC • verlängert PFS und OS beim MBC	bei HER2+ zur palliativen und kurativen Therapie
Pertuzumab (mAK)	HER2-ECD	• erhöht pCR-Rate beim EBC • verlängert PFS und OS beim MBC	bei HER2+ in Kombination mit Chemotherapie und Trastuzumab zur neoadjuvanten kurativen Therapie und in Kombination mit Docetaxel und Trastuzumab zur palliativen First-Line-Therapie
Trastuzumab-Emtansin (T-DM1; Immunotoxin)	HER2-ECD	• verlängert PFS und OS beim MBC	bei HER2+ zur palliativen Therapie nach Taxan- und Trastuzumab-Versagen oder frühem Rezidiv
Lapatinib (TKI)	HER1/2-TK	• erhöht pCR-Rate beim EBC • verlängert PFS beim MBC	bei HER2+ in Kombination mit Capecitabin und in Kombination mit Trastuzumab (nur bei HR–)zur palliativen Therapie nach Anthrazyklin-, Taxan- und Trastuzumab-Versagen
Afatinib (TKI)	HER1/2-TK	• Phase III: Afatinib + Vinorelbin vs. Trastuzumab + Vinorelbin nach Trastuzumab-Versagen beim MBC	bisher keine Zulassung
Neratinib (TKI)	HER1/2/4-TK	• Phase III: Neratinib vs. Pl nach Trastuzumab adjuvant beim EBC	bisher keine Zulassung
Everolimus (TKI)	mTOR	• verlängert PFS beim MBC	bei HR+ in Kombination mit Exemestan zur palliativen Therapie nach nsAH-Versagen
Bevacizumab (mAK)	VEGF	• erhöht pCR-Rate beim EBC • verlängert PFS beim MBC	bei HER2- in Kombination mit Taxan oder Capecitabin zur palliativen First-Line-Therapie
Palbociclib	CDK 4/6	• verlängert PFS beim MBC	bei HR+ und HER2– in Kombination mit Letrozol zur palliativen First-Line-Therapie (nur FDA)

CDK = Cyclin-dependent Kinase, EBC = früher, nichtmetastasierter Brustkrebs, ECD = Extrazellulärdomäne, HER = Human Epidermal Growth Factor Receptor, HR = Hormonrezeptor, mAK = monoklonaler Antikörper, MBC = metastasierter Brustkrebs, mTOR = mammalian Target of Rapamycin, nsAH = nichtsteroidaler Aromatasehemmer, OS = Overall Survival, pCR = pathologische Komplettremission, PFS = Progression-free Survival, Pl = Placebo, TK = Tyrosin-Kinase, TKI = TK-Inhibitor, VEGF = Vascular Endothelial Growth Factor

Signalkaskaden und die Aktivierung paralleler Signalwege (Spector u. Blackwell 2009). Diese Resistenzen können verzögert oder umgangen werden durch Wechsel auf andere oder Kombination mit anderen Substanzen, welche die HER2-Signalkaskade oder aktivierte parallele Signalwege hemmen. Zugelassen sind der HER2-Dimerisierungshemmer **Pertuzumab**, das Immunotoxin **Trastuzumab-Emtansin** (T-DM1) und der HER1/HER2-Tyrosin-Kinase-Inhibitor **Lapatinib**. In der fortgeschrittenen klinischen Entwicklung sind die Tyrosin-Kinase-Inhibitoren **Neratinib** und **Afatinib** (Tsang u. Finn 2012).

Lapatinib

In der palliativen Situation verbessert der **HER1/2-Tyrosin-Kinase-Inhibitor** Lapatinib in Kombination mit Capecitabin beim Anthrazyklin-, Taxan- und Trastuzumab-vorbehandelten, HER2-überexprimierenden Brustkrebs im Vergleich zu einer Capecitabin-Monotherapie signifikant die Zeit bis zum Progress (Cameron et al. 2008). In der gleichen Situation ist die chemotherapiefreie Kombination Lapatinib plus Trastuzumab wirksamer als Lapatinib allein (Blackwell et al. 2010). Beim palliativ nicht vorbehandelten, metastasierten hormonrezeptor- und HER2-positiven Brustkrebs ist die duale Blockade mit Lapatinib plus Letrozol effektiver als Letrozol allein (Johnston et al. 2009).

Im Gegensatz zu Trastuzumab wirkt Lapatinib auf **intrazerebrale Metastasen** (Lin et al. 2009) und scheint die Kardiotoxizität nicht wesentlich zu erhöhen (Perez et al. 2008). Die zusätzliche neoadjuvante Therapie mit Lapatinib war nicht effektiver als Trastuzumab. Als Beweis für die teilweise Umgehung von Resistenzmechanismen durch die Kombination zielgerichteter Therapien führt aber die duale Anti-HER2-Therapie mit Trastuzumab und Lapatinib zu einer signifikant höheren pCR-Rate als eine Anti-HER2-Monotherapie (Baselga et al. 2012a). Lapatinib erhöht nicht das Überleben in der kurativen Situation (Piccart-Gebhart et al. 2014). Lapatinib führt zu vermehrten Diarrhoen und Hauttoxizitäten (Baselga et al. 2012a; Geyer et al. 2006).

Pertuzumab

Pertuzumab ist ebenfalls ein **humanisierter monoklonaler Anti-HER2-Antikörper**, der die Dimerisierung von HER2 mit anderen Mitgliedern der HER-Familie verhindert. Durch ihren komplementären Wirkmechanismus erreichen Pertuzumab und Trastuzumab in Kombination eine vollständigere Blockade der Signaltransduktion als ein Antikörper allein (Scheuer et al. 2009). In der Neoadjuvans verbessert die zusätzliche Gabe von Pertuzumab signifikant die pCR-Rate (Gianni et al. 2012). Durch die duale Antikörpertherapie mit Trastuzumab und Pertuzumab zusätzlich zu einer neoadjuvanten Standardchemotherapie werden pCR-Raten von ca. 60 % und bei hormonrezeptornegativen Patientinnen bis zu 80 % erreicht. In der First-Line-Therapie beim HER2-positiven metastasierten Brustkrebs verlängert die zusätzliche Gabe von Pertuzumab zu einer Kombinationstherapie mit Docetaxel und Trastuzumab das **progressionsfreie Überleben und das Gesamtüberleben** signifikant, ohne Steigerung der kardialen Toxizität (Baselga et al. 2012b). Diese Kombination stellt somit eine neue First-Line-Therapie beim metastasierten HER2-positiven Brustkrebs dar. Die Kombination aus beiden Antikörpern wird derzeit in der adjuvanten Therapie des HER2-positiven Brustkrebses getestet.

Trastuzumab-Emtansin (T-DM1)

Eine vielversprechende Erweiterung der Therapieoptionen ist das Antikörper-Arzneimittel-Konjugat oder Immunotoxin **Trastuzumab-Emtansin (T-DM1)**. T-DM1 besteht aus Trastuzumab, an das über einen Linker DM1, ein Derivat des tubulusaktiven Zytostatikums Maytansin, kovalent gebunden ist. Hierdurch werden die günstigen Eigenschaften von Trastuzumab (zielgerichtete Bindung an HER2, Induktion der antikörperabhängigen, zellulär vermittelten Zytotoxizität [ADCC]) verknüpft mit einem vorwiegend in der HER2-positiven Tumorzelle wirkenden unspezifischen Chemotherapieeffekt. In einer randomisierten Phase-II-Studie war T-DM1 effektiver und besser verträglich als Trastuzumab in Kombination mit Docetaxel. Nach Versagen von Taxan plus Trastuzumab war die Monotherapie mit T-DM1 in einer Phase-III-Studie einer Kombination bestehend aus Capecitabin und Lapatinib überlegen (Verma et al. 2012). Nach Versagen von einem Taxan und mindestens 2 Anti-HER2-Therapien inklusive Trastuzumab und Lapatinib war T-DM1 in einer weiteren Phase-III-Studie einer Therapie nach Wahl des Arztes überlegen (Krop et al. 2014).

Weitere Therapien in fortgeschrittener klinischer Entwicklung

Die Blockade mehrerer Signalwege wird auch durch die Anwendung bispezifischer und trispezifischer Rezeptor-Tyrosin-Kinase-Inhibitoren wie **Afatinib (HER1/2-Tyrosin-Kinase-Inhibitor)** bzw. **Neratinib (HER1/2/4-Tyrosin-Kinase-Inhibitor)** derzeit in klinischen Phase-III-Studien getestet (► Tab. 10-1). Zudem werden bispezifische Antikörper gegen mehrere Rezeptoren wie, z. B. HER2 und HER3, entwickelt. Hierdurch sollen durch Reduktion der Rezeptordichte an der Zelloberfläche kompensatorische Signalwege blockiert werden. Bisher ist unklar, welche dieser Strategien effektiver ist und besser toleriert wird.

10.1.2 Therapien gegen HER3, HGFR, FGFR und IGF-1R

Weitere Wachstumsfaktorrezeptoren von therapeutischem Interesse sind HER3, HGFR, FGFR und IGF-1R.

Der **HER3** ist ein Schlüsselmolekül in der Wachstumsstimulation, da es beim HER2-überexprimierenden Brustkrebs vor allem mit HER2 Dimere bildet und endokrine Resistenz vermittelt (Baselga et al. 2009). Mehrere Anti-HER3-Antikörper befinden sich in der frühen klinischen Entwicklung. Der **HGFR** und sein Ligand, der Hepatocyte Growth Factor (HGF), spielen eine Schlüsselrolle bei Überleben, Mobilität und Invasion von Tumorzellen. Sie vermitteln wahrscheinlich Resistenzen gegen HER1-Kinase-Inhibitoren und Trastuzumab (Liu 2011). Derzeit sind reine Anti-HGFR-Antikörper und Tyrosin-Kinase-Inhibitoren gegen HGFR-/angiogene Rezeptoren in klinischer Testung. Eine **FGFR-Überexpression** ist in der Regel assoziiert mit einer Amplifikation von FGFR1 beim triple-negativen und Luminal-B-Brustkrebs. Auch sie fördert die endokrine Resistenz. Ebenso spielt **IGF-1R** eine wichtige Rolle als alternativer Signalweg, vor allem bei der Hemmung von mTOR. Anti-IGF-1R-Antikörper werden daher in Kombination mit mTOR-Inhibitoren klinisch getestet.

10.1.3 Therapien gegen intrazelluläre Signalwege

PI3K/AKT/mTOR-Inhibitoren

Die PI3K/Akt/mTOR-Signalkaskade spielt eine entscheidende Rolle bei der Tumorprogression. Genetische Veränderungen in mehreren Komponenten dieses Signalweges vermitteln über Aktivierung aberranter Stoffwechselwege Resistenzen gegen endokrine und Anti-HER2-Therapien.

Am weitesten klinisch entwickelt sind die **Mammalian-Target-of-Rapamycin(mTOR)-Inhibitoren**. Die zusätzliche Gabe des mTOR-Inhibitors Everolimus zum steroidalen Aromatasehemmer Exemestan verbessert gegenüber Exemestan allein signifikant das progressionsfreie Überleben beim gegen nichtsteroidale Aromatasehemmer resistenten Brustkrebs (Baselga et al. 2012c).

Als weitere Inhibitoren dieser Signalkaskade werden andere mTOR-Inhibitoren, reine **Phosphatidylinositol-3-Kinase(PI3K)-Inhibitoren, duale PI3K/mTOR-Inhibitoren** sowie **Protein-Kinase-B(AKT)-Inhibitoren** entwickelt. Zukünftige Studien müssen deren Überlegenheit gegenüber schon verfügbaren Medikamenten und ihre Tolerabilität aber erst beweisen. Entscheidend wird die Identifikation prädiktiver Marker sein, um Patienten zu identifizieren, die von diesen Therapien am ehesten profitieren. Dies könnten z. B. Patientinnen mit Brustkrebserkrankungen sein, die eine Mutation in der Phosphatidylinositol-3-Kinase Catalytic Subunit (PI3KCA) tragen oder „Phosphatase and Tensin Homolog"(PTEN)-defizient sind. Auch die Kombination von PI3K- mit Mitogen-activated-Protein-Kinase(MAP)-Inhibitoren wird getestet, da ein Resistenzmechanismus gegen PI3K-Inhibitoren über den MAP-Signalweg läuft.

Poly-ADP-Ribose-Polymerase-Inhibitoren

Poly-ADP-Ribose-Polymerase(PARP)-Inhibitoren induzieren eine **synthetische Letalität** in „*Breast Cancer Early Onset Gene*"(*BRCA*)-defizienten Zellen durch Hemmung der Einzelstrangreparatur in Zellen, deren Doppelstrangreparatur bereits defizient ist (Helleday 2011). Obwohl der PARP-Inhibitor **Olaparib** bei *BRCA*-Mutationsträgerinen mit fortgeschrittenem Brustkrebs eine gute Effektivität gezeigt hat (Tutt 2010), ist die Wirksamkeit der PARP-Inhibitoren beim sporadischen, triple-negativen Brustkrebs unklar (O'Shaughnessy et al. 2011). Die Myelosuppression unter PARP-Inhibitoren behindert zudem die Kombination mit zytotoxischen Substanzen. Es ist noch unklar, wie PARP-Inhibitoren bei *BRCA*-mutierten Tumoren weiterentwickelt werden.

Inhibitoren anderer intrazellulärer Signalwege

Hemmstoffe gegen **Cyclin-dependent Kinases (CDK)** versuchen durch Beeinflussung des Zellzyklus die natürliche Wachstumshemmung wiederherzustellen. Mehrere CDK-Inhibitoren befinden sich in klinischer Entwicklung, entweder in Kombination mit endokrinen Therapien beim luminalen oder in Kombination mit Chemotherapie beim basalen Brustkrebs. Palbociclib hat bereits in Kombination mit Letrozol beim ER-positiven HER2-negativen metastasierten Mammakarzinom eine Zulassung in den USA. Eine ähnliche Strategie verfolgen **Aurora-Kinase-Inhibitoren** durch Hemmung von Serin-Threonin-Kinasen, die eine wesentliche Rolle bei der Proliferationskontrolle spielen. **Histon-Deacetylase(HDAC)-Inhibitoren** zielen auf die Normalisierung aberranter epigenetischer Veränderungen. **Heat-Shock-Protein-90(HSP90)-Inhibitoren** attackieren HSP90, ein molekulares Chaperon, das verschiedene onkogene Proteine stabilisiert.

10.2 Hemmung der Angiogenese

Die Neubildung von Gefäßen (Angiogenese) ist der geschwindigkeitsbestimmende Schritt bei der Progression maligner Tumoren. Die Angiogenesehemmung führt daher zur Tumorregression.

10.2.1 Bevacizumab

Bevacizumab, der monoklonale Antikörper gegen den **Vascular Endothelial Growth Factor A (VEGF-A)**, ist das erste zugelassene, zielgerichtet gegen die Angiogenese wirkende Therapeutikum. Die zusätzliche neoadjuvante Gabe von Bevacizumab verbessert signifikant die pCR-Rate (von Minckwitz et al. 2012; Bear et al. 2012). Allerdings verbessert eine adjuvante Gabe das Überleben nicht, sodass Bevacizumab in der kurativen Situation beim Brustkrebs nicht indiziert ist. Beim metastasierten Brustkrebs verbessert Bevacizumab das progressionsfreie Überleben und die Ansprechrate, nicht aber das Gesamtüberleben (O'Shaughnessy et al. 2010). Der Effekt ist in allen Subgruppen gleich.

Die wichtigsten Bevacizumab-assoziierten Nebenwirkungen sind:
- Hypertonie,
- Proteinurie,
- Blutungen und
- thromboembolische Ereignisse.

10.2.2 Weitere Angiogenesehemmer

Anstatt durch die Blockierung des Liganden kann die VEGF-Signalkaskade auch durch **VEGF-Rezeptor-Tyrosin-Kinase-Hemmer** wie Sunitinib oder Sorafenib unterdrückt werden. Die klinischen Studien beim Brustkrebs waren jedoch bisher negativ oder zeigten eine intolerabel hohe Toxizität (Nielsen et al. 2010). Antiangiogen wirkende Therapien gegen andere Ziele, wie z. B. **Phosphatidylinositol-Glycan Biosynthesis Class F Protein (PlGF)** oder **Angiopoetine**, wurden bisher nur präklinisch getestet. Eines der Haupthindernisse für eine wirksame antiangiogene Therapie bleibt der Mangel an prädiktiven Faktoren, die trotz beträchtlicher Anstrengungen bisher nicht gefunden wurden.

10.3 Weitere Angriffspunkte

Neue Angriffspunkte bieten spezifische Eigenschaften der **Brustkrebsstammzelle**. Die häufig resistenten Stammzellen zeichnen sich aus durch hochkonservierte Signalwege zur Selbsterneuerung, wie den **Notch-**, **Hedgehog-** und **Wnt-Signalweg**, die therapeutisch angegangen werden können (Izrailit 2012). Der Notch-Signalweg wird beeinflusst z. B. durch Gammasekretaseinhibitoren, welche die Translokation des intrazellulären Anteils von Notch in den Zellkern blockieren. Der Hedgehog-Signalweg kann durch Smo-Antagonisten beeinflusst werden. Auch Salinomycin scheint speziell Krebsstammzellen abzutöten, ohne dass der genaue Wirkmechanismus bisher bekannt ist.

Auch das für das Überleben und Wachstums von Tumoren erforderliche **Mikromilieu** kann therapeutisch angegangen werden. Neben den antiangiogen wirkenden Substanzen können Integrininhibitoren und Hemmer von Adhäsions- sowie hypoxieinduzierten Faktoren eingesetzt werden.

10.4 Fazit und Ausblick

Zielgerichtete, über definierte Moleküle wirkende Therapien haben die Behandlung des Brustkrebses revolutioniert. Sie haben die Heilungsrate erhöht und das Überleben verlängert. Die wichtigsten Ziele derzeit sind **HER2 mit seinen nachgeschalteten Signalwegen** sowie die **Angiogenese**. Durch das zunehmende Verständnis der molekularen Pathologie des Brustkrebses verlängert sich diese Liste möglicher Ziele aber stetig. Um zügig Fortschritte zu machen, müssen therapierelevante Brustkrebssubtypen definiert und charakterisiert werden. Parallel zur Entwicklung jeder neuen Substanz ist ein prädiktiver Marker zu etablieren. Nur so werden die richtigen Zielgruppen definiert, werden klinisch relevante Effekte in kleinen Subgruppen nicht übersehen und wird die Wirtschaftlichkeit gewahrt. Beim Brustkrebs bietet die neoadjuvante Situation ein ideales Feld, um diese Ziele rasch zu erreichen.

Die schnell wachsende Liste neuer, zielgerichtet wirksamer Substanzen wird uns zwingen, die derzeitige Praxis der Medikamentenentwicklung in unzureichend definierten Kollektiven zu verlassen.

Literatur

Baselga J, Swain S. Novel anticancer targets: Revisiting ERBB2 and discovering ERBB3. Nat Rev Cancer 2009; 9:463–75.

Baselga J, Bradbury I, Eidtmann H et al. Lapatinib with trastuzumab for HER2-positive early breast cancer (NeoALTTO): a randomised, open-label, multicentre, phase 3 trial. Lancet. 2012a; 379: 633–40.

Baselga J, Cortés J, Kim SB et al. Pertuzumab plus trastuzumab plus docetaxel for metastatic breast cancer. N Engl J Med 2012b; 366: 109–19.

Baselga J, Campone M, Piccart M et al. Everolimus in postmenopausal hormone-receptor-positive advanced breast cancer. N Engl J Med 2012c; 366: 520–9.

Bear HD, Tang G, Rastogi P et al. Bevacizumab added to neoadjuvant chemotherapy for breast cancer. N Engl J Med 2012; 366: 310–20.

Blackwell KL, Burstein HJ, Storniolo AM et al. Randomized study of Lapatinib alone or in combination with trastuzumab in women with ErbB2-positive, trastuzumab-refractory metastatic breast cancer. J ClinOncol 2010; 28: 1124–30.

Blackwell KL, Miles D, Gianni L et al. Primary results from EMILIA, a phase III study of trastuzumabemtansine (T-DM1) versus capecitabine (X) and lapatinib (L) in HER2-positive locally advanced or metastatic breast cancer (MBC) previously treated with trastuzumab (T) and a taxane. J Clin Oncol 2012; 30(suppl; abstr LBA1).

Burstein HJ. Patients with anti-HER2 responsive disease: definition and adjuvant therapies. Breast 2011; 20 Suppl 3: S132–4.

Cameron D, Casey M, Press M et al. A phase III randomized comparison of lapatinib plus capecitabine versus capecitabine alone in women with advanced breast cancer that has progressed on trastuzumab: update deffficacy and biomarker analyses. Breast Cancer Res Treat 2008; 112: 533–43.

Dawood S, Broglio K, Buzdar AU et al. Prognosis of women with metastatic breast cancer by HER2 status and trastuzumab treatment: an institutional-based review. J Clin Oncol 2010; 28: 92–8.

Geyer CE, Forster J, Lindquist D et al. Lapatinib plus capecitabine for HER2-positive advanced breast cancer. N Engl J Med 2006; 355: 2733–43.

Gianni L, Eiermann W, Semiglazov V et al. Neoadjuvant chemotherapy with trastuzumab followed by adjuvant trastuzumab versus neoadjuvant chemotherapy alone, in patients with HER2-positive locally advanced breast cancer (the NOAH trial): a randomised controlled superiority trial with a parallel HER2-negative cohort. Lancet 2010; 375: 377–84.

Gianni L, Pienkowski T, Im YH et al. Efficacy and safety of neoadjuvant pertuzumab and trastuzumab in women with locally advanced, inflammatory, or early HER2-positive breast cancer (NeoSphere): a randomized multicentre, open-label, phase 2 trial. Lancet Oncol 2012; 13: 25–32.

Helleday T. The underlying mechanism for the PARP and BRCA synthetic lethality: Clearing up the misunderstandings. Mol Oncol 2011; 5: 387–93.

Izrailit J, Reedijk M. Developmental pathways in breast cancer and breast tumor-initiating cells: Therapeutic Implications. Cancer Lett 2012; 317: 115–26.

Johnston S, Pippen J Jr, Pivot X et al. Lapatinib combined with letrozole versus letrozole and placebo as first-line therapy for postmenopausal hormone receptor-positive metastatic breast cancer. J Clin Oncol 2009; 27: 5538–46.

Kaufman B, Mackey JR, Clemens MR et al. Trastuzumab plus anastrozole versus anastrozole alone for the treatment of postmenopausal women with human epidermal growth factor receptor 2-positive, hormone receptor-positive metastatic breast cancer: results from the randomized phase III TAnDEM Study. J Clin Oncol 2009; 27: 5529–37.

Krop IE, Kim SB, González-Martín A et al. Trastuzumab emtansine versus treatment of physician's choice for pretreated HER2-positive advanced breast cancer (TH3RESA): a randomised, open-label, phase 3 trial. Lancet Oncol 2014; 15: 689–99.

Lin NU, Diéras V, Paul D et al. Multicenter phase II study of lapatinib in patients with brain metastases from HER2-positive breast cancer. Clin Cancer Res 2009; 15: 1452–9.

Liu L, Shi H, Liu Y et al. Synergistic effects of foretinib with HER-targeted agents in MET and HER1- or HER2-coactivated tumor cells. Mol Cancer Ther 2011; 10: 518–30.

Marty M, Cognetti F, Maraninchi D et al. Randomized phase II trial of the efficacy and safety of trastuzumab combined with docetaxel in patients with human epidermal growth factor receptor 2-positive metastatic breast cancer administered as first-line treatment: the M77001 study group. J Clin Oncol 2005; 23: 4265–74.

Nielsen DL, Andersson M, Andersen JL, Kamby C. Antiangiogenic therapy for breast cancer. Breast Cancer Res 2010; 12: 209.

O'Shaughnessy J, Miles D, Gray RJ et al. A meta-analysis of overall survival data from three randomized trials of bevacizumab (BV) and first-line chemotherapy as treatment for patients with metastatic breast cancer (MBC). J Clin Oncol 2010; 28: 15 s(suppl; abstr 1005).

O'Shaughnessy J, Schwartzberg LS, Danso MA et al. A randomized phase III study of iniparib (BSI-201) in combination with gemcitabine/carboplatin (G/C) in metastatic triple-negative breast cancer (TNBC). J Clin Oncol 29: 2011 (suppl; abstr 1007).

Perez EA, Koehler M, Byrne J et al. Cardiac safety of lapatinib: pooled analysis of 3689 patients enrolled in clinical trials. Mayo Clin Proc. 2008; 83: 679–86.

Piccart-Gebhart MJ, Holmes AP, Baselga J et al. First results from the phase III ALTTO trial (BIG 2-06; NCCTG [Alliance] N063D) comparing one year of anti-HER2 therapy with lapatinib alone (L), trastuzumab alone

(T), their sequence (T→L), or their combination (T+L) in the adjuvant treatment of HER2-positive early breast cancer (EBC) [abstract]. J Clin Oncol 2014; 32: LBA4.

Scheuer W, Friess T, Burtscher H et al. Strongly enhanced antitumor activity of trastuzumab and pertuzumab combination treatment on HER2-positive human xenograft tumor models. Cancer Res 2009; 69: 9330–6.

Slamon DJ, Leyland-Jones B, Shak S et al. Use of chemotherapy plus a monoclonal antibody against HER2 for metastatic breast cancer that overexpresses HER2. N Engl J Med 2001; 344: 783–92

Spector NL, Blackwell KL. Understanding the mechanisms behind trastuzumab therapy for human epidermal growth factor receptor 2-positive breast cancer. J Clin Oncol 2009; 27: 5838–47.

Telli ML, Hunt SA, Carlson RW, Guardino AE. Trastuzumab-related cardiotoxicity: calling into question the concept of reversibility. J Clin Oncol 2007; 25: 3525–33.

Tsang RY, Finn RS. Beyond trastuzumab: novel therapeutic strategies in HER2-positive metastatic breast cancer. Br J Cancer. 2012; 106: 6–13.

Tutt A, Robson M, Garber JE et al. Oral poly(ADP-ribose) polymerase inhibitor olaparib in patients with BRCA1 or BRCA2 mutations and advanced breast cancer: a proof-of-concept trial. Lancet 2010; 376: 235–44.

Verma S, Miles D, Gianni L et al. Trastuzumab emtansine for HER2-positive advanced breast cancer. N Engl J Med 2012; 367: 1783–91.

Von Minckwitz G, du Bois A, Schmidt M et al. Trastuzumab beyond progression in human epidermal growth factor receptor 2-positive advanced breast cancer: A German Breast Group 26/Breast International Group 03–05 study. J Clin Oncol 2009; 27: 1999–2006.

Von Minckwitz G, Eidtmann H, Rezai M et al. Neoadjuvant chemotherapy and bevacizumab for HER2-negative breast cancer. N Engl J Med 2012; 366: 299–309.

Wolff AC, Hammond MEH, Schwartz JN et al. American Society of Clinical Oncology/College of American Pathologists Guideline recommendations for human epidermal growth factor receptor 2 testing in breast cancer. J Clin Oncol 2013; 31: 3997–4013.

11 Bone modifying agents

Tanja Fehm, Florian Schütz

Inhalt

11.1 Rationale für bone modifying agents

Bisphosphonate und der humanisierte Antikörper **Denosumab** gehören zu den bone modifying agents. Ihre Einsatzgebiete sind die Therapie der ossären Metastasen und die Therapie der therapieassoziierten Osteoporose. Des Weiteren spielen Bisphosphonate eine Rolle in der Prävention von Knochenmetastasen (► Abb. 11-1). Kürzlich wurden erste Daten publiziert, die zeigen, dass auch Denosumab einen präventiven Effekt haben könnte.

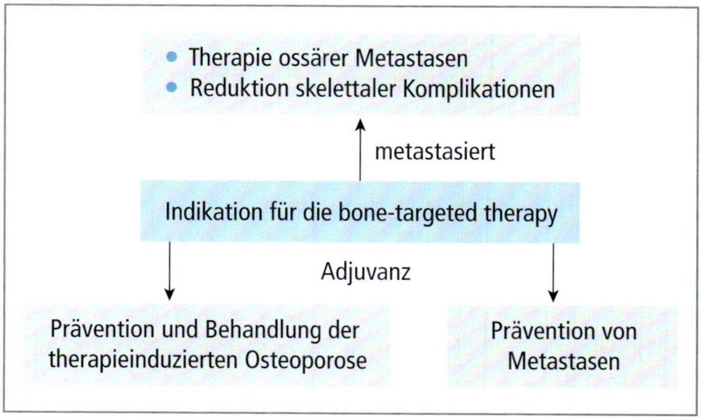

Abb. 11-1 Einsatzgebiete der bone modifying agents, die Prävention von Metastasen gilt nur für die Bisphosphonate.

11.2 Bisphosphonate

Bisphosphonate (BP) sind Pyrophosphatderivate mit einer hohen Affinität zum Knochen. Nach Anlagerung am Knochen werden die Bisphosphonate von **Osteoklasten** aufgenommen und blockieren hier den Mevalonat-Stoffwechsel, der essenziell für die Zellen ist. So blockieren sie die Reifung der Osteoklastenvorgängerzellen zu aktiven Osteoklasten und hemmen dadurch deren Aktivität. Die Osteolyse wird geblockt. Darüber hinaus hemmen die Aminobisphosphonate die osteoblastenvermittelte Osteoklastenaktivierung. In-vitro-Experimente konnten zudem zeigen, dass die Tumorzellproliferation durch Zoledronat gestoppt wird. Ebenso zeigte sich eine hemmende Wirkung auf die Neovaskularisierung sowie eine Induktion der Tumorzellapoptose.

Ein indirekter antineoplastischer Effekt von Zoledronat im Hinblick auf die Knochenbesiedelung setzt sich aus der Hemmung der Tumorzelladhäsion an Knochen, der Veränderung des Zytokinmilieus im Knochenmark sowie aus der Reduktion von proliferationsfördernden Wachstumsfaktoren aus der Knochenmatrix zusammen.

Das Haupteinsatzgebiet der Bisphosphonate beim Mammakarzinom war für lange Zeit die **Therapie von ossären Metastasen**. Mittlerweile haben BP auch in der **adjuvanten Mammakarzinombehandlung** einen festen Platz. Sie können sowohl zur Prävention von (Knochen-)Metastasen bei postmenopausalen Patientinnen als auch zur Osteoprotektion und Behandlung der therapieassoziierten Osteoporose unter adjuvanter systemischer Therapie unabhängig vom Menopausenstatus eingesetzt werden (► Tab. 11-1).

11.2.1 Therapie ossärer Metastasen

Brustkrebszellen zeigen eine hohe Affinität zum Knochen. Dies liegt einerseits an dem venösen Abfluss über den Plexus vertebralis, welcher die Tumorzellen hämatogen in die knochen-

Tab. 11-1 Übersicht über Bisphosphonate und Denosumab in der Therapie der Knochenmetastasen beim Mammakarzinom.

Wirkstoff	Dosierung	Applikationsintervall	Applikationsform
Zoledronat	4 mg	q4w	i. v.
Ibandronat	50 mg	d	p. o.
Ibandronat	6 mg	q3w/q4w	i. v.
Clodronat	1 600 mg	d	p. o.
Clodronat	1 500 mg	q3w/q4w	i. v.
Pamidronat	90 mg	q3w/q4w	i. v.
Denosumab	120 mg	q4w	s. c.

markreichen Röhrenknochen der Wirbelsäule und des Beckens schwemmt, andererseits an der Tumorbiologie der Krebszellen selbst, welche über Chemokine und Zytokine (z. B. Parathormon-related Protein, Bone-Sialoprotein) im Knochen optimale Bedingungen finden. Ossäre Metastasen treten bei 65 % aller metastatischen Mammakarzinome auf. Sie wachsen entweder osteolytisch (40 %), osteoblastisch (20 %) oder gemischtförmig (40 %), führen aber immer zu einer **qualitativen Beeinträchtigung der Knochenmatrix**, sodass vor allem bei osteolytischen Metastasen pathologische Frakturen drohen. Neuere Studien haben gezeigt, dass die Tumorzelle selbst in der Lage ist, den Knochenstoffwechsel zum osteolytischen Knochenabbau zu manipulieren. Ein wichtiges Leitsymptom der Knochenmetastase ist der ausgeprägte Schmerz, welcher über spezifische Nozirezeptoren vermittelt wird. Die häufigsten Komplikationen ossärer Metastasen sind in der Tabelle zusammengefasst (► Tab. 11-2).

Beim ossär metastasierten Mammakarzinom werden BP zur Reduktion der skelettassoziierten Komplikationen (z. B. Schmerzen, pathologische Frakturen, Hyperkalzämie) sowie zur Verlängerung des Intervalls bis zum Auftreten der ersten skelettalen Komplikation eingesetzt.

Bisphosphonate verringern sowohl die Inzidenz der pathologischen Frakturen und Spinalkompressionen als auch die Notwendigkeit von Strahlentherapien – beides Ereignisse, welche die Lebensqualität beeinträchtigen können.

Insgesamt wird die Lebensqualität der Patientin mit ossären Metastasen deutlich gebessert. Der Schmerzmittelbedarf und der Bedarf an BtMG-pflichtigen Medikamenten können signifikant gesenkt werden.

Die Gabe der Bisphosphonate sollte bei einer Knochenmetastasierung kontinuierlich bis ans Ende des Lebens erfolgen. Allerdings haben einige Studien gezeigt, dass nach einer langfristigen Stabilisierung der Erkrankung über ein Jahr das Intervall der Applikationen verlängert werden kann. So können die intravenösen Bisphosphonate alle 3 Monate statt alle 4 Wochen gegeben werden (Hadji et al. 2016). Bei Progression einer Skelettmetastasierung sollte die antiresorptive Therapie nicht abgesetzt werden. Es kann aber ggf. eine Umstellung auf Denosumab erfolgen.

Bei akuten Komplikationen, wie starken Knochenschmerzen und Hyperkalzämie, zeigen intravenöse Bisphosphonate eine schnellere und bessere Effektivität als orale. Zur Vermei-

Tab. 11-2 Komplikationen ossärer Metastasen.

Komplikation	Häufigkeit
Knochenschmerzen	80 %
pathologische Frakturen	25 %
hyperkalzämische Ursachen	9 %
spinales Kompressionssyndrom	8 %
Verdrängungsmyelopathie	7 %

dung von skelettalen Komplikationen und bei geringen bis mittleren Knochenschmerzen kann neben der zuvor aufgezählten Intervalltherapien gleichberechtigt eine orale Dauertherapie durchgeführt werden (Pavlakis et al. 2005).

11.2.2 Adjuvante Therapie des Mammakarzinoms

Die Bisphosphonate haben auch in der adjuvanten Situation zunehmend an Bedeutung gewonnen. Sowohl die endokrine als auch die zytotoxische Therapie können zu einem Verlust der Knochendichte und somit zu einer **therapieassoziierten Osteoporose** führen. In zahlreichen Knochenschutzstudien konnte durch den frühen Einsatz des Bisphosphonats Zoledronat ein signifikanter Knochendichteverlust sowohl in der Prä- als auch Postmenopause unter endokriner Therapie verhindert werden (Coleman et al. 2011; Eidtmann et al. 2010; Gnant et al. 2009). Die AGO Mamma empfiehlt daher den Einsatz sowohl in der Prävention als auch Therapie der tumortherapieassoziierten Osteoporose (AGO: ++; AGO 2012).

Zahlreiche Studien konnten darüber hinaus einen präventiven Effekt der Bisphosphonate im Hinblick auf die **Bildung von Knochenmetastasen** zeigen. Eine Metaanalyse schloss zahlreiche Studienkollektive ein, die mit unterschiedlichen Bisphosphonaten behandelt wurden. Sie konnte zeigen, dass das knochenmetastasenfreie Überleben und das Gesamtüberleben signifikant verlängert werden können. Das am besten erforschte Bisphosphonat in diesem Setting ist Zoledronat, das in den Studien mit 4 mg alle 6 Monate intravenös appliziert wurde. Aufgrund der aktuellen Studienlage sieht die AGO Mamma den adjuvanten Einsatz der BP nur in der Postmenopause zur Metastasenprävention vor (AGO: +; AGO 2016). Bisher sind die Bisphosphonate jedoch nicht für diese Indikation zugelassen worden, sodass es sich um einen off label use handelt.

11.2.3 Verträglichkeit der Bisphosphonate

In der Regel werden BP gut vertragen und haben ein geringes Nebenwirkungsprofil. Bei intravenös verabreichten BP kann es zu einer **Verschlechterung der Nierenfunktion** mit Ausbildung eines Nierenversagens kommen. Das Auftreten renaler Nebenwirkungen ist jedoch bei sachgerechter Verabreichung (z. B. Kontrolle der Nierenparameter, Korrektur der Infusionszeit) sehr unwahrscheinlich. Ebenso sind **grippeähnliche Symptome** („Flu like symptoms“) bei den ersten i. v. Gaben von BP beschrieben, die rein symptomatisch, z. B. mit Paracetamol, behandelt werden können. Bei oralen Bisphosphonatgaben klagen Patienten gelegentlich über **gastrointestinale Beschwerden** (z. B. Übelkeit, Erbrechen).

Als seltene, aber schwerwiegende Komplikation kann unter Bisphosphonattherapie eine **Kieferosteonekrose** (KON oder ONJ [osteonecrosis of the jaw]) auftreten. Die KON-Inzidenzen bei Bisphosphonaten liegrn in der metastasentypischen Dosierung bei ca. 2 %. Zahnmedizinische Vorsorgemaßnahmen, wie die Sanierung des Zahnstatus *vor* Beginn der Bisphosphonattherapie, Vermeidung von invasiven zahnärztlichen Eingriffen während der Therapie, prophylaktische Antibiosegaben unter invasiven kieferchirurgischen Eingriffen, und die halbjährlichen Folgeuntersuchungen führen zu einer signifikanten Reduktion der KON-Inzidenz. Daher ist es essenziell, die Patientin über eine KON und deren Frühsymptome sowie geeignete Präventionsmaßnahmen *vor* Beginn einer BP-Therapie ausführlich aufzuklären.

11.3 Denosumab

Mit Denosumab (Db) steht eine weitere Substanz in der bone targeted therapy zur Verfügung. Denosumab ist ein **humanisierter monoklonaler Antikörper**, der subcutan appliziert wird und gegen den RANK(Receptor-Activator of nuclear factor kappa B)-Liganden gerichtet ist. Der RANK-Ligand ist ein Schlüsselfaktor für die Osteoklastenformation und Aktivierung und somit auch für die Knochenresorption. Denosumab bindet den RANK-Liganden, inaktiviert die Osteoklasten und hemmt somit den Knochenabbau.

11.3.1 Therapie ossärer Metastasen

Bei einem Vergleich des Denosumabs (120 mg s. c. alle 4 Wochen) mit dem Bisphosphonat Zoledronat (4 mg i. v. alle 4 Wochen) beim ossär metastasierten Mammakarzinom zur Vermeidung und Verzögerung skelettaler Ereignisse zeigte sich, dass Denosumab dem Zoledronat bezüglich der Reduktion der skelettassoziierten Ereignisse sowie in der Verlängerung des Intervalls bis zum Auftreten der ersten skelettalen Komplikation signifikant überlegen war (Stopeck et al. 2010). Des Weiteren konnte Denosumab das Auftreten von moderaten bis starken Schmerzen besser verhindern und den Verbrauch von Opioiden reduzieren. Die Nierentoxizität war geringer als bei den Bisphosphonaten, doch wurden auch unter Denosumab Kieferosteonekrosen in ähnlich hoher Inzidenz beobachtet.

Es ist zu beachten, dass unter Denosumab lebensbedrohende Hypokalzämien auftreten können, sodass parallel zur Denosumab-Therapie eine Supplementation mit Calcium (mind. 500 IE/d) und Vitamin D_3 (mind. 400 IE/d) erfolgen muss.

Basierend auf aktuellen Studiendaten ist der monoklonale Antikörper Denosumab eine wichtige Alternative und Ergänzung zu den etablierten Bisphosphonaten (AGO 2012).

11.3.2 Adjuvante Therapie des Mammakarzinoms

Denosumab ist, in der Dosierung 60 mg (Prolia®) alle 6 Monate subcutan appliziert, auch zugelassen zur Therapie der Osteoporose, da es gegenüber Placebo die Inzidenz osteoporotischer Frakturen signifikant senken konnte. Für die Prävention der therapieassoziierten Osteoporose durch Denosumab unter einer Therapie mit Aromataseinhibitor bei postmenopausalen Mammakarzinompatientinnen liegen ebenfalls Studienergebnisse vor (Ellis et al. 2008). Durch die Gabe von Denosumab konnte die **Knochendichte** in einer placebokontrollierten Vergleichsstudie innerhalb von 12 Monaten um 5,5 % und in 24 Monaten um 7,6 % gesteigert werden. Des Weiteren konnten Gnant et al. (2015) in der ABCSG-18-Studie zeigen, dass Denosumab die Inzidenz der klinisch relevanten Frakturen reduzieren kann, wenn es in der Dosis 60 mg alle 6 Monate gegeben wird. Dieses konnte bisher nicht für die Bisphosphonate gezeigt werden, bei denen lediglich die Knochendichte stabilisiert werden konnte. Die Rate an Kieferknochennekrosen durch Denosumab war in diesem Setting nicht erhöht.

Eine präventive Wirkung des Denosumabs für das Auftreten von Knochenmetastasen und der Verlängerung des Gesamtüberlebens konnte kürzlich in der ABCSG-18-Studie in ersten Ansätzen gezeigt werden. Allerdings war die Studie ausgelegt für das primäre Zielkriterium der Vermeidung von Frakturen und nur sekundär wurde die Inzidenz der Knochenmetastase betrachtet. In der mit Denosumab (60 mg alle 6 Monate) behandelten Gruppe wurden grenzwertig signifikant weniger Knochenmetastasen nachgewiesen, sodass auch hier ein präventiver Effekt angenommen werden muss. Prospektive Studien mit dieser Fragestellung werden momentan durchgeführt.

Literatur

AGO. Bisphosphonate und RANKL-Antikörper Denosumab. In: AGO. Diagnostik und Therapie primärer und metastasierter Mammakarzinome. 2015. www.ago-online.de (Zugriffsdatum 14.01.2016).

Coleman RE, Marshall H, Cameron D et al. Breast-cancer adjuvant therapy with zoledronic acid. N Engl J Med 2011; 365: 1396–405.

Eidtmann H, de Boer R, Bundred N et al. Efficacy of zoledronic acid in postmenopausal women with early breast cancer receiving adjuvant letrozole: 36-month results of the ZO-FAST Study. Ann Oncol 2010; 21: 2188–94.

Ellis GK, Bone HG, Chlebowski R et al. Randomized trial of denosumab in patients receiving adjuvant aromatase inhibitors for nonmetastatic breast cancer. J Clin Oncol 2008; 26: 4875–82.

Gnant M, Mlineritsch B, Schippinger W et al. Endocrine therapy plus zoledronic acid in premenopausal breast cancer. N Engl J Med 2009; 360: 679–91.

Gnant M, Pfeiler G, Dubsky PC et al. Adjuvant denosumab in breast cancer (ABCSG-18): a multicentre, randomised, double-blind, placebo-controlled trial. Lancet. 2015; 386: 433–43.

Hadji P, Coleman RE, Wilson T et al. Adjuvant bisphosphonates in early breast cancer: consensus guidance for clinical practice from a European Panel. Ann Oncol 2016, 27: 379–90.

Pavlakis N, Schmidt RL, Stockler M. Bisphosphonates for breast cancer. Cochrane Database Syst Rev 2005; 2: CD003474.

Stopeck AT, Lipton A, Body JJ et al. Denosumab compared with zoledronic acid for the treatment of bone metastases in patients with advanced breast cancer: A randomized, bouble-blind study. J Clin Oncol 2010; 28: 5132–9.

12 Supportive Maßnahmen

Marcus Schmidt

Inhalt

Supportive, unterstützende Maßnahmen werden bei onkologischen Erkrankungen sehr häufig eingesetzt. Zum einen werden sie, wie im folgenden Kapitel beschrieben, verwendet, um unerwünschte Wirkungen der antineoplastischen Therapie abzumildern. Zum anderen werden durch supportive Maßnahmen belastende Symptome gelindert, die durch die onkologische Grunderkrankung entstehen. Hier ist der Übergang zur Palliativmedizin ein fließendes Kontinuum. In jedem Fall ist es ein wesentliches Ziel dieser unterstützenden Maßnahmen, die **Lebensqualität** der Patientinnen zu erhalten oder zu verbessern.

Um den Schweregrad der auftretenden Nebenwirkungen zu quantifizieren, empfiehlt sich die Einteilung nach allgemein akzeptierten Kriterien, wie z. B. den Common Terminology Criteria for Adverse Events (CTCAE). Diese unerwünschten Wirkungen sollen **regelmäßig gezielt abgefragt und dokumentiert** werden, um ggf. mit Modifikationen des Behandlungsregimes oder zusätzlichen Maßnahmen darauf zu reagieren.

> Es ist essenziell, vorhersehbare Nebenwirkungen zu antizipieren und nach Möglichkeit das Auftreten mit geeigneten Supportivmaßnahmen zu verhindern oder unerwünschte Nebenwirkungen adäquat zu therapieren.

In die Abschätzung des Risikos für bestimmte Nebenwirkungen gehen bei der medikamentösen Tumortherapie zum einen die verwendeten Substanzen, zum anderen aber auch die individuelle Situation der Patientin mit etwaigen **Komorbiditäten** mit ein. Es ist für ein vertrauensvolles Arzt-Patient-Verhältnis von großer Bedeutung, die zu erwartenden Nebenwirkungen frühzeitig anzusprechen und Maßnahmen zur Vermeidung oder Behandlung zu nennen.

12.1 Antiemese

Eine Hauptbefürchtung der Patientinnen im Zusammenhang mit einer Chemotherapie ist das Auftreten von Übelkeit und Erbrechen. Zur Behandlung dieser belastenden Symptome ist es wichtig, zunächst das **emetogene Potenzial** der verwendeten Zytostatika abzuschätzen. Grundsätzlich werden minimal emetogene Substanzen (z. B. Vinorelbin, Bevacizumab) von gering emetogenen (z. B. Taxane, Trastuzumab, Topotecan, Gemcitabin), mäßig emetogenen (Anthrazykline, Carboplatin, Ifosfamid, Cyclophosphamid < 1500 mg/m^2) und hoch emetogenen Zytostatika (Cisplatin, Cyclophosphamid ≥ 1500 mg/m^2) unterschieden (Basch et al. 2011). Anthrazykline werden als Monosubstanz als mäßig emetogen, in Kombination mit Cyclophosphamid allerdings als hoch emetogen eingestuft.

Je nach Einstufung des emetogenen Risikos wird dann die jeweilige antiemetische Therapie festgelegt. In diesem Zusammenhang ist es essenziell, dass die Patientinnen bereits **prophylaktisch** behandelt werden, um nach Möglichkeit sowohl Übelkeit als auch Erbrechen a priori zu verhindern.

Patientinnen mit hohem Risiko sollten eine **Dreierkombination** aus einem 5-Hydroxytryptamin-3(5-HT_3)-Rezeptor-Antagonisten an Tag (d)1, Dexamethason 12 mg d1, 8 mg d2 + 3 und einem Neurokinin-1(NK_1)-Rezeptor-Antagonisten erhalten. Bei den NK_1-Rezeptor-Antagonisten kann entweder Aprepitant oral über 3 Tage (125 mg d1, 80 mg d2 + 3) oder Fosaprepitant als Einzelgabe i. v. (150 mg) eingesetzt werden. Die orale Kombination aus 300 mg Netupitant (NK_1-Rezeptor-Antagonist) und 0,5 mg Palonosetron (5-HT_3-Rezeptor-Antagonist) (NEPA) plus Dexamethason 12 mg d1 ist eine weitere Therapieoption (Hesketh et al. 2016).

Bei einem als mäßig eingeschätzten emetogenen Potenzial werden die Patientinnen mit einem 5-HT_3-Rezeptor-Antagonisten d1 und Dexamethason 8 mg d1–3 prophylaktisch behandelt. Palonosetron ist hier der bevorzugte 5-HT_3-Rezeptor-Antagonist (Hesketh et al. 2016). Bei geringem Risiko ist eine Therapie mit Dexamethason 8 mg am Tag der Therapie ausreichend. Bei Patientinnen mit minimalem Risiko ist eine prophylaktische antiemetische Therapie nicht erforderlich.

Zur Vermeidung des **antizipatorischen Erbrechens** sollte nach sorgfältiger Abschätzung des emetogenen Risikos die geeignete antiemetische Therapie bereits ab dem ersten Zyklus eingesetzt werden. Falls es trotzdem zu antizipatorischem Erbrechen kommt, kann eine psychologische Verhaltenstherapie sinnvoll und effektiv sein.

12.2 Anämie

Eine Anämie, die klinische Symptome hervorrufen kann, ist ein häufiges Symptom – bei Patientinnen mit chronischen Erkrankungen wie Krebs, mit einer Inzidenz von etwa 50 %. Die nach einer Eisenmangelanämie häufigste Form ist die **Anämie bei chronischen Erkrankungen** (Anemia of Chronic Disease; ACD). In der multifaktoriellen Ätiologie dieser zumeist normochromen und normozytären Anämie stehen Störungen des Eisenstoffwechsels, die durch inflammatorische Zytokine wie Tumornekrosefaktor-α und Interferon-γ vermittelt werden, im Vordergrund. Insgesamt führen sowohl die limitierte Verfügbarkeit von Eisen als auch die verminderte Aktivität von Erythropoetin zu einer Anämie. Eine Chemotherapie kann eine Anämie zusätzlich verstärken.

Zur genauen Diagnostik der ACD erfolgt ein Ausschluss zusätzlicher Ursachen einer Anämie wie Blutungen, Hämolyse oder Vitaminmangelzustände. In der Labordiagnostik werden neben einem Routinelabor mit Leber- und Nierenfunktionsparametern sowie Gerinnungsparametern noch folgende Parameter gemessen und Tests durchgeführt:

- Blutbild mit Mean Corpuscular Volume (MCV) und Mean Corpuscular Hemoglobin (MCH),
- Differenzialblutbild,
- quantitative Retikulozytenzahl,
- Entzündungsparameter, z. B. Fibrinogen, C-Reactive Protein (CRP),
- Hämocculttest.

Daneben ist eine genaue Bestimmung des **Eisenstatus mit Ferritin**, **Transferrin** und **Transferrinsättigung** zur Differenzialdiagnose zwischen ACD, Eisenmangelanämie und Mischformen wichtig (► Tab. 12-1). In der Therapie der ACD mit funktionellem Eisenmangel ist eine orale Eisensubstitution mit Fe(II)-Sulfat aufgrund der unzureichenden Resorption im Duodenum unwirksam. Hier sollte bei zusätzlichem Eisenmangel eine **parenterale Eisensubstitution mit Fe(III)** vorgenommen werden.

Patientinnen mit ACD tolerieren teilweise Hb-Werte zwischen 6 und 8 g/dl ohne wesentliche Symptome, sodass hier keine zwingende Indikation zur Transfusion besteht.

! Wenn z. B. eine koronare Herzkrankheit oder die Gefahr zerebraler Perfusionsstörungen besteht, sollte bereits bei einem Hb-Wert von 10 g/dl transfundiert werden.

Patientinnen, die eine Strahlentherapie erhalten, sollten einen Hb-Wert von 11–12 g/dl aufweisen, da durch die verbesserte Tumoroxygenierung die Strahlentherapie wirksamer ist.

Bei Patientinnen mit einer Anämie unter Chemotherapie ist eine Gabe von **erythropoesestimulierenden Agenzien (ESA)** wie Erythropoetin α bzw. β oder Darbepoetin eine therapeutische Option (Rizzo et al. 2010; Aapro u. Link 2008). Der Einsatz von ESA sollte allerdings immer individuell indiziert werden, da neben der bekannten erhöhten Thromboseinzidenz auch Nachteile für das Gesamtüberleben diskutiert werden (Bohlius et al. 2009; Bennett et al. 2008).

Tab. 12-1 Veränderungen des Eisenstoffwechsels, die für eine Anämie bei chronischen Erkrankungen und/oder Eisenmangelanämie ursächlich sind.

Serumparameter	ACD	Eisenmangelanämie	ACD und zusätzlich Eisenmangelanämie
Eisen	vermindert	vermindert	vermindert
Transferrin	vermindert bis normal	erhöht	vermindert
Transferrinsättigung	vermindert	vermindert	vermindert
Ferritin	normal bis erhöht	vermindert	vermindert bis normal

ACD = Anemia of Chronic Disease

Es wird empfohlen, bei Patientinnen mit einem **Hb-Wert < 10 g/dl** Nutzen und Risiken einer Gabe von ESA (verminderte Transfusionshäufigkeit vs. erhöhtes Thromboserisiko) mit denen einer Erythrozytentransfusion (rasche Besserung des Hb-Werts vs. Infektionsrisiko) abzuwägen. Diese Entscheidung sollte individuell für die jeweilige Patientin getroffen werden. Erythropoesestimulierenden Agenzien sollten nur in der zugelassenen Indikation und bei Patientinnen mit chemotherapieinduzierter Anämie verwendet werden. Eine prophylaktische Gabe ist nicht indiziert. Sofern ESA eingesetzt werden, sollte der Hb-Wert nicht über 12 g/dl angehoben werden. Eine Fortführung der ESA-Gabe über 6–8 Wochen hinaus ist bei Patientinnen, die in diesem Zeitraum kein Ansprechen gezeigt haben, nicht sinnvoll und sollte unterlassen werden. Da häufig auch ein funktioneller Eisenmangel vorliegt, kann die Wirksamkeit von ESA durch eine **parenterale Eisensubstitution** verbessert werden (Leitlinienprogramm Onkologie 2012; Rizzo et al. 2010).

12.3 Febrile Neutropenie

Eine febrile (Temperatur einmalig ≥ 38,3 °C oder ≥ 38,0 °C über eine Stunde) Neutropenie (Konzentration der neutrophilen Granulozyten < 500/µl oder < 1000/µl mit erwartetem Abfall auf < 500/µl innerhalb der nächsten 2 Tage) unter Chemotherapie ist in mehr als 95 % auf eine Infektion zurückzuführen, auch wenn sich in der Mehrzahl der Fälle kein Erreger nachweisen lässt.

Bei der initialen Abklärung sollte zunächst eine sorgfältige körperliche Untersuchung durchgeführt werden. Danach sollten folgende Parameter erhoben werden:

- Differenzialblutbild,
- Bilirubin,
- Transaminasen,
- Kreatinin,
- Elektrolyte,
- CRP.

Sofort nach Fieberanstieg werden mindestens **zwei separate Paare venöser Blutkulturen** (aerob/anaerob) aus peripherer Vene vor Beginn einer empirischen Antibiotikatherapie angelegt. Kulturen aus anderen Lokalisationen werden bei klinischem Verdacht angelegt. Bei respiratorischen Symptomen wird eine Thorax-Röntgenaufnahme durchgeführt (Freifeld et al. 2011).

Ein sofortiger Beginn einer **empirischen Therapie mit Breitspektrumantibiotika** ist bei febriler Neutropenie (FN) immer indiziert, um die Weiterentwicklung zu einer potenziell lebensbedrohlichen Infektion zu verhindern oder diese effektiv zu behandeln. Dieses Konzept einer initialen empirischen Antibiose ist seit mehr als 4 Dekaden klinische Praxis. Infektionen bei neutropenen Patientinnen können auf grampositive (z. B. koagulasenegative Staphylokokken, *Staphylococcus aureus*, Enterokokken) oder gramnegative (z. B. *Escherichia coli*, Klebsiellen, *Pseudomonas aeruginosa*) Bakterien zurückgehen. Bei einer Beobachtungsstudie an 2 142 Patienten mit FN konnte bei 499 (23 %) eine Bakteriämie festgestellt werden. Grampositive Bakterien fanden sich bei 57 %, gramnegative bei 34 % und polymikrobielle Bakteriämien bei 10 % der Patientinnen. Die Mortalität betrug 5 % bei grampositiver,

18 % bei gramnegativer und 13 % bei polymikrobieller Bakteriämie. Die Infektionen durch resistente Bakterien, z. B. Methicillin-resistenter *Staphylococcus aureus* (MRSA), Vancomycin-resistente Enterokokken (VRE), extended-spectrum-β-lactamase-produzierende gramnegative Bakterien (ESBL) oder carbapenemresistente *Klebsiella pneumoniae* (KPC), nehmen zu. Insgesamt sind Infektionen bei Neutropenie die häufigste therapiebedingte Todesursache bei onkologischen Patientinnen (Freifeld et al. 2011).

12.3.1 Prophylaxe

Risikofaktoren für eine chemotherapieinduzierte FN können **chemotherapiebezogen**, **patientenbezogen** oder mit einem **erhöhten Infektionsrisiko assoziiert** sein. Chemotherapiebezogene Risikofaktoren sind z. B. der Chemotherapietyp. Patientenbezogene Risikofaktoren sind z. B. Alter > 65 Jahre, fortgeschrittene Krebserkrankung, reduzierter Allgemeinzustand oder frühere febrile Neutropenie. Bei der Risikoeinschätzung für das Auftreten einer FN müssen weiterhin mit erhöhtem Infektionsrisiko assoziierte Faktoren wie offene Wunden oder aktive Infektionen sowie Komorbiditäten berücksichtigt werden.

Nach initialer Beurteilung des chemotherapieimmanenten FN-Risikos müssen die erwähnten Risikofaktoren speziell für Patientinnen mit einem FN-Risiko von 10–20 % sorgfältig eingeschätzt werden. Damit kann dann in einem dritten Schritt das Gesamtrisiko für eine FN festgelegt werden. Bei einem FN-Risiko > 20 % wird eine Prophylaxe mit Granulocyte-Colony Stimulating Factor (G-CSF) empfohlen (► Abb. 12-1) (Smith et al. 2015; Aapro et al. 2011). Diese **Risikoeinschätzung sollte bei jedem Chemotherapiezyklus vorgenommen werden**.

Eine orale Antibiotikaprophylaxe mit Fluorochinolonen (z. B. Ciprofloxacin) ist nur bei Hochrisikopatientinnen, nicht aber bei Niedrigrisikopatientinnen mit einer erwarteten Neutropeniedauer < 7 Tage indiziert (Freifeld et al. 2011).

12.3.2 Therapie

Eine **sorgfältige Risikoeinschätzung** sollte bereits initial bei Patientinnen mit febriler Neutropenie vorgenommen werden (Freifeld et al. 2011). Allgemein werden Patientinnen mit einer voraussichtlichen Neutropeniedauer > 7 Tage, einer schweren Neutropenie < 100/µl oder Komorbiditäten, wie hämodynamische Instabilität mit Hypotension, Mukositis mit Schluckbeschwerden, Diarrhoe, Pneumonie, neu aufgetretenen Schmerzen im Abdomen, Katheterinfektionen, Leber- oder Niereninsuffizienz oder neurologischen Veränderungen, als Hochrisikopatientinnen eingestuft und stationär mit einer empirischen parenteralen Antibiose behandelt (► Abb. 12-2).

Bei Hochrisikopatientinnen hat sich in klinischen Studien bislang kein Breitspektrumantibiotikaregime einem anderen als eindeutig überlegen erwiesen. Eine empirische Antibiose kann mit z. B. **Piperacillin/Tazobactam** begonnen werden. Bei Nachweis resistenter Bakterien sollte die Therapie dementsprechend erweitert werden (z. B. MRSA – Vancomycin; VRE – Linezolid; ESBL – Carbapenem; KPC – Tigecyclin) (Freifeld et al. 2011). Bei Katheterinfektion sollte umgehend eine Entfernung des Katheters und eine breite antibiotische Abdeckung zumindest über 14 Tage durchgeführt werden. Hier ist es wichtig, Blutkulturen simultan sowohl aus dem Katheter als auch aus peripheren Venen abzunehmen.

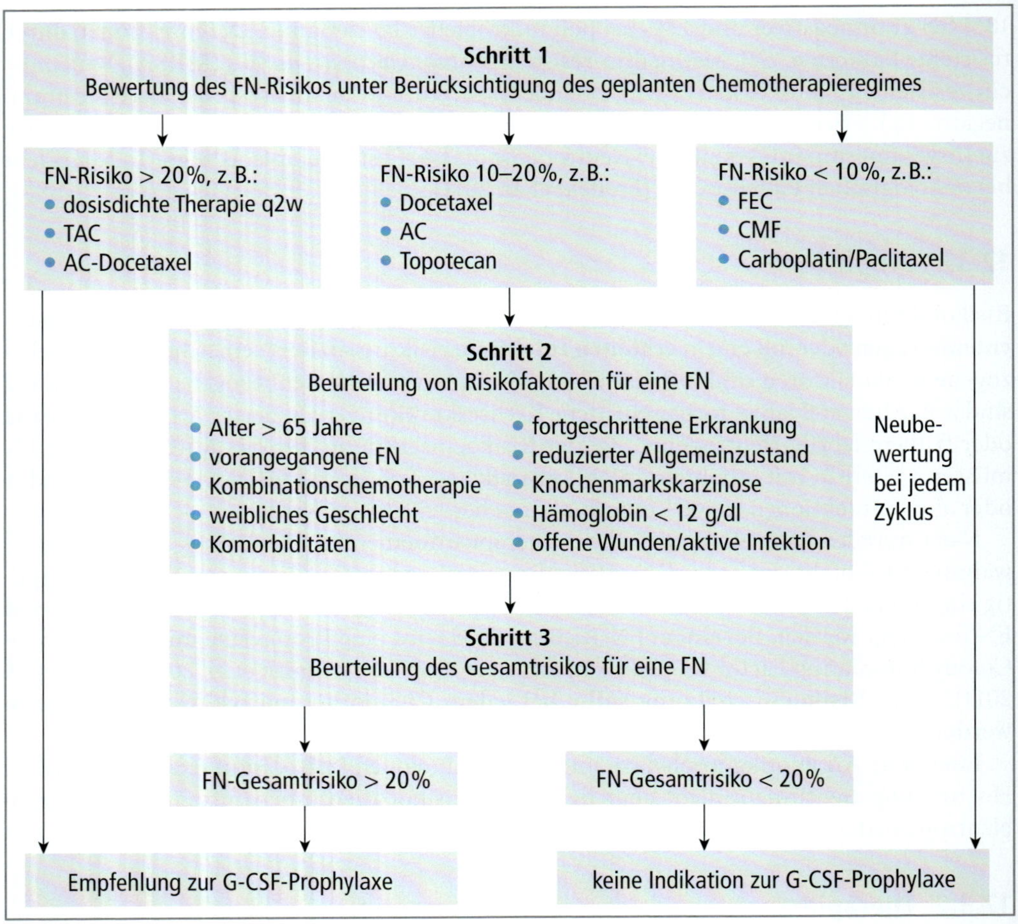

Abb. 12-1 Algorithmus zur risikoadaptierten Primärprophylaxe einer febrilen Neutropenie mit Granulocyte-Colony Stimulating Factor (G-CSF) (mod. nach Smith et al. 2015; Aapro et al. 2011). AC = Doxorubicin/Cyclophosphamid, CMF = Cyclophosphamid/Methotrexat/5-Fluorouracil, FEC = 5-Fluorouracil/Epirubicin/Cyclophosphamid, FN = febrile Neutropenie, G-CSF = Granulocyte-Colony Stimulating Factor, TAC = Docetaxel/Doxorubicin/Cyclophosphamid.

Bei ausgewählten Niedrigrisikopatientinnen kann eine orale Antibiose mit z. B. **Ciprofloxacin und Amoxicillin/Clavulansäure** ambulant, sofern eine tägliche Visite gewährleistet ist, mit vergleichbarer Sicherheit durchgeführt werden. Eine stationäre Aufnahme nach ambulant begonnener Antibiose ist bei persistierendem Fieber > 48 h oder Zeichen einer Verschlechterung der Infektion indiziert.

Die initiale empirische Antibiose sollte bis zur Besserung der klinischen Infektionssymptomatik und zumindest bis zu einem Anstieg der Zahl neutrophiler Granulozyten > 500/μl fortgeführt werden. Bei Niedrigrisikopatientinnen mit soliden Tumoren tritt eine Entfieberung unter empirischer Antibiose im Median nach 2 Tagen auf (Elting et al. 2008).

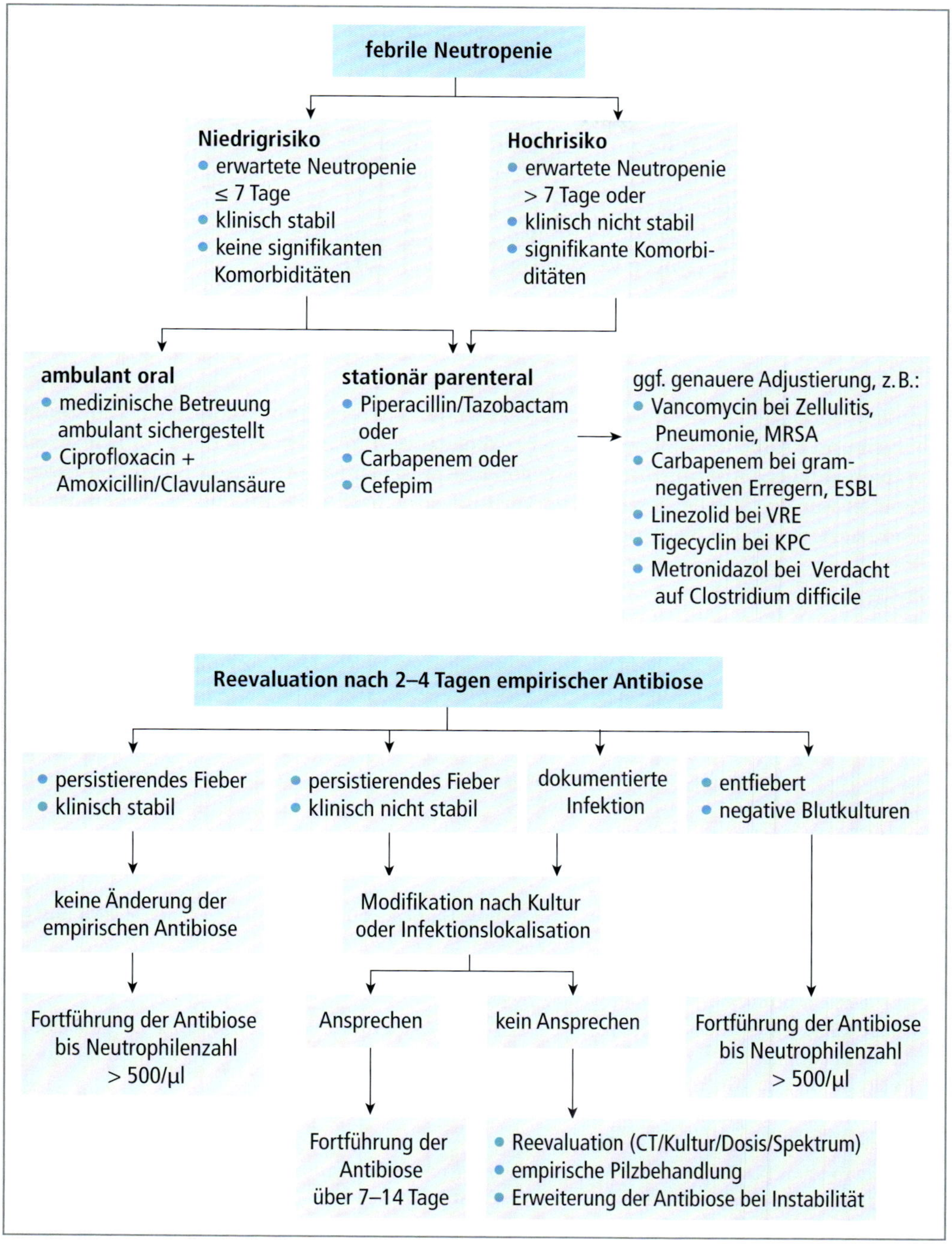

Abb. 12-2 Algorithmus zur risikoadaptierten Therapie einer febrilen Neutropenie (mod. nach Freifeld et al. 2011). ESBL = extended-spectrum-β-lactamase-produzierende gramnegative Bakterien, KPC = carbapenem-resistente *Klebsiella pneumoniae*, MRSA = Methicillin-resistenter *Staphylococcus aureus*, VRE = Vancomycin-resistente Enterokokken.

Eine Modifikation der initialen empirischen Antibiotikatherapie sollte vom klinischen Verlauf und von mikrobiologischen Befunden abhängig gemacht werden.

Persistierendes Fieber in ansonsten asymptomatischen und hämodynamisch stabilen Patientinnen ist keine Indikation zum ungezielten Wechsel der Antibiose. Wenn eine Infektion klinisch oder mikrobiologisch dokumentiert ist, sollte ggf. eine diesbezügliche Modifikation der Antibiotikatherapie durchgeführt werden. Bei Hochrisikopatientinnen mit persistierendem Fieber über 4–7 Tage unter Breitspektrumantibiose kann eine empirische Therapie gegen Pilzinfektionen erwogen werden (Freifeld et al. 2011).

12.4 Fazit

Supportive Maßnahmen sind unverzichtbar in der Therapie gynäkologischer Malignome. Übelkeit und Erbrechen sollten mit einer risikoadaptierten antiemetischen Prophylaxe, eine therapiebedürftige Anämie durch Gabe von ESA, Eisensubstitution oder Bluttransfusionen behandelt werden. Wesentlich sind die Verhinderung bzw. Behandlung einer chemotherapieinduzierten febrilen Neutropenie.

Literatur

Aapro MS, Bohlius J, Cameron DA et al. 2010 update of EORTC guidelines for the use of granulocyte-colony stimulating factor to reduce the incidence of chemotherapy-induced febrile neutropenia in adult patients with lymphoproliferative disorders and solid tumours. Eur J Cancer 2011; 47: 8–32.

Aapro MS, Link H. September 2007 update on EORTC guidelines and anemia management with erythropoiesis-stimulating agents. Oncologist 2008; 13 Suppl 3: 33–6.

Basch E, Prestrud AA, Hesketh PJ et al. Antiemetics: American Society of Clinical Oncology clinical practice guideline update. J Clin Oncol 2011; 29: 4189–98.

Bennett CL, Silver SM, Djulbegovic B et al. Venous thromboembolism and mortality associated with recombinant erythropoietin and darbepoetin administration for the treatment of cancer-associated anemia. JAMA 2008; 299: 914–24.

Bohlius J, Schmidlin K, Brillant C et al. Erythropoetin or Darbepoetin for patients with cancer – meta-analysis based on individual patient data. Cochrane Database Syst Rev 2009; CD007303.

Elting LS, Lu C, Escalante CP et al. Outcomes and cost of outpatient or inpatient management of 712 patients with febrile neutropenia. J Clin Oncol 2008; 26: 606–11.

Freifeld AG, Bow EJ, Sepkowitz KA et al. Infectious Diseases Society of America Clinical practice guideline for the use of antimicrobial agents in neutropenic patients with cancer: 2010 update by the infectious diseases society of America. Clin Infect Dis 2011; 52, e56–93.

Hesketh PJ, Bohlke K, Lyman GH et al. Antiemetics: American Society of Clinical Oncology Focused Guideline Update. J Clin Oncol 2016; 34: 381–6.

Leitlinienprogramm Onkologie der AWMF, Deutschen Krebsgesellschaft e. V. und Deutschen Krebshilfe e. V. (Hrsg). Interdisziplinäre S3-Leitlinie für die Diagnostik, Therapie und Nachsorge des Mammakarzinoms. München: Zuckschwerdt 2012.

Rizzo JD, Brouwers M, Hurley P et al. American Society of Clinical Oncology/American Society of Hematology clinical practice guideline update on the use of epoetin and darbepoetin in adult patients with cancer. J Clin Oncol 2010; 28, 4996–5010.

Smith TJ, Bohlke K, Lyman GH et al. Recommendations for the Use of WBC Growth Factors: American Society of Clinical Oncology Clinical Practice Guideline Update. J Clin Oncol 2015; 33: 3199–212.

13 Komplementäre Therapie

Jutta Hübner

Inhalt

13.1 Was ist komplementäre Medizin?

Komplementäre und alternative Medizin (KAM) werden häufig in einem Atemzug genannt – dabei ist es gerade in der Onkologie wichtig, einen wesentlichen Unterschied zu beachten.

> Komplementäre Medizin versteht sich als ergänzende Medizin, die auf dem Boden der wissenschaftlichen Erkenntnisse zur Tumorentstehung und -therapie steht und die Grundlagen der onkologischen Therapie respektiert.

Der Unterschied liegt also im Wesentlichen im **niedrigen Evidenzgrad** der Komplementärtherapie. Der Einsatz erfolgt vorwiegend in supportiver Intention, in ausgewählten Fällen aber auch zur unmittelbaren Therapieunterstützung.

Die **Alternative Medizin** lehnt dagegen die Überprüfbarkeit ihrer Verfahren in präklinischen und klinischen Studien meist ab. Sie geht von wissenschaftlich nicht bewiesenen oder sogar widerlegten Konzepten zur Tumorgenese aus, die sich häufig an laienätiologischen Konzepten orientieren und damit eine große Überzeugungskraft entwickeln können.

Die komplementäre und alternative Medizin gehört in der Onkologie zu den am häufigsten von Patienten selbst zum Einsatz gebrachten Methoden. Weltweit schwanken die Umfrageergebnisse zwar etwas, aber im Durchschnitt kann man davon ausgehen, dass **50 % aller**

Tumorpatienten im Laufe ihrer Erkrankung oder danach komplementäre oder alternative Heilverfahren einsetzen (Horneber et al. 2012). Dabei liegt die Nutzerrate bei Frauen mit Mammakarzinom weltweit deutlich höher. Für Deutschland fand eine Multicenterstudie eine Rate von 91 % (Micke et al. 2009).

Die komplementäre Medizin bietet die Chance, dass der Patient hilfreiche Methoden an die Hand bekommt, die er im Wesentlichen eigenverantwortlich durchführen kann. Für einige Methoden konnten bereits gezeigt werden, dass sie die **Lebensqualität der Patienten** erhöhen und z. T. **Nebenwirkungen vermindern**. Demgegenüber steht das Risiko der **Wechselwirkungen** mit Wirkungsabschwächung einer antitumoralen Therapie oder sogar einer erhöhten Toxizität. Interaktionen können zu erheblichen Folgen führen. Hinzu kommt, dass es „natürliche" Substanzen gibt, die (erhebliche) Nebenwirkungen haben können.

! Besonders kritisch ist es, wenn sich Patienten in der Hoffnung auf Heilung mit weniger Nebenwirkungen allein auf alternative Methoden verlassen.

13.2 Supportive Therapie mit komplementären Methoden

Verschiedene Methoden der komplementären Medizin können sinnvoll und evidenzbasiert zur ergänzenden Behandlung bei Nebenwirkungen der antitumoralen Therapie eingesetzt werden. Wichtig ist, sich jedes Mal zu vergewissern, ob von den eingesetzten Methoden keine Neben- oder Wechselwirkungen ausgelöst werden können.

Diarrhoe: Zur Behandlung von Durchfällen können getrocknete **Heidelbeeren** als wässrige Abkochung eingesetzt werden. Auch Heidelbeertee und Heidelbeersaft sowie Schwarze Johannisbeeren sind wirksam. Im Gegensatz dazu wirken frische Beeren abführend.

Ein bewährtes Hausmittel sind geriebene Äpfel oder gekochte Möhren. Auch Bananen (und Schokolade) wirken obstipierend.

Fatigue: Adaptogene können die Belastbarkeit verbessern. Im Gegensatz zu Aufputschmitteln kommt es nicht zu einer verstärkten Müdigkeit bei nachlassender Wirkung. Bekannte Pflanzen, die Adaptogene enthalten, sind Ginseng, Ginkgo und *Rhodiola*. In kleinen, älteren Studien wurden auch Carnitin und Coenzym Q10 verwendet. Für alle genannten Substanzen ist die Evidenz bei Tumorpatientinnen gering. Bei **Ginseng** liegt eine Phase-III-Studie mit positivem Ergebnis für höhere Dosierungen (1000–2000 mg/d) vor. Zu beachten ist allerdings, dass Ginseng als Phytoöstrogen bei Patientinnen mit hormonabhängigem Mammakarzinom nicht eingesetzt werden sollte. Über die Interaktionen von Ginseng und Ginkgo ist wenig bekannt, beide werden über Cytochrom P450 3A4 verstoffwechselt. Ob dies klinisch relevant ist, ist unbekannt. Aus Sicherheitsgründen sollte ein Therapieversuch nur nach Abschluss der Chemotherapie erfolgen. Interaktionen mit Antikörpern sind nicht zu erwarten.

Hepatotoxizität: Bei klinisch relevanter Hepatotoxizität ist ein unmittelbares Handeln erforderlich. Bei leicht ansteigenden Leberwerten kann unter Kontrolle ein Versuch mit **Mariendistel**, der klassischen Heilpflanze für Lebererkrankungen, unternommen werden. Klinische Studien, die eine Wirksamkeit bei durch Zytostatika ausgelöster Hepatotoxizität belegen, liegen bisher nicht vor. Interaktionen sind nicht zu befürchten. In-vitro- und erste In-vivo-Daten sprechen für eine tumorzellwachstumshemmende Wirkung von Silymarin.

Infekte: Bei grippalen Infekten werden in der Pflanzenheilkunde oft **Echinacea- oder Thuja-Präparate** eingesetzt. Es gibt wenig klinische Evidenz für die Wirksamkeit, negative Wirkungen wurden aber bei oraler Einnahme auch kaum berichtet. Ob die bei vielen naturheilkundlichen Präparaten beschriebene Anhebung der Leukozytenzahlen eine klinische Bedeutung hat, ist unklar.

In einem Cochrane-Review konnte zusammenfassend gezeigt werden, dass die Einnahme von **Zink** die Zeit der Symptome abkürzen kann und in der Allgemeinbevölkerung auch ein prophylaktischer Effekt zu erreichen ist.

> Keinesfalls darf bei beginnendem Infekt bei immunsupprimierten Tumorpatientinnen der rechtzeitige Beginn einer antibiotischen Therapie versäumt werden.

Menopausale Beschwerden: Menopausale Beschwerden bei Patientinnen mit Mammakarzinom unter Chemo- oder antihormoneller Therapie stellen wesentliche, zu verminderter Compliance führende Symptome dar. Neben den Möglichkeiten der supportiven schulmedizinischen Therapie gibt es eine Reihe von Optionen im Rahmen der Komplementärtherapie, über die die Patientinnen aufgeklärt werden sollten. Die Daten sind oft noch eingeschränkt und die Ansprechrate ist teilweise niedrig. Trotzdem entspricht eine evtl. auch aus mehreren Komponenten zusammengesetzte komplementäre Therapiestrategie oft mehr dem Bedürfnis der Patientin:

- **Hitzewallungen:** Studien belegen bei Hitzewallungen eine Wirksamkeit von **körperlicher Aktivität**, aber auch von Yoga und vermutlich anderen Trainingsformen, wie Tai-Chi und Qigong. Auch das Erlernen eines **Entspannungsverfahrens** kann hilfreich sein. Eine aktuelle Studie zeigt, dass Patientinnen, die nach der Erstdiagnose weniger Gewicht zunahmen, im Vergleich zu denjenigen mit einer hohen Gewichtszunahme weniger Hitzewallungen haben. Phytotherapeutisch kann ein Versuch mit **Salbeiextrakt** als Tropfen oder Tabletten erfolgen, auch wenn es hierzu keine Studien gibt. Umstritten ist immer noch die **Traubensilberkerze**, da sie lange Zeit (und immer noch offiziell) als Phytoöstrogen eingestuft wurde. Dabei entfalten die Inhaltsstoffe einen SERM-artigen Mechanismus. Präklinisch wie klinisch konnte die Sicherheit der Anwendung bei Patientinnen mit Mammakarzinom gezeigt werden. Die Ansprechrate liegt mit ca. 30–40 % etwas über der Rate an Verbesserungen unter Placebo.
- **Trockene Schleimhäute:** Bei trockenen Schleimhäuten können **natürliche Flora enthaltende Zäpfchen** und **Vitamin-E-Öl** hilfreich sein.
- **Osteoporose:** Zur Prävention der Osteoporose sind **regelmäßige Bewegung**, **Vitamin D** und **Calcium** sinnvoll.
- **Muskel- und Gelenkschmerzen:** Bei Muskel- und Gelenkschmerzen konnte in mehreren Studien gezeigt werden, dass häufig (teilweise trotz Substitution) die Vitamin-D-Spiegel erniedrigt sind und sich die Symptomatik nach Anheben des Spiegels verbessert. Auch hier gilt, dass **körperliche Aktivität**, aber auch Yoga und ähnliche Trainingsformen, hilfreich sind. Patientinnen mit Arthrose sollten besonders darauf achten, nicht übergewichtig zu sein, um die Gelenke zu entlasten. Ob die klassischen Schmerzmittel der Phytotherapie, wie Weidenrindenextrakt oder Teufelskralle, helfen, wurde bisher nicht in einer klinischen Studie untersucht. Ein individueller Therapieversuch kann vor dem Einsatz von Paracetamol und NSAR erwogen werden.

Lymphödem: Eine Reihe von kleinen Studien zeigen, dass **Selen-Gaben** Lymphödeme und die Inzidenz von Erysipelen positiv beeinflussen. Eine längere Einnahme sollte unter Kontrolle des Selen-Spiegels erfolgen, um einen Anstieg in supraphysiologische Bereiche zu vermeiden.
Meteorismus: Eine **Teezubereitung** aus Fenchel, Anis und Kümmel kann bei Völlegefühl und Blähungen helfen. Viele Patienten empfinden auch Auflagen und Wickel mit Kümmelöl als entlastend.
Orale Mukositis: Die Prävention und lokale Behandlung der oralen Mukositis kann durch regelmäßige Spülungen mit **Salbei- oder Kamillentee** erfolgen. Obwohl diese Empfehlung weit verbreitet ist, gibt es keine Studien, die eine besondere Wirkung der Tees belegen. Mehrere Studien zeigen dagegen die Wirksamkeit von **Honig**.
Schlafstörungen: Zu den pflanzlichen Mitteln gegen Schlafstörungen gehören Baldrian, Hopfen und Melisse. Zu **Baldrian** liegt eine Reihe guter Studien bei erwachsenen Probanden und Patienten mit Schlafstörungen vor. Wichtig ist auch hier, wie bei allen Phytotherapeutika, eine ausreichende Dosierung. **Melisse** und **Lavendel** enthalten ätherische Öle, die beruhigend und schlaffördernd wirken. Sie können als Duftstoffe und, direkt vor dem Schlafengehen, als Fußbäder eingesetzt werden. Hopfen findet sich als Partner in vielen pflanzlichen Kombinationspräparaten, ist aber ein Phytoöstrogen und damit (wahrscheinlich) bei Patientinnen mit hormonabhängigem Karzinom nicht geeignet.
Strahlentherapiefolgen: Die sich unter einer Strahlentherapie entwickelnde Hautentzündung kann mit einer **Calendula-haltigen Salbe** behandelt werden. Hierzu liegt eine positive Phase-III-Studie vor. **Aloe-vera-Gel** ist im Vergleich zu Placebo nicht wirksam.
Übelkeit: Die komplementäre Therapie ersetzt eine intensive antiemetische Therapie nicht, kann aber eine gute Unterstützung bieten. Therapieoptionen für die Eigenanwendung sind Entspannungstechniken und Ingwer (in Form von Ingwertee oder Ingwerkapseln) sowie die Akupressur. Für **Ingwer** liegen mehrere klinische Studien vor. Die Publikationen zu Akupunktur und Akupressur sind umfangreich und widersprüchlich.

Cannabis wurde auch im Hinblick auf seine antiemetischen Eigenschaften untersucht. Auch hier sind die Daten widersprüchlich. Ein Versuch im palliativen Kontext, bei dem auch andere Eigenschaften des Cannabis ausgenutzt werden, ist verantwortbar.

13.3 Darstellung der wichtigsten Methoden

13.3.1 Anthroposophische Medizin

Die anthroposophische Philosophie geht von einem Weltbild aus, das die Welt in 4 Bereiche einteilt: Mineralien, Pflanzen, Tiere und Menschen. Das Leben ist nicht allein durch biologische, physikalische und chemische Prozesse zu erklären. Krankheiten entstehen durch disharmonische Wechselwirkungen zwischen den Prozessen des Körpers, des Lebens, der Seele und/oder des Geistes des einzelnen Individuums. Daraus leiten sich bestimmte Therapievorstellungen ab, die auf den 4 Ebenen ansetzen.

Rudolf Steiner, der Begründer der Anthroposophie, postulierte, dass sich Fehler im Vorleben in heutigen Symptomen ausprägen und erkennen lassen. Krankheit bekommt damit einen **schicksalhaften Charakter**.

In der Onkologie wird das **Primat der Schulmedizin** anerkannt und die anthroposophischen Therapien als Ergänzung verstanden. Mineralische, pflanzliche und tierische Substanzen werden eingesetzt, um Dysbalancen zu harmonisieren. Der Einsatz von Homöopathika ist entsprechend häufig. Ein wesentliches Element ist der Einsatz der Misteltherapie. Nichtmedikamentöse Therapien sind z. B. Heileurhythmie, anthroposophische Kunsttherapie und rhythmische Massagen. Von vielen Patienten werden diese Verfahren als unterstützend erlebt.

Beim Einsatz anthroposophischer Verfahren sollte man sich über das implizite Welt- und Krankheitsbild im Klaren sein und reflektieren, ob verwandte Therapieverfahren aus weniger ideologisch geprägten Richtungen eingesetzt werden können.

Das pathogenetische Konzept der Anthroposophie ist nur schwer mit dem heutigen Verständnis der konventionellen Medizin von Kanzerogenese und Therapie in Einklang zu bringen.

13.3.2 Ayurvedische Medizin

Ayurveda bedeutet Lebensweisheit oder Lebenswissenschaft. Die ayurvedische Medizin kombiniert ein traditionelles indisches Weltbild mit Erkenntnissen einer empirischen Medizin. Im Vordergrund steht die **Eigenverantwortung** des Patienten. Prävention spielt deshalb eine große Rolle.

Gesundheit besteht, wenn das individuelle Gleichgewicht von 3 Lebenskräften, den Doshas (Vata: Wind, Luft; Pitta: Feuer und Wasser; Kapha: Erde und Wasser) durch eine gesunde Lebensweise erhalten wird. Krankheit entsteht durch eine Abweichung von dieser individuell gegebenen Mischung.

Krankheiten sind deshalb immer individuelle Diagnosen, die Therapie entsprechend darauf ausgelegt, das **individuelle Gleichgewicht** wieder herzustellen. Die Behandlung von Krebs besteht aus einer Phase der „Reinigung" (Schwitzen durch Kräuter, induziertes Erbrechen, Einläufe, Aderlässe), einer folgenden Balancierung der 3 Doshas und einer Stabilisierung des Stoffwechsels durch Auswahl der Nahrungsmittel und Einsatz von Heilpflanzen. Wie in der TCM werden traditionelle Heilpflanzenmischungen eingesetzt.

! In diesen Präparaten wurden wiederholt hohe Dosen von Schwermetallen und Pestiziden gefunden. Aus diesem Grund ist eine Anwendung von Präparaten aus unsicheren Quellen auf keinen Fall zu empfehlen.

Als Begleittherapie während einer antitumoralen Therapie sind diese Mischungen wegen möglicher Interaktionen nicht geeignet.

Yoga ist ein wichtiger Bestandteil der ayurvedischen Heilkunst. Es handelt sich um eine philosophische Lehre, die geistige wie körperliche Übungen umfasst. Einige Formen konzentrieren sich auf reine Bewegungsübungen. In Studien konnte eine Verbesserung der Lebensqualität sowie eine Verminderung von Stress, Angst und Depressionen gezeigt werden. Ob ein Vorteil im Vergleich zu anderen Übungsformen wie Tai-Chi oder Qigong besteht, ist unklar. Bei Frauen mit Hormonentzugserscheinungen wurden Hitzewallungen,

Gelenkbeschwerden, Fatigue und Schlafstörungen signifikant verbessert. Während der Chemotherapie konnten mit täglichem Üben signifikante Verbesserungen bei Übelkeit und Erbrechen erreicht werden. Kontraindikationen für die Übungen sind instabile Knochenmetastasen.

13.3.3 Homöopathie

Die Homöopathie basiert auf 2 „Gesetzen“:

- Mittel, die im Rahmen einer homöopathischen Arzneimittelprüfung ein bestimmtes Symptom bei Gesunden hervorrufen, heilen dieses Symptom, wenn es bei Kranken auftritt („similia similibus curentur“).
- Mittel, die schrittweise verdünnt (potenziert) werden, nehmen in ihrer Wirksamkeit zu, auch wenn unter naturwissenschaftlichen Gesichtspunkten kein Molekül der Ausgangssubstanz mehr enthalten ist.

Die Homöopathie wird in der Onkologie meist mit einem supportiven Ziel eingesetzt. Aufgrund des geringen bis fehlenden Substanzgehaltes wird als Wirkmechanismus eine **Placebowirkung** durch die intensive Beschäftigung des Arztes mit dem Patienten diskutiert.

Zur Homöopathie bei Patienten mit Tumorerkrankungen liegen nur wenige wissenschaftliche Untersuchungen vor. Reviews fanden **keine überzeugende Evidenz** (Kassab et al. 2009; Milazzo et al. 2006), abgesehen von einer Studie, in der homöopathische *Calendula*-Salbe bei Patientinnen mit Radiatio eines Mammakarzinoms (Pommier et al. 2004) eingesetzt wurde. Zu Mundspülungen mit dem Komplexmittel Traumeel® bei Mukositis verlief eine erste Studie unter intensiver Chemotherapie (Oberbaum et al. 2001) positiv, die Daten konnten jedoch nicht bestätigt werden (Steinmann et al. 2012).

Es gibt eine Richtung in der Homöopathie, die von einer Heilung von Tumorpatienten durch Homöopathika ausgeht. Derartige Versprechen werden von seriösen Homöopathen abgelehnt.

13.3.4 Traditionelle Chinesische Medizin

Zur Traditionellen Chinesischen Medizin (TCM) gehören Akupunktur, Moxibustion, Arzneimitteltherapie und, wie im Ayurveda, eine Anleitung zur gesunden Lebensweise.

Auch aus Sicht der TCM entstehen Krankheiten durch ein Ungleichgewicht der verschiedenen Kräfte und einen gestörten Fluss der Lebenskraft Qi. Die traditionelle chinesische Arzneimittellehre ist vorwiegend eine **Pflanzenheilkunde**, die aber auch tierische Präparate und Mineralien enthält. Bei diesen Mischungen besteht ebenfalls das Problem der Beimengungen von Pestiziden, Schwermetallen oder giftigen Pflanzen.

Einige Heilpflanzen enthalten Substanzen, die in präklinischen Untersuchungen das Tumorzellwachstum hemmen. Immer wieder führt dies zu Publikationen in der Laienpresse, die zu einer entsprechenden Nachfrage und einer eigenständigen Einnahme durch Patientinnen führen. Da praktisch keine Daten zu potenziellen Interaktionen vorliegen, sollten Patientinnen vor einem parallelen Gebrauch gewarnt werden. Einige der häufig eingesetzten Pflanzen haben **phytoöstrogene Wirkungen** und sind daher für Frauen mit hormonabhängigen Tumoren kontraindiziert – auch wenn sie in der TCM bei entsprechenden Krankheitsbildern eingesetzt werden. Es wurden bislang keine klinischen Studien publiziert.

Die **Akupunktur** beruht auf der Lehre der Meridiane. Bei einer Störung und daraus resultierender Erkrankung können Akupunktur und Akupressur die Kräfte in den Meridianen ausgleichen. Kleinere Studien zeigen eine supportive Wirkung mit Verbesserung von Dysphagie, Xerostomie und Schlafstörungen. Die Studien sind allerdings meist von niedriger Qualität.

Die Daten zur Wirkung bei **Hormonentzugserscheinungen** wie Hitzewallungen sind widersprüchlich. Die Cochrane-Analyse konnte keinen signifikanten Benefit für die Akupunktur finden (Rada et al. 2010), gleiches gilt für die Therapie von Tumorschmerzen (Paley et al. 2015).

Auch zu **Übelkeit und Erbrechen** sind die Studienergebnisse widersprüchlich. Die Cochrane-Analyse fasst zusammen, dass Akupunktur akutes Erbrechen reduzieren kann, akute oder verzögerte Übelkeit jedoch nicht vermindert. Akupressur hingegen verbessert akute Übelkeit, nicht jedoch akutes Erbrechen oder verzögerte Symptome. Eine Elektrostimulation zeigt keine Effekte (Ezzo et al. 2006).

Als „Ersatz" für eine indizierte antitumorale Therapie sind Akupunktur und Akupressur kontraindiziert.

13.3.5 Qigong

Qigong ist eine Mischung aus Bewegungsübungen mit konzentrativen und meditativen Gedankenübungen. Zu Qigong liegen Studiendaten zur Verbesserung von Symptomen vor. Hierzu gehören die Verbesserung von Fatigue und (nicht signifikant) Nebenwirkungen wie Übelkeit, Schmerzen und Schlafstörungen.

Auch für die meisten Qigong-Studien gilt, dass die methodologische Qualität oft schwach ist.

! Qigong-Übungen sind bei instabilen Knochenmetastasen kontraindiziert.

Das in den 1970er-Jahren entwickelte Guo Lin Qigong soll zu zahlreichen Heilungen geführt haben. Diese Behauptung ist nicht belegt und Patienten sollten entsprechend aufgeklärt werden.

13.3.6 Tai-Chi

Tai-Chi ist eine spezielle Bewegungsform aus der TCM mit meditativen Aspekten. In kleinen Pilotstudien mit Frauen nach Mammakarzinomverbesserten sich die Lebensqualität und das Selbstbewusstsein der Frauen. Ein Review konnte aufgrund methodologischer Einschränkungen keine Aussage zur Wirksamkeit von Tai-Chi treffen (Lee et al. 2007).

! Eine Kontraindikation sind ossäre Metastasen mit Instabilität.

13.4 Substanzen

Von Patienten in Deutschland werden vorwiegend sogenannte biologisch basierte Methoden, also Vitamine, Spurenelemente und pflanzliche Extrakte, eingesetzt. Einige von ihnen weisen ein Potenzial in der supportive Therapie auf. Auch hier gilt insbesondere die Sorgfalt in der Auswahl in Bezug auf Neben- und Wechselwirkungen.

Beifuß: Beifuß (*Artemisia*) enthält den Wirkstoff Artemisinin, eine Substanz, die gegen Malaria eingesetzt wird und in vitro und in vivo das Tumorzellwachstum hemmt. Zur Anwendung bei Patienten gibt es bisher wenige Fallberichte, klinische Studien sind initiiert. Artemisinin wirkt nach ersten präklinischen Daten synergistisch mit Chemotherapeutika und einer Radiatio. Es hat eine Reihe von **Nebenwirkungen** (Schmerzen, Brachykardien, Diarrhöen, Übelkeit und Erbrechen, verminderter Appetit, grippeähnliche Symptome und Fieber) und eignet sich nicht für die Anwendung außerhalb von Studien.

Betacarotin: Systematische Reviews und Metaanalysen sprechen gegen einen Einsatz in der primären Prävention. Bei Rauchern wurde sogar eine **erhöhte Karzinominzidenz** gesehen. Auch bei Tumorpatienten konnten bisher keine Vorteile gezeigt werden. Da Betacarotin ein Antioxidans ist, könnte es die Wirkung einer Strahlentherapie bzw. von Chemotherapeutika vermindern und sollte nicht während aktiver Therapiephasen eingenommen werden.

Chinesischer Engelwurz: *Angelica sinensis* enthält Phytoöstrogene und wird in der Traditionellen Chinesischen Medizin (TCM) zur Linderung menopausaler Beschwerden eingesetzt. Es gibt keine klinischen Studien bei Tumorpatienten. Aufgrund der **phytoöstrogenen Wirkung** ist ein Einsatz bei Patientinnen mit hormonabhängigem Tumor kontraindiziert. Darüber hinaus konnte in Reviews keine Wirkung bei Hitzewallungen belegt werden.

Curcumin: Curcumin ist ein sekundärer Pflanzenstoff aus *Curcuma longa*. In vitro hemmt es das Tumorzellwachstum und hat synergistische Wirkungen mit Chemotherapeutika. Phase-I-Studien ergaben eine Tagesdosis von 8 g/d. Derzeit laufen Phase-III-Studien zur Wirkung in Kombination mit Zytostatika. Bevor deren Ergebnisse und damit eine genaue Definition der möglichen Indikation nicht vorliegen, sollte Curcumin nicht in pharmakologischen Dosierungen eingesetzt werden, da es auch Daten zu antagonistischen Wirkungen gibt. Beschriebene **Nebenwirkungen** sind abdominales Völlegefühl, Schmerzen, leichte Übelkeit und Diarrhöen (Hsu u. Cheng 2007). Bei Patientinnen mit hormonabhängigen Tumoren ist außerdem zu bedenken, dass Curcumin in vitro **östrogenartige Wirkungen** hat.

Ginseng: Ginseng gehört zu den Adaptogenen und beeinflusst vermutlich das Wechselspiel von Hypothalamus, Hypophyse und Nebennierenrinde. Außerdem wurden immunmodulierende Effekte beschrieben. In vitro hemmen Ginsenoside das Tumorzellwachstum. Epidemiologische Studien aus Asien deuten auf eine **präventive Wirkung** hin. Zwei klinische Studien deuten auf eine positive Wirkung auf die Fatigue hin (Barton et al. 2010). Die Dosis sollte entsprechend hoch (100–2000 mg) gewählt werden. In-vitro-Daten sprechen für eine synergistische Wirkung mit Chemotherapeutika, trotzdem ist wegen möglicher Interaktionen über das Cytochrom-P4503A4-System Vorsicht während aktiver Therapien geboten. Ginseng hat **phytoöstrogenartige Eigenschaften** und sollte nicht von Patientinnen mit hormonabhängigem Mammakarzinom eingenommen werden. Ginseng zeigt auch mit anderen Medikamenten Nebenwirkungen und kann in Kombination mit Koffein zu Schlafstörungen und Nervosität führen.

Nebenwirkungen von Ginseng sind Schlaflosigkeit, Übererregbarkeit, Angst und bei hohen Dosierungen Persönlichkeitsstörungen, Verwirrtheit und Depression. Anaphylaktische Reaktionen sind beschrieben worden.

Glutamin und Glutathion: Aus Glutamin wird im Körper Glutathion synthetisiert. Beide Substanzen werden in der komplementären Onkologie verwendet. In kleinen Studien wurde Glutamin zur **Prävention der Mukositis** unter Chemotherapie untersucht. Die Daten sind nicht einheitlich, aber nach einem Cochrane-Review deuten sich positive Effekte an. Allerdings ergibt eine Metaanalyse zu Glutamin bei Stammzelltransplantation zwar einen Trend zu weniger Nebenwirkungen aber ein möglicherweise erhöhtes Risiko für Rezidive. In vitro konnte eine Resistenzerhöhung und Stimulation des Wachstums durch Glutamin gezeigt werden.

Glutathion schützt Moleküle vor der **Oxidation**. In-vitro-Daten zeigen, dass ein erhöhter Gehalt an Glutathion oder Glutathion-synthetisierenden Enzymen zu einer Resistenz der Tumorzellen gegenüber Zytostatika, aber auch modernen Medikamenten wie Thalidomid und Bortezomib führt. In einem Review konnte nachgewiesen werden, dass genotypische Polymorphismen, die zu einem erhöhten intrazellulären Glutathion-Gehalt führen, mit schlechtem klinischem Ansprechen auf verschiedene Chemotherapien korreliert sind.

Glutathion wird zur **Verminderung von Nebenwirkungen** der Chemotherapie als Infusionstherapie angeboten. Studien, die hierzu publiziert wurden, zeigen uneinheitliche Ergebnisse. Diese Studien sind jedoch nicht in der Lage, die Frage nach einer Wirkungsabschwächung zu klären.

Grüner Tee: Grüner Tee enthält Polyphenole mit **antioxidativen Eigenschaften**. Insbesondere die Catechine hemmen das Tumorzellwachstum. Die Daten zur Primärprävention sind widersprüchlich. Bei Patientinnen mit Mammakarzinom scheint der Konsum von Grünem Tee die Rezidivrate signifikant zu senken (Seely et al. 2005; Inoue 2001). Der Genuss von Grünem Tee kann Patientinnen bereits während der Therapie und danach empfohlen werden. Eine Indikation für pharmakologisch dosierte Extrakte besteht nicht.

Heilpilze: Heilpilze sind Teil der asiatischen traditionellen Medizin. Zu den Heilpilzen gehören *Agaricus* (Champignon), *Coriolus versicolor* (Kawartake), *Grifola frondosa* (Maitake, Klapperschwamm), *Lentinula endodes* (Shiitake), *Ganoderma lucidum* (Reishi, Lackporling), *Schizophyllum commune* (Suehirotake, Spaltblättling). Wirkstoffe sind Polysaccharide, die eine unspezifische **immunstimulierende Wirkung** haben. Außerdem wird eine direkte antitumorale Wirkung von kleinen Molekülen diskutiert.

Eine Reihe von Studien untersucht ein Pilzextrakt als Kombinationspartner einer Chemotherapie. Fast alle Studien stammen aus Asien und sind in den Landessprachen publiziert, eine Beurteilung ist deshalb kaum möglich. An der Zuverlässigkeit der Daten in chinesischen Studien bestehen erhebliche Zweifel. Bei Patientinnen mit Mammakarzinom wurde in einer Phase-I/II-Studie Maitake eingesetzt und eine immunologische Wirkung gesehen. Ob diese klinisch relevant ist, kann nicht erschlossen werden. Zu Wechselwirkungen ist wenig bekannt. **Nebenwirkungen** sind Übelkeit, Erbrechen, Appetitverlust und Diarrhoe. Kanzerogene Wirkungen werden diskutiert. *Ganoderma* beeinflusst Gerinnungsparameter. Für *Agaricus* wurde eine Hepatotoxizität beschrieben. Es liegen 3 Einzelfallberichte einer fulminanten Hepatitis vor.

Zusammenfassend gibt es **keine Indikation** für den Einsatz von Heilpilzen bei Patientinnen mit Mammakarzinom. Die selbstständige Einnahme geht mit Risiken einher.

! Heilpilzpräparate aus unbekannten oder gar asiatischen Quellen können gefährliche Beimengungen enthalten.

Isoflavone: Isoflavone gehören zu den **Phytoöstrogenen**. Sie kommen vor allem in Sojaprodukten vor. Der Einfluss von Isoflavonen auf die Inzidenz des Mammakarzinoms ist bei Kaukasierinnen umstritten. In vielen Präparaten gegen Hitzewallungen sind Isoflavone enthalten. Klinische Studien zum Einsatz bei Patientinnen mit Mammakarzinom liegen nicht vor. In vitro und in vivo wurden in einer Reihe von Studien eine vermehrte Proliferation und ein Antagonismus zur antihormonellen Therapie beschrieben. Isoflavonreiche Phytotherapeutika sollten deshalb nicht eingesetzt werden. Der gelegentliche Konsum von Sojaprodukten ist allerdings unbedenklich.

Katzenkralle: *Uncaria tomentosa*, die Katzenkralle, ist eine südamerikanische Heilpflanze, die vermehrt auch bei Krebs propagiert wird. Es gibt kaum präklinische Daten – eine entzündungshemmende Wirkung wurde beschrieben – und keine klinischen Daten. Über Interaktionen ist nichts bekannt. Der Einsatz ist nicht empfehlenswert. Gefährliche Nebenwirkungen sind bisher nicht beschrieben worden.

Mariendistel: Die Mariendistel (*Silybum marianum*) mit dem Wirkstoffkomplex Silymarin und der Hauptkomponente Silibinin hat eine nachweisbare **Leberschutzwirkung**. Ob diese auch bei der Hepatotoxizität von onkologischen Therapien funktioniert, ist unklar. Wechselwirkungen liegen wahrscheinlich nicht vor, sodass der Einsatz erlaubt ist.

Mistel: Die Mistel (*Viscum album*) ist ein wesentlicher Bestandteil der anthroposophischen Medizin bei Tumorerkrankungen. Sie enthält u. a. Viscotoxine, Lektine und Polysaccharide. Derzeit befinden sich auf dem Markt unterschiedliche Mistelpräparate von verschiedenen Herstellern. Darunter finden sich phytotherapeutische Präparate mit standardisiertem Wirkstoffgehalt und anthroposophische Präparate sowie Präparate von unterschiedlichen Wirtsbäumen und stark unterschiedlichem Wirkstoffgehalt. Vergleichende Untersuchungen wurden bisher nicht publiziert. Die Mistellektine wirken als **unspezifische Immunstimulanzien**. In hohen Konzentrationen besteht auch eine direkte antitumorale Wirkung.

Die klinische Wirksamkeit wurde in zahlreichen Studien untersucht und trotzdem ist eine zusammenfassende Bewertung kaum möglich. Dies liegt an der meist schlechten Studienqualität. In den üblicherweise applizierten geringen Mengen konnte bisher keine antitumorale Wirkung nachgewiesen werden. Wissenschaftlich diskutiert wird, ob es zu einer Verbesserung der Lebensqualität kommt. Auch bei den auf die Lebensqualität zielenden Studien sind die Effekte bei den methodisch guten Studien gering (Horneber et al. 2008).

Aufgrund der immunstimulierenden Wirkung sollten Mistelpräparate nicht bei Autoimmun- und allergischen Erkrankungen eingesetzt werden. Vereinzelt wurde eine das Tumorwachstum stimulierende Wirkung diskutiert. Dies beruht jedoch auf wenigen In-vitro-Daten.

Zusammenfassend gibt es aus wissenschaftlicher Sicht **keine gesicherte Indikation** für den Einsatz der Mistel bei Tumorerkrankungen.

Selen: Der Einsatz von Selen wird seit Jahren in der Tumortherapie intensiv diskutiert. Fasst man die umfangreichen Publikationen zusammen, so stellt sich folgendes Bild dar:

- Ein ausgeprägter Selen-Mangel erhöht das Risiko für eine Tumorerkrankung. Die Prävalenz des Selen-Mangels in Deutschland in unbekannt.

- Für einige Tumorarten konnte bereits gezeigt werden, dass ein niedriger Selen-Spiegel mit einem schlechten Outcome assoziiert ist.
- Ob in diesen Situationen eine Substitution die Prognose verbessert, wurde noch nicht prospektiv geprüft.
- Langfristig zu hohe Selen-Spiegel erhöhen die Morbidität und Mortalität.
- Eine langfristige Selen-Gabe darf deshalb nur unter Spiegelkontrolle erfolgen.

Es gibt Anhaltspunkte, dass Selen die **Nebenwirkungen der Chemo- und Strahlentherapie reduziert**, ohne die Wirkung zu vermindern – kurzfristig ist eine höher dosierte Gabe ungefährlich. Klinische Studien zeigen einen positiven Einfluss auf Lymphödem und Erysipele.

Vitamin C: Vitamin C wird in der Onkologie seit Jahren kontrovers diskutiert. In vitro führen sehr hohe Konzentrationen zu einem **Absterben von Tumorzellen**. Niedrige und mittlere Konzentrationen können dagegen die **Apoptose inhibieren** und auch die **Wirkung von Chemo- und Strahlentherapie vermindern**. Da Vitamin C ein wasserlösliches Vitamin ist, erfolgt eine schnelle Elimination. Hohe Konzentrationen im Blut sind nur mit hohen Infusionsmengen zu erreichen. Orale Zufuhr und die üblichen i. v. Präparate sind hierzu nicht geeignet.

Bisher wurden nur wenige klinische Daten publiziert. Aufgrund der möglichen die Wirkung der antitumoralen Therapie abschwächenden Wirkung sollte Vitamin C nicht während aktiver Therapiephasen eingenommen werden.

> Die Zufuhr mit der Nahrung ist unproblematisch.

Ob sehr hohe Infusionsmengen eine direkte antitumorale Wirkung haben, muss in Studien geklärt werden. Bis diese vorliegen, ist von der Infusion von Vitamin-C-Präparaten abzuraten.

Vitamin D: Die Bedeutung von Vitamin D bei Tumorpatienten wird zunehmend erkannt. Neben der physiologischen Wirkung auf den Knochenstoffwechsel werden auch Effekte auf die **Tumorentstehung** und das **Tumorwachstum** diskutiert. Derzeit ist die Indikation zur **Prophylaxe der Osteoporose** definiert. Viele Patientinnen mit Mammakarzinom haben ein erhöhtes Osteoporoserisiko. Deshalb sollte unter Aromatasehemmern immer eine Verordnung erfolgen und auch bei anderen, die Osteoporose fördernden Konstellationen (Immobilität, wenig Sonnenlichtexposition, längere Corticoidgabe) überlegt werden. Besonders niedrig sind die Spiegel in unseren Breitengraden im Winter und Frühjahr.

Einige Untersuchungen zeigen, dass auch unter Substitution nicht alle Patientinnen einen Spiegel im Normbereich erreichen – deshalb sind Spiegelkontrollen empfehlenswert. Kleinere Untersuchungen zeigen, dass bei einigen Frauen die Beschwerden im Bewegungsapparat unter antihormoneller Therapie deutlich abnehmen, wenn der Vitamin-D-Spiegel angehoben wird.

Verordnet werden sollte ein Vitamin-D_3-Präparat mit mindestens 1000 IE pro Tag, ggf. als Kombinationspräparat mit Calcium.

Vitamin E: Vitamin E liegt in verschiedenen natürlich vorkommenden Formen und Derivaten vor. Die Bedeutung in der Onkologie ist umstritten. Eine Metaanalyse zeigt, dass eine Supplementierung mit Vitamin E **keinen Effekt** auf die Inzidenz oder Mortalität von Karzinomen hat.

Klinische Untersuchungen zur synergistischen oder direkten antitumoralen Wirkung wurden bisher nicht publiziert. Als **Antioxidans** könnte Vitamin E die Wirkung der Chemo- oder Strahlentherapie negativ beeinflussen. Eine Einnahme als Nahrungsergänzungsmittel ist deshalb nicht empfehlenswert. Über die Nahrungszubereitung mit pflanzlichen Ölen wird Vitamin E in ausreichender (und natürlicher Form) zugeführt.

Zink: Zink ist ein Spurenelement mit Bedeutung für die **Zellproliferation**. Ob bei Tumorpatienten gehäuft ein Zink-Mangel vorliegt, ist unklar. Eine Reihe von Untersuchungen zeigt, dass eine Depletion von Zink das Wachstum von Tumorzellen hemmt und umgekehrt Zink das Metastasierungspotenzial erhöht. Eine Gabe ohne Nachweis eines Mangels und Spiegelkontrolle ist deshalb nicht sinnvoll. Ein Cochrane-Review belegt, dass Zink vor grippalen Infekten schützt und die Dauer der Symptome reduziert.

13.5 Alternative Medizin

Methoden der alternativen Medizin werden Patienten in allen Tumorstadien angeboten. Häufig als im Sinne des Wortes „Alternative" zu einer konventionellen Therapie, teilweise aber auch begleitend. Diese Methoden sind teilweise schwer von seriösen komplementären Angeboten zu unterscheiden. Oft stimmen die ätiologischen Konzepte der Tumorentstehung nicht mit modernen wissenschaftlichen Erkenntnissen überein. Die angebotenen Erklärungen sind aber oft für Laien gut verständlich und teilweise auch für Ärzte, die nicht in der Onkologie spezialisiert sind, schwer zu durchschauen. Oft wird die wissenschaftliche Erforschbarkeit der Verfahren grundsätzlich verneint und meist auf Hunderte angeblich von ihren Onkologen aufgegebenen schwerst Kranker verwiesen, die mit der Methode geheilt wurden. In diesem Kontext tauchen regelmäßig Verschwörungstheorien auf, dass die angeblich einfache und preisgünstige Methode von missgünstigen Ärzten und der nur nach Profit strebenden Pharmaindustrie unterdrückt wird.

> Zunehmend gibt es Angebote, die Termini der modernen Forschung verwenden, sodass eine Abgrenzung nur noch dem Experten möglich ist.

Zu diesen alternativen Methoden und Substanzen gehören seit Jahren (ohne Anspruch auf Vollständigkeit):

- Flor Essence®,
- Germanische Neue Medizin® nach Dr. Hamer,
- Insulinpotenzierte Therapie,
- Krebsdiäten:
  - Krebskur nach Breuss (mindestens 40 Tage Ernährung nur über vergorene Säfte aus Gemüse und Tee),
  - Gerson-Diät (Gemüsesäfte, vegetarische Kost, „Entgiftung" mittels Kaffeeeinläufen),
  - Budwig-Diät (Heilung von Krebs durch eine Öl-Eiweiß-Kost),
  - kohlenhydratarme Diät;
- Ukrain,
- Vitamin B_{17}.

Detaillierte Informationen finden Sie in Hübner: Komplementäre Onkologie; 2. Auflage, Schattauer 2012 und Münstedt: Unkonventionelle Methoden in der Onkologie, ecomed 2012.

Literatur

Barton DL, Soori GS, Bauer BA et al. Pilot study of Panax quinquefolius (American ginseng) to improve cancer-related fatigue: a randomized, double-blind, dose-finding evaluation: NCCTG trial N03CA. Support Care Cancer 2010; 18: 179–87.

Ezzo JM, Richardson MA, Vickers A et al. Acupuncture-point stimulation for chemotherapy-induced nausea or vomiting. Cochrane Database Syst Rev 2014; 11:CD002285.

Horneber M, Bueschel G, Dennert G et al. How Many Cancer Patients Use Complementary and Alternative Medicine: A Systematic Review and Metaanalysis. Integr Cancer Ther 2012; 11: 187–203.

Horneber MA, Bueschel G, Huber R et al. Mistletoe therapy in oncology. Cochrane Database Syst Rev 2008; 2: CD003297.

Inoue M. Regular consumption of green tea and the risk of brest cancer recurrence: Follow up-study form the hospital-based Epidemiologic Research Program at Aiichi Cancer Center. Cancer Letters 2001; 167: 175–82.

Kassab S, Cummings M, Berkovitz S et al. Homeopathic medicines for adverse effects of cancer treatments. Cochrane Database Syst Rev 2009; 2: CD004845.

Lee MS, Pittler MH, Ernst E. Is Tai Chi an effective adjunct in cancer care? A systematic review of controlled clinical trial. Support Care Cancer 2007; 15: 597–601.

Micke O, Bruns F, Glatzel M et al. Predictive factors for the use of complementary and alternative medicine (CAM) in radiation oncology. Europ J Integrat Med 2009; 1: 22–30.

Milazzo S, Russell N, Ernst E. Efficacy of homeopathic therapy in cancer treatment. Eur J Cancer 2006; 42: 282–9.

Oberbaum M, Yaniv I, Ben-Gal Y et al. A randomized, controlled clinical trial of the homeopathic medication Traumeel S in the treatment of chemotherapy-induced stomatitis in children undergoing stem cell transplantation. Cancer 2001; 92: 684–90.

Paley CA, Johnson MI, Tashani OA, Bagnall AM. Acupuncture for cancer pain in adults. Cochrane Database Syst Rev 2015; 10: CD007753.

Pommier P et al. Phase III Randomized Trial of Calendula Officinalis Compared With Trolamine for the Prevention of Acute Dermatitis During Irradiation for Breast Cancer. J ClinOncol 2004; 22 (8): 1442–53.

Rada G et al. Non-hormonal interventions for hot flushes in women with a history of breast cancer. Cochrane Database Syst Rev 2010; (9): CD004923.

Seely D, Mills EJ, Wu P et al. The effect of green tea consumption on incidence of breast cancer and recurrence of breast cancer, a systematic review and meta-analysis. Integr Cancer Ther 2005; 4: 144–55.

Steinmann D, Eilers V, Beynenson D et al. Effect of Traumeel S on pain and discomfort in radiation-induced oral mucositis: a preliminary observational study. Altern Ther Health Med 2012; 18: 12–8.

14 Schmerztherapie

Jens Keßler, Hubert J. Bardenheuer

Inhalt

14.1 Schmerzgenese

Schmerz ist eines der häufigsten und belastendsten Symptome im Rahmen einer onkologischen Erkrankung. Oft leidet außer der Patientin auch das gesamte familiäre Umfeld unter dieser Situation. Eine gute schmerztherapeutische Grundversorgung von Patientinnen mit Tumorerkrankungen bedarf eines notwendigen Grundwissens über die Anamnese und Diagnostik sowie über praxisrelevante Therapiekonzepte.

Die Schmerztherapie sollte, wenn möglich, die **Ursache** der Schmerzen berücksichtigen. Man unterscheidet folgende Schmerzursachen:

- krankheitsbedingte (durch Infiltration, Kompression oder Destruktion),
- therapiebedingte (z. B. als Folge einer OP, Radiatio oder Chemotherapie),
- krankheitsassoziierte (als indirekte Krankheitsfolge, z. B. Dekubitus aufgrund von Bettlägerigkeit) und
- krankheitsunabhängige (z. B. Koprostase, Harnverhalt, vorbestehendes chronisches Schmerzleiden).

14.2 Schmerzanamnese

Schmerz ist per Definition als „Sinnes- und Gefühlserlebnis“ immer **subjektiv**. In seiner Intensität wird Schmerz z. B. durch biografische Faktoren, wie negative Schmerzerfahrungen in der Vergangenheit, sowie den kulturellen Hintergrund der Patientinnen, Begleiterkrankungen, Tageszeit und die individuelle Belastung der Patientinnen beeinflusst. So entzieht sich der Schmerz der objektiven Messung.

Neben einer symptomorientierten **körperlichen Untersuchung** spielt die ausführliche **Anamnese** eine entscheidende Rolle für die anschließende Therapie. Da die Patientinnen häufig nicht von selbst ihre Schmerzen zur Sprache bringen, ist eine Voraussetzung für eine gute Schmerztherapie die regelmäßige aktive Befragung der Patientin bzgl. möglicher Schmerzen. Bei der Erfassung der Schmerzintensität ist der Behandelnde dabei auf die konsequente Anwendung international anerkannter Skalen angewiesen.

Am häufigsten wird die **Numerische-Rating-Skala** (NRS) empfohlen. Bei der NRS wird die Patientin gebeten, die Intensität ihrer Schmerzen zwischen 0 und 10 einzuschätzen (0: kein Schmerz, 10: stärkste vorstellbare Schmerzen).

Basale Fragen an die Patientin sind außerdem:
- Wie stark ist der Schmerz jetzt (in diesem Moment)?
- Wo tut es weh?
- Gab es Schmerzspitzen?
- Wie stark war der Schmerz in den vergangenen Tagen maximal?
- In welchen Situationen ist der Schmerz besonders stark?
- Tut es beim Aufstehen/Gehen noch mehr weh?
- Ist der Schmerz am Tag oder in der Nacht stärker?
- Was hat Ihnen bisher geholfen/nicht geholfen?
- Wie fühlt sich der Schmerz an?
- Seit wann haben Sie diese Schmerzen (Tage, Wochen, Monate, Jahre)?

Die Frage nach der **Qualität** der Schmerzen kann entscheidend für die Therapie sein. Beschreibt die Patientin charakteristische Merkmale neuropathischer Schmerzen (heiß, brennend, einschießend, „wie elektrische Schläge“), kann die Therapie mit Co-Analgetika indiziert sein.

14.3 Therapie bei nozizeptiven Schmerzen

Das WHO-Stufenschema (► Abb. 14-1) ist eine vor etwa 30 Jahren entwickelte und bis heute gültige Empfehlung der Weltgesundheitsorganisation (WHO) zum Einsatz von Analgetika und anderen Arzneimitteln im Rahmen der Schmerztherapie. Das Schema sollte bei onkologischen Erkrankungen konsequent angewendet werden. Im Stufenschema entscheidet nicht die Diagnose über die Wahl des Schmerzmittels, sondern die Schmerzstärke.

14.3.1 WHO-Stufe I

Nichtopioide werden als Monotherapeutika der WHO-Stufe I bei leichten Schmerzen eingesetzt, die auf der NRS ≤ 3 angegeben werden. Häufig verabreichte Nichtopioide sind Metamizol sowie nichtsteroidale Antiphlogistika (NSAID) wie Ibuprofen oder Diclofenac.

Alle **NSAID** weisen ein erhöhtes kardiovaskuläres Risikoprofil auf, können Ulzera im gesamten Gastrointestinaltrakt verursachen und insbesondere bei niereninsuffizienten Patientinnen nephrotoxisch sein. Als Begleittherapie zu NSAID sollte daher routinemäßig eine

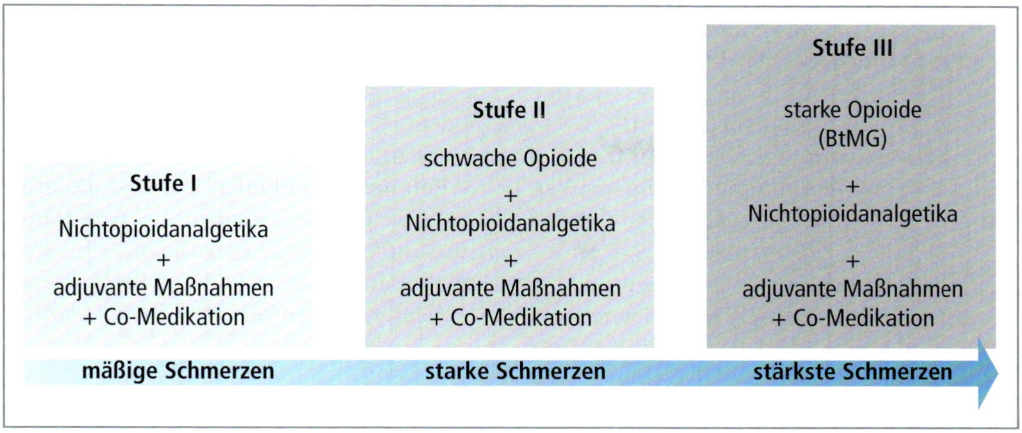

Abb. 14-1 WHO-Stufenschema der Schmerztherapie. BtMG = Betäubungsmittelgesetz.

Magenprotektion, etwa mit Protonenpumpeninhibitoren, durchgeführt werden. Bei zeitgleichem Einsatz von Corticoiden und NSAID erhöht sich das Ulkusrisiko sogar um den Faktor 15. Eine typische Tagesdosis von Ibuprofen beträgt 3 × 400–600 mg (Diclofenac 2 × 75 mg).

Metamizol weist diese typischen NSAID-Nebenwirkungen nicht auf. Jedoch klagen viele Patientinnen über den unangenehmen Geschmack, andere über Übelkeit. Weitere häufige Nebenwirkungen sind allergische Reaktionen und Blutdruckabfall (insbesondere bei der i. v. Gabe), während die hämatologischen Nebenwirkungen sehr selten sind. Eine typische Einzeldosis von Metamizol beträgt 1 g (40 Trpf.), jedoch wird bei erstmaliger Gabe häufig mit 500 mg begonnen. Aufgrund der kurzen klinischen Wirkdauer hat sich die 4- bis 5-malige tägliche Gabe etabliert, um die Substanz als Dauermedikation zu verabreichen.

Acetylsalicylsäure (ASS) mit seiner niedrigen analgetischen Potenz und direktem Einfluss auf die Thrombozytenfunktion ist in der onkologischen Schmerztherapie obsolet.

14.3.2 WHO-Stufe II

Entsprechend des WHO-Stufenschemas werden mittelstarke Schmerzen (NRS 3–5) mit einem schwach wirksamen Opioid in Kombination mit einem Nichtopioid behandelt. In Deutschland wurden bisher vor allem die Wirkstoffe **Tramadol** und **Tilidin** eingesetzt. Allerdings ist Tilidin (auch in Kombination mit Naloxon) in nichtretardierter Galenik (Tropfen) aufgrund des hohen Missbrauchspotenzials im Januar 2013 betäubungsmittelpflichtig geworden.

Sowohl Tramadol als auch Tilidin fungieren als **Prodrug** und sind damit immer auf die Verstoffwechslungsfähigkeit des einzelnen Organismus angewiesen. Daher sollte eine Tageshöchstdosis der beiden Wirkstoffe von 600 (max. 900) mg nicht überschritten werden. Beide Wirkstoffe sind sowohl als Retardpräparate als auch als unretardierte Tabletten oder Tropfen (beide: 40 Trpf. = 100 mg) sowie in Ampullenform für die parenterale Gabe erhältlich.

Auch bei mittelstarken Schmerzen kann die WHO-Stufe II zugunsten einer niedrigen Dosierung eines stark wirksamen Opioids übersprungen werden.

14.3.3 WHO-Stufe III

Den Empfehlungen der WHO zufolge ist Morphin der Goldstandard der Opioide der WHO-Stufe III und dient als Referenzsubstanz in der Darstellung der Wirkstärke anderer Opioide. Für die „Ursubstanz" Morphin sprechen verschiedene Aspekte. Es ist ubiquitär, in vielen **Applikationsformen** (Tablette, Granulat, Tropfen, Trinklösung, Injektion), in retardierter und nichtretardierter Form verfügbar. Verglichen mit der parenteralen Gabe ist die orale Gabe von Morphin aufgrund des First-Pass-Effektes weniger wirksam (orale : parenterale Dosis 2–3 : 1). Die **Pharmakokinetik** ermöglicht eine individuelle Dosierung und eine gute Steuerbarkeit. Bei Niereninsuffizienz akkumulieren die Metaboliten M3G und M6G, die selber analgetisch wirksam sind und neurotoxische Nebenwirkungen haben können. Dennoch besteht z. B. in den aktuellen EAPC-Leitlinien keine Einigkeit darüber, ob in dieser Situation auf Morphin verzichtet werden sollte. Ein pragmatisches Vorgehen ist

- der niedrig dosierte Einsatz und die engmaschige Beachtung möglicher Nebenwirkungen und Überdosierungszeichen oder
- der Einsatz eines nicht renal eliminierten Opioids (z. B. Hydromorphon oder Oxycodon).

Hydromorphon ist ein im deutschen Sprachraum häufig eingesetztes Medikament, das in fast allen oralen und parenteralen Darreichungsformen und Galeniken verfügbar ist. Es kann insbesondere bei niereninsuffizienten Patientinnen aufgrund seiner pharmakologischen Eigenschaften von Vorteil sein. Vergleichbare Eigenschaften hat **Oxycodon**. In der Fixkombination mit oralem retardiertem Naloxon verringert es die Inzidenz opioidinduzierter Obstipation. Bei der Verordnung von Oxycodon muss bei der Rezeptierung sorgfältig auf die gewünschte Galenik (retardiert oder nicht?) geachtet werden.

Die Wirkstoffe **Buprenorphin** und **Fentanyl** können aufgrund ihrer Lipophilie transdermal als Pflaster verabreicht werden. Auch sie weisen ein für die Therapie niereninsuffizienter Patientinnen vorteilhaftes pharmakologisches Profil auf. Jedoch ist ihr Einsatz bei zunehmend körperlich reduzierten Patientinnen häufig nicht unproblematisch. Gründe dafür sind die schlechte Steuerbarkeit, eine schlechte Resorption (Schwitzen, Kachexie) und die Unmöglichkeit, ihre Dosis an den Tag-Nacht-Rhythmus der Schmerzen anzupassen.

Das Opioid **Pethidin** ist aufgrund einer ganzen Reihe von Nachteilen in der onkologischen (aber auch postoperativen) Schmerztherapie obsolet.

Piritramid wird noch häufig eingesetzt, jedoch sprechen viele praktische (nur i. v. verfügbar), aber auch pharmakologische Gründe gegen einen häufigen oder gar routinemäßigen Einsatz. **(Levo-)Methadon** ist ein WHO-III-Opioid mit besonderen pharmakokinetischen und -dynamischen Eigenschaften, die bei einigen Patientinnen von Vorteil sein können.

Bei Tumorschmerzen werden stark wirksame Opioide eingesetzt, wenn

- die Schmerzintensität auf der NRS zwischen 6 und 10 angegeben wird,
- andere Hinweise auf starke Schmerzen bestehen,
- eine WHO-II-Therapie z. B. nicht (mehr) indiziert oder praktikabel ist.

Die in der Äquivalenztabelle genannten Zahlen sind Anhaltswerte (► Tab. 14-1). Bei der Umrechnung der Dosis im Rahmen einer Opioidrotation wird empfohlen, die Dosierung initial um mindestens 30 % zu reduzieren.

Die Opioiddosis sollte individuell, der medizinischen Situation der Patientin entsprechend, langsam gesteigert werden. In der Initialphase kann die **Dosisfindung** durchaus

Tab. 14-1 Äquivalenztabelle der Opioide (24-Stunden-Dosierung in mg).

Morphin p. o.	30	60	90	120	150	180	210	240	300	600
Morphin i. v./s. c.	10	20	30	40	50	60	70	80	100	200
Tramadol[1] p. o.	150	300	450	600	–	–	–	–	–	–
Tilidin/Naloxon[1] p. o.	150	300	450	600	–	–	–	–	–	–
Hydromorphon p. o.	4	8	12	16	20	24	28	32	40	80
Piritramid i. v.	15	30	45	60	–	–	–	–	–	–
Oxycodon p. o.	15	30	45	60	75	90	–	–	–	–
Tapentadol p. o.	–	150	200	–	–	–	–	–	–	–
Fentanyl TTS (μg/h)	12	25	37,5	50	–	75	–	100	–	–
Buprenorphin TTS (μg/h)	≈10	≈20	≈35	≈52,5	–	≈70	–	–	–	–

[1] Schmerzmittel der WHO-Stufe 2; TTS = transdermales therapeutisches System

mit rasch wirksamen Opioiden durchgeführt werden (Titration), aber auch eine Ersteinstellung mit Retardopioiden ist möglich. Die Entscheidung für die orale oder transdermale Opioidapplikation sollte nicht dogmatisch begründet sein, sondern von der individuellen Situation des Kranken (etwa Tablettenzahl wegen anderer Erkrankungen, Schluckstörungen) abhängig gemacht werden.

Im Verlauf soll die Notwendigkeit für eine Opioidtherapie und deren Dosierung regelmäßig überprüft werden. Hier kommt der regelmäßigen Erfassung der Schmerzintensität eine zentrale Bedeutung zu.

Bei Tumorschmerzen ist die *gleichzeitige* Verordnung einer Dauer- (oder Basis-)Medikation sowie einer Bedarfsmedikation indiziert.

Als **Dauermedikation** kommen z. B. Retardtabletten sowie transdermale Systeme infrage. Diese geben ihren Wirkstoff kontinuierlich an den Körper ab und garantieren dadurch einen weitgehend stabilen Plasmaspiegel. Der **Durchbruchschmerz** ist charakterisiert durch einen plötzlich einsetzenden, schnellen Anstieg des Schmerzniveaus innerhalb von 3–5 min bis zum punctum maximum bei einer durchschnittlichen Schmerzattackendauer von 30 min. Dies kann im Einzelfall sehr variabel sein (Davies et al. 2013). Im Patientenkontakt kann aufgrund der bildreichen Assoziationen des Wortes „Durchbruchschmerz" in der Praxis von „Schmerzspitzen" gesprochen werden. Im Sinne einer systematischen Therapie sollten das schnell wirksame Opioid und die Retardform aufeinander abgestimmt sein. Lehrbuchhaft wird das Verhältnis 1 zu 6 genannt (Beispiel: bei 60 mg Morphin i. v./Tag als Dauermedikation 10 mg Morphin i. v. im Bedarfsfall). Problematisch ist diese unkritische Umrechnung bei hohen Opioidtagesdosen und der Verwendung unterschiedlicher Substanzen als Dauer-/Bedarfsmedikation. Dies gilt im besonderen Ausmaß für die Errechnung einer **Bedarfsmedikation** bei einer (hohen) transdermalen Opioiddosis (Beispiel: rechnerisch, aber nur sehr selten klinisch richtig wären bei der Gabe eines Fentanyl-Pflasters 200 µg/h 80 mg unretardiertes Morphin oral).

Die neuen „schnellen" Fentanyle ermöglichen im Verhältnis zu den oralen, nichtretardierten Opioiden (unretardierte Tabletten, Tropfen) einen schnelleren Wirkeintritt (Kessler u. Bardenheuer 2011). Als Faustregel erwartet man von schnell wirksamen Fentanyl-Präparaten einen Wirkeintritt nach 10–15 min, während orale, nichtretardierte Opioide 20–30 min Zeit benötigen. Hier muss außerdem immer individuell titriert werden, die 1:6-Regelung gilt nicht.

Bis auf die Obstipation verschwinden die **opioidbedingten Nebenwirkungen** meist nach einigen Tagen. Bei der Gabe eines neuen Opioids sollte prophylaktisch (und passager) eine antiemetische Medikation (z. B. 3 × 5 Trpf. Haloperidol) und dauerhaft Laxanzien (z. B. 1–3 Btl. Macrogol oder 1- bis 2-mal täglich 10–20 Trpf. Na-Picosulfat) verordnet werden.

Da Opioide bei vielen Patientinnen mit der Angst vor Sucht, Kontrollverlust und Tod vergesellschaftet sind, ist eine umsichtige und aufklärende Vorgehensweise in dieser Phase wichtig für das vertrauensvolle Arzt-Patienten-Verhältnis.

14.4 Therapie bei neuropathischen Schmerzen

Der neuropathische Schmerz (Nervenschmerz) entsteht durch Irritation oder Schädigung von Nervengewebe selbst. Er wird von den Patientinnen häufig als brennend, elektrisierend und einschießend beschrieben. Nervenschmerzen können gezielt mit Co-Analgetika behandelt werden (Magrinelli et al. 2013).

Bei neuropathischen Schmerzen in der Onkologie (z. B. bei axillärer Infiltration des Plexus brachialis im Rahmen des Mammakarzinoms) werden häufig **trizyklische Antidepressiva** wie Amitriptylin (10–25 mg) eingesetzt, außerdem kommen die Substanzen Gabapentin (3 × 100–800 mg), Pregabalin (1 × 25 bis 2 × 75, maximal 2 × 300 mg), Carbamazepin (1 × 100 bis 4 × 400 mg) und Baclofen (3 × 2,5–30 mg) zur Anwendung.

14.5 Multiprofessioneller Therapieansatz

Eine adäquate Betreuung setzt einen ganzheitlichen und wenn möglich auch multidisziplinären und multiprofessionellen Therapieansatz voraus.

Beispielsweise kann eine gezielt eingesetzte **Physiotherapie** durch die Verbesserung der Beweglichkeit genauso wirksam zum schmerztherapeutischen Konzept beitragen wie die **manuelle Lymphdrainage** zur Entlastung der ödematösen und oftmals mit Schmerzen verbundenen Veränderungen in den Extremitäten. Auch der frühzeitige Einsatz invasiver Maßnahmen kann zur Schmerzlinderung führen (Rana u. Matchett 2013).

> Eine effektive Schmerztherapie ist mehr als Antinozizeption, daher ist die pharmakologische Therapie der Schmerzen nur ein Baustein der schmerztherapeutischen Begleitung.

Der Behandelnde muss durch einen empathischen, wertschätzenden und partnerschaftlichen Umgang mit seinen Patientinnen deren Vertrauen gewinnen und durch eine zeitintensive Betreuung dieses auch über einen langen Zeitraum aufrechterhalten können. Angst, Trauer und Wut der Patientin und ihrer Familie führen neben den komplexen medizinischen Problemen regelmäßig zu einer hohen und von Außenstehenden oft unterschätzten physischen und psychischen Herausforderung (Lossignol 2013).

Literatur

Davies A, Buchanan A, Zeppetella G et al. Breakthrough Cancer Pain: An Observational Study of 1000 European Oncology Patients. J Pain Symptom Manage 2013; 46: 619–28.

Kessler J, Bardenheuer H. Cancer breakthrough pain. Indications for rapidly effective opioids. Anaesthesist 2011; 60: 674–82.

Lossignol DA. Psychological interventions to reduce pain in patients with cancer. Curr Opin Oncol 2013; 25: 368–72.

Magrinelli F, Zanette G, Tamburin S. Neuropathic pain: diagnosis and treatment. Pract Neurol. 2013; 13: 292–307.

Rana H, Matchett G. Using pulsed radiofrequency ablation to treat pain associated with a tumor involving the brachial plexus. Pain Physician 2013; 6: E311–4.

15 Palliative Strahlentherapie

Nicola Weidner, Daniel Zips

Inhalt

Ziele der palliativen Strahlentherapie sind eine effektive und anhaltende **Schmerzkontrolle** und/oder die Beseitigung oder Verhinderung **tumorbedingter Symptome** aufgrund lokalen Tumorwachstums. Häufig sind verschiedene Ärzte an der Palliativbehandlung beteiligt, daher müssen unterschiedliche Therapien aufeinander abgestimmt werden, sowie Behandlungsalternativen erwogen und mit der Patientin entschieden werden. Voraussetzung für eine lokale Strahlentherapie ist neben dem Tumornachweis eine gute lokale Bildgebung (Röntgen, CT, MRT).

15.1 Knochenmetastasen

Ziele der Strahlentherapie bei Knochenmetastasen sind die Beseitigung von Schmerzen, Verhinderung von Komplikationen und die Wiederherstellung der Skelettfunktion. Frakturen müssen in der Regel operativ versorgt werden. Nach operativer Stabilisierung sowie bei **bedrohter Statik** und/oder **Schmerzen** ist die Strahlentherapie eine hocheffektive Behandlung. Je nach Symptomatik, Zustand der Patientin und Zielsetzung stehen unterschiedliche Behandlungsschemata zur Verfügung (Einzeitbestrahlung, ein- bis vierwöchige Strahlentherapie). Die Strahlentherapie ist effektiv bei osteolytischen und osteoblastischen Metastasen. Eine Schmerzlinderung tritt nach wenigen Tagen, selten innerhalb von bis zu 4 Wochen ein. Eine bildgebend nachweisbare knöcherne Stabilisierung benötigt im Regelfall mindestens 12 Wochen und bis zu 6 Monate und wird bei 70 % der Patientinnen erreicht. Ansprechraten der Schmerzen liegen bei 80–90 %, bis zu 50 % der Patientinnen sind lokal schmerzfrei. Eine Re-Bestrahlung ist in individuellen Situationen möglich.

15.2 Hirnmetastasen

Die Ganzhirnbestrahlung ist die Therapie der Wahl bei **multipler Hirnmetastasierung**, es stehen verschiedene Behandlungsschemata zur Verfügung, die in die Gesamtbehandlung eingepasst werden können (ein- bis vierwöchige Strahlentherapie). Eine parallele Steroidtherapie ist bei neurologischen Symptomen und bei Ödemen sinnvoll.

Rund 80 % der Patientinnen zeigen ein Ansprechen neurologischer Symptome. Ein mittleres Überleben von 3–6 Monaten, je nach onkologischer Gesamtsituation, wird berichtet. Unbehandelt überleben multipel cerebral metastasierte Patientinnen 1 Monat, mit symptomatischer Steroidtherapie 2 Monate.

Bei **günstigen prognostischen Faktoren** (wenige Metastasen, extrakraniell kontrollierte Erkrankung, guter Allgemeinzustand, Ansprechen auf Steroide, Alter< 65 Jahre) konkurriert die stereotaktische Einzeitbestrahlung mir der Operation, danach werden längere Überlebenszeiten beobachtet. Die Ganzhirnbehandlung im Anschluss an die Lokalbehandlung verbessert die lokale Kontrolle, aber nicht das Überleben.

Bei Nachweis einer **Meningeosis** in der Liquorpunktion oder der MRT steht neben Methotrexat intrathekal die Schädelbestrahlung unter Einschluss der Meningen zur Verfügung. Die Prognose ist schlecht, die neurologische Symptomatik (hirnorganisches Psychosyndrom, Schwindel, Übelkeit, Sehstörungen) verlangt aber trotz begrenzter Lebenserwartung nach einer Therapie.

15.3 Aderhautmetastasen

Aderhautmetastasen sind insgesamt selten, treten am häufigsten beim Mammakarzinom auf und sind meist in der Choroidea lokalisiert. Sie verursachen Gesichtsfeldausfälle und Visusminderung und können schmerzhaft sein. Ein Ansprechen auf Hormon- und Chemotherapie ist vorbeschrieben.

Der Befall beider Augen ist häufig. Die Bestrahlungsbehandlung dauert 2–4 Wochen und führt bei bis zu 90 % der Patientinnen zu einer Verbesserung der Sehkraft.

15.4 Rückenmarkkompression

Rückenmarkkompressionen werden bei etwa 5 % der Tumorpatientinnen diagnostiziert, häufig beim **Mammakarzinom** mit generalisierter Tumorerkrankung und limitierter Prognose. Meist ist die Ursache extradural, intraspinale Metastasen sind selten. Die MRT ist die Diagnostik der Wahl. Schmerzen und radikuläre Symptome werden beobachtet, motorische Schwächen oder Blasen- und Mastdarmfunktionsstörungen sind Spätsymptome, die ein rasches Handeln erfordern.

! Etwa 24–48 Stunden nach Eintritt einer kompletten Querschnittlähmung ist die Wahrscheinlichkeit einer Rückbildung der Lähmung nahe 0 %.

Nach MRT-Bildgebung und neurologischer Untersuchung stehen neben der Dekompression und Tumorresektion die Strahlentherapie oder die Kombination beider Verfahren als Erfolg versprechendste Maßnahme zur Verfügung. Eine ausreichende Steroidbehandlung ist nötig. Eine Operation ist nach Fragmentdislokation in den Spinalkanal oder bei vorbestrahlten Patientinnen oft unumgänglich, meist ist eine **interdisziplinäre Entscheidung** an einem Zentrum unter Berücksichtigung der Prognose (Allgemeinzustand, viszerale Metastasen, Lokalisation des Primärtumors, Ausmaß der Funktionseinschränkung) sinnvoll. Die Strahlentherapie kann als Einzeitbehandlung oder fraktioniert über 2–4 Wochen erfolgen.

15.5 Lebermetastasen

15.5.1 Multipler Organbefall

Die Indikation zur Ganzleberbestrahlung kann bei Kapselspannungsschmerz und Cholestase nach ausgeschöpfter Systemtherapie gestellt werden. Appliziert werden z. B. 21 Gy in Einzeldosen von 3 Gy. Bei bis zu 80 % der Patientinnen wird eine subjektive Beschwerdebesserung beobachtet.

15.5.2 Limitierte Lebermetastasierung

Neben operativen und anderen Lokalverfahren besteht bei einzelnen Lebermetastasen die Möglichkeit einer stereotaktischen Einzeitbestrahlung oder einer fraktionierten Bestrahlung. Voraussetzung ist die Möglichkeit einer Körperstereotaxie in der atembeweglichen Leber. Die lokale Kontrolle in kleinen Kollektiven ist gut, die Verträglichkeit ebenfalls.

15.5.3 Obere Einflussstauung

Die obere Einflussstauung oder das Vena-cava-superior-Syndrom bezeichnet die Kompression, Infiltration und/oder Thrombose der Vena cava durch Tumorwachstum. Die klassischen Beschwerden sind Dyspnoe sowie Gesichts- und Halsschwellung. Die Dringlichkeit der Behandlung hängt vom Tumorwachstum und der Symptomentwicklung ab. Neben Sauerstoff, Anxiolyse und Cortison-Gabe sollte die Möglichkeit eines Stents geprüft werden. Im Regelfall erfolgt eine histologische Sicherung, die Computertomografie ist die Bildgebung der Wahl.

Die Bestrahlung erfolgt bei hoher Dringlichkeit oft mit 2–4 hohen Einzelfraktionen, die weitere Fraktionierung wird durch den extrathorakalen Tumor und die Lebenserwartung der Patientin mitbestimmt.

Literatur

Adamietz IA, Feyer P. Palliative Radiotherapie. In: Bamberg M, Molls M, Sack H. Radioonkologie. München: Zuckschwerdt 2009.

Vorwerk H, Hess CF. Tabellenbuch der Radioonkologie. München: Zuckschwerdt 2009.

16 Psychoonkologische Intervention

Inhalt

Die Psychoonkologie (syn. psychosoziale Onkologie) beschäftigt sich mit den Wechselwirkungen zwischen körperlichen, seelischen und sozialen Prozessen bei der Entstehung und im Verlauf einer Krebserkrankung. Aufgabe der Psychoonkologie ist es, mit Hilfe wissenschaftlicher Methoden diese Wechselwirkungen zu untersuchen und geeignete Methoden für die Diagnostik, Beratung und Behandlung von Krebspatienten und ihren Angehörigen zu entwickeln und zu etablieren. Psychoonkologische Interventionen haben hierbei vorrangig das Ziel, Patienten und ihre Angehörigen bei der **Krankheitsverarbeitung** zu unterstützen, das psychische Befinden, die sozialen Teilhabe und die Lebensqualität zu verbessern und zu stabilisieren.

Laut einer Untersuchung an Patienten mit gemischten Tumordiagnosen besteht der höchste Wunsch nach Unterstützung bei folgenden Themen (Mehnert 2009):

- Umgang mit der Angst vor dem Fortschreiten der Erkrankung (Progredienzangst),
- Erhalt von Informationen über Tumorfreiheit bzw. Kontrolle der Tumorerkrankung,
- Müdigkeit und Erschöpfung,
- Informationen über mögliche Verhaltensänderungen, die das Wohlbefinden steigern,
- ein fester Ansprechpartner für medizinische Fragen,
- Umgang mit Ungewissheit.

Um den Bedürfnissen von Patienten und Angehörigen und den Wechselwirkungen zwischen körperlichen, seelischen und sozialen Prozessen im Krankheitsverlauf gerecht zu werden, erfolgt die psychoonkologische Betreuung im Rahmen eines interdisziplinären und multiprofessionellen Ansatzes und ist fester Bestandteil der heutigen Tumortherapie (Leitlinienprogramm Onkologie 2014).

16.1 Berücksichtigung spezieller Lebensumstände

Karoline Pfeiffer, Norbert Schäffeler, Stephan Zipfel, Martin Teufel

Die Diagnostik und Therapie einer Krebserkrankung konfrontiert den Patienten und seine Angehörigen mit körperlichen, psychischen und sozialen Veränderungen und Belastungen. Etwa ein Drittel der Krebspatienten leidet an einer **komorbiden psychischen Störung**. Die häufigsten Störungsbilder sind depressive Störungen, Angststörungen und Anpassungsstörungen mit depressiven und ängstlichen Symptomen (Mehnert et al. 2014; Mitchell et al. 2011a). Die Anzahl der Patienten, die unter einer allgemeinen psychischen Belastung (Disstress) leiden, dabei aber nicht die Kriterien einer psychischen Störung nach ICD-10 erfüllen, ist z. T. noch höher (Herschbach 2015). Bei den Ängsten wird am häufigsten die **Progredienzangst**, d. h. die Angst vor dem Wiederauftreten oder Fortschreiten der Erkrankung, genannt (Berg et al. 2001). Gut ein Drittel der Patienten äußert einen subjektiven Unterstützungsbedarf (Schäffeler et al. 2010).

Die **Prävalenz** und der **Schweregrad** psychischer Beschwerden werden im klinischen Alltag jedoch häufig unterschätzt. Ursache hierfür sind zum einen die Dominanz körperlicher Symptome, zum anderen die Überlappung von Symptomen psychischer Störungen mit krankheits- und behandlungsbedingten Symptomen, wie z. B. Konzentrationsstörungen, Schlafstörungen und Erschöpfung, die sowohl Anzeichen einer psychischen Belastung als auch erkrankungs- oder therapiebedingt auftreten können (Mitchell et al. 2011b).

Psychische Belastungen beeinträchtigen die **Lebensqualität** und die **Compliance** während der medizinischen Behandlung und gefährden den Behandlungserfolg (Hack et al. 2010; Kissane 2009). Dies berücksichtigend ist die Psychoonkologie ein fester Bestandteil der heutigen Tumortherapie geworden (Leitlinienprogramm Onkologie 2014). Die psychoonkologische Betreuung von Patienten erfolgt im Rahmen eines interdisziplinären und multiprofessionellen Ansatzes. Eine enge Zusammenarbeit zwischen behandelnden Ärzten, Pflegepersonal, Psychoonkologen, Sozialdienst und Seelsorge sollte gewährleistet sein. Für die psychoonkologische Diagnostik stehen eine Reihe von validierten und standardisierten Fragebögen (z. B. Distress Thermometer) mit unterschiedlichem Schwerpunkt zur Verfügung, die als Screeningverfahren eine Identifikation von Belastungen und Problembereichen ermöglichen (Schäffeler et al. 2015; Teufel et al. 2014; Carlson et al. 2012; O'Sullivan et al. 2011; Mehnert et al. 2006).

> Psychoonkologischer Behandlungsbedarf kann in jeder Phase der Erkrankung auftreten, sodass wiederholt der Bedarf erfasst sowie Beratung und Betreuung angeboten werden sollte.

Ziel der psychoonkologischen Versorgung ist es, den Patienten und seine Angehörigen bei der Bewältigung der im Rahmen von Erkrankung, Diagnostik und Therapie auftretenden Problembereiche und Veränderungen zu unterstützen. Die Psychoonkologie verfolgt dabei einen primär supportiven, lösungs- und ressourcenorientierten Ansatz. Je nach Art und Ausmaß der Belastung des Patienten kommen, unter Berücksichtigung des Patientenwunsches, unterschiedliche Interventionen in Betracht:

- Information, psychosoziale Beratung,
- Psychoedukation,
- Krisenintervention,

- Entspannungsverfahren,
- kreative Verfahren (Kunst, Musik),
- Einzel- und Gruppenpsychotherapie,
- Beratung und psychotherapeutische Unterstützung von Angehörigen.

Dabei sind die individuellen Lebensumstände des Patienten unbedingt zu berücksichtigen.

16.1.1 Partnerschaft und soziales Umfeld

Die **Unterstützung** durch den Partner und das soziale Umfeld wird von den meisten Patienten als wichtige Ressource angesehen und kann das psychische Befinden und die Lebensqualität positiv beeinflussen (Edwards 2004). Dennoch bestehen häufig Unsicherheiten bzgl. der Kommunikation über die Erkrankung und daraus resultierende Problembereiche sowie Unsicherheiten bzgl. des Umgangs miteinander. Hierbei prägen nicht selten Verdrängungswünsche oder gegenseitiges Schonungsbedürfnis den Kommunikationsstil und das Verhalten. Dies kann jedoch Missverständnisse provozieren, welche Ängste und Depressivität verstärken.

Patienten sollten ermutigt werden, offen mit ihrer Vertrauensperson über eigene Wünsche und Bedürfnisse zu kommunizieren und auch mögliche „Tabuthemen" wie z. B. therapiebedingte Veränderungen des Körpers oder der Sexualität mit dem Partner zu thematisieren.

Dies kann z. B. auch im Rahmen eines **Paargespräches** stattfinden. Ziel ist es u. a. die partnerschaftliche, familiäre und soziale Unterstützung als Ressource spürbar und einsetzbar zu machen. Die Diagnose einer Krebserkrankung kann auch unabhängig vom emotionalen Erleben des Patienten zu unterstützungsbedürftiger Belastung oder psychischer Erkrankung aufseiten des Partners führen (Zimmermann et al. 2011). Im Hinblick auf die Bedeutung der partnerschaftlichen Unterstützung für die Krankheitsbewältigung sollte dies berücksichtigt werden.

16.1.2 Kinder krebskranker Eltern

Bei Kindern kann die Krebserkrankung eines Elternteils und die damit einhergehenden Probleme und Belastungen oft beider Elternteile eine starke Verunsicherung sowie Ängste und depressive Verstimmungen hervorrufen (Trabert et al. 2007). Diese äußern sich je nach Alter und Entwicklungsstand des Kindes sehr unterschiedlich. Während manche Kinder sich zurückziehen, zeigen andere Kinder ein regressives oder auch aggressives Verhalten, entwickeln Schulschwierigkeiten oder neigen zu Somatisierungen (Riedesser u. Schulte-Markwort 1999). Während die Konfrontation mit der belastenden Situation zwar auch zu einer persönlichen Reifung und zum Erlernen sozialer Kompetenzen führen kann, besteht dennoch die Gefahr einer **Überforderung des Kindes** durch die Rollenumkehr zwischen Eltern und Kind. Zudem fühlen sich Eltern oft selbst überfordert mit der Situation und unsicher bzgl. des Umgangs und der Kommunikation mit dem Kind.

Eine **frühzeitige Unterstützung** der betroffenen Eltern und Kinder kann dazu beitragen, Ängste und Sorgen zu reflektieren und zu mindern sowie altersgemäße Umgangs- und Kommunikationsstile zu erarbeiten. Eltern sollten darin bestärkt werden, ihr Kind **altersgemäß am Krankheitsgeschehen teilnehmen zu lassen** und offen über die Erkrankung sowie damit verbundene Veränderungen zu sprechen (Ratgeber für Eltern: Senf et al. 2005). Dies ist für die Eltern nicht immer leicht, da eigenen Verdrängungswünschen nicht nachgegangen werden kann. Zudem sollten Eltern über mögliche Verhaltensänderungen und Beschwerden als Zeichen einer psychischen Belastung des Kindes informiert werden, um ggf. eine frühzeitige Unterstützung des Kindes in Form spezifischer psychoonkologischer Programme oder einer psychotherapeutischen Unterstützung in die Wege zu leiten.

16.1.3 Krebserkrankungen in der Schwangerschaft

Krebserkrankungen treten in der Schwangerschaft mit einer Prävalenz von insgesamt 1 : 1 000 auf (De Carolis et al. 2006). Die häufigsten Krebserkrankungen sind das Zervixkarzinom, das Mammakarzinom, das maligne Melanom und das Hodgkin-Lymphom (Zanetti-Dälenbach u. Wight 2005). Für die Therapieplanung sind die Prognose der Krebserkrankung und das Gestationsalter von entscheidender Bedeutung. Dies bedeutet für die Patientin und ihre Angehörigen eine enorme zusätzliche psychische Belastung, da nicht selten zwischen dem Wohl der Mutter und dem Wohl des Kindes abgewogen werden muss. Eine langfristige psychoonkologische Mitbetreuung der Patientin und ihrer Angehörigen ist frühzeitig in die Wege zu leiten, um bereits bei der Therapieplanung Unterstützung anbieten zu können.

16.1.4 Krebserkrankungen im Alter

Mehr als 60 % aller Krebspatienten sind älter als 65 Jahre (Yancik u. Ries 2004). Die Altersgruppe „65+“ ist dabei sehr heterogen. Altersbedingte körperliche und mentale Veränderungen und komorbide Erkrankungen können den Krankheitsverlauf und die Krankheitsverarbeitung zusätzlich erschweren. Dies ist verbunden mit einer Beeinträchtigung der Lebensqualität und des psychischen Befindens. Trotz dieser Vulnerabilitätsfaktoren für die Entwicklung psychischer Beschwerden, scheinen ältere Menschen nicht mehr – aber auch nicht weniger – als jüngere Menschen unter den psychischen Folgen einer Krebserkrankung zu leiden (Kua 2005).

Biografische Erfahrungen im Umgang mit kritischen Lebensereignissen sowie die emotionale Resilienz scheinen dabei eine wichtige Ressource zu sein. Neben dem Einfluss biologischer Faktoren sollte auch der Einfluss psychischer und sozialer Faktoren auf die Komplexität der Tumorbehandlung älterer Patienten berücksichtigt werden. Um dem Rechnung zu tragen, empfiehlt die International Society of Geriatric Oncology (SIOG) das Durchführen eines **geriatrischen Assessments** (CGA), welches unterschiedliche Bereiche (Funktionsniveau, Komorbiditäten, mentaler Status, emotionales Befinden, Ernährungsstatus, geriatrische Syndrome) berücksichtigt (Extermann et al. 2005).

16.1.5 Fazit

Die Psychoonkologie ist ein fester Bestandteil der heutigen Tumortherapie. Etwa ein Drittel der Krebspatienten leidet unter einer psychischen Störung. Die Anzahl von Patienten mit allgemeiner psychischer Belastung (Disstress) ist noch höher. Die Prävalenz und der Schweregrad psychischer Erkrankungen werden jedoch häufig unterschätzt, welches u. a. an der Dominanz körperlicher Beschwerden und an der Überlappung von Symptomen psychischer Belastung mit krankheits- und therapiebedingten Symptomen liegt.

Psychoonkologischer Bedarf kann in jeder Phase der Erkrankung auftreten, sodass wiederholt der Bedarf mithilfe eines psychoonkologischen Routinescreenings erfasst sowie Beratung und Betreuung angeboten werden sollte.

Eine Krebserkrankung erschüttert häufig nicht nur den Patienten, sondern auch seine Familie, Kinder und Partner. Dies ist in der psychoonkologischen Versorgung zu berücksichtigen. Je nach Art und Ausmaß der Belastung des Patienten und seiner Angehörigen stehen unterschiedliche Unterstützungsmöglichkeiten in Form von psychosozialer Beratung, psychotherapeutischer Verfahren, Entspannungsmethoden und kreativer Therapien zur Verfügung.

Literatur

Berg P, Book K, Dinkel A et al. Progredienzangst bei chronischen Erkrankungen. Psychother Psychosom Med Psychol 2011; 61: 32–7.

Carlson LE, Waller A, Mitchell AJ. Screening for distress and unmet needs in patients with cancer: review and recommendations. J Clin Oncol 2012; 11: 1160–77.

De Carolis S, Grimolizzi F, Garofalo S et al. Cancer in pregnancy: results of a series of 32 patients. Anticancer Res 2006; 26: 2413–18.

Edwards B. The psychological impact of a cancer diagnosis on families: The influence of family functioning and patients' innless characteristics on depression and anxiety. Psychooncology 2004; 13: 562–76.

Extermann M, Aapro M, Bernabei R et al. Use of comprehensive geriatric assessment in older cancer patients: Recommendations from the task force on CGA of the International Society of Geriatric Oncology (SIOG). Crit Rev OncolHematol 2005; 55: 241–52.

Hack TF, Pickles T, Ruether JD et al. Predictors of distress and quality of life in patients undergoing cancer therapy: impact of treatment type and decisional role. Psycho-Oncol 2010; 19: 606–16.

Herschbach P. Psychotherapeutische und psychosoziale Interventionen bei Krebs. Nervenarzt 2015; 86: 274–80.

Kissane D. Beyond the psychotherapy and survival debate: the challenge of social disparity, depression and treatment adherence in psychosocial cancer care. Psychooncology 2009; 18: 1–5.

Kua J. The prevalence of psychological and psychiatric sequelae of cancer in the elderly – how much do we know? Ann Acad Med Singapore 2005; 34: 250–6.

Leitlinienprogramm Onkologie (Deutsche Krebsgesellschaft, AWMF). Psychoonkologische Diagnostik, Beratung und Behandlung von erwachsenen Krebspatienten, Langversion 1.0: AWMF-Registernummer: 032/051OL. 2014. http://leitlinienprogramm-onkologie.de/Leitlinien.7.0.html (Zugriffsdatum: 01.03.2016).

Mehnert A, Berg P, Henrich G et al. Fear of cancer progression and cancer-related intrusive cognitions in breast cancer survivors. Psycho-Oncol 2009; 18: 1273–80.

Mehnert A, Brahler E, Faller H et al. Four-week prevalence of mental disorders in patients with cancer across major tumor entities. J Clin Oncol 2014; 32: 3540–6.

Mehnert A, Müller D, Lehmann C, Koch U. Die deutsche Version des NCCN Distress-Thermometers – Empirische Prüfung eines Screening-Instruments zur Erfassung psychosozialer Belastung bei Krebspatienten. Zeitschrift für Psychiatrie, Psychologie und Psychotherapie 2006; 54: 213–23.

Mitchell AJ, Chan M, Bhatti H et al. Prevalence of depression, anxiety and adjustment disorder in oncological, haematological and palliative-care settings: a meta-analysis of 94 interview-based studies. Lancet Oncol 2011a; 12: 160–74.

Mitchell AJ, Hussain N, Grainger L, Symonds P. Identification of patient-reported distress by clinical nurse specialists in routine oncology practice: a multicentre UK study. Psychooncology 2011b; 20: 1076–83.

O'Sullivan CK, Bowles KH, Jeon S et al. Psychological Distress during Ovarian Cancer Treatment: Improving Quality by Examining Patient Problems and Advanced Practice Nursing Interventions. Nurs Res Pract 2011; 2011: 351642.

Riedesser P, Schulte-Markwort M. Kinder körperlich kranker Eltern – psychische Folgen und Möglichkeiten der Prävention. Dtsch Ärtebl 1999; 96: A-2353–57.

Schäffeler N, Enck P, Riessen I et al. Screening psychischer Belastungen und Erhebung des Wunsches nach psychosoziale Unterstützungsangeboten bei Patientinnen mit Mammakarzinom. Z Psychosom Med Psychother 2010; 56: 207–19.

Schäffeler N, Pfeiffer K, Ringwald J et al. Assessing the need for psychooncological support: screening instruments in combination with patients' subjective evaluation may define psychooncological pathways. Psycho-Oncol 2015; 24: 1784–91.

Senf B, Rak M. Mit Kindern über Krebs sprechen – Ein Ratgeber für Eltern, die an Krebs erkrankt sind. Frankfurt: Verein „Hilfe für Kinder krebskranker Eltern e. V." 2005.

Teufel M, Schäffeler N, Zipfel S. Behandlungspfade besser steuern. Computerbasiertes Screening in der Psychoonkologie. Deutsches Ärzteblatt 2014; 111: 208–9.

Trabert G, Axmann J, Rösch M. Kinder krebskranker Eltern: Zu wenig Unterstützung. Dtsch Ärztebl 2007; 104: A-1728/B-1525/C-1465.

Yancik R, Ries LA. Cancer in older persons: an international issue in an aging world. Semin Oncol 2004; 31: 218–36.

Zanetti-Dällenbach R, Wight E. Chemotherapy for gynecological malignancies – a contradiction during pregnancy? Ther Umsch 2005; 62: 53–60.

Zimmermann T, Herschbach P, Wessarges M, Heinrichs N. Fear of progression in partners of chronically ill patients. Behav Med 2011; 37: 95–104.

16.2 Spezielle Probleme gynäkologisch-onkologischer Patientinnen

Annette Hasenburg

16.2.1 Bedeutung der Diagnose Krebs: Lebenskrise

Die Diagnose einer Krebserkrankung bedeutet für die meisten Menschen einen schweren und nachhaltigen Einschnitt in ihr Leben, der die Lebensperspektive stark verändert. Lebensschwerpunkte und Ziele, die bisher wichtig waren, verlieren an Bedeutung (Hasenburg et al. 2008).

Die **Begrenztheit der eigenen Existenz** wird durch die Erkrankung deutlich und bisherige Lebensentwürfe müssen hinterfragt und adaptiert werden. Das Erleben der Krebserkrankung zwingt die Betroffenen darüber hinaus zur Auseinandersetzung mit krankheits- und behandlungsbedingten **Körperbildveränderungen** und körperlichen Einschränkungen.

Die Patientinnen fühlen sich nach der Entfernung der „inneren weiblichen" Organe und dem möglichen Verlust der Haare durch eine Chemotherapie in der weiblichen Identität beeinträchtigt und häufig weniger attraktiv. Dabei stehen der objektive Befund und die subjektive Bewertung der Frau in keinem direkten Verhältnis (Zettl 2007).

16.2.2 Beeinflussung der weiblichen Identität

Bei **prämenopausalen Patientinnen** führt der mögliche Verlust der Ovarien mit dem radikalen Abfall der Östrogene und Androgene zu den typischen postmenopausalen Symptomen, wie verminderter Libido und Lubrikation, körperlicher Erschöpfung, Hitzewallungen, Nachtschweiß, Veränderung der Gefühlslage und Schlafstörungen bis hin zur Ausbildung möglicher depressiver Symptome. Sehr **junge Frauen** müssen sich zusätzlich mit dem plötzlichen Verlust der Reproduktionsfähigkeit auseinandersetzen und sich von dem Wunsch nach einem eigenen Kind verabschieden (Hasenburg et al. 2008).

Postmenopausale Patientinnen befinden sich in besonderer Weise in einem Lebensabschnitt, in dem sie sich mit einer neuen Phase der Selbstentwicklung konfrontiert sehen.

16.2.3 Probleme von Müttern

Erkrankt eine Mutter an Krebs, wird hierdurch das Leben aller Familienmitglieder beeinträchtigt. Die Erkrankung fällt für die betroffene Frau in einen Lebensabschnitt, der von maximaler Verantwortung gegenüber der Familie, dem Partner und dem Beruf gekennzeichnet ist (Romer u. Möller 2009).

Erkrankte Mütter fühlen sich einerseits durch die Vorstellung belastet, ihre Kinder könnten unter der Situation leiden, und versuchen daher ihre Erkrankung zu verbergen. Andererseits haben sie Angst, sie könnten ihre Kinder nicht mehr „groß werden sehen".

In dieser Situation ist es für die Frauen wichtig, sowohl **den Kindern altersgerecht zu helfen** als auch das **eigene Kompetenzerleben zu stützen** und zu lernen, **eigene Bedürfnisse zu äußern** und **aktive Bewältigungsstrategien zu entwickeln**.

Für die ganze Familie sind das **offene Gespräch** und die **emotionale Bearbeitung** der Situation von großer Bedeutung. Sowohl für die erkrankten Frauen als auch ihre Kinder und Partner sollte frühzeitig eine psychoonkologische Unterstützung angeboten werden.

16.2.4 Sexuelle Beeinträchtigungen durch Krebserkrankung und Therapie

Angesichts einer existenziellen Bedrohung konzentrieren sich die Frauen zunächst auf die notwendige Behandlung und die damit verbundenen Nebenwirkungen. Sexualität ist zu diesem Zeitpunkt weder für die betroffenen Frauen noch für die behandelnden Ärzte ein Thema (Farthmann u. Hasenburg 2012). Nach der **Rückkehr in den Lebensalltag** werden sexuelle Wünsche wieder wichtig und daher die Einschränkungen infolge der Erkrankung und Behandlung stärker spürbar.

Karzinomoperationen im kleinen Becken können zu verminderter Libido und Lubrikation, zur Beeinträchtigung des Orgasmus, Schmerzen beim Geschlechtsverkehr, sowie zu einer verengten oder verkürzter Vagina führen (Aerts et al. 2009). Einschränkungen der Sexualität nach der Therapie eines gynäkologischen Karzinoms bedeuten für viele Frauen eine **signifikante Beeinträchtigung der Lebensqualität** und Zufriedenheit in der Paarbeziehung (Farthmann et al. 2012).

Die Beeinträchtigungen können je nach bisheriger Lebensgeschichte und Entwicklung des eigenen weiblichen Selbstverständnisses und des damit verbundenen Körperselbstbildes unterschiedliche Auswirkungen haben (Hasenburg et al. 2008).

16.2.5 Gesprächsangebote

Insbesondere von Gynäkologen wünschen sich Frauen Hilfe durch offene Gespräche bei sexuellen Problemen. Ärzte haben dabei eine Modellfunktion. Wenn wir unsere Patientinnen auf sexuelle Probleme ansprechen, zeigen wir, dass Sexualität als ein selbstverständlicher Teil der Lebensqualität zu betrachten ist und wir uns auch für die Qualität des weiteren Lebens unserer Patientinnen interessieren. Nach einer europäischen Umfrage werden jedoch nur 60 % der Patientinnen mit gynäkologischen Krebserkrankungen nach Beeinträchtigungen ihrer Sexualität gefragt (Hasenburg et al. 2011).

Beim Gespräch ist es hilfreich, sich der Sprache der Patientin zu nähern und medizinische Fachausdrücke zu vermeiden, damit ein offener Austausch möglich ist. Ein Einstieg wird durch **offene Fragen** wie z. B. „Hat sich durch Ihre Erkrankung etwas in ihrer Partnerschaft oder Sexualität geändert?“ erleichtert. Die Patientin hat die Möglichkeit durch ein „Nein“ das Gespräch zu beenden oder konkrete Schwierigkeiten anzusprechen (Hasenburg et al. 2008).

Durch offene Aufklärung kann unnötiger Leistungsdruck vermieden und damit die Möglichkeiten eröffnet werden, **neue Formen körperlichen Zusammenseins** zu entwickeln. Für das Paar kann es hilfreich sein, sich dem sexuellen Kontakt in kleinen Schritten zu nähern, um langsam wieder Sicherheit im Umgang miteinander zu gewinnen (Hasenburg et al. 2008).

Die psychoonkologische Versorgung von Patientinnen mit einem gynäkologischen Karzinom ist integraler Bestandteil der Diagnostik, Therapie und Nachsorge. Die Patientinnen sollten frühzeitig über die Möglichkeiten psychoonkologischer Hilfestellungen informiert werden.

Literatur

Aerts L, Enzlin P, Verhaeghe J et al. Sexual and psychological functioning in women after pelvic surgery for gynaecological cancer. Europ J Gynaecol Oncol 2009; 6: 652–6.

Fann JR, Ell K, Sharpe M. Integrating psychosocial care into cancer services. J Clin Oncol 2012; 11: 1178–86.

Farthmann J, Hanjalic-Beck A, Hasenburg A. Sexualität nach einer gynäkologischen Krebserkrankung. Forum 2012; 27: 127–31.

Farthmann J, Hasenburg A. Sexuality after ovarian cancer therapy: Ovarian Cancer – Clinical and Therapeutic Perspectives. In: Farghaly SA (Hrsg). Ovarian Cancer – Clinical and Therapeutic Perspectives. Rijeka: InTech 2012.

Hasenburg A, Amant F, Aerts L et al. Psycho-oncology: structure and profiles of European centers treating patients with gynecological cancer. Int J Gynecol Cancer 2011; 9: 1520–4.

Hasenburg A, Gabriel B, Einig EM. Sexualität nach Therapie eines Ovarialkarzinoms. Geburtsh Frauenheilkunde 2008; 68: 994–7.

Interdisziplinäre S2k Leitlinie für die Diagnostik und Therapie maligner Ovarialtumoren. München: Zuckschwert 2007.

Mehnert A. Prävalenz psychosozialer Belastungen, psychischer Störungen und ihr Behandlungsbedarf bei Tumorpatienten. DKG Forum 6 2009: 43–5.

Mitchell AJ, Chan M, Bhatti H et al. Prevalence of depression, anxiety, and adjustment disorder in oncological, haematological, and palliative-care settings: a meta-analysis of 94 interview-based studies. Lancet Oncol 2011; 2: 160–74.

Romer G, Möller B. Kinder krebskranker Eltern. DKG Forum 4/2009. Heidelberg: Springer 2009; 48–50.

Weis J, Schumacher A, Blettner G et al. Psychoonkologie – Konzepte und Aufgaben einer jungen Fachdisziplin. Der Onkologe 2007: 185–93.

Zettl S. Einfach keine Lust mehr. Gynäkologie Geburtshilfe 2007; 12: 31–2.

17 Familiäres Ovarial- und Mammakarzinom

Inhalt

17.1 Diagnostik und Stellenwert der genetischen Untersuchung

Seit die US-amerikanische Schauspielerin Angelina Jolie bekannt gab, dass sie Anlageträgerin für eine *BRCA1*-Mutation ist und sich aufgrund dessen für eine prophylaktische Mastektomie entschieden hat, ist das Thema familiäres Mamma- und Ovarialkarzinom der breiten Öffentlichkeit ins Bewusstsein gerückt worden. Viele Frauen wenden sich seitdem an ihre behandelnden Gynäkologen und fragen nach einem „Gentest" für sich. In diesem Kapitel sollen daher die Indikationen für eine molekulargenetische Testung, das sinnvolle Vorgehen für eine molekulargenetische Testung in einer Risikofamilie, die Möglichkeiten und Limitierungen einer genetischen Diagnostik, die Risikoeinschätzung für die jeweiligen Frauen sowie die daraus resultierenden Konsequenzen vermittelt werden.

17.1.1 Die Sicht des Gynäkologen: Indikationsstellung und klinische Konsequenzen

Stephan Seitz, Olaf Ortmann

In Deutschland wurden im Jahr 2012 69 550 Brustkrebs- und 7 380 Eierstockkrebsneuerkrankungen diagnostiziert (Robert Koch-Institut 2015). Bei ca. 20 % der Fälle besteht eine **familiäre Belastung**. Diese kann auf einem monogenen oder polygenen Erbgang und evtl. auch auf epigenetischen Veränderungen als risikomodifizierende Faktoren beruhen. Die prominentesten Vertreter sind *BRCA1* und *BRCA2* als hochpenetrante Gene sowie *RAD51C*. Neuere Daten lassen bei *RAD51C* aber auf eine eher moderate Penetranz bei Brustkrebs schließen. Neben diesen Genen gibt es weitere hochpenetrante Genveränderungen, z. B. *PT53* (Li-Fraumeni-Syndrom), *STK11* (Peutz-Jeghers-Syndrom) oder *PTEN* (Cowden-Syndrom), die zu einer Risikomodifikation um den Faktor 5–20 führen. Bei diesen Tumorsyndromen müssen individuelle Konzepte der interdisziplinären Betreuung geprüft werden.

Als **moderat penetrante Gene** mit einer Risikomodifikation um den Faktor 1,5–5 werden derzeit z. B. *CHEK2*, *PALB2*, *ATM* genannt. Zu den **Niedrigrisikogenen** mit einer Risikomodifikation bis zu einem Faktor 1,5 zählen z. B. *FGFR2*, *TOX3*, *MERIT40* (Meindl et al. 2011; Ripperger et al. 2009; Turnbull u. Rahman2008).

Genmutationen können Einfluss auf die **Tumorbiologie** haben. So zeichnen sich Mammakarzinome bei *BRCA1*-Mutationsträgerinnen gegenüber denen bei *BRCA2*-Mutationsträgerinnen bzw. sporadischen Mammakarzinomen durch einen überwiegend triple-negativen Phänotyp aus (Mavaddat et al. 2012). Das therapeutische Vorgehen bei Mutationsträgerinnen erfolgt heute analog zu den sporadischen Fällen. Es gibt allerdings Hinweise, dass Platinderivate eine hohe Effizienz auch beim Mammakarzinom besitzen. PARP-Inhibitoren zeigten ebenfalls eine Effektivität beim Mamma- und Ovarialkarzinom. Derzeit werden diese Substanzen in klinischen Studien überprüft bzw. sind in der Rezidivsituation des platinsensitiven Ovarialkarzinoms nach Abschluss einer platinhaltigen Chemotherapie bei gutem Ansprechen bereits zur oralen Dauertherapie in Form des Olaparibs zugelassen (Ledermann et al. 2014).

> Wichtig ist die Identifikation von Familien mit erhöhtem Risiko. Dies sollte an den jeweiligen Brustzentren und im niedergelassenen Bereich erfolgen.

Derzeit wird die Indikation zur humangenetischen Beratung bzw. molekulargenetischen Testung bei einer empirischen Anlageträgerwahrscheinlichkeit von >10 % gesehen. Die Testung soll an der **Indexpatientin** erfolgen. Die empirischen Daten zu Mutationswahrscheinlichkeiten können z. B. unter www.ago-online.de eingesehen werden.

Zur Beratung und ggf. auch weiteren Betreuung ist es angezeigt, die Patienten in **spezielle Zentren** z. B. des Deutschen Konsortiums für Familiären Brust- und Eierstockkrebs (GC-HBOC; www.konsortium-familiaerer-brustkrebs.de) zu überweisen. Das Konsortium besteht derzeit aus 15 universitären Zentren, die einen interdisziplinären Ansatz zur strukturierten Beratung und Betreuung mit einer zentralen Datenerfassung verfolgen.

Bei Vorliegen einer *BRCA1/2*-Mutation ist die Aufnahme in das intensivierte **Früherkennungsprogramm** anzuraten. Bei Mutationsträgerinnen von moderaten Risikogenen oder bei rein statistisch erhöhtem Risiko sind modifizierte intensivierte Früherkennungsprogramme zu empfehlen. Die jeweiligen aktuellen Empfehlungen sind u. a. den Websites der AGO und GC-HBOC zu entnehmen. Eine effektive Früherkennung für das Ovarialkarzinom auch in den Hochrisikogruppen existiert derzeit nicht. Die Sinnhaftigkeit der gynäkologischen Untersuchung, ergänzt durch die Sonografie, ist dadurch nicht in Frage gestellt.

Für die **Berechnung** von Erkrankungsrisiken und/oder Heterozygotenrisiken (HR) stehen derzeit mehrere Modelle zur Verfügung (z. B. BOADICEA, BRCAPRO, Cyrillic, Gail, IBIS). Derzeit wird vom GC-HBOC bei Ratsuchenden ohne Mutationsnachweis das Modell CYRILLIC zur Berechnung des Erkrankungsrisikos und des HR verwendet. Bei einem HR > 20 % bzw. Erkrankungsrisiko > 30 % wird die Aufnahme in das o. g. Früherkennungsprogramm empfohlen. Bei der Berechnung zur Erkrankungswahrscheinlichkeit bei *BRCA1/2*-Mutationsträgerinnen wird derzeit BOADICEA verwendet. Vorsicht ist geboten bei der Interpretation von Erkrankungsrisiken bei bereits erkrankten Patientinnen. Die Modelle sind hierfür überwiegend nicht konzipiert (Kast u. Fischer 2014; Rhiem et al. 2012).

Bei Vorliegen einer *BRCA1/2*-Mutation wird die Indikation zu **risikoreduzierenden operativen Maßnahmen** gesehen. Das Vorliegen eines rein statistischen Risikos oder einer Mutation in moderat oder niedrig penetranten Genen stellt derzeit alleine keine Indikation zu operativen Maßnahmen dar. Ein individuelles Konzept bei Vorliegen weiterer risikomodifizierender Faktoren sei vorbehalten. Die beidseitige risikoreduzierende Mastektomie führt zu einer Risikoreduktion von Brustkrebs um ca. 95 % und einer Senkung der spezifischen Letalität um ca. 90 % (Domchek et al. 2010; Isern et al. 2008). Der Eingriff sollte nicht vor dem 25. Lebensjahr erfolgen. Bei der risikoreduzierenden kontralateralen Mastektomie sind die Prognose und weitere individuelle Faktoren zu berücksichtigen. Die o. g. Daten gelten für eine komplette Mastektomie. Rekonstruktiv-plastisch günstige hautsparende Varianten, ggf. mit Erhalt des Areolakomplexes, sind in Bezug auf die onkologische Sicherheit nicht ausreichend überprüft. Die derzeit vorliegenden Daten weisen allerdings auf eine hinreichende onkologische Sicherheit hin (Garcia-Etienne u. Borgen 2006; Rebbeck et al. 2004). Eine entsprechende Dokumentation bei der Aufklärung ist zu empfehlen. Die risikoreduzierende bilaterale Salpingoovarektomie führt zu einer Reduktion des Ovarialkarzinomrisikos um 97 % sowie bei entsprechendem Alter um das 40. Lebensjahr zu einer Reduktion des Brustkrebsrisikos um ca. 50 %. Das Risiko für ein kontralaterales Karzinom wird um 30–50 % gesenkt (Domchek et al. 2010; Rebbeck et al. 2009; Eisen et al. 2005). Bei gesunden Mutationsträgerinnen sollte eine Hormontherapie bis zum ca. 50 Lebensjahr erfolgen (Eisen et al. 2008; Kotsopoulos et al. 2006; Armstrong et al. 2004). Bei Zustand nach einem Karzinom bzw. Ablehnung der Therapie sind ggf. alternative Maßnahmen zu ergreifen.

Die Beratung bzgl. risikoreduzierender Operationen sollte **interdisziplinär** erfolgen. Es sollte zudem der Kontakt zu Selbsthilfegruppen vermittelt werden. In die Beratung müssen neben der Stammbaumanalyse weitere nichtgenetische risikomodifizierende Faktoren einfließen, z. B. Alter, hormonelle Therapien, Adipositas. Bei bereits erkrankten Personen müssen die konkurrierenden Risiken der stattgehabten Erkrankung Berücksichtigung finden.

Die Daten zu einer **Chemoprävention** bei *BRCA1/2*-Mutationsträgerinnen sind heterogen. Die Aussagekraft der Studien ist häufig gering. Zudem bestehen Bedenken hinsichtlich des Nebenwirkungsprofils der Substanzen und der Therapieadhärenz (Phillips et al. 2013; Sestak u. Cuzick 2012; King et al. 2001). Eine generelle Empfehlung für diese Strategie kann daher nicht ausgesprochen werden. Ein solches Konzept kann individuell diskutiert werden.

Da *BRCA1/2*-Mutationen bzw. Mutationen in anderen o. g. Genen zu einer Risikomodifikation für weitere Tumorerkrankungen führen können, sollte auf die Teilnahme an den regulären allgemeinen Früherkennungsuntersuchungen hingewiesen werden. Dies gilt insbesondere auch für den Mann.

Literatur

Armstrong K, Schwartz JS, Randall T et al. Hormone replacement therapy and life expectancy after prophylactic oophorectomy in women with BRCA1/2 mutations: a decision analysis. J Clin Oncol 2004; 22: 1045–54.

Domchek SM, Friebel TM, Singer CF et al. Association of risk-reducing surgery in BRCA1 or BRCA2 mutation carriers with cancer risk and mortality. JAMA 2010; 304: 967–75.

Eisen A, Lubinski J, Gronwald J et al. Hormone therapy and the risk of breast cancer in BRCA1 mutation carriers. J Natl Cancer Inst 2008; 100: 1361–7.

Eisen A, Lubinski J, Klijn J et al. Breast cancer risk following bilateral oophorectomy in BRCA1 and BRCA2 mutation carriers: an international case-control study. J Clin Oncol 2005; 23: 7491–6.

Garcia-Etienne CA, Borgen PI. Update on the indications for nipple-sparing mastectomy. J Support Oncol 2006; 4: 225–30.

Isern AE, Tengrup I, Loman N et al. Aesthetic outcome, patient satisfaction, and health-related quality of life in women at high risk undergoing prophylactic mastectomy and immediate breast reconstruction. J Plast Reconstr Aesthet Surg 2008; 61: 1177–87.

Kast K. Fischer C. BRCA 1 und BRCA 2 – genetische und nichtgenetische Einflussfaktoren. Gynäkologe 2014; 47: 759–68.

King MC, Wieand S, Hale K et al. Tamoxifen and breast cancer incidence among women with inherited mutations in BRCA1 and BRCA2: National Surgical Adjuvant Breast and Bowel Project (NSABP-P1) Breast Cancer Prevention Trial. JAMA 2001; 286: 2251–6.

Kotsopoulos J, Lubinski J, Neuhausen SL et al. Hormone replacement therapy and the risk of ovarian cancer in BRCA1 and BRCA2 mutation carriers. Gynecol Oncol 2006; 100: 83–8.

Ledermann J, Harter P, Gourley C et al. Olaparib maintenance therapy in patients with platinum-sensitive relapsed serous ovarian cancer: a preplanned retrospective analysis of outcomes by BRCA status in a randomised phase 2 trial. Lancet Oncol 2014; 15: 852–61.

Mavaddat N, Barrowdale D, Andrulis IL et al. Pathology of breast and ovarian cancers among BRCA1 and BRCA2 mutation carriers: results from the Consortium of Investigators of Modifiers of BRCA1/2 (CIMBA). Cancer Epidemiol Biomarkers Prev 2012; 21: 134–47.

Meindl A, Ditsch N, Kast K et al. Herdeditary breast and ovarian cancer – new genes, new treatments, new concepts. Dtsch Arztebl Int 2011; 108: 323–30.

Phillips KA, Milne RL, Rookus MA et al. Tamoxifen and risk of contralateral breast cancer for BRCA1 and BRCA2 mutation carriers. J Clin Oncol 2013; 31: 3091–9.

Rebbeck TR, Friebel T, Lynch HT et al. Bilateral prophylactic mastectomy reduces breast cancer risk in BRCA1 and BRCA2 mutation carriers: the PROSE Study Group. J Clin Oncol 2004; 22: 1055–62.

Rebbeck TR, Kauff ND, Domchek SM. Meta-analysis of risk reduction estimates associated with risk-reducing salpingo-oophorectomy in BRCA1 or BRCA2 mutation carriers. J Natl Cancer Inst 2009; 101: 80–7.

Rhiem K, Engel C, Graeser M et al. The risk of contralateral breast cancer in patients from BRCA1/2 negative high risk families as compared to patients from BRCA1 or BRCA2 positive families: a retrospective cohort study. Breast Cancer Res 2012; 14: R156.

Ripperger T, Gadzicki D, Meindl A, Schlegelberger B. Breast cancer susceptibility: current knowledge and implications for genetic counselling. Eur J Hum Genet 2009; 17: 722–31.

Robert Koch-Institut, Gesellschaft der epidemiologischen Krebsregister in Deutschland (Hrsg). Krebs in Deutschland 2011/2012. 10. Ausgabe. Berlin: Robert Koch-Institut 2015. www.rki.de.

Sestak I, Cuzick J. Preventive therapy for breast cancer. Current Oncol Rep 2012; 14: 568–73.
Turnbull C, Rahman N. Genetic predisposition to breast cancer: past, present, and future. Annu Rev Genomics Hum Genet 2008; 9: 321–45.

17.1.2 Die Sicht des Humangenetikers: Beratung und Information

Huu Phuc Nguyen, Olaf Rieß

Voraussetzungen für eine molekulargenetische Diagnostik sind eine interdisziplinäre Beratung, eine patientenseitig angemessene Bedenkzeit sowie eine vorliegende Einwilligungserklärung entsprechend dem Gendiagnostikgesetz. Jedes **genetische Beratungsgespräch** berücksichtigt die individuelle Situation der Ratsuchenden und beinhaltet eine ausführliche Familienanamnese mit einem kompletten Stammbaum über 3 Generationen (inkl. Alter aller lebenden Familienangehörigen, Alter bei Tod für alle verstorbenen Familienangehörigen, Diagnose und Erkrankungsalter aller an Krebs erkrankten Familienangehörigen). Der Humangenetiker überprüft anhand des Stammbaums und den vorliegenden ärztlichen Befundberichten, ob die Testkriterien erfüllt sind, und gibt eine Risikoeinschätzung für das Vorliegen einer erblichen Belastung für Brust- und Eierstockkrebs in der Familie mithilfe von empirischen Daten (► Tab. 17-1) und mit bewährten Risikokalkulationsprogrammen wie Cyrillic 2.1, BOADICEA, IBIS oder BRCAPRO ab (Fischer et al. 2013).

Auch die **Pathologie des Tumors** kann wertvolle Hinweise auf das Vorliegen einer *BRCA*-Mutation geben. So sind *BRCA1*-assoziierte Mammakarzinome häufig triple-negativ und zeigen eine medulläre Histologie (Rakha et al. 2008). Für *BRCA2*-assoziierte Mammakarzinome wurde hingegen bisher kein spezifisch gehäuft auftretender histologischer Typ

Tab. 17-1 Familienkonstellationen, bei denen eine genetische Testung der Gene *BRCA1* und *BRCA2* indiziert ist, und eine entsprechende empirische Wahrscheinlichkeit besteht, pathogene Mutationen in diesen beiden Genen nachzuweisen (Meindl et al. 2011).

Familienkonstellation	Empirische Mutationsfindewahrscheinlichkeit bei einer Indexpatientin
mind. 2 Frauen mit Brustkrebs, davon eine Erkrankung vor dem 51. Lebensjahr	≥ 9,2 %
mind. 1 Frau mit Brustkrebs vor dem 36. Geburtstag	≥ 10,1 %
mind. 3 Frauen mit Brustkrebs, unabhängig vom Alter	≥ 22,4 %
mind. 1 Frau mit beidseitigem Brustkrebs, wobei die Ersterkrankung vor dem 51. Lebensjahr war	≥ 24,8 %
mind. 1 Frau mit Eierstockkrebs und 1 Mann mit Brustkrebs	≥ 42,1 %
mind. 2 Frauen mit Eierstockkrebs	≥ 45,0 %
mind. 1 Frau mit Brustkrebs und 1 Frau mit Eierstockkrebs bzw. Brust- und Eierstockkrebs bei 1 Frau	≥ 48,4 %

beschrieben. Hinsichtlich der Ovarialkarzinome bei *BRCA*-Mutationsträgerinnen werden vor allem seröse Adenokarzinome beobachtet. Über 90 % der *BRCA1*-assoziierten Ovarialkarzinome sind vom serösen Typ (verglichen mit 50 % der nicht *BRCA1*-assoziierten Ovarialkarzinome), und sie haben ein höheres Grading mit intraepithelialen Lymphozyten und nukleären Atypien (Fujiwara et al. 2012).

Sind die Testkriterien erfüllt, besteht eine Mutationsfindewahrscheinlichkeit von mindestens 10 % oder liegt eine charakteristische Tumorpathologie vor, kann eine molekulargenetische Untersuchung der beiden **Tumorsuppressorgene** *BRCA1* und *BRCA2* angeboten werden. Mutationen in diesen beiden Risikogenen erklären etwa 25 % der familiären Mammakarzinome und ca. 5 % aller Mammakarzinome und sind die mit Abstand häufigsten Ursachen für erblichen Brust- und Eierstockkrebs. Daneben gibt es weitere Gene, die mit einem deutlich erhöhten Risiko für Brustkrebs einhergehen. Diese sind teilweise mit **anderen Tumorsyndromen** vergesellschaftet und es ist wichtig, dass diese anhand der Familienanamnese, der Pathologie des Tumors und der körperlichen Untersuchung in Betracht gezogen werden. Diagnostische „Red Flags" für diese eher seltenen Tumorsyndrome sind in der Tabelle zusammengefasst (► Tab. 17-2). Der Humangenetiker überprüft, ob eine genetische Abklärung dieser weiteren Tumorsyndrome, für die spezifische Testkriterien existieren (z. B. Makrozephalie plus Mammakarzinom beim Cowden-Syndrom oder diffuses Magenkarzinom plus lobuläres Mammakarzinom beim hereditären diffusen Magenkarzinom), indiziert ist. Darüber hinaus gibt es Veränderungen in weiteren Genen, die zu einer moderaten Risikoerhöhung für Brustkrebs führen. Als moderate Risikogene wurden u. a. *ATM*,

Tab. 17-2 Erbliche Tumorsyndrome, die mit einem deutlich erhöhten Brustkrebsrisiko assoziiert sind, und deren charakteristische Merkmale („Red Flags").

Tumorsyndrom	Gen	„Red Flags"
Li-Fraumeni-Syndrom	*TP53*	• multiple Tumorerkrankungen bei einer Person • sehr junges Erkrankungsalter, insbesondere bei Auftreten von Weichteilsarkomen, Osteosarkomen, adrenokortikalen Karzinomen, Malignomen des Gehirns, Leukämien • relative Kontraindikation für Strahlentherapie
Cowden-Syndrom	*PTEN*	• multiples Hamartoma-Syndrom • hohes Risiko für benigne und maligne Tumoren der Schilddrüse, Brust und Gebärmutter, Trichilemmome und papillomatöse Papeln, akrale und plantare Keratosen, Makrozephalie
hereditäres diffuses Magenkarzinom	*CDH1*	• sehr hohes Risiko für diffuse bzw. Siegelringzellkarzinome des Magens (bis zu 80 %, mittleres Erkrankungsalter 38 Jahre) • lobuläres Mammakarzinom (bis zu 50 % Risiko)
Peutz-Jeghers-Syndrom	*STK11*	• charakteristische Polypen im Gastrointestinaltrakt (v. a. Dünndarm) und Pigmentflecken auf Lippen- und Wangenschleimhaut • hohes Risiko für Karzinome des Gastrointestinaltraktes • erhöhtes Risiko für Tumorerkrankungen der Brust, Ovarien, Zervix, Endometrium, Hoden und Pankreas

CHEK2, RAD50, RAD51C, RAD51D, MRE11A und *PALB2* identifiziert. Diese können seit Kurzem mit der sogenannten **Genpanel-Diagnostik** mittels Next-Generation-Sequencing (NGS) mituntersucht werden.

Nach Aufklärung und Zustimmung der Patienten über die Bedeutung der Risikogene sowie die Möglichkeiten und Limitierungen der molekulargenetischen Diagnostik, wird diese in der Regel **zunächst bei einem Indexfall der Familie** (die jüngste lebende Erkrankte an Brust- und/oder Eierstockkrebs) durchgeführt, um eine bessere diagnostische Aussagekraft zu erhalten (u. a. höherer Anteil von Varianten unklarer Signifikanz und nichtinformative Testergebnisse bei nichterkrankten Personen). Nur falls eine genetische Testung bei einem Indexfall nicht möglich ist, kommt die primäre Analyse gesunder erstgradig Verwandter in Betracht. Die prädiktive Untersuchung nichterkrankter Familienmitglieder ist möglich, wenn eine pathogene Mutation bei einer erkrankten Person nachgewiesen wurde.

Die Vererbung der Tumorveranlagung erfolgt autosomal-dominant, d. h. erstgradig Verwandte von Anlageträgern (Eltern, Geschwister, Kinder) sind mit 50%iger Wahrscheinlichkeit ebenfalls Träger der Veranlagung.

In der Routinediagnostik der meisten Labore erfolgt die **molekulargenetische Untersuchung** der beiden Hauptgene *BRCA1* und *BRCA2* (und ggf. weiterer Gene, wenn indiziert) mittels einer direkten kompletten Sanger-Sequenzierung. Analysiert werden die codierenden Abschnitte mit den angrenzenden intronischen Bereichen. Zur Erfassung größerer Deletionen und Duplikationen werden Verfahren wie MLPA(Multiplex Ligation-dependent Probe Amplification)-Analysen angewandt. Daneben haben einige Labore die Genpanel-Diagnostik mittels neuester Sequenziertechnologien (NGS) etabliert. Diese ermöglicht, sämtliche in Betracht kommenden Gene (hochpenetrante und moderate Risikogene und ggf. weitere Kandidatengene) gleichzeitig zu untersuchen, und stellt eine deutliche Kostenersparnis und einen immensen Zeitgewinn in der Diagnostik dar. Aber es ist auch eine völlig neue Dimension der Bewertung der erzielten Daten notwendig, die eine gute Aufklärung der Patienten vor der Diagnostik, hoch spezialisierte Teams – einschließlich Genomanalytiker bei der Generierung der Daten – sowie klinisch-genetische Teams bei der klinischen Interpretation und Führung der Patienten erfordern (Castera et al. 2014). Der Einsatz von NGS ist derzeit noch Gegenstand von Verhandlungen mit den Kostenträgern und daher noch keine Regelleistung und wird i. d. R. im Rahmen von Forschungsprojekten oder nach bewilligten, individuellen Anträgen bei den Kostenträgern durchgeführt.

Nach Abschluss der Laboruntersuchungen wird der molekulargenetische Befund schriftlich an den beratenden Arzt bzw. das Beratungsteam übermittelt. Der Befund beinhaltet:

- Informationen über die angewandten Methoden und verwendeten Geräte sowie deren Sensitivität und Spezifität,
- die untersuchten Gene,
- alle gefundenen Veränderungen nach der allgemeingültigen Nomenklatur für Mutationen,
- eine abschließende Interpretation,
- die für die Analyse verantwortlichen Ärzte und Naturwissenschaftler.

Jede pathogene Mutation sowie der Ausschluss einer familiären pathogenen Mutation sollte durch eine zweite, unabhängig abgenommene Blutprobe bestätigt und dokumentiert werden.

Im Rahmen eines weiteren Beratungsgespräches **wird den Patienten der Befund erläutert**. Wird keine pathogene Mutation nachgewiesen, ist der Gentest nicht-informativ, da eine erbliche Ursache nicht ausgeschlossen werden kann (nicht untersuchte oder noch unbekannte Gene, unzureichende derzeitige Testverfahren). In diesen Fällen wird das statistische Risiko der Patienten und ggf. von deren Angehörigen für Brustkrebs mithilfe der Familienanamnese und validierten Risikokalkulationsprogrammen ermittelt. Für Frauen ohne Nachweis einer pathogenen Mutation in einem Hochrisikogen mit einem Lebensrisiko für Brustkrebs von > 30 % oder einer Heterozygotenwahrscheinlichkeit von > 20 % (nach Cyrillic 2.1) wird derzeit ein intensiviertes Früherkennungsprogramm hinsichtlich Brustkrebs empfohlen.

Wird eine pathogene Mutation nachgewiesen, können verschiedene **präventive Maßnahmen** wie die Teilnahme an intensivierten Früherkennungsuntersuchungen oder prophylaktische Operationen angeboten werden. Dazu ist es wichtig, den Patienten eine möglichst genaue Risikoeinschätzung zu geben. Im Folgenden werden nur die Risikozahlen für *BRCA1*- und *BRCA2*-Mutationsträgerinnen und -träger dargestellt, da diese sehr gut belegt sind und mit Abstand am häufigsten in der klinischen Praxis vorkommen. Populationsbasierte Studien ergaben für *BRCA1*-Mutationsträgerinnen ein Risiko von 57 % an Brustkrebs und ein Risiko von 40 % an Eierstockkrebs bis zum 70. Lebensjahr zu erkranken (Chen et al. 2007). Für *BRCA2*-Mutationsträgerinnen liegt das Risiko bei 49 % für Brustkrebs und 18 % für Eierstockkrebs. Studien in Familien mit mehreren Fällen von Brust- und/oder Eierstockkrebs zeigten allerdings deutlich höhere Erkrankungsrisiken mit teilweise mehr als 80 % für Brustkrebs (Easton et al. 1995) und mehr als 50 % für Eierstockkrebs (King et al. 2004). Auch in Familien mit der gleichen Mutation in *BRCA1* und *BRCA2* wurden unterschiedliche Penetranzen beobachtet, sodass diese Varianz wahrscheinlich auf weitere modifizierende genetische Faktoren und Lebensgewohnheiten zurückzuführen ist. Neben dem deutlich erhöhten Risiko für Brust- und Eierstockkrebs sind Melanome und Pankreaskarzinome (2–7 %) mit Mutationen v. a. im *BRCA2*-Gen assoziiert (Thompson u. Easton 2002; Risch et al. 2001). Für männliche Mutationsträger besteht zudem ein deutlich erhöhtes Risiko für Prostatakrebs: bis zu 7-fach für *BRCA2* und bis zu 2-fach für *BRCA1* (Kirchhoff et al. 2004).

Darüber hinaus werden bei 5–10 % der Patienten **sog. Varianten unklarer Bedeutung (VUS)** bei der Mutationssuche in *BRCA1* und *BRCA2* nachgewiesen (diese VUS-Rate ist bei Panel-Diagnostik mit multiplen Genen deutlich höher). Die Bedeutung dieser Varianten lässt sich anhand der Art der Mutation, der Beschreibung in der Literatur und in Datenbanken sowie mithilfe von Prädiktionsprogrammen derzeit nicht eindeutig zuordnen. Es kann sich entweder um eine seltene Veränderung ohne Krankheitswert oder um eine bislang noch nicht als krankheitsverursachend beschriebene Mutation handeln. Zur Klärung dieses Sachverhaltes könnten ggf. eine Abklärung weiterer betroffener Familienangehöriger (Segregationsanalyse) und weitere funktionelle Tests (wenn vorhanden) sinnvoll sein. Häufig kann den Patienten aber nur eine Neubeurteilung der VUS in einigen Jahren angeboten werden.

Abschließend ist festzustellen, dass die genetische Diagnostik bei Patienten mit Brust- und Eierstockkrebs in Zukunft noch größere Bedeutung erlangen wird. Neben *BRCA1* und *BRCA2* sind schon jetzt mehrere weitere Risikogene bekannt, die mit einem deutlich erhöhten Risiko für Brust- und Eierstockkrebs sowie anderen Tumorrisiken assoziiert sind. Die neuen Sequenziertechnologien haben Einzug in die Klinik erhalten und werden neue

Risikofamilien identifizieren, aber auch neue Fragen aufwerfen hinsichtlich der Risikoeinschätzung und der klinischen Konsequenz. Auch wird 2015 erstmalig mit Olaparib, einem PARP-Inhibitor, eine Therapie spezifisch für *BRCA1/2*-Mutationsträgerinnen zugelassen (Ledermann et al. 2014). Es ist damit zu rechnen, dass weitere therapeutische Optionen für Patienten mit erblichem Brustkrebs in naher Zukunft entstehen.

Aufgrund der Komplexität der Befunde und neuer Therapiemöglichkeiten ist eine interdisziplinäre Betreuung der Risikofamilien durch die Fachärzte der Gynäkologie, Humangenetik, Radiologie, Pathologie, Psychoonkologie und ggf. weiterer Fachbereiche unabdingbar.

Literatur

Castera L, Krieger S, Rousselin A et al. Next-generation sequencing for the diagnosis of hereditary breast and ovarian cancer using genomic capture targeting multiple candidate genes. Eur J Hum Genet 2014; 22: 1305–13.

Chen S, Parmigiani G. Meta-analysis of BRCA1 and BRCA2 penetrance. J Clin Oncol 2007; 25: 1329–33.

Easton DF, Ford D, Bishop DT. Breast and ovarian cancer incidence in BRCA1-mutation carriers. Breast Cancer Linkage Consortium. Am J Hum Genet 1995; 56: 265–71.

Fischer C, Kuchenbäcker K, Engel C et al. Evaluating the performance of the breast cancer genetic risk models BOADICEA, IBIS, BRCAPRO and Claus for predicting BRCA1/2 mutation carrier probabilities: a study based on 7352 families from the German Hereditary Breast and Ovarian Cancer Consortium. J Med Genet 2013; 50: 360–7.

Fujiwara M, McGuire VA, Felberg A et al. Prediction of BRCA1 germline mutation status in women with ovarian cancer using morphology-based criteria, identification of a BRCA1 ovarian cancer phenotype. Am J Surg Pathol 2012; 36: 1170–7.

King MC, Marks JH, Mandell JB. Breast and ovarian cancer risks due to inherited mutations in BRCA1 and BRCA2. Science 2003; 302: 643–6.

Kirchhoff T, Kauff ND, Mitra N et al. BRCA mutations and risk of prostate cancer in Ashkenazi Jews. Clin Cancer Res 2004; 10: 2918–21.

Ledermann J, Harter P, Gourley C et al. Olaparib maintenance therapy in patients with platinum-sensitive relapsed serous ovarian cancer: a preplanned retrospective analysis of outcomes by BRCA status in a randomised phase 2 trial. Lancet Oncol 2014; 15: 852–61.

Meindl A, Ditsch N, Kast K et al. Hereditary breast and ovariancancer – new genes, new treatments, new concepts. Dtsch Arztebl Int 2011; 108: 323–30.

Rakha EA, Reis-Filho JS, Ellis IO. Basal-like breast cancer: a critical review. J Clin Oncol 2008; 26: 2568–81.

Risch HA, McLaughlin JR, Cole DE et al. Prevalence and penetrance of germline BRCA1 and BRCA2 mutations in a population series of 649 women with ovarian cancer. Am J Hum Genet 2001; 68: 700–10.

Thompson D, Easton DF. The breast cancer linkage consortium. Cancer incidence in BRCA1 mutation carriers. J Natl Cancer Inst 2002; 94: 1358–65.

17.2 Spezielle Fragen bei der Betreuung von Mutationsträgerinnen

Kristin Bosse

Das Risiko für Brust- und Eierstockkrebs ist bei *BRCA1*- und *BRCA2*-Mutationsträgerinnen gegenüber der Allgemeinbevölkerung deutlich erhöht. Insofern profitieren diese von einer interdisziplinären Beratung, getragen von Gynäkologen, Humangenetikern und Psychoonkologen, einem intensivierten Brustkrebsfrüherkennungsprogramm sowie einer ausgewogenen Beratung zu prophylaktisch-operativen Maßnahmen. Die Betreuung an einem der hierfür bundesweit spezialisierten 17 Zentren ist im Sinne der Ratsuchenden wünschenswert. An diesen Zentren besteht darüber hinaus eine enge Kooperation mit dem BRCA-Netzwerk, welches sich als Selbsthilfeorganisation umfassend für die Belange der Patienten einsetzt und wertvolle Kontakte von Betroffenen für Betroffene vermittelt (► Kap. 17.3 und www.krebshilfe.de).

17.2.1 Empfehlungen zur Früherkennung von erblichem Brustkrebs

Trägerinnen einer Mutation in den DNA-Reparaturgenen *BRCA1* oder *BRCA2* haben ein lebenslanges Erkrankungsrisiko für Brustkrebs von bis zu 60 % (Mavaddat et al. 2013). Das durchschnittliche Erkrankungsalter ist deutlich nach vorne verlagert: Die Wahrscheinlichkeit für *BRCA1*-Mutationsträgerinnen bis zum 50. Lebensjahr an Brustkrebs zu erkranken, liegt bei ca. 40 %. Zudem weisen die Brusttumoren eine beschleunigte Wachstumsrate auf. Folglich sollten die Früherkennungsuntersuchungen mit dem 25. Lebensjahr bzw. 5 Jahre vor dem jüngsten Erkrankungsfall in der Familie beginnen. International anerkannt ist, dass die jährliche Durchführung einer **MR-Mammografie** bei naturgemäß dichtem Drüsengewebe in jungen Jahren integraler Bestandteil dieser Vorsorgeuntersuchung sein sollte. Mit einer Sensitivität von über 90 % stellt sie das mit Abstand wichtigste Verfahren zur Früherkennung bei Risikopatientinnen dar (Passaperuma et al. 2012). Die Durchführung einer halbjährlichen Sonografie ist wesentlich zur Vermeidung von fortgeschrittenen Intervallkarzinomen. Das in Deutschland an zurzeit 15 spezialisierten Zentren praktizierte Schema der intensivierten Früherkennung ist den S3-Leitlinien der Organkommission Mamma zu entnehmen.

> Eine internationale Kohortenstudie mit *BRCA*-assoziierten und sporadischen Mammakarzinomerkrankungen im Vergleich konnte belegen, dass maßgeblich die adjuvante Chemotherapie zu identischen Überlebensraten von beiden Gruppen geführt hat (Goodwin et al. 2012).

Zusammenfassend lassen die hervorragenden Ergebnisse die jährliche MRT-Überwachung als Alternative zur prophylaktischen Brustdrüsenentfernung erscheinen. International laufen prospektive Datenerhebungen mit dem Ziel, den Einfluss der Überwachung auf die tatsächliche Mortalitätssenkung zu untersuchen.

17.2.2 Morphologische Besonderheiten der *BRCA*-assoziierten Mammakarzinome

Medulläre Karzinome sind mit ca. 10 % überproportional häufig in der Gruppe der *BRCA1*-assoziierten Tumoren, hingegen kommt das lobuläre Mammakarzinom signifikant häufiger bei *BRCA2*-Mutationsträgerinnen vor (Mavaddat et al. 2012). Während *BRCA2*-assoziierte Mammakarzinome eher wie **sporadische Karzinome** imponieren, weisen *BRCA1*-assoziierte Karzinome einen **charakteristischen Phänotyp** auf (Atchley et al. 2008). Die histologischen Eigenschaften lassen sich wie folgt zusammenfassen:

- G3-Morphologie,
- triple-negativ,

- Ki67 über 30 %,
- Expression hochmolekularer Cytokeratine 5/6.

Das Vorhandensein dieser Merkmale sollte stets Anlass sein, eine genetische Disposition in Erwägung zu ziehen und die Familienanamnese zu erfragen.

17.2.3 Prophylaktische Brustdrüsenentfernung

Grundsätzlich ist das Risikomanagement einer Mutationsträgerin ein **individueller Entscheidungsprozess**, der fokussiert sein sollte auf die persönlichen Risiken und Präferenzen. Vor jeder prophylaktischen Brustdrüsenentfernung ist eine umfassende Aufklärung mit Risikokalkulation erforderlich, die das betroffene Gen und, falls zutreffend, das Alter bei Ersterkrankung und die Prognose nach Ersterkrankung berücksichtigt (Graeser et al. 2009). Im Vorfeld des operativen Eingriffs sollten stets die verschiedenen autologen und heterologen Rekonstruktionsmöglichkeiten besprochen werden. Größere systematische Datensammlungen bezüglich des verbleibenden Restrisikos bei Erhalt des **Mamillen-Areola-Komplexes** fehlen noch. Aktuelle Ergebnisse deuten jedoch an, dass das Verfahren auch bei Mutationsträgerinnen eine sichere Vorgehensweise darstellt (Peled et al. 2014).

Erfolgt eine beidseitige prophylaktische Brustdrüsenentfernung z. B. um das 25. Lebensjahr (es existiert keine Empfehlung vor dem 25. Lebensjahr), so reduziert sich die Wahrscheinlichkeit an Brustkrebs zu erkranken auf < 5 %. In der Folge verringert sich die krebsspezifische Mortalität um 90 % (Kaas et al. 2010).

Aktuelle Daten aus einer prospektiven Studie aus den Niederlanden konnten zeigen, dass auch bereits an einem einseitigen Mammakarzinom erkrankte Mutationsträgerinnen von einer kontralateralen prophylaktischen Brustdrüsenentfernung (PCM) profitieren (Heemskerk-Gerritsen et al. 2014). Die PMC führte zu einer signifikanten Mortalitätsreduktion, verglichen mit den Patientinnen in der Nachsorgegruppe.

17.2.4 Empfehlungen zum Umgang mit dem Ovarialkarzinomrisiko

BRCA1-Mutationsträgerinnen haben ein Risiko von etwa 59 % bis zum Alter von 70 Jahren an Eierstockkrebs zu erkranken. Für Trägerinnen einer *BRCA2*-Mutation liegt die Erkrankungswahrscheinlichkeit bei etwa 16,5 % (Mavaddat et al 2013). Diese Risikoziffern umfassen eine primäre Erkrankung der Ovarien, Tube oder des Peritoneums. Da **keine zuverlässigen Untersuchungsmethoden** zur Detektion des Eierstockkrebses im Frühstadium zur Verfügung stehen, wird Mutationsträgerinnen ab dem 40. Lebensjahr nach abgeschlossener Familienplanung eine prophylaktische beidseitige Adnexektomie empfohlen.

> Durch die Adnexektomie lässt sich das Erkrankungsrisiko um 97 % reduzieren. Es verbleibt ein Restrisiko von 1–3 % ein primäres Peritonealkarzinom zu entwickeln.

Sekundär wird durch den **vorzeitigen Hormonentzug** das Brustkrebsrisiko auf die Hälfte sowie das Risiko für eine kontralaterale sekundäre Brustkrebserkrankung auf 30–50 % reduziert (Kauff et al. 2008). Weiterhin gewinnbringend ist die Senkung der Gesamtmortalität um 75 % (Domchek et al. 2010).

Zur **Reduktion des Osteoporoserisikos** ist eine Hormonsubstitution bis zur natürlichen Menopause bei Mutationsträgerinnen ohne Mammakarzinom in der Vorgeschichte anzustreben (Finch et al. 2012). Hierdurch erhöht sich nach aktueller Datenlage das sekundäre Mammakarzinomrisiko nicht (Gadducci et al. 2010).

17.2.5 Orale Kontrazeption bei Mutationsträgerinnen

Wie auch in der Allgemeinbevölkerung, reduziert die orale Kontrazeption signifikant das Eierstockkrebsrisiko bei Mutationsträgerinnen. Der Einfluss der Antikonzeption auf das Brustkrebsrisiko wird bei Mutationsträgerinnen kontrovers diskutiert. Eine Einnahme >5 Jahre, vor dem 30. Lebensjahr und vor der 1. ausgetragenen Schwangerschaft scheinen einen negativen Einfluss zu haben (Gadducci et al. 2010).

17.2.6 Assoziierte Tumorerkrankungen

Aus Studien gibt es Hinweise, dass **Keimbahnmutationen** in den Genen *BRCA1* und *BRCA2* über Brust- und Eierstockkrebs hinaus generell das Krebsrisiko erhöhen. Das absolute Risiko für assoziierte Tumorerkrankungen ist jedoch vergleichsweise klein.

Anhand von familienbasierten Studien liegt sowohl für *BRCA1*- als auch für *BRCA2*-Mutationsträger ein erhöhtes **Pankreaskarzinomrisiko** vor, mit einer standardisierten Inzidenzratio (SIR) von 4,11 bzw. 5,79 (Mocci et al. 2013).

Männliche *BRCA2*-Mutationsträger besitzen gegenüber der Allgemeinbevölkerung ein ca. 5- bis 7-fach erhöhtes Risiko für ein **Prostatakarzinom.** Anders ausgedrückt bedeutet dies eine Wahrscheinlichkeit von ca. 15 %, bis zum Alter von 65 Jahren ein Prostatakarzinom zu entwickeln. Das Risiko ist bei *BRCA1*-Mutationsträgern hingegen nur 2-fach erhöht. Die internationale Screeningstudie IMPACT (Identification of Men with a Genetic Predisposition to ProstAte Cancer) ergab einen hohen positiven Vorhersagewert für die PSA-Messung (PPV 47 %) bei männlichen *BRCA2*-Mutationsträgern. Somit erscheint eine regelmäßige PSA-Messung in diesem Risikokollektiv sinnvoll (Bancroft et al. 2014). Darüber hinaus tragen männliche *BRCA2*-Mutationsträger ein Lebenszeitrisiko für **Brustkrebs** von 5–10 %, jenes für *BRCA1*-Mutationsträger liegt bei 1–5 % (Korde et al. 2010).

17.2.7 Ausblick

Die aktuelle Datenlage lässt den Schluss zu, dass *BRCA*-defiziente Zellen eine **reduzierte Sensitivität** gegenüber Vincaalkaloiden und Taxanen und ein **gesteigertes Ansprechen** bei DNA-interkalierenden Substanzen wie Platinderivate aufweisen (Byrski et al. 2010). Diese Beobachtung wird zurzeit an weiteren prospektiv-randomisierten Studien mit neoadjuvantem Ansatz überprüft.

Studien ergaben zudem Hinweise, dass das *BRCA*-assoziierte Ovarialkarzinom seinen Ursprung im Wesentlichen in den **Fimbrien der Tube** hat. Hier konnte ein hoher Anteil an serös-karzinomatösen Vorläuferläsionen gefunden werden. Vierzigjährige Mutationsträgerinnen weisen diese in ca. 5 %, 60-Jährige hingegen in ca. 56 % der prophylaktisch operierten Adnexe auf (Finch et al. 2012). Zukünftige Studienkonzepte könnten unter Beweis stellen, ob ein zweizeitiges operatives Vorgehen mit alleiniger Entfernung der Eileiter um das 40. Lebensjahr – ohne Hormonentzug und entsprechenden Nebenwirkungen – und Entfernung des Ovars um das 50. Lebensjahr für eine Subgruppe von Patientinnen eine schonende und zugleich sichere Therapieoption ist.

Literatur

Atchley DP, Albarracin CT, Lopez A et al. Clinical and pathologic characteristics of patients with BRCA-positive and BRCA-negative breast cancer. J Clin Oncol 2008; 26: 4282–8.

Bancroft EK, Page EC, Castro E et al. Targeted prostate cancer screening in BRCA1 and BRCA2 mutation carriers: results from the initial screening round of the impact study. Eur Urol 2014; 66: 489–99.

Byrski T, Gronwald J, Huzarski T et al. Pathologic complete response rates in young women with BRCA1-positive breast cancers after neoadjuvant chemotherapy. J Clin Oncol 2010; 28: 375–9.

Domchek SM, Friebel TM, Singer CF et al. Association of risk-reducing surgery in BRCA1 or BRCA2 mutation carriers with cancer risk and mortality. JAMA 2010; 304: 967–75.

Finch A, Evans G, Narod SA. BRCA carriers, prophylactic salpingo-oophorectomy and menopause: clinical management considerations and recommendations. Womens Health (Lond Engl) 2012; 8: 543–55.

Gadducci A, Biglia N, Cosio S et al. Gynaecologic challenging issues in the management of BRCA mutation carriers: oral contraceptives, prophylactic salpingo-oophorectomy and hormone replacement therapy. Gynecol Endocrinol 2010; 26: 568–77.

Goodwin PJ, Phillips KA, West DW et al. Breast cancer prognosis in BRCA1 and BRCA2 mutation carriers: an International Prospective Breast Cancer Family Registry population-based study. J Clin Oncol 2012; 30: 19–26.

Graeser MK, Engel C, Rhiem K et al. Contralateral breast cancer risk in BRCA1 and BRCA2 mutation carriers. J Clin Oncol 2009; 27: 5887–92.

Heemskerk-Gerritsen BA, Seynaeve C, van Asperen CJ et al. Improved overall survival after contralateral risk-reducing mastectomy in brca1/2 mutation carriers with a history a history of unilateral breast cancer: A prospective analysis. Int J Cancer 2015; 136, 668–77.

Kaas R, Verhoef S, Wesseling J et al. Prophylactic mastectomy in BRCA1 and BRCA2 mutation carriers: very low risk for subsequent breast cancer. Ann Surg 2010; 251: 488–92.

Kauff ND, Domchek SM, Friebel TM et al. Risk-reducing salpingo-oophorectomy for the prevention of BRCA1- and BRCA2-associated breast and gynecologic cancer: a multicenter, prospective study. J Clin Oncol 2008; 26: 1331–7.

Korde LA, Zujewski JA, Kamin L et al. Multidisciplinary meeting on male breast cancer: summary and research recommendations. J Clin Oncol 2010; 28: 2114–22.

Mavaddat N, Barrowdale D, Andrulis IL et al. Pathology of breast and ovarian cancers among BRCA1 and BRCA2 mutation carriers: results from the Consortium of Investigators of Modifiers of BRCA1/2 (CIMBA). Cancer Epidemiol Biomarkers Prev 2012; 21: 134–47.

Mavaddat N, Peock S, Frost D et al. Cancer risks for BRCA1 and BRCA2 mutation carriers: results from prospective analysis of EMBRACE. J Natl Cancer Inst 2013; 105: 812–22.

Mocci E, Milne RL, Méndez-Villamil EY et al. Risk of pancreatic cancer in breast cancer families from the breast cancer family registry. Cancer Epidemiol Biomarkers Prev 2013; 22: 803–11.

Passaperuma K, Warner E, Causer PA et al. Long-term results of screening with magnetic resonance imaging in women with BRCA mutations. Br J Cancer 2012; 107: 24–30.

Peled AW, Irwin CS, Hwang ES et al. Total Skin-Sparing Mastectomy in BRCA Mutation Carriers. Ann Surg Oncol 2014; 21: 37–41.

17.3 Daten aus dem Deutschen Konsortium für Familiären Brust- und Eierstockkrebs

Kerstin Rhiem, Rita Schmutzler

17.3.1 Deutsches Konsortium für Familiären Brust- und Eierstockkrebs

Nach der Entdeckung der Risikogene *BRCA1* und *BRCA2* in den Jahren 1994 und 1995 wurde 1996 mit Unterstützung der Deutschen Krebshilfe das Deutsche Konsortium Familiärer Brust- und Eierstockkrebs, bestehend aus mittlerweile 17 interdisziplinären universitären Zentren, gegründet. Primäres Ziel des Konsortiums war zunächst die **Einbettung der Genanalyse in ein umfassendes Beratungs- und Betreuungskonzept** für Familien mit erhöhtem Krebsrisiko. Nach zehnjähriger Arbeit und der Erfassung Tausender Risikofamilien konnte das Konsortium im Jahr 2005 evidenzbasierte Daten zu den Einschlusskriterien für eine genetische Untersuchung, zum nichtdirektiven Beratungskonzept und zur Effektivität der präventiven Maßnahmen vorlegen, die zu einer Übernahme der Maßnahmen durch die Kostenträger im Rahmen von Selektivverträgen führten.

Die in jüngster Zeit rasant aufkommenden neuen Herausforderungen der prädiktiven und diagnostischen Genuntersuchungen verlangen deren **Translation** in die klinische Versorgung. Das Deutsche Konsortium hat daher bereits neue Konzept und neue Strukturen zur Betreuung der Betroffenen etabliert.

17.3.2 Neueste Forschungsergebnisse für die klinische Versorgung

Epidemiologische Daten weisen darauf hin, dass nicht nur bei den 5 % *BRCA*-assoziierter Mammakarzinomen, sondern bei rund 25 % aller Brust- und Eierstockkrebserkrankungen genetische Risikofaktoren zumindest mitverantwortlich für die Tumorentstehung sind (Lichtenstein et al. 2000). Während über 2 Jahrzehnte hinweg jedoch keine weiteren Risikogene identifiziert werden konnten, sind wir gerade in eine **zweite Phase der Genentdeckung** eingetreten. Diese neue Entwicklung ist bedingt durch rasante technische Fortschritte auf dem Gebiet der genomweiten Analysen mittels Hochdurchsatz-Plattformen. Dabei stellte die Identifikation des Risikogens *RAD51C* durch das Deutsche Konsortium ein Paradebeispiel für die Existenz weiterer Risikogene dar (Meindl et al. 2010).

Das Konsortium ist in alle relevanten und aktuellen Forschungsprojekte zum Nachweis neuer Risikogene auf internationaler Ebene eingebunden (z. B. Michailidou et al. 2015, 2013; Kuchenbaecker et al. 2015) und hat aufgrund neuster Ergebnisse Anfang 2015 das TruRisk®-Genpanel eingeführt, das bereits 34 Gene umfasst. Das Panel wird ständig aktualisiert und stets an den aktuellen Forschungsstand angepasst. Durch diese neuen Erkenntnisse zu den genetischen Ursachen von Brust- und Eierstockkrebs ist ein massiver **Translationsdruck** zur Umsetzung und Nutzbarmachung der neuesten Forschungsergebnisse für die klinische Versorgung entstanden. Dieser wird verstärkt durch die hohen Erwartungen seitens der Betroffenen wie auch der Ärzteschaft an eine risikoadaptierte und damit potenziell effektivere Prävention wie auch an zielgerichtete Therapien von Tumorerkrankungen.

17.3.3 Risiko als Chance nutzen

Für Mutationsträgerinnen und Frauen mit rechnerisch erhöhtem Risiko wurden sowohl in Deutschland durch das Konsortium Familiärer Brust- und Eierstockkrebs als auch international prospektive **Interventionsstudien** initiiert, in deren Rahmen eine intensivierte multimodale Früherkennung unter Einbezug der Kernspintomografie mit engmaschigeren Screeningintervallen und einem früheren Beginn angeboten werden. *BRCA1/2*-Mutationsträgerinnen stehen zusätzlich risikoreduzierende Operationsverfahren, wie die prophylaktische beidseitige/kontralaterale Mastektomie und die prophylaktische beidseitige Salpingo-ophorektomie, zur Verfügung (Meindl et al. 2011).

Prophylaktische Operationen sind bei gesunden Ratsuchenden ohne nachgewiesene pathogene Keimbahnmutation oder bei Trägerinnen von Mutationen in den weiteren Risikogenen derzeit noch keine evidenzbasierte Empfehlung. Eine aktuelle Herausforderung besteht für das Konsortium daher darin, diese Daten zu generieren und daraus risikoadaptierte präventive Maßnahmen abzuleiten. Der Nachweis einer Mutation in einem Risikogen erfordert einen ausführlichen Beratungsprozess, der im Konsortium im Mittelpunkt der Betreuung von Betroffenen steht und durch mehrere, von den Bundesministerien für Gesundheit sowie Forschung und Bildung geförderte, Studien begleitet wird. Im Rahmen der nichtdirektiven Beratung soll die Patientin/Ratsuchende in die Lage versetzt werden, eine präferenzsensible Entscheidung bezüglich der präventiven Optionen zu treffen. Dieser Beratungsprozess ist nicht trivial und umfasst drei Teilbereiche:
- die Risikoerfassung,
- die Risikokommunikation und
- die Risikoperzeption.

Bei dem Teilbereich der Risikoerfassung ist es essenziell, die Kalkulation der absoluten Risiken in überschaubaren Zeiträumen vorzunehmen. Die **Risikokommunikation** im Rahmen des nichtdirektiven Beratungsprozesses bedarf einer besonderen Schulung, um sicherzustellen, dass die Risiken von der Patientin/Ratsuchenden tatsächlich erfasst werden, weil u. a. die spezifischen Kompetenzen der Patientin/Ratsuchenden berücksichtigt werden. Für die Risikoperzeption sind nicht allein Fakten oder Zahlen ausschlaggebend. Mitentscheidend sind z. B. familienanamnestische Faktoren und Persönlichkeitstypen, wie aktuelle Forschungsergebnisse des Konsortiums belegen.

Für die Abwägung von Pro und Kontra einer prophylaktischen Operation muss außerdem unbedingt das Rückfallrisiko bei Vorliegen einer Ersterkrankung berücksichtigt werden, das zumeist deutlich über dem Zweiterkrankungsrisiko liegt. Diese Daten sollten in die individuelle Risikoberatung als Grundlage für eine informierte Entscheidung der Betroffenen obligat einfließen.

17.3.4 Herausforderung personalisierte Therapie

Kürzlich konnte erstmals eine zielgerichtete Therapie mit PARP-Inhibitoren für die *BRCA1/2*-Tumoren in die Klinik eingeführt werden (Olaparib, Juni 2015) (Audeh et al. 2010; Tutt et al. 2010). Eine besondere Herausforderung stellt hierbei die Tatsache dar, dass *BRCA1/2*-Mutationen nicht nur als Keimbahnmutationen, sondern auch als primär

somatische Mutationen, begrenzt auf Tumorgewebe, auftreten können. Dies verlangt eine besondere Expertise in der Bewertung von *BRCA1/2*-Mutationen, um Über- wie Untertherapien auf der Basis inkorrekter Bewertungen zu vermeiden. Zusätzlich liegen bislang nur unzulängliche Daten zur Wirksamkeit des Präparates bei rein somatischen Mutationen vor.

In diesem Zusammenhang wurden, federführend im Zentrum Köln, regelmäßige Schulungen etabliert, die die **genetischen Kenntnisse** (genetic literacy) der breiten Ärzteschaft vermitteln, um einen verantwortungsvollen und patientenorientierten Umgang mit den Möglichkeiten der prädiktiven und diagnostischen genetischen Analyse sicherzustellen. Durch die Qualifizierung der Ärzte soll gewährleistet werden, dass die zukünftig zu erwartende Steigerung des Wunsches nach bzw. der Inanspruchnahme prädiktiver und diagnostischer Genuntersuchung auf breites Wissen und Kompetenz bei den Leistungserbringern stößt und die bereits jetzt bestehende Unterversorgung an beratungskompetenten Ärzten kompensiert wird.

Die Neugründung von **interdisziplinär zusammengesetzten Expertengremien** (Gendiagnose-Board) in den Zentren des Konsortiums – bestehend aus Onkologen, Humangenetikern und Pathologen – garantieren eine bestmögliche und auf aktuellem Wissensstand beruhende Genbefundung. Da der *BRCA1/2*-Gendiagnostik mit der Einführung des PARP-Inhibitors Olaparib erstmals eine therapeutische Bedeutung zukommt, ist ein enger Zusammenschluss zwischen Diagnostikern und Therapeuten erforderlich, der in sektorübergreifenden Kooperationsverträgen zwischen Konsortialzentren mit ausgewählten zertifizierten Brustzentren und gynäkologischen Krebszentren abgebildet wird. Für die Erfassung der Langzeitverläufe unter der Therapie ist zudem eine Registerstudie geplant.

17.3.5 Ausblick

Zusammenfassend stellen die hier dargestellten innovativen Strukturen und Prozesse im Deutschen Konsortium eine Plattform dar, um die sich rasant entwickelnden Herausforderungen aus der Gentestung in die klinische Versorgung Betroffener zu translatieren.

Literatur

Audeh MW, Carmichael J, Penson RT et al. Oral poly(ADP-ribose) polymerase inhibitor olaparib in patients with BRCA1 or BRCA2 mutations and recurrent ovarian cancer: a proof-of-concept trial. Lancet 2010; 376: 245–51.

Kuchenbaecker KB, Schmutzler RK, Chenevix-Trench G. Identification of six new susceptibility loci for invasive epithelial ovarian cancer. Nat Genet 2015; 47: 164–71.

Lichtenstein P, Holm NV, Verkasalo PK et al. Environmental and heritable factors in the causation of cancer – analyses of cohorts of twins from Sweden, Denmark, and Finland. N Engl J Med 2000; 343: 78–852.

Meindl A, Schmutzler RK, Hanenberg H. Germline mutations in breast and ovarian cancer pedigrees establish RAD51C as a human cancer susceptibility gene. Nat Genet 2010; 42: 410–4.

Meindl A, Ditsch N, Kast K et al. Hereditary breast and ovarian cancer-new genes, new treatments, new concepts. Dtsch Arztebl Int 2011; 108: 323–30.

Michailidou K, Schmutzler RK, Easton DF. Genome-wide association analysis of more than 120,000 individuals identifies 15 new susceptibility loci for breast cancer. Nat Genet 2015; 47: 373–80.

Michailidou K, Schmutzler RK, Easton DF. Large-scale genotyping identifies 41 new loci associated with breast cancer risk. Nat Genet 2013; 45: 353–61.

Tutt A, Robson M, Garber JE et al. Oral poly(ADP-ribose) polymerase inhibitor olaparib in patients with BRCA1 or BRCA2 mutations and advanced breast cancer: a proof-of-concept trial. Lancet 2010; 376: 235–44.

18 Hormonersatztherapie

Alfred O. Mueck

Inhalt

Die nach den ersten Ergebnissen der Studie **Womens' Health Initiative** (WHI Investigators 2004, 2002) erfolgten starken Einschränkungen zur Anwendung einer Hormonersatztherapie (Hormone Replacement Therapy, HRT) erscheinen nach der heutigen Datenlage und auch mit den erkannten Schwächen dieser Studie nicht mehr gerechtfertigt. Vor allem aufgrund des hohen Durchschnittsalters der Frauen in der WHI (65 Jahre) entsprechen die Studienbedingungen nicht der gängigen gynäkologischen Praxis. Als Konsequenz wurden die ersten deutschen S3-Leitlinien erarbeitet (Ortmann 2009). Auf Basis dieser Leitlinien, ergänzt durch spätere, stärker auf die gynäkologische Praxis ausgerichtete Empfehlungen (Mueck 2015; de Villiers 2013; Santen et al. 2010), werden die Informationen zu den Indikationen und Kontraindikationen in diesem Kapitel zusammengefasst.

18.1 Indikationen

Eine HRT im Klimakterium und in der Postmenopause soll nur eingesetzt werden, wenn dafür eine Indikation besteht. Eine Substitution im endokrinologischen Sinne des Ersatzes fehlender Sexualhormone ist keine Indikation. Eine Ausnahme ist die vorzeitige **Ovarialinsuffizienz**, hier dient die HRT der Vermeidung vor allem eines Knochenverlustes. So wird bei prämaturer Menopause bis zu einem Alter von ca. 50 Jahren eine eigentliche „Substitution" empfohlen.

Die nach Beipackzettel der gängigen, zur systemisch wirksamen HRT zugelassenen Indikationen sind klimakterische Symptome, vaginale und urologische Beschwerden sowie die Prävention der **Osteoporose**. In Deutschland ist derzeit diese Indikation eingeschränkt: Hormone sollen nur bei Unverträglichkeit oder Kontraindikationen gegenüber möglichen Alternativen verwendet werden. Zur Primärprävention der Osteoporose weist die HRT das günstigste Nutzen-Risiko-Profil auf. Bei Vorliegen von Frakturen gibt es jedoch bessere Alternativen.

Die HRT ist die wirksamste Behandlungsform **vasomotorischer Symptome** (Leitsymptom Hitzewallungen).

Auch andere Beschwerden können gebessert oder behoben werden, wie z. B.:
- Schlafstörungen,
- depressive Verstimmungen,
- Leistungs- und Gedächtnisverminderung,
- Knochen- und Gelenksymptome,
- Sehstörungen,
- Haut- und Schleimhautveränderungen.

Häufig kann auch eine **sexuelle Dysfunktion** gebessert werden. Falls diese Beschwerden erstmals oder verstärkt im Klimakterium beobachtet werden, kann ein Östrogenmangel dafür mit ursächlich sein.

Die topisch wirkende vaginale sowie auch die systemisch wirksame Gabe von Östrogenen sind zur Therapie und Prophylaxe der **Urogenitalatrophie** geeignet, wodurch dann auch eine Prävention hinsichtlich rezidivierender Harnwegsinfekte erfolgen kann. Auch **urologische Beschwerden** wie z. B. Polyurie, Dysurie, Nykturie können gebessert werden. Falls ausschließlich vaginale Beschwerden vorliegen, soll eine lokal-vaginale Östrogenbehandlung erfolgen. Letztere wird häufig auch als Zusatzmaßnahme z. B. bei operativen Therapien durchgeführt. Die Datenlage zur Behandlung einer Harninkontinenz ist derzeit unklar. Eine hoch dosierte orale HRT kann auf Basis der WHI die Inkontinenz verschlechtern. Eine Dranginkontinenz bleibt jedoch eine Indikation für systemische oder/und lokale Östrogentherapie.

18.2 Kontraindikationen

Endometrium- und Mammakarzinom sind regelmäßig gelistete Kontraindikationen bei allen Präparaten zur systemisch wirksamen HRT. Auch nach **rezeptornegativem Mammakarzinom** besteht eine Kontraindikation.

> Nur in Ausnahmefällen, bei strenger Indikationsstellung und Versagen von Alternativen, kann eine kurzfristige HRT nach entsprechender Risikoaufklärung erwogen werden.

Eine **kombinierte HRT** erhöht das Risiko für Brustkrebs bei Behandlungszeiten länger als 4 Jahre. Inwieweit dies von Art und Dosis der angewandten HRT abhängig sein könnte, erscheint derzeit noch unklar. Bei Verwendung von Progesteron oder Dydrogesteron könnte ein geringeres Risiko bestehen. Eine Östrogenmonotherapie (≤ 7 Jahre) kann protektiv, aber auch risikoerhöhend wirken. Daher soll bei hysterektomierten Frauen eine Östrogenmonotherapie erfolgen. Östrogene allein erhöhen das Risiko für ein Endometriumkarzinom, eine kombinierte HRT bei mindestens 10, besser 12- bis 14-tägigem Gestagenzusatz in adäquater Dosierung nicht.

Weitere wichtige Kontraindikationen sind akute Phasen von schweren Lebererkrankungen, akute Niereninsuffizienz, venöse Thromboembolien und akute, instabile kardiovaskuläre Erkrankungen wie vor allem akuter Myokardinfarkt, instabile Angina pectoris und ischämischer Hirninsult. Eine Übersicht der Indikationen und Kontraindikationen zeigt die Tabelle (► Tab. 18-1).

Tab. 18-1 Indikationen und Kontraindikationen für eine Hormonersatztherapie.

Indikationen	Absolute Kontraindikation	Relative Kontraindikationen
• klimakterische Beschwerden (vasomotorisch, psychonervös) • urogenitale Beschwerden (Dysurie, Polyurie, vaginale Atrophie) • postmenopausale Osteoporose[1] • vorzeitige Ovarialinsuffizienz, prämature Menopause	• ungeklärte vaginale Blutungen • Mammakarzinom, Endometriumkarzinom (auch anamnestisch) • frühere idiopathische und aktuelle venöse Thromboembolien • akute kardiale und arterielle Erkrankungen, z. B. Schlaganfall, Myokardinfarkt • akute Nieren- und Lebererkrankungen • Schwangerschaft	• chronisch schwere Lebererkrankungen, Cholestase • Thrombophilie • schwere Hypertonie, schwere Herz- und Nierenerkrankungen • Diabetes mit Gefäßveränderungen • Pankreatitis, Hyperlipoproteinämie Typ IV, V • Uterus myomatosus, Endometriose

[1] Derzeit eingeschränkte Indikation der Osteoporoseprävention: bei Unverträglichkeit oder Kontraindikationen gegenüber Alternativen

18.3 Zusatznutzen

Die HRT bietet einigen Zusatznutzen, der in die individuelle Therapieentscheidung mit einbezogen werden kann, vergleichbar dem Zusatznutzen einer hormonalen Kontrazeption, obwohl eine offizielle Indikation für den Beginn einer HRT dafür nicht besteht. So sind bei frühem Behandlungsbeginn, etwa vor dem 60. Lebensjahr, **protektive Östrogenwirkungen** hinsichtlich der Entwicklung von koronaren Herzerkrankungen, wie vor allem des Risikos für Myokardinfarkte, zu erwarten. Das Risiko einer Entwicklung eines Diabetes mellitus kann gesenkt werden; beim metabolischen Syndrom sind unter entsprechend differenziert angewandter HRT protektive Effekte zu erwarten. Auch eine Prävention des Colonkarzinoms ist zu erwarten.

Demgegenüber ist die Datenlage hinsichtlich einer Prävention des **Morbus Alzheimer** immer noch unklar. In einer Subgruppenauswertung der WHI-Studie für Frauen über 65 Jahre (mittleres Alter 70 Jahre) wurde unter HRT ein erhöhtes Risiko für „globale Demenzen" festgestellt, wobei aber diese Altersgruppe für die hierzulande gängige Praxis der HRT nicht relevant ist.

Auch die in der WHI im Östrogenmonoarm der hysterektomierten Frauen festgestellte signifikante **Senkung des Mammakarzinomrisikos**, anhaltend auch noch Jahre nach Absetzen der HRT, sollte derzeit nicht im Sinne eines präventiven Zusatznutzens praktische Verwendung finden, da eine Reihe von Beobachtungsstudien auch für Östrogene ohne Gestagenzusatz eine Risikoerhöhung feststellten.

18.4 Risikoreduktion durch differenzierte HRT

Generell sind durch eine HRT keine sekundärpräventiven Effekte zu erwarten. So besteht im ersten Jahr nach Myokardinfarkt ein erhöhtes Rezidivrisiko. Zunehmend wird deutlich, dass sich Risiken, vor allem kardiovaskuläre, durch eine differenzierte HRT reduzieren lassen. So wird das Risiko für Schlaganfälle bei prädisponierten Patientinnen (vor allem mit Hypertonie) durch eine orale HRT erhöht, es kann aber durch eine **transdermale HRT** verringert werden.

Auch das Risiko venöser Thrombosen steigt unter oraler HRT an, insbesondere bei Frauen mit Thrombophilie. Auch dieses Risiko kann durch eine transdermale HRT verringert, möglicherweise sogar vermieden werden, wobei dies aufgrund der Vermeidung der „ersten Leberpassage" auch biologisch plausibel erscheint. Dies wird auch als Vorteil bei einer Reihe anderer, vom Leberstoffwechsel abhängigen Erkrankungen gesehen – so etwa auch beim Risiko für Gallenwegserkrankungen. Somit gibt es klinisch relevante Unterschiede zwischen den verfügbaren Präparaten, die individuell berücksichtigt werden sollten.

Literatur

de Villiers TJ, Pines A, Panay N et al. Updated 2013 International Menopause Society recommendations on postmenopausal hormone therapy and preventive strategies for midlife health. Climacteric 2013; 16: 316–37.

Mueck AO. Anwendungsempfehlungen zur Hormonsubstitution im Klimakterium und in der Postmenopause. Frauenarzt 2015; 56: 657–660.

Ortmann O. Hormontherapie in der Peri- und Postmenopause. Kurzversion der interdisziplinären S3-Leitlinie. Frauenarzt 2009; 50: 840–51.

Santen RJ, Allred DC, Ardoin SP et al. Endocrine Society Scientific Statement. Postmenopausal hormone therapy. J Clin Endocrinol Metab 2010; 95 (Suppl 1): s1–s66.

WHI Investigators. Risks and benefits of estrogen plus progestin in healthy postmenopausal women. JAMA 2002; 288: 321–33.

WHI Investigators. Effects of conjugated equine estrogen in postmenopausal women with hysterectomy. JAMA 2004; 291: 1701–12.

WHI Investigators. Conjugated equine oestrogen and breast cancer incidence and mortality in postmenopausal women with hysterectomy: extended follow-up of the Women's Health Initiative randomised placebo-controlled trial. Lancet Oncol 2012; 13: 476–86.

19 Fertilität, Schwangerschaft und Krebs

Inhalt

19.1 Schwangerschaft: aktuelle Datenlage aus den GBG-Studien zum Mammakarzinom

Sibylle Loibl, Bianca Lederer

Eine Brustkrebsdiagnose während der Schwangerschaft ist selten und steuert insgesamt nur 1 % zu den gesamten Brustkrebserkrankungen in Europa bei (Stensheim et al. 2009). Die **Inzidenz von Brustkrebserkrankungen** in graviditate ist jedoch steigend, vermutlich weil Frauen in einkommensstarken Ländern ihre Kinder heutzutage mit zunehmend steigendem Alter bekommen und die Wahrscheinlichkeit einer Brustkrebserkrankung mit dem Alter ansteigt (Matthews u. Hamilton 2009). Laut Statistischem Bundesamt liegt das Alter der Erstgebärenden bei knapp 30 Jahren. Von den deutschlandweit 57 000 Frauen, bei denen im Jahr 2006 Brustkrebs diagnostiziert wurde, waren gerade einmal 4 % 39 Jahre oder jünger (Robert Koch-Institut 2015). Aufgrund der niedrigen Inzidenzrate von Brustkrebs während der Schwangerschaft und trotz einer steigenden Anzahl von Studien ist ein evidenzbasiertes Brustkrebsmanagement in der Schwangerschaft nicht möglich, da alle bislang vorliegenden Informationen auf kleinen Kohorten basieren. Eine Publikation aus dem Jahr 1999 beschreibt erstmals die Behandlung von 24 schwangeren Brustkrebspatientinnen nach standardisiertem Protokoll, welches folglich 2006 aktualisiert wurde (Hahn et al. 2006; Berry et al. 1999). Dieser Bericht stellte die Basis für erste internationale Richtlinien im Bezug auf Brustkrebs während der Schwangerschaft dar und regte eine strukturierte Datensammlung von Brustkrebserkrankungen während der Schwangerschaft an (Loibl et al. 2006).

Die German Breast Group (GBG) ist eine der größten Brustkrebsforschergruppen in Europa und hat 2003 die **internationale, multizentrische Registerstudie „Brustkrebs während der Schwangerschaft“** unter der Breast International Group (BIG) ins Leben gerufen, um Brustkrebserkrankungen während der Schwangerschaft systematisch zu untersuchen und die Folgen für Mütter und Kinder abzuschätzen. Dabei soll vor allem die Hypothese getestet werden, dass eine Brustkrebsbehandlung während der Schwangerschaft für Mutter und Kind sicher ist und dass schwangere Brustkrebspatientinnen deshalb eine möglichst ähnliche Behandlung bekommen sollten wie nichtschwangere Brustkrebspatientinnen. Es können sich alle Patientinnen für die Studie registrieren, die während ihrer Schwangerschaft eine Brustkrebsdiagnose erhielten, unabhängig vom Ausgang der Schwangerschaft, der Art und des zeitlichen Ablaufs der Brustkrebsbehandlung. Die Datenerhebung erfolgt online anhand von Fallberichtsformularen.

Derzeit (Stand September 2016) sind 739 Patientinnen in der GBG-Studie registriert. Eine Auswertung der GBG-Studie verglich Patientinnen, die eine neoadjuvante Chemotherapie während der Schwangerschaft erhielten mit Patientinnen, die erst nach der Entbindung chemotherapeutisch behandelt wurden, und stellte auch den Vergleich zu einer nichtschwangeren Kontrollkohorte her. Es wurden bei allen drei Gruppen vergleichbare pathologische Komplettremissionsraten festgestellt und auch das krankheitsfreie Überleben und Gesamtüberleben unterschied sich nicht (Loibl et al. 2014).

Eine Zwischenauswertung der Studie im Jahr 2012 zeigte erste Ergebnisse (Loibl et al. 2012). Es wurden dabei Daten von 447 Patientinnen analysiert (195 aus Deutschland), die zwischen April 2003 und Dezember 2011 registriert wurden. Dabei wurde bei 299 Patientinnen die Brustkrebsdiagnose nach Start der Registerstudie gestellt, sodass Daten prospektiv gesammelt werden konnten, 148 Patientinnen erhielten ihre Diagnose bereits vor Studienstart und die Daten wurden hier retrospektiv erfasst. Die meisten Patientinnen wurden mit einer Primärerkrankung diagnostiziert, bei 34 Schwangeren wurde eine Metastasierung festgestellt. Die mediane Nachbeobachtungszeit betrug rund 32 Monate für das krankheitsfreie bzw. Gesamtüberleben. Im Schnitt waren die Frauen 33 Jahre (22–51 Jahre) alt und befanden sich zum Zeitpunkt der Diagnose in der 24. (zwischen 5. und 40.) Schwangerschaftswoche. Insgesamt wurden 1 187 Zyklen Chemotherapie verabreicht, 63 % davon noch während der Schwangerschaft, in der Patientinnen durchschnittlich 4 (mindestens 1, maximal 8) Zyklen Chemotherapie erhielten. Patientinnen mit Fernmetastasen hatten öfter Schwangerschaftsabbrüche im ersten Trimester als Frauen ohne Fernmetastasen. Insgesamt gab es 51 Schwangerschaftsabbrüche. Die Studienteilnehmerinnen brachten insgesamt 386 Babys zur Welt (375 Frauen bekamen ein Kind, 7 Frauen Zwillinge und es gab 3 Totgeburten). Da für 13 Frauen keine Angaben zur Chemotherapie vorlagen, konnten Daten von 373 Säuglingen ausgewertet werden, von denen 203 eine Chemotherapie während der Schwangerschaft erfuhren.

Die Babys kamen zwischen der 23. und 42. Schwangerschaftswoche zur Welt. Geburten vor der 37. Schwangerschaftswoche werden als **Frühgeburten** eingestuft und machen in der Gesamtbevölkerung ungefähr 10–15 % aus (Shapiro-Mendoza u. Lackritz 2012; BQS gGmbH 2008). In der Studienkohorte betrug die Frühgeburtenrate 50 % und 23 % brachten ihre Babys sogar vor der 35. Schwangerschaftswoche zur Welt. Allerdings liegt diese Frühgeburtenrate niedriger als die in einer anderen europäischen Schwangerenpopulation für alle Krebsarten ermittelte Rate (van Calsteren et al. 2010a).

Es gab keine Unterschiede in der Frühgeburtenrate zwischen den Patientinnen.

Allerdings wurden Frauen, um eine Chemotherapie außerhalb der Schwangerschaft durchzuführen, häufiger frühzeitig (vor der 37. SSW) entbunden.

Das **mittlere Geburtsgewicht** der Babys von mit Chemotherapie behandelten Frauen war unter Berücksichtigung des Gestationsalters niedriger als das Gewicht von Babys, deren Mütter keine Chemotherapie während der Schwangerschaft erhielten. Dies wird jedoch als klinisch irrelevant bewertet, da ein niedrigeres Geburtsgewicht ein ansonsten gesundes Baby nicht beeinträchtigen würde (Loibl et al. 2015; van Calsteren et al. 2010a). Auch **Komplikationen** vor oder während der Geburt traten zwar häufiger auf, wenn Mütter eine Chemotherapie erhielten, jedoch waren die meisten Komplikationen bei zu früh geborenen Säuglingen zu beobachten, unabhängig davon, ob sie einer Chemotherapie ausgesetzt waren oder nicht. Es ist bekannt, dass Morbidität und Mortalität von Neugeborenen direkt mit dem Gestationsalter zusammenhängen (Amant et al. 2012; Melamed et al. 2009) und die Ergebnisse hier unterstreichen daher die Bedeutung einer termingerechten Entbindung.

Das **Überleben der Mütter** unterschied sich nicht in den zwei Gruppen, sodass angenommen werden kann, dass eine Chemotherapie während der Schwangerschaft trotz des womöglich veränderten pharmakokinetischen Profils der Therapeutika (van Calsteren et al. 2010b) während einer Schwangerschaft effektiv ist.

Weiterhin zeigte sich, dass Frauen mit Brustkrebs in der Schwangerschaft keine schlechtere Prognose haben, als nichtschwangere Brustkrebspatientinnen (Amant et al. 2013).

Eine in anderen Studien gezeigte schlechtere Prognose lässt sich womöglich auf die Behandlung der schwangeren Patientinnen mit Nichtstandardtherapien erklären.

Sollten weitere Auswertungen mit größerer Patientenzahl die Ergebnisse bestätigen, kann gefolgert werden, dass schwangere Brustkrebspatientinnen nach den gleichen Therapierichtlinien behandelt werden sollten wie nichtschwangere Brustkrebspatientinnen. Eine längere Nachbeobachtungszeit und somit Langzeiterfahrungen werden mit Spannung erwartet, um weitere Schlüsse aus der Studie ziehen zu können.

Ein Expertenpanel hat kürzlich, unter Einbezug der bisherigen Erkenntnisse aus den GBG-Studien, aktuelle Behandlungsstrategien und Anpassungsmaßnahmen untersucht und einen Konsensartikel mit Empfehlungen zum Management von Brustkrebs in der Schwangerschaft veröffentlicht (Loibl et al. 2015). Registerstudien, wie die der GBG (www.gbg.de), sollten weiterhin Unterstützung erfahren, indem jede Patientin mit der Diagnose Brustkrebs in der Schwangerschaft über die Möglichkeit der Registrierung und den damit zusammenhängenden Nutzen aufgeklärt wird und so die Chance hat, die Forschung auf diesem Gebiet voranzubringen.

Literatur

Amant F, Loibl S, Neven P, Van Calsteren K. Breast cancer in pregnancy. Lancet 2012; 379: 570–79.

Amant F, von Minckwitz G, Han SN et al. Prognosis of women with primary breast cancer diagnosed during pregnancy: results from an international collaborative study. J Clin Oncol 2013; 31: 2532–9.

Berry DL, Theriault RL, Holmes FA et al. Management of breast cancer during pregnancy using a standardized protocol. J Clin Oncol 1999; 17: 855–61.

BQS Bundesgeschäftsstelle Qualitätssicherung gGmbH. Quality assurance documents obstetrics, 2008. www.bqs-outcome.de/2008/ergebnisse/leistungsbereiche/geburtshilfe/index_html (Zugriffsdatum: 04.02.2016).

Hahn KM, Johnson PH, Gordon N et al. Treatment of pregnant breast cancer patients and outcomes of children exposed to chemotherapy in utero. Cancer 2006; 107: 1219–26.

Loibl S, Han S, Mayer K et al. Neoadjuvant chemotherapy for patients with breast cancer during pregnancy (BCP). J Clin Oncol 2014; 32: 5 s (suppl; abstr 1071).

Loibl S, Han SN, von Minckwitz G et al. Treatment of breast cancer during pregnancy: an observational study. Lancet Oncol 2012; 13: 887–96.

Loibl S, Schmidt A, Gentilini O et al. Breast Cancer Diagnosed During Pregnancy: Adapting Recent Advances in Breast Cancer Care for Pregnant Patients. JAMA Oncol 2015; 1: 1145–53.

Loibl S, von Minckwitz G, Gwyn K et al. Breast carcinoma during pregnancy. International recommendations from an expert meeting. Cancer 2006; 106: 237–46.

Matthews TJ, Hamilton BE. Delayed childbearing: more women are having their first child later in life. NCHS Data Brief 2009; 21: 1–8.

Melamed N, Klinger G, Tenenbaum-Gavish K et al. Short-term neonatal outcome in low-risk, spontaneous, singleton, late preterm deliveries. Obstet Gynecol 2009; 114: 253–60.

Robert Koch-Institut, Gesellschaft der epidemiologischen Krebsregister in Deutschland (Hrsg). Krebs in Deutschland 2011/2012. 10. Ausgabe. Berlin: Robert Koch-Institut 2015. www.rki.de.

Shapiro-Mendoza CK, Lackritz EM. Epidemiology of late and moderate preterm birth. Semin Fetal Neonatal Med 2012; 17: 120–25.

Stensheim H, Møller B, van Dijk T, Fosså SD. Cause-specific survival for women diagnosed with cancer during pregnancy or lactation: a registry-based cohort study. J Clin Oncol 2009; 27: 45–51.

Van Calsteren K, Heyns L, De Smet F et al. Cancer during pregnancy: an analysis of 215 patients emphasizing the obstetrical and the neonatal outcomes. J Clin Oncol 2010a; 28: 683–89.

Van Calsteren K, Verbesselt R, Ottevanger N et al. Pharmacokinetics of chemotherapeutic agents in pregnancy: a preclinical and clinical study. Acta Obstet Gynecol Scand 2010b; 89: 1338–45.

19.2 FertiPROTEKT

Thomas Strowitzki, Barbara Lawrenz

Das Netzwerk FertiPROTEKT ist ein **Verbund aus Kompetenzzentren**, die flächendeckend im gesamten deutschsprachigen Raum Patientinnen vor und nach einer zytotoxischen Therapie Beratung und fertilitätserhaltende Maßnahmen anbieten. In den letzten 10 Jahren sind für weibliche Krebspatienten, ausgehend von den Errungenschaften der Reproduktionsmedizin, zahlreiche Methoden zur Fertilitätstherapie erprobt und in die Versorgung eingeführt worden, von denen z. B. die klassischen Formen der ART (Techniken der assistierten Reproduktion) und die medikamentöse Therapie mit GnRH-Analoga Standard geworden sind (Blumenfeld u. von Wolff 2008). Andere Techniken, wie das Einfrieren ovariellen Gewebes, sind heute über ihr experimentelles Stadium ebenfalls hinaus. Die Fortschritte auf dem Gebiet der Fertilitätsprotektion erfordern ein flächendeckendes Therapieangebot als Bestandteil jeder onkologischen Therapie im fertilen Alter.

19.2.1 Gründung des Netzwerks FertiPROTEKT

Bis 2006 wurden fertilitätsprotektive Maßnahmen unterschiedlichster Art nur von einzelnen reproduktionsmedizinischen Zentren in Deutschland angeboten, ohne dass ein sicherer Zugang zur Fertilitätsprotektion allen Betroffenen zur Verfügung gestanden hätte. Weltweit zeigte sich das gleiche Bild.

Auch erfordert die Fertilitätsprotektion eine eng **abgestimmte Zusammenarbeit** mit Vertretern zahlreicher Fachrichtungen, wie Onkologen, Genetikern, Psychologen, Gynäkologen, Biologen und anderen. Eine Koordination der Fertilitätsprotektion durch einen nationalen Verbund in Form eines Netzwerkes war deshalb erforderlich.

Aufgaben des Netzwerkes sollten sein:

- Gewährleistung einer einheitlichen Beratung zu fertilitätsprotektiven Maßnahmen,
- Sicherstellung einer flächendeckenden Versorgung durch Vermittlung an FertiPROTEKT-Zentren,
- Garantie einheitlicher Standards,
- zentraler Ansprechpartner für Betroffene und andere Fachgesellschaften,
- Erfassung der Behandlungsmaßnahmen in einem Register,
- Evaluation der heterogenen Behandlungsstrategien,
- Erstellung von Leitlinien, Richtlinien und Empfehlungen,
- wissenschaftliche Auswertung der Registerdaten.

Auf Initiative von Prof. Michael von Wolff, damals Heidelberg, und Prof. Markus Montag, damals Bonn, trafen sich im Mai 2006 in Heidelberg Vertreter von mehr als 30 zunächst überwiegend universitären reproduktionsmedizinischen Zentren, um ein Netzwerk für die deutschsprachigen Länder zu gründen (von Wolff u. Montag 2012). Mittlerweile sind im Netzwerk mehr als 70 reproduktionsmedizinische Zentren aktiv, darunter 7 österreichische und 3 schweizerische Zentren. Die Erfolge des Netzwerkes und seine Sichtbarkeit über die deutschsprachigen Länder hinaus haben auch dazu geführt, dass Michael von Wolff 2007 von der European Society for Human Reproduction and Embryology (ESHRE) mit der Gründung einer Taskforce „Fertility Preservation in Severe Diseases“ betraut wurde, an der aus Deutschland auch Kentenich, van der Ven, Montag und Strowitzki mitarbeiteten.

19.2.2 Aktivitäten

FertiPROTEKT hält **Jahrestreffen** ab, bei denen pro Zentrum für zumindest einen Vertreter Anwesenheitspflicht besteht, und hat einen Kodex erstellt, dem alle Mitglieder verpflichtet sind (von Wolff u. Montag 2012). FertiPROTEKT wird von einem Leitungsteam und einem Steering Komitee aus Medizinern und Biologen geleitet. Es ist vernetzt mit der Deutschen Krebshilfe und der Deutschen Hodgkin Studiengruppe DHSG.

Zentrale Bedeutung hat die **Homepage des Netzwerks** (www.fertiprotekt.de). Auf die Homepage wird ca. 200 000-mal pro Jahr zugegriffen. Hier finden sich neben einem Bereich für die Mitglieder vor allem ausführliche Informationen für Ärzte, Betroffene und ihre Angehörigen sowie Anlaufadressen. Alle derzeit klinisch genutzten Maßnahmen zur Fertilitätsprotektion werden verständlich erläutert. Die Homepage ist seit 2008 auch in einer englischen Version verfügbar.

Um einen **einheitlichen Standard** im deutschsprachigen Raum zu sichern, sind bislang Stellungnahmen zu Mammakarzinom, Lymphom und Borderlinetumoren des Ovars (Denschlag et al. 2010) und rheumatologischen Erkrankungen wie dem systemischen Lupus erythematodes (Henes M et al. 2012) und der Vaskulitis (Henes JC et al. 2012) entwickelt worden. Die aktuellen Empfehlungen des Netzwerks wurden 2011 publiziert (von Wolff et al. 2011).

Darüber hinaus hat FertiPROTEKT 2012 wertungsfrei eine offizielle Stellungnahme zum sog. **Social Freezing** aufgrund der in diese Richtung zunehmenden Nachfragen abgegeben, auch wenn diese Maßnahme über die eigentlichen Zielsetzungen hinausgeht. Grund für eine Stellungnahme war auch, Ratsuchenden zu helfen, die angebotenen Techniken und ihre Sinnhaftigkeit realistischer einschätzen zu können.

Mitglieder von FertiPROTEKT haben darüber hinaus die Möglichkeit, die bestehende Kooperation mit der Kryobank Bonn zur Einlagerung ovarieller Biopsate zu nutzen.

19.2.3 Datenanalyse des Registers

Das Register von FertiPROTEKT, das alle fertilitätsprotektiven Maßnahmen der teilnehmenden Zentren in deutschsprachigen Ländern erfasst, wird in Heidelberg geführt. Es listet folgende Daten:

- Altersverteilung,
- Tumorentität,
- Beratungen,
- Therapiemaßnahmen.

Insgesamt wurden von 2007–2011 3 180 Beratungen und daraus abgeleitet 2 528 Therapiemaßnahmen durchgeführt. Die Ergebnisse sind in den Tabellen dargestellt (► Tab. 19-1, ► Tab. 19-2, ► Tab. 19-3). Nach wie vor am verbreitetsten ist aufgrund der unproblematischen Anwendung die medikamentöse Behandlung mit GnRH-Analoga.

Tab. 19-1 Altersverteilung der Beratungen und Therapiemaßnahmen 2007–2011.

Alter	Beratung	Therapie
<15	74	61
15–20	424	376
21–25	651	560
26–30	827	654
31–35	718	557
36–40	399	273
>40	73	34
unbekannt	24	13

Tab. 19-2 Erkrankungen 2007–2011.

Erkrankung	Anzahl an Beratungen	Anzahl an Therapien
Mammakarzinom	1 155	835
Lymphom	900	805
Leukämie	184	155
andere maligne Erkrankungen	604	469
benigne Erkrankungen	284	224
unbekannt	53	40

Tab. 19-3 Fertilitätsprotektive Maßnahmen 2007–2011 (häufig kombinierte Therapiemaßnahmen).

Maßnahme	Anzahl
GnRH-Analoga gesamt	1 676
Kryokonservierung von Ovargewebe gesamt	1 067
ovarielle Stimulation gesamt	494
Kryokonservierung fertilisierter Oozyten gesamt (Behandlungszyklen)	294
Gesamtzahl gewonnener Oozyten	5 341
Transposition von Ovarien gesamt	75

19.2.4 Wissenschaftliche Studien und Publikationen von FertiPROTEKT

Der Zusammenschluss der beratenden Zentren zum Netzwerk FertiPROTEKT, die Erfassung der Beratungs- und Behandlungsdaten im Netzwerk und die Initiierung gemeinsamer Studien ermöglichen, dass weltweit einzigartig **große Datenmengen** zu den Diagnosen der betroffenen Patientinnen, den durchgeführten fertilitätsprotektiven Maßnahmen und den hierunter auftretenden Komplikationen erhoben werden können.

Die Auswertung der im Netzwerk erhobenen Beratungs- und Behandlungsdaten zeigt, dass bei jungen Frauen ein **großer Wunsch nach der Ergreifung fertilitätsprotektiver Maßnahmen** besteht, denn über 80 % der beratenen Patientinnen waren zum Zeitpunkt der anstehenden Behandlung kinderlos. Die häufigsten Erkrankungen sind das Mammakarzinom und Lymphomerkrankungen, die am häufigsten angewendete fertilitätsprotektive Maßnahme die Gabe von GnRH-Analoga, gefolgt von der Entnahme von Ovargewebe zur Kryokonservierung und der hormonellen Stimulation.

Es besteht nur ein ganz geringes Risiko, dass es durch die Implementierung der fertilitätsprotektiven Maßnahmen in das geplante Therapieregime zur Verschiebung des Beginns der Chemotherapie kommt (Lawrenz et al. 2010a).

Die **hormonelle Stimulation zur Gewinnung von Eizellen** mit anschließender Kryokonservierung, entweder als Pronucleus-Stadium nach Fertilisierung oder als unbefruchtete Eizelle, ist die etablierteste Maßnahme des Fertilitätserhaltes und wird üblicherweise zykluskonform begonnen. Vor einer anstehenden Chemotherapie kann der Zyklusbeginn häufig nicht abgewartet werden. In einer FertiPROTEKT-Multicenterstudie konnte gezeigt werden, dass durch die gleichzeitige Gabe eines GnRH-Antagonisten und eines rekombinanten FSH-Präparates der Stimulationsbeginn auch in der Lutealphase möglich ist, ohne dass dadurch signifikant weniger Eizellen gewonnen werden bzw. die Fertilisierungsrate reduziert ist (von Wolff et al. 2009). Mit diesem Protokoll kann eine hormonelle Stimulation zyklusunabhängig begonnen werden.

Die **Effektivität** einer hormonellen Stimulation vor Beginn der Chemotherapie ist trotz der psychischen Belastung der Patientin durch die Krebserkrankung in Bezug auf die gewonnene Oozytenanzahl und die Fertilisationsraten vergleichbar mit der hormonellen Stimulation bei Kinderwunschpaaren, und das Risiko, dass es aufgrund von Komplikationen zu einer Verschiebung des Beginns der Chemotherapie kommt, ist sehr gering (Lawrenz et al. 2010b).

Kombinationen fertilitätsprotektiver Maßnahmen sind häufig wünschenswert. In einer Pilotstudie wurde die Kombination einer zuerst durchgeführten Ovargewebeentnahme mit einer nachfolgenden hormonellen Stimulation an mehreren FertiPROTEKT-Zentren untersucht. Die Anzahl der gewonnenen Eizellen war nach vorgeschalteter Ovargewebeentnahme nicht signifikant geringer als bei hormoneller Stimulation vor Chemotherapie ohne vorausgegangene Ovargewebeentnahme (Huober-Zeeb et al. 2011).

Die einzigartige Struktur und die Zusammenarbeit innerhalb des Netzwerkes FertiPROTEKT wird an der ersten Geburt eines Kindes in Deutschland nach Retransplantation von Ovargewebe deutlich, die nur mittels enger Zusammenarbeit der FertiPROTEKT-Zentren Dresden, Bonn und Erlangen erreicht werden konnte (Müller et al. 2012).

19.2.5 Fazit

Maßnahmen zum Fertilitätserhalt der Frau erfordern einen interdisziplinären Ansatz. Viele Verfahren, wie z. B. die Kryokonservierung von Ovargewebe, sind heute nicht mehr experimentell. Über 80 Geburten weltweit belegen aber ihr Potenzial. Eine gemeinsame Datenerfassung und Vernetzung sichert nicht nur flächendeckenden Zugang zu Therapien, sondern erlaubt auch eine valide wissenschaftliche Evaluation aufgrund großer Fallzahlen.

Literatur

Blumenfeld Z, von Wolff M. GnRH-analogues and oral contraceptives for fertility preservation in women during chemotherapy. Hum Reprod Update 2008; 14: 543–52.

Denschlag D, von Wolff M, Amant F et al. Clinical recommendation on fertility preservation in borderline ovarian neoplasm: ovarian stimulation and oocyte retrieval after conservative surgery. Gynecol Obstet Invest 2010; 70: 160–5.

Henes JC, Henes M, von Wolff M et al. Fertility preservation in women with vasculitis – Experiences from the *Ferti*PROTEKT network. Clin Exp Rheumatol 2012; 30: S53–6.

Henes M, Henes JC, Neunhoeffer E et al. Fertility preservation methods in young women with systemic lupus erythematosus prior to cytotoxic therapy – Experiences from the FertiProtekt network. Lupus 2012; 21: 953–8.

Huober-Zeeb C, Lawrenz B, Popovici RM et al. Improving fertility preservation in cancer: ovarian tissue cryobanking followed by ovarian stimulation can be efficiently combined. Fertil Steril 2011; 95: 342–4.

Lawrenz B, Jauckus J, Kupka M et al. Fertility preservation in > 1000 cases: patient's characteristics, spectrum, efficacy and risks of applied techniques. Arch Gynecol Obstet 2010a; 283: 651–6.

Lawrenz B, Jauckus J, Kupka M et al. Efficacy and safety of ovarian stimulation before chemotherapy in 205 cases. Fertil Steril 2010b; 94: 2871–3.

Müller A, Keller K, Wacker J et al. Retransplantation von kryokonserviertem Ovarialgewebe: Erste Geburt in Deutschland. Dtsch Arztebl Int 2012; 109: 8–13.

von Wolff M, Thaler C, Frambach T et al. Ovarian stimulation to cryopreserve fertilized oocytes in cancer patients can be started in the luteal phase. Fertil Steril 2009; 92: 1360–5.

von Wolff M, Montag M, Dittrich R et al. Fertility preservation in women – a practical guide to preservation techniques and therapeutic strategies in breast cancer, Hodgkin's lymphoma and borderline ovarian tumours by the fertility preservation network FertiPROTEKT. Arch Gynecol Obstet 2011; 284: 427–35.

von Wolff M, Montag M. 6 Jahre FertiPROTEKT – Eine Zwischenbilanz. Gynäkologische Endokrinologie 2012; 2: 86–90.

20 Brustkrebs beim Mann

Christian Rudlowski

Inhalt

20.1 Ätiologie und Epidemiologie

Brustkrebs beim Mann ist eine seltene Erkrankung und macht weniger als 1 % aller Brustkrebserkrankungen aus. In Deutschland geht man von ca. **600 Neuerkrankungen** im Jahr aus. Die Inzidenz ist in Analogie zu den Frauen in den letzten Jahren kontinuierlich gestiegen (Robert Koch-Institut u. Gesellschaft der epidemiologischen Krebsregister in Deutschland 2015). Das durchschnittliche Erkrankungsalter ist mit ca. 65 Jahren um ungefähr 10 Jahre höher als bei Frauen (Fentimanet al. 2006).

Risikofaktoren für eine Brustkrebserkrankung des Mannes sind, neben genetisch bedingten Erkrankungen, ein Ungleichgewicht des Testosteron-Estradiol-Spiegels zugunsten der männlichen Geschlechtshormone. Dies kann einerseits durch hormonproduzierende Tumoren, Hodenerkrankungen und Leberfunktionsstörungen bedingt sein, andererseits durch exogene Hormonzufuhr (Giordano 2005).

Es wird eine Reihe von **genetischen Erkrankungen** beschrieben, die mit einem erhöhten Brustkrebsrisiko assoziiert sind. Dies sind vor allem das Klinefelter-Syndrom (Chromosomensatz XXY), mit einem bis zu 50-fachen Risiko, und das Cowden-Syndrom, welches durch eine Mutation des PTEN-Tumorsuppressorgens charakterisiert wird (Giordano et al. 2002).

Einen besonderen Stellwert für das Brustkrebsrisiko haben die **Tumorsuppressorgene** *BRCA1* und *BRCA2*. Das Risiko im Laufe des Lebens Brustkrebs zu entwickeln, liegt für Männer mit *BRCA1*-Mutation bei 1–5 % und mit *BRCA2*-Mutation bei 5–10 %, verglichen mit 0,1 % für die männliche Gesamtpopulation (Silvestri et al. 2016). Ein erkranktes männliches Familienmitglied ist vor allem ein besonderer Risikofaktor für das Vorliegen einer familiären Brustkrebserkrankung in der entsprechenden Familie (Ottini et al. 2010).

> Genetisch bedingte Brustkrebserkrankungen bei Männern betreffen im Durchschnitt jüngere Männer und sind oft mit aggressiveren Krankheitsverläufen assoziiert.

Ein Zusammenhang zwischen der alimentär bedingten oder echten Gynäkomastie und der Entstehung von Brustkrebs konnte nicht nachgewiesen werden (Brinton et al. 2010).

Die **Prognose** ist stadienadaptiert mit dem Brustkrebs bei Frauen vergleichbar. Es gibt keine verlässlichen Daten, dass die Prognose bei Männern schlechter ist. Da in retrospektiven Analysen vermehrt Patienten mit fortgeschrittenen Stadien untersucht wurden, waren prognostische Analysen oft mit einer vermeintlich schlechten Prognose assoziiert (Foerster et al. 2011).

! Patienten mit einem virilen Mammakarzinom haben ein erhöhtes Risiko für Zweitmalignome, insbesondere das Prostatakarzinom.

20.2 Diagnostik

Obwohl die klinische Diagnose „Brustkrebs" bei Männern aufgrund der anatomischen Beschaffenheit und dem damit zumeist geringem Volumen der Brust vergleichsweise einfach ist, werden immer noch viele Patienten erst in fortgeschrittenen Stadien diagnostiziert. Die Diagnostik von malignen Läsionen der Brust besteht in der Regel aus der sorgfältigen **Palpation** und **Inspektion** insbesondere der Periareolaregion, wo ein Großteil der Karzinome lokalisiert ist. Die **bildgebende Diagnostik** sollte in Analogie zur Brust der Frau aus Mammografie und Mammasonografie bestehen. Hierbei ist zu beachten, dass die Mammografie die Quadrantenausläufer der männlichen Brust nur unzureichend abbildet. Die MR-Mammografie sollte nur bei besonderen diagnostischen Fragestellungen zum Einsatz kommen, ist aber prinzipiell effektiv (Morakkabati-Spitz et al. 2006). Eine **histologische Sicherung** per Stanze gehört ebenso zur präoperativen Abklärung, wie die bildgebende Beurteilung der Lymphabflusswege. Präinvasive Karzinome sind bei Männern eine Seltenheit, was aber in erster Linie an fehlenden Screeninguntersuchungen liegt.

Die meisten Mammakarzinome sind vom duktalen histologischen Subtyp. Lobuläre Mammakarzinome sind sehr selten. Weit über 90 % der virilen Mammakarzinome sind **hormonrezeptorpositiv,** wobei die meisten Fälle Östrogenrezeptoren exprimieren, etwas weniger häufig Progesteronrezeptoren. HER2-Rezeptoren sind in ca. 10 % der Fälle stark positiv und im Vergleich zu Frauen seltener nachweisbar (Rudlowski et al. 2004). Daten zum prognostischen Stellenwert von Ki-67 liegen nicht ausreichend vor. Andere Prognosefaktoren sind nicht etabliert.

20.3 Therapie

Die Therapie des Mammakarzinoms des Mannes erfolgt in Anlehnung an die Therapieleitlinien bei Frauen. Obwohl es bestimmte Unterschiede gibt, sollte die Therapie leitlinienkonform erfolgen. Zur **neoadjuvanten Therapie** bei Männern liegen keine Daten vor. Es ist aber davon auszugehen, dass insbesondere bei fortgeschritten Tumorstadien oder prognostisch ungünstigen Tumorcharakteristika eine primäre Chemotherapie sinnvoll ist. Die Frage der **Brusterhaltung** sollte ausführlich mit dem Patienten besprochen werden. Eine grundsätzliche Indikation zur Ablatio mammae gibt es nicht. Wichtigste Indikationen sind der retroareoläre Sitz bei relativ großem Tumor, die Vermeidung einer adjuvanten Strahlentherapie und der Wunsch des Patienten. Es gilt zu beachten, dass heutzutage ästhetische Aspekte bei der operativen Planung auch bei Männern einen wichtigen Stellenwert haben. Dies gilt neben der Frage des Brusterhalts auch für die Schnittführung.

Eine hautsparende Mastektomie sollte bei Indikation zur Brustentfernung Standard sein.

Die Anwendung der **Sentinellymphonodektomie** ist entsprechend der Leitlinien indiziert und ebenso sollte die Indikation zur Axilladissektion zur Vermeidung von unnötigen Morbiditäten streng gestellt werden (Bougheyet al. 2006).

Die **adjuvante Therapie** sollte bei hormonrezeptorpositiven Mammakarzinomen in erster Linie mit Tamoxifen erfolgen. Die Therapie mit Aromataseinhibitoren wird insbesondere in der adjuvanten Therapie nicht empfohlen. Die aromataseunabhängige Produktion von Testosteronderivaten im Hoden und ihre östrogenerge Aktivität bzw. die ihrer Abbauprodukte umgeht die Aromataseinhibition in Analogie zur prämenopausalen Frau und scheint damit altersunabhängig zu sein. Es existieren vereinzelte Fallberichte über ein Ansprechen der Aromatasehemmer bei metastasierten männlichen Patienten vor. Über die Effektivität des Östrogenrezeptorantagonist Fulvestrant liegen nur sehr wenige Fallberichte vor. Bei einer strengen Kontraindikation für Tamoxifen sollte insbesondere bei der adjuvanten Therapie eine antihormonelle Kombinationstherapie aus einem Aromatasehemmer und GnRH-Analoga erwogen werden (AGO 2014).

Die Indikation zur adjuvanten Chemotherapie wird aus den Leitlinien für Frauen abgeleitet. Es liegen keine prospektiven Studien vor, die den genauen Stellenwert der adjuvanten Chemotherapie bei Männern mit Mammakarzinom untersucht haben (Gomez-Raposo et al. 2010). Bei einem **positiven HER2-Status** sollte in jedem Fall Trastuzumab zum Einsatz kommen. Der Einsatz von Biologicals bei Männern mit Mammakarzinom wird in der Literatur nicht beschrieben.

Die Indikation zur adjuvanten Strahlentherapie erfolgt im Rahmen der Leitlinien für Frauen. Insbesondere bei **älteren Patienten** sollte bei günstigen Prognosefaktoren die Vermeidung der adjuvanten Strahlentherapie durch eine Mastektomie mit dem Patienten besprochen werden (Cutuli et al. 2010).

Die **Therapie bei Metastasen** sollte insbesondere bei älteren und multimorbiden Patienten in erster Linie endokrin basiert sein. Es gibt keine validen Daten zur Effektivität der zytostatischen Therapie in diesem Stadium (Agrawal et al. 2007).

Die Behandlung von Männern mit Mammakarzinom sollte in jedem Fall an zentraler Stelle **psychoonkologische** und **sozialmedizinische Aspekte** berücksichtigen, um eine Stigmatisierung und Ausgrenzung dieser Patienten unbedingt zu vermeiden (Kowalski et al. 2012).

Literatur

AGO (Arbeitsgemeinschaft gynäkologische Onkologie). Diagnostik und Therapie von Patientinnen mit primärem und metastasiertem Brustkrebs. 2014. www.ago-online.de/fileadmin/downloads/leitlinien/mamma/maerz2014/de/2014D_Alle_aktuellen_Empfehlungen.pdf (Zugriffsdatum: 05.02.2016).

Agrawal A, Ayantunde AA, Rampaul R et al. Male breast cancer: a review of clinical management. Breast Cancer Res Treat 2007; 103: 11–21.

Boughey JC, Bedrosian I, Meric-Bernstam F et al. Comparative analysis of sentinel lymph node operation in male and female breast cancer patients. J Am Coll Surg 2006; 203: 475–80.

Brinton LA, Carreon JD, Gierach GL et al. Etiologic factors for male breast cancer in the U.S. Veterans Affairs medical care system database. Breast Cancer Res Treat 2010; 119: 185–92.

Cutuli B, Le-Nir CC, Serin D et al. Male breast cancer. Evolution of treatment and prognostic factors. Analysis of 489 cases. Crit Rev Oncol Hematol 2010; 73: 246–54.

Fentiman IS, Fourquet A, Hortobagyi GN. Male breast cancer. Lancet 2006; 367: 595–604.

Foerster R, Foerster FG, Wulff V et al. Matched-pair analysis of patients with female and male breast cancer: a comparative analysis. BMC Cancer 2011; 11: 335.

Giordano SH, Buzdar AU, Hortobagyi GN. Breast cancer in men. Ann Intern Med 2002; 137: 678–87.

Giordano SH. A review of the diagnosis and management of male breast cancer. Oncologist 2005; 10: 471–9.

Gomez-Raposo C, Zambrana Tevar F, Sereno Moyano M et al. Male breast cancer. Cancer Treat Rev 2010; 36: 451–7.

Kowalski C, Steffen P, Ernstmann N et al. Health-related quality of life in male breast cancer patients. Breast Cancer Res Treat 2012; 133: 753–7.

Morakkabati-Spitz N, Schild HH, Leutner CC et al. Dynamic contrast-enhanced breast MR imaging in men: preliminary results. Radiology 2006; 238: 438–45.

Ottini L, Palli D, Rizzo S et al. Male breast cancer. Crit Rev Oncol Hematol 2010; 73: 141–55.

Robert Koch-Institut, Gesellschaft der epidemiologischen Krebsregister in Deutschland (Hrsg). Krebs in Deutschland 2011/2012. 10. Ausgabe. Berlin: Robert Koch-Institut 2015. www.rki.de.

Rudlowski C, Friedrichs N, Faridi A et al. Her-2/neu gene amplification and protein expression in primary male breast cancer. Breast Cancer Res Treat 2004; 84: 215–23.

Silvestri V, Barrowdale D, Mulligan AM et al. Male breast cancer in BRCA1 and BRCA2 mutation carriers: pathology data from the Consortium of Investigators of Modifiers of BRCA1/2. Breast Cancer Res 2016; 18: 15.

Struktur und Vernetzung

Überblick

Andreas Hartkopf, Markus Wallwiener

Der medizinische Fortschritt bedingt eine zunehmend Spezialisierung der jeweiligen Fachdisziplinen. Gleichzeitig werden im Zuge der Individualisierung onkologischer Therapien Behandlungspfade immer komplexer und vielschichtiger. Die **multidisziplinäre Zusammenarbeit** von Gynäkologen, Radiologen, gynäkologischen Onkologen, Strahlentherapeuten, Humangenetikern und Pathologen ist daher wesentlich für den Behandlungserfolg. Ebenso wichtig sind die psychoonkologische Mitbetreuung von Erkrankten und deren Familienangehörigen, Rehabilitationsmaßnahmen sowie (vor allem bei fortgeschrittener Erkrankung) supportive und palliative Behandlungsmaßnahmen. Um diesen interdisziplinären Herausforderungen gerecht zu werden und eine flächendeckend leitliniengerechte Behandlung zu gewährleisten, können Brustzentren und gynäkologische Krebszentren von der Deutschen Krebsgesellschaft (DKG) zertifiziert werden und sich damit einer regelmäßigen und unabhängigen Kontrolle ihrer Qualitätsstandards unterziehen. Ein zertifiziertes Zentrum ist *„ein Netz von qualifizierten und gemeinsam zertifizierten, multi- und interdisziplinären, transsektoralen und ggf. standortübergreifenden Einrichtungen (Krankenhäuser, vertragsärztliche Versorgung, Rehabilitationseinrichtungen), die … möglichst die gesamte Versorgungskette für Betroffene abbilden“*. Hier wird Patientinnen in allen Phasen und für alle Bereiche der Erkrankung umfassende Betreuung durch ein multidisziplinäres Team angeboten. Die Erfassung definierter Qualitätsindikatoren erlaubt zudem ein Benchmarking einzelner Zentren untereinander sowie eine Überwachung der geforderten Qualität im zeitlichen Verlauf.

Da die Zertifizierung einen nicht unerheblichen Dokumentationsaufwand bedingt, gewinnen **elektronisch Tools** zur strukturierten Erfassung von medizinischen Daten zunehmend an Bedeutung. Obwohl die Einführung derartiger EDV-Systeme in der Anfangsphase häufig mit hohem Aufwand verbunden ist, liegt das große Potenzial auf der Hand: neben Planungs-, Koordinations- und Kontrollaufgaben sind sie hervorragend zur Beantwortung klinisch-wissenschaftlicher Fragestellungen, für translationale Forschungsprojekte oder zur Identifikation von Studienpatientinnen geeignet.

21 Onkologische Spezialisierung aus internationaler Sicht

Gerald Gitsch

International wurde die Notwendigkeit einer **Subspezialisierung** der Onkologie in die gynäkologische Onkologie in den USA bereits 1969 und in weiterer Folge 1982 vom Royal College of Obstetrics and Gynaecology erkannt. Es entstanden erste Leitlinien und die Definition von Ausbildungsstandards.

Die **Europäische Gesellschaft für Gynäkologische Onkologie** (ESGO) wurde 1983 in Venedig von A. Onnis gegründet. In den ersten 10 Jahren ihres Bestehens war die Gesellschaft stark von ihrem Gründungspräsidenten geprägt und dadurch lokal-italienisch orientiert. In den 1990er-Jahren setzten ein europäischer Öffnungsprozess und eine Internationalisierung ein. Im Rahmen der zunehmenden Qualitätsorientierung wurde auf das Weiterführen des ehemals ESGO-eigenen Journals verzichtet und das International Journal of Gynecological Cancer wurde zum offiziellen Organ der ESGO. Diese Zeitschrift befindet sich derzeit im gemeinsamen Eigentum der ESGO und der International Gynecological Cancer Society (IGCS).

Im „ESGO Mission Statement“ werden verschiedene **Ziele** der Gesellschaft erläutert. In erster Linie möchte die Gesellschaft eine europäische Plattform für den professionellen wissenschaftlichen Austausch all jener darstellen, die professionell mit gynäkologischen Krebserkrankungen beschäftigt sind. Des Weiteren ist die Gesellschaft für die Anerkennung der Subspezialisierung „Gynäkologische Onkologie“ in Europa verantwortlich. Im Rahmen dessen definiert sie die Standards für die Ausbildung in gynäkologischer Onkologie und setzt die Standards für das Postgraduiertentraining. Ein weiteres Ziel ist es, klinische Forschung, translationale Forschung und Grundlagenforschung in den Alltag der gynäkologischen Onkologen zu integrieren.

Im Jahre 2001 wurde die gynäkologische Onkologie von den verantwortlichen europäischen Gremien (Union Européenne des Médecins Spécialistes; UEMS) als eigenständige Subspezialität der Gynäkologie und Geburtshilfe anerkannt. Die ESGO entwickelte in weiterer Folge einen **Kriterienkatalog**, um „Europäische Zentren für Gynäkologische Onkologie“ und Ausbildungszentren zu definieren und anzuerkennen. Diese Kriterien beinhalten nicht nur Mindestfallzahlen, sondern auch Voraussetzungen, die die wissenschaftliche Tätigkeit, das Qualitätsmanagement, die Ausstattung des Zentrums und die Rahmenbedingungen der Postgraduiertenausbildung einschließen. Den Prozess zur Anerkennung als europäisches gynäkoonkologisches Zentrum haben mittlerweile in ganz Europa zahlreiche Abteilungen durchlaufen, die meisten in Deutschland.

Nach der Akkreditierung des ersten „Europäischen Zentrum für Gynäkologische Onkologie“ hat in mehreren Ländern eine Entwicklung zu eigenen, nationalen Ausbildungsprogrammen und Akkreditierungen stattgefunden, so auch in Deutschland. Gültekin et al. (2011) haben den Stand der europäischen gynäkologischen Onkologie zusammengefasst. Die Ausbildung zum **Facharzt für Gynäkologie und Geburtshilfe** dauert in Europa median 5 Jahre, mit der kürzesten Ausbildungsdauer in Russland (2 Jahre) und der längsten im UK (7 Jahre). In 18 von 34 Ländern gibt es Ausbildungsprogramme in gynäkologischer

Onkologie, deren durchschnittliche Dauer 2,5 Jahre beträgt. In 26 von 34 Ländern ist die Chemotherapie Bestandteil der Ausbildung. Fellows, die in akkreditierten Zentren ausgebildet wurden, hatten einen signifikant höheren TSS (training-satisfaction score) als andere ($p < 0{,}0005$).

Zu den Ländern mit gut strukturierten Ausbildungsprogrammen gehören Belgien, Dänemark, Deutschland, Finnland, Frankreich, die Niederlande, Polen, Rumänien, Slowakei, Schweiz, Tschechien und das UK.

Es ist wünschenswert, aber auch anzunehmen, dass diese Entwicklung hin zu Spezialisierung, Zentralisierung und Standardisierung der Ausbildung in den nächsten Jahren weitergeführt werden wird.

Literatur

Gültekin M, Dursun P, Vranes B et al. Gynecologic Oncology Training Systems in Europe. A report from the European Network of Young Gynaecological Oncologists. Int J Gynecol Cancer 2011; 21: 1500–6.

Manchanda R, Godfrey M, Wong-Taylor LA et al. The need for accredited training in gynaecological oncology: a report from the European Network of Young Gynaecological Oncologists (ENYGO). Ann Oncol 2013; 24: 944–52.

22 Translationale Medizin in der Onkologie

Inhalt

22.1 Übersicht und Rationale

Tanja Fehm, Achim Rody

Translationale Forschung in der Onkologie beschreibt die **Schnittstelle** von klinischer und experimenteller Wissenschaft. Ihre Aufgabe ist die direkte Umsetzung von wissenschaftlichen Erkenntnissen aus der Grundlagenforschung in die klinische Anwendung („from bench to bedside“; ► Abb. 22-1).

Felder der translationalen Forschung: Die translationale Forschung in der Gynäkoonkologie fokussierte sich in den letzten Jahren vor allem auf:

- die Etablierung von Präventionsstrategien, basierend auf epidemiologischen und molekularen Markern (z. B. *BRCA1/2*);
- die Entwicklung neuer Marker zur Prognose und Prädiktion (z. B. Genexpressionsprofile);

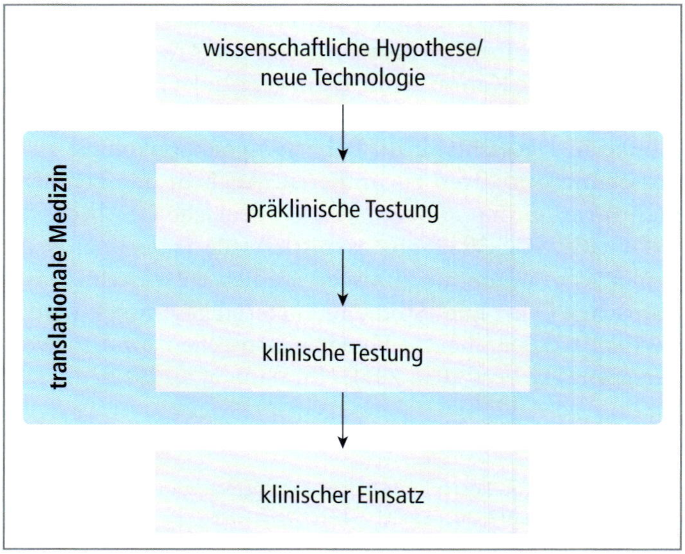

Abb. 22-1 Translationale Forschung im Kontext von Grundlagenwissenschaft und klinischem Einsatz.

- die Entwicklung neuer (zielgerichteter) Therapien, basierend auf Targetmolekülen, Signaltransduktionswegen, Tumorzellzyklus, Mechanismen der Tumorzellprogression und Resistenzmechanismen;
- die Tumorimmunologie und Immuntherapie;
- die Entwicklung innovativer Bildgebung zur Diagnose und Verlaufsbeurteilung von onkologischen Erkrankungen (z. B. PET/MRT);
- innovative Strahlentherapiekonzepte.

Voraussetzung für translationale Forschung: Ein wesentlicher Aspekt der translationalen Forschung ist eine umfassende **Gewebesammlung** zu Patientinnen mit entsprechendem klinischem Verlauf. Aus diesem Grund werden nun an vielen Zentren standardisiert und prospektiv frisches Tumorgewebe, Serum, Plasma und Urin gesammelt. Um die Gewebeproben entsprechend mit klinischen Daten verknüpfen zu können, wurden hierzu eigene Dokumentationssysteme entwickelt. Auch sind manche Gewebebanken mit den Tumorregistern entsprechend verlinkt. Viele Zentren beteiligen sich auch an überregionalen virtuellen Tumorbanken. Dies erlaubt jedem translationalem Forscher, über gut charakterisierte Gewebebanken seine Projektideen durchzuführen. Auch im Rahmen von klinischen Therapiestudien findet in der Regel ein translationales Forschungsprogramm – verknüpft mit einer entsprechenden Gewebesammlung – statt. Ziel ist es, im Rahmen dieser Projekte, Biomarker zu etablieren, die z. B. das Therapieansprechen auf den experimentellen Arm der jeweiligen Therapiestudie vorhersagen (Harbeck u. Rody 2012).
Organisation der translationalen Forschung: In Deutschland gibt es mittlerweile 12 von der Deutschen Krebshilfe geförderte onkologische Spitzenzentren. Eine wesentliche Voraussetzung dafür ist eine starke translationale Forschung und die Aufnahme von Patientinnen in translationale Forschungskonzepte. Darüber hinaus wurde das **Deutsche Konsortium translationale Krebsforschung** (DKTK; www.dkfz.de/de/dktk) ins Leben gerufen. Ziel und Zweck ist die Vernetzung der translationalen Forschung in Deutschland als Partnerstandorte mit dem DKFZ (Deutsches Krebsforschungszentrum). Hierbei wurden 7 Handlungsfelder definiert, die mit den oben genannten Schwerpunkten der translationalen Forschung einhergehen. Darüber hinaus wurde von der Arbeitsgemeinschaft gynäkologische Onkologie e. V. (AGO) die **Kommission Trafo** gegründet (www.ago-online.de/de/infothek-fuer-aerzte/kommissionen/kommission-trafo). Deren Aufgabe ist es ebenfalls, die translationale Forschung in Deutschland im Bereich Gynäkoonkologie zu strukturieren und gemeinsame Forschungsinitiativen zu initiieren. Auch in den etablierten Studiengruppen (z. B. German Breast Group [GBG], Nord-Ostdeutsche Gesellschaft für Gynäkologische Onkologie [NOGGO], SUCCESS) gibt es mittlerweile Trafo-Boards, die die jeweiligen translationalen Begleitprogramme für klinische Studien entwickeln. Das bedeutet, dass im Rahmen der klinischen (Therapie-)Studie Biomaterial gesammelt wird. Dieses dient dazu, z. B. Marker zu identifizieren, die das Therapieansprechen auf die jeweils experimentelle Therapie vorhersagen (Harbeck et al. 2014; Hofmann et al. 2013).

Literatur

Harbeck N, Rody A. Lost in translation? Estrogen receptor status and endocrine responsiveness in breast cancer. J Clin Oncol 2012; 30: 686–9.

Harbeck N, Sotlar K, Wuerstlein R, Doisneau-Sixou S. Molecular and protein markers for clinical decision making in breast cancer: today and tomorrow. Cancer Treat Rev 2014; 40: 434–44.

Hofmann D, Nitz U, Gluz O et al. WSG ADAPT – adjuvant dynamic marker-adjusted personalized therapy trial optimizing risk assessment and therapy response prediction in early breast cancer: study protocol for a prospective, multi-center, controlled, non-blinded, randomized, investigator initiated phase II/III trial. Trials 2013; 14: 261.

22.2 Onkolytische Virustherapie

Andreas Hartkopf

Sämtliche gynäkologischen Krebserkrankungen bergen, auch wenn sie frühzeitig entdeckt und optimal behandelt werden, dass Risiko der **Fernmetastasierung**. In dieser Situation ist derzeit lediglich eine palliative Behandlung möglich. Die Suche nach neuartigen Therapien stellt daher eine der wichtigsten Herausforderungen in der Krebsforschung dar. Vielversprechend erschien Anfang des 21. Jahrhunderts die Entwicklung der Gentherapie: Unter Verwendung von zumeist viralen Vektoren wird genetisches Fremdmaterial in Tumorzellen eingeschleust (transfiziert). Entsprechende therapeutische Gene codieren z. B. für Enzyme, die nichttoxische Prodrugs in Zytostatika umwandeln (sog. Suizidgene), oder für Proteine, welche die Immunantwort gegenüber Krebszellen verstärken. Trotz vielversprechender präklinischer Studien zeigte sich allerdings eine unzureichende Effektivität bei der klinischen Anwendung. Ein Hauptgrund hierfür erscheint durch die niedrigen Transfektionsrate bedingt: Typischerweise wurden replikationsinkompetente Vektoren verwendet und die Anzahl der maximal transfizierten Tumorzellen war entsprechend (zumindest theoretisch) durch die Menge der eingesetzten Vektoren limitiert.

Die onkolytische Virustherapie begegnet diesem Problem, indem **replikationsfähige Viren** verwendet werden, die hochspezifisch Tumorzellen infizieren und sich innerhalb dieser vermehren. Die Wirtszelle wird im Rahmen der Virusreplikation abgetötet (Onkolyse) und setzt massenhaft Nachkommenviren frei, die wiederum weitere Tumorzellen infizieren. Onkolytische Viren eignen sich zudem, die vielfältigen innovativen Ansätze aus der Ära der klassischen Gentherapie fortzuführen, da ebenfalls therapeutische Gene in den Tumor eingeschleust werden können. Das genetische Fremdmaterial wird im Rahmen der Virusreplikation vervielfältigt, wodurch eine deutlich verbesserte Transfektionseffizienz erreicht wird. Im Jahr 2015 wurde durch die FDA erstmals eine onkolytische Virustherapie zugelassen. *Talimogene laherparepvec* (Imlygic®) ist ein genetisch modifiziertes replikationskompetentes *Herpes-simplex*-Virus (HSV-1), welches für ein immunstimulierendes Zytokin (GM-CSF) codiert und zur Behandlung fortgeschrittener Melanome eingesetzt wird.

Die **Tumorspezifität** onkolytischer Viren kann auf unterschiedlichen Wegen realisiert werden. So gibt es Viren, die sich natürlicherweise in neoplastischen Wirtszellen replizieren (z. B. Masernimpfviren, bestimmte Parvoviren, Reoviren, New-Castle-Disease-Viren, Vacciniaviren). Genetische Modifikationen, die ein tumorspezifisches Wachstum zur Folge haben, betreffen:

- die Virushülle (z. B. ist es möglich, den viralen Rezeptor für die Bindung an die Wirtszelle derart zu modellieren, dass die Zell-Virus-Interaktion über den mammakarzinomspezifischen HER2neu-Rezeptor erfolgt),

- virale Proteine (z. B. sind bestimmte Adenoviren auf die Inhibition des Tumorsuppressors p53 angewiesen; wird das Virus derart verändert, dass diese Inhibition nicht mehr möglich ist, benötigt es zur Vermehrung eine Wirtszelle mit mutiertem p53-Signaltransduktionsweg),
- die Kontrolle der Expression viraler Gene durch tumorspezifische Promotoren,
- die Kontrolle der Expression viraler Gene durch gewebespezifische Mikro-RNA-Sequenzen.

Herausforderungen an die Forschung auf dem Gebiet der Virustherapie sind unter anderem **Sicherheitsaspekte**, wie z. B. die genetische Stabilität der verwendeten Viren. Diesem Problem kann insbesondere durch die Verwendung von Viren begegnet werden, bei denen jahrzehntelange Erfahrungen durch die Verwendung im Kontext von Lebendvakzinen vorliegen. Ferner beeinträchtigt, insbesondere bei systemischer Applikation, die Immunantwort des Patienten die virale Aktivität. Hierfür gibt es unterschiedliche Lösungsansätze, z. B. eine gleichzeitige Immunsuppression oder das „Verpacken" onkolytischer Viren in körpereigene Zellen. Klinische Studien zur Behandlung gynäkologischer Krebserkrankungen wurden unter anderem bereits mit Adenoviren, Masernimpfviren, *Herpes-simplex*-Viren, Vaccinia- und Reoviren durchgeführt. Insgesamt zeigten sich nur wenig (meist grippeartige) Nebenwirkungen und eine vielversprechende klinische Aktivität. Besonders attraktiv erscheint insbesondere die Behandlung des Ovarialkarzinoms mit onkolytischen Viren, unter anderem, da aufgrund des typischerweise lokalen Ausbreitungsmusters eine intraperitoneale Applikation ermöglicht wird. Dem interessierten Leser seien an dieser Stelle die Übersichtsarbeiten von Hartkopf et al. (2011a, b) empfohlen.

Literatur

Hartkopf AD, Fehm T, Wallwiener D, Lauer U. Oncolytic virotherapy of gynecologic malignancies. Gynecol Oncol 2011a; 120: 302–10.

Hartkopf AD, Fehm T, Wallwiener D, Lauer U. Oncolytic virotherapy of breast cancer. Gynecol Oncol 2011b; 123: 164–71.

22.3 Minimal residual disease

Florin-Andrei Taran, Andreas Hartkopf

Trotz einer kompletten chirurgischen Entfernung des Primärtumors und trotz unauffälliger Lymphknoten können Brustkrebspatientinnen viele Jahre nach der Erstdiagnose an einer **Fernmetastasierung** erkranken. Die Brustkrebserkrankung hat somit bereits zum Zeitpunkt der Primärdiagnose systemischen Charakter und scheint an sekundären Lokalisationen im Organismus erkrankter Patientinnen zu persistieren. Dieses Phänomen wird als sogenannte minimale Resterkrankung bezeichnet (minimal residual disease, MRD). Ziel einer erfolgreichen adjuvanten Systemtherapie ist daher die komplette Eliminierung der minimalen Resterkrankung, bevor diese zu klinisch evidenten Metastasen heranwachsen kann. Allerdings gibt es derzeit kein etabliertes Verfahren, das Vorliegen einer MRD festzustellen. Ebenso ist es zurzeit noch nicht möglich, den Erfolg der adjuvanten Therapie individuell zu messen.

Mit hochsensitiven Verfahren lassen sich heutzutage isolierte Tumorzellen sowohl im Knochenmark (sog. **disseminierte Tumorzellen**; DTZ) als auch im venösen Blut (sog. **zirkulierende Tumorzellen**; ZTZ) von Brustkrebspatientinnen nachweisen. Interessanterweise finden sich diese Zellen nicht nur zum Zeitpunkt der Primärdiagnose, sondern auch zu späteren Zeitpunkten und deren Nachweis ist mit einem signifikant erhöhtem Rezidivrisiko vergesellschaftet (Bidard et al. 2014; Braun et al. 2005). Disseminierte und zirkulierende Tumorzellen gelten daher als vielversprechende Marker der MRD (Gruber et al. 2014). Derzeit wird in prospektiven Studien evaluiert, ob sich mittels DTZ- und ZTZ-Detektion Rückschlüsse auf den Erfolg einer adjuvanten Therapie ziehen lassen, bzw. ob Patientinnen mit persistierenden DTZ/ZTZ von einer zusätzlichen Behandlung profitieren.

Verschiedene Untersuchungen konnten zeigen, dass sich das Mammakarzinom im Verlauf der Krankheitsprogression wandelt.

Therapierelevante Eigenschaften von Metastasen, wie z. B. der Hormonrezeptorstatus oder die Überexpression von HER2/neu, unterscheiden sich häufig von denen des Primarius. Weiterhin scheint es, dass sich diese Tumoreigenschaften nicht erst im Verlauf bzw. bei Progress der Erkrankung verändern. So ist der Hormon- oder der HER2/neu-Rezeptorstatus von DTZ und ZTZ ebenfalls häufig vom Primarius verschieden. Da sich, wie oben aufgeführt, die adjuvante Systemtherapie nicht gegen den Primärtumor, sondern gegen die MRD richtet, verspricht die Reevaluation therapierelevanter Tumoreigenschaften anhand von DTZ/ZTZ zum Zeitpunkt der Primärdiagnose sowie im Verlauf der adjuvanten Therapie zu einer Optimierung der Therapie beitragen zu können. Prospektive Studien untersuchen derzeit, ob z.B. Patientinnen mit HER2/neu-negativem Mammakarzinom aber HER2-positiven ZTZ von einer HER2-zielgerichteten Therapie in der metastasierten Situation profitieren.

Die **biologischen Grundlagen der minimalen Resterkrankung** sind größtenteils ungelöst. So ist unter anderem nicht klar, warum isolierte Tumorzellen über viele Jahre hinweg in einer Art „schlafendem" Zustand verharren (tumor cell dormancy) und welche Reize ein erneutes Heranwachsen zu klinisch evidenten Metastasen auslösen. Von besonderem Interesse ist hierbei zudem die Wechselwirkung zwischen Tumorzelle und deren Mikroumgebung. Anhand der molekularen Charakterisierung von DTZ und ZTZ verspricht man sich, neue Einsichten in das systemische Fortschreiten der Brustkrebserkrankung zu gewinnen. Diese Erkenntnisse würden nicht nur zu einem verbesserten Verständnis der Pathogenese des Mammakarzinoms beitragen, sondern konsequenterweise die Grundlagen für Angriffspunkte moderner Therapien liefern.

Literatur

Bidard FC, Peeters DJ, Fehm T et al. Clinical validity of circulating tumour cells in patients with metastatic breast cancer: a pooled analysis of individual patient data. Lancet Oncol 2014; 15: 406–14.

Braun S, Vogl FD, Naume B et al. A pooled analysis of bone marrow micrometastasis in breast cancer. N Engl J Med 2005; 353: 793–802.

Gruber I, Fehm T, Taran FA et al. Disseminated tumor cells as a monitoring tool for adjuvant therapy in patients with primary breast cancer. Breast Cancer Res Treat 2014; 144: 531–8.

23 Onkologische Qualitätssicherung

Inhalt

23.1 Elektronisch basierte Qualitätssicherung

Harald Abele, Karl O. Kagan

In den letzten Jahren ist es weltweit zu einer weitreichenden Zentrumsbildung in der Medizin gekommen. Mit der Spezialisierung wächst auch der Bedarf an qualitätssichernden Maßnahmen. Längst ist der Nutzen eines Zertifizierungsprozesses nach **DIN-ISO**- oder **EFQM(European Foundation for Quality Management)-Kriterien** über ein reines Marketinginstrument hinaus zumindest in der Managementebene von Kliniken und angebundenen Praxen spürbar geworden. Neben wissenschaftlichen Fragestellungen wird die Einbindung bzw. Vernetzung zentraler und dezentraler Ressourcen angestrebt. Alle Innovationen sind von der zentralen Frage getrieben, wie eine weitere Verbesserung im onkologischen Netzwerk bei konstanten Ressourcen erzielt werden kann, wobei die Ansprüche der Kunden, also „Zuweiser“ und ihrer Patientinnen steigen.

> Ein Qualitätsmanagement ist daher nicht nur aus gesundheitspolitischen, sondern auch aus ökonomischen Erwägungen erforderlich.

Multimodale Therapien erfordern den Aufbau eines **interdisziplinären Netzwerkes** an Therapeuten innerhalb und außerhalb von Kliniken. Selbsthilfegruppen und Komplementärmedizin sind heute feste Bestandteile der onkologischen Betreuung. Zudem ist es aufgrund der zunehmenden wissenschaftlichen Erkenntnisse in der Molekularmedizin erforderlich, Forschungsergebnisse rasch in die klinische Anwendung zu transferieren.

Um dies zu leisten, hat sich in Deutschland das sogenannte **Dreistufenmodell der onkologischen Versorgung** bewährt. Gemeint ist die Bildung von zertifizierten Organzentren (C) die sich ggf. zu mehreren Organeinheiten (CC) zusammenschließen und die Versorgung vor Ort auf hohem Niveau erlauben. Die Forschungsaktivität bündelt sich schließlich in international sichtbaren Comprehensive Cancer Centers (CCC). Ein wesentliches strategisches Handlungsfeld dieser Zentren ist die Dokumentation und Qualitätssicherung. Die Anforderungen sind umfangreich und reichen von der Erstellung von Leitlinien für die Diagnostik und Therapie über die Entwicklung webbasierter Managementlösungen bis zum Aufbau eines klinischen Krebsregisters und der Durchführung von Patientenzufriedenheitsanalysen.

Die **Leitlinien** ermöglichen eine flächendeckende Standardisierung des onkologischen Diagnose- und Behandlungsmanagements. Ihre Verbreitung bzw. der Zugang zu den Leitlinien erfolgt über Fachliteratur und vor allem das Internet (► Tab. 23-1). Die Plattform des Internets ermöglicht einen einfachen und standortunabhängigen Zugang zu den Leitlinien und erlaubt eine kostengünstige Verbreitung derselben. **Tumorzentren** üben wichtige Funktionen im Netzwerk mit niedergelassenen Ärzten und zuweisenden Kliniken und Selbsthilfegruppen aus. Die Funktionen der Zentren werden über spezielle Zertifizierungsverfahren gesichert. Webbasierte Managementlösungen erlauben dabei, die Organisationsstrukturen schlank zu halten. **Krebsregister** verfolgen schließlich das Ziel einer einheitlichen Dokumentation, lokal sowie auf Landes- und Bundesebene. Darüber sollen ein Benchmarking und eine wissenschaftliche Auswertung der Daten in Deutschland möglich werden.

Die genannten qualitätssichernden Maßnahmen können jedoch nur dann suffizient zusammen agieren, wenn eine ausreichende **Kommunikation** sichergestellt ist. Dies ist auch heute noch ein großes Problem, da eine Homogenisierung der Zentrumsstrukturen und der ungehinderte Datenaustausch zahlreichen Restriktionen unterliegen, z. B. in der Gestaltung von vergleichbaren Basisdatensätzen. Es ist daher eine zukünftige Aufgabe, elektronisch basierter Systeme, diese Kommunikation herzustellen und die Auswertbarkeit der Datensätze zu verbessern. Dabei kann die elektronische Gesundheitskarte, deren Einführung sich durch erhebliche Widerstände stark verzögert hat, ein Schlüssel sein, diese Daten in Zukunft zusammenzuführen.

Tab. 23-1 Beispielhafte Leitlinienportale.

Leitlinie	Portal
Leitlinienprogramm Onkologie	www.leitlinienprogramm-onkologie.de
AWMF-Leitlinien	www.awmf.org/leitlinien/aktuelle-leitlinien.html
AGO-Leitlinien	www.ago-online.de/de/infothek-fuer-aerzte/leitlinienempfehlungen

AGO = Arbeitsgemeinschaft Gynäkologische Onkologie, AWMF = Arbeitsgemeinschaft der Wissenschaftlichen Medizinischen Fachgesellschaften

23.2 Organzentren und Zertifizierung: Chancen und Probleme

Michael P. Lux, Matthias W. Beckmann

23.2.1 Hintergründe der Zentrenbildung

Seit über einem Jahrzehnt erfährt das Gesundheitssystem eine Welle der Zentrumsbildungen und Zertifizierungen. Die Gynäkologie bzw. die gynäkologische Onkologie hat hier mit den zertifizierten Brustkrebszentren eine Vorreiterrolle. Mit den Gynäkologischen Krebszentren, die sich zunehmend flächendeckend etablieren, entsteht ein weiteres onkologisch spezialisiertes Zentrum in unserem Fachgebiet.

Grundsätzlich wird die Zentrumsbildung und Zertifizierung als Möglichkeit aufgeführt, die Qualität der Diagnostik und Therapie zu sichern und zu optimieren (Neubauer u. Minartz 2009). Diese Kompetenzbündelung der interdisziplinären Fachkräfte bringt zahlreiche Vorteile (► Abb. 23-1), aber auch notwendige Veränderungen mit sich (Quante 2010).

23.2.2 Arten von Zentren und Zertifizierungen

Zertifizierung von Qualitätsmanagementsystemen

Entsprechend dem § 135a des Sozialgesetzbuches sind Leistungserbringer dazu verpflichtet, einrichtungsintern ein **Qualitätsmanagement** (QM) einzuführen und weiterzuentwickeln. Hierunter lassen sich allgemein diejenigen Schritte und Maßnahmen subsumieren, welche sowohl Patientenversorgung als auch die Organisation systematisch hinterfragen und kontinuierlich verbessern (Merten u. Gerst 2007). Grundlage nahezu aller Zertifizierungen ist das Vorliegen eines eingeführten, etablierten und zertifizierten QM-Systems, z. B. KTQ (Kooperation für Transparenz und Qualität im Gesundheitswesen) oder DIN EN ISO 9001:2008 bzw. ab dem Jahr 2016 die DIN EN ISO 9001:2015.

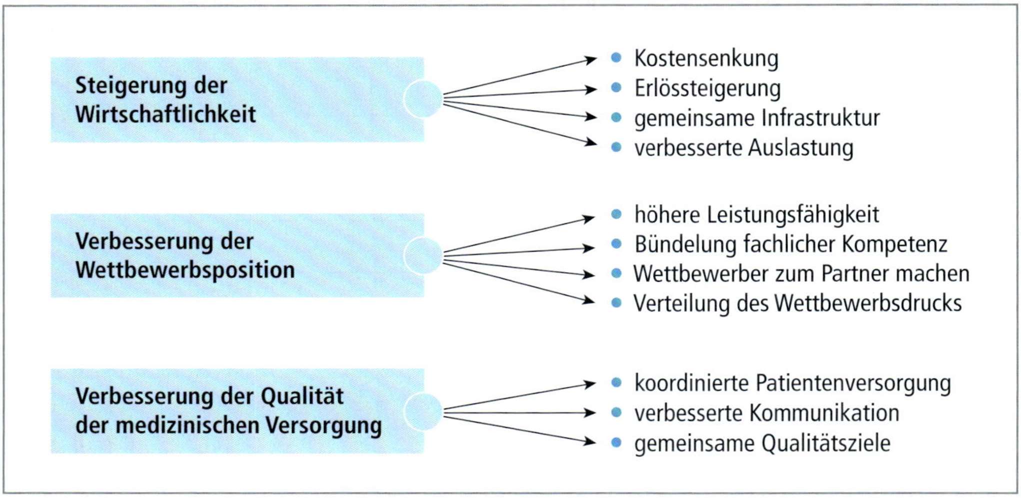

Abb. 23-1 Vorteile der Zentrumsbildung (Quante 2010).

Zertifizierte Zentren nach Fachgesellschaften

Die Deutsche Krebsgesellschaft e. V. (DKG) sieht die onkologische Versorgung als Dreistufenmodell (Beckmann et al. 2007).

Die Basis des Dreistufenmodells der DKG sind die **Organkrebszentren** (Wesselmann u. Follmann 2011). Die Leitung eines Organkrebszentrums sollte die Fachdisziplin, welche zentral mit der jeweiligen Tumorentität vertraut ist, übernehmen, z. B. die gynäkologische Onkologie für die Genitaltumoren. Die fachlichen Anforderungen beschreiben u. a. die Inhalte und Voraussetzungen der interdisziplinären Zusammenarbeit in einem Zentrum.

Die zweite Stufe bilden die **onkologischen Zentren**, welche mehrere Tumorentitäten (mindestens 50 % der Inzidenzen) behandeln, und sich aus mehreren Organkrebszentren zusammensetzen (Wesselmann u. Follmann 2011; Beckmann et al. 2007). Über die organspezifischen Anforderungskataloge hinaus müssen onkologische Zentren weitere Ressourcen vorhalten, welche organübergreifend organisiert und zentral gebündelt werden (www.onkozert.de).

Die dritte Stufe stellen die onkologischen Spitzenzentren, die sogenannten **Comprehensive Cancer Center** (CCC) dar, welche eine enge Verzahnung von präklinischer Forschung und klinischer Onkologie beinhalten. Seit März 2007 fördert die Deutsche Krebshilfe e. V. (DKH) Einrichtungen in Deutschland als CCC. Durch die Förderung exzellenter Verbundforschung und flächenübergreifender Versorgungsstrukturen sollen Fortschritte in der onkologischen Versorgung in innovativen Organisationsformen erzielt werden.

Gegenwärtig (31.12.2015) sind bundesweit 934 Organkrebszentren mit über 1 000 Standorten durch die DKG e. V. zertifiziert, hiervon 228 Brustkrebszentren mit 279 zertifizierten Standorten und 123 gynäkologische Krebszentren (► Tab. 23-2). Über das Internetportal

Tab. 23-2 Überblick über die zertifizierten Zentren in Deutschland (Stand 31.12.2015; Onkozert 2016).

Zentren	Anzahl zertifizierte Zentren	Anzahl zertifizierte Standorte
Brustkrebszentren	228	279
Gynäkologische Krebszentren	123	125
Darmkrebszentren	265	274
Hautkrebszentren	47	47
Lungenkrebszentren	42	49
Prostatakrebszentren	97	98
Pankreaskarzinomzentren	77	79
Kopf-Hals-Tumorzentren	34	36
Neurologische Tumorzentren	21	22
Gesamt	**934**	**1 009**

www.oncomap.de können sowohl niedergelassene Ärztinnen und Ärzte als auch ratsuchende Patientinnen die zertifizierten Zentren nach Nähe zum eigenen Wohnort suchen und Kontaktadressen direkt einsehen. Des Weiteren sind 82 onkologische Zentren mit 94 Standorten zertifiziert (www.onkozert.de). Zudem werden 13 onkologische Spitzenzentren durch die DKH gefördert (www.ccc-netzwerk.de).

Der **Patientinnenzugang** zu den zertifizierten Gynäkologischen Krebszentren erfolgte bisher nur durch Direkteinweisungen. Eine longitudinale Struktur der einheitlichen zertifizierten Versorgung mit entsprechender Langzeitdokumentation sowohl der hochgradigen Vorstufen wie auch der Karzinome, existiert derzeit in Deutschland nicht. Entsprechende Strukturen sollen nun für die beiden Karzinomentitäten Zervixkarzinom und Kolonkarzinom etabliert werden. Dieses wurde im Nationalen Krebsplan vorgeschlagen. Ausgehend von dem Votum der Zertifizierungskommission für Gynäkologische Krebszentren ist unter Federführung der DKG e. V., der Arbeitsgemeinschaft Gynäkologische Onkologie (AGO e. V.), der Arbeitsgemeinschaft Zervixpathologie & Kolposkopie (AG-CPC) und der DGGG e. V. das Zertifizierungssystem der gynäkologischen Dysplasie entstanden (www.onkozert.de).

Grundsätzlich wird zwischen der Zertifizierung einer gynäkologischen **Dysplasie-Sprechstunde**, welche personenbezogen ist, und der einer gynäkologischen **Dysplasie-Einheit**, welche sich sowohl auf Personen als auch auf die Einrichtung bezieht, unterschieden. Gemeinsam haben beide Formen, dass eine Kooperation mit einem nach DKG e. V. zertifizierten Gynäkologischen Krebszentrum nachgewiesen werden muss. Analog zu den weiteren Anforderungskatalogen des Zertifizierungssystems der DKG e. V. werden quantitative und qualitative Mindestmengen, z. B. für die Anzahl der dokumentierten Differenzialkolposkopien, gefordert. Darüber hinaus sind in der Zertifizierung auch Anforderungen an die verwendeten Leitlinien, Fort- und Weiterbildung, interdisziplinäre Zusammenarbeit in Tumorkonferenzen, Verfahrensbeschreibungen der Sprechstunden und die Studienteilnahme zusammengefasst. Zentraler Bestandteil zur Messung der Effektivität der Zertifizierung sind Qualitätsindikatoren bzw. Kennzahlen als spezifische und messbare Elemente zur Bewertung der Behandlungsqualität. Die Ergebnisse der Qualitätsindikatoren werden jährlich analysiert und geben einen transparenten Überblick über die Qualität der Behandlung. Nachdem das Zertifizierungssystem der Dysplasie-Einheiten erarbeitet worden ist, erfolgten zunächst Pilotzertifizierungen, um die Anforderungen in der Realität zu überprüfen. Seit Oktober 2014 werden die Dysplasie-Einheiten und Dysplasie-Sprechstunden flächendeckend etabliert.

Internationale Zertifizierungen

International sind Zertifizierungen von Genitalkrebszentren schon seit Jahren möglich, z. B. durch die European Society of Gynaecology Oncology (ESGO). Die **Kriterien** für ein European Gynecological Cancer Center beinhalten (www.esgo.org/explore/accreditations):

- den Nachweis von operativen Mindestzahlen,
- die Förderungen der Interdisziplinarität,
- die Qualitätssicherung,
- Ausbildungs- und Weiterbildungsstrukturen.

Die EUSOMA (European Society of Mastology) ist eine internationale Organisation, welche Brustkrebsspezialistinnen und -spezialisten aller Disziplinen repräsentiert. Die EUSOMA-

Leitlinien „The Requirements of a Specialist Breast Unit" behandeln die unterschiedlichen Aspekte bezüglich des Mammakarzinoms und sind Grundlage eines eigenen europäischen Zertifizierungssystems (Blamey u. Cataliotti 2006).

23.2.3 Probleme der Zentren und Zertifizierung

Auch wenn die Versorgung in zertifizierten Brustkrebszentren flächendeckend etabliert und in Bezug auf die Gynäkologischen Krebszentren zu erwarten ist, sind noch zahlreiche Probleme ungelöst. In mehreren Publikationen wurde bereits aufgezeigt, dass die Betreuung in zertifizierten Brustkrebszentren nicht adäquat vergütet wird, und Zuschläge von 1 288–1 646 € pro Fall für ein kostendeckendes Arbeiten in zertifizierten Strukturen notwendig wären (Beckmann et al. 2011a; Köckemann u. Lillteicher 2007; Wagner et al. 2007). Als problematisch erweist sich vor allem die **fehlende Erstattungsfähigkeit** bestimmter Kosten, u. a. Aufwendungen für die (Re)-Zertifizierung sowie Kosten für die Erfüllung obligater Qualitätskriterien. Diese Berechnungen sind sicherlich auf Gynäkologische Krebszentren übertragbar. Es existiert eine gesetzliche Grundlage für die Finanzierung der Mehrkosten von zertifizierten Zentrumsstrukturen (§ 5 Absatz 2 des KHEntgG) (Beckmann et al. 2011a, 2009). Danach besteht ein Anspruch auf einen Zuschlag, wenn ein Zentrum oder ein Schwerpunkt vorliegt. Allerdings müssen die erbrachten Leistungen explizit benannt werden und dürfen keine in jedem Krankenhaus anfallenden allgemeinen Leistungen sein (z. B. interdisziplinäre Tumorkonferenz, psychoonkologische Versorgung). Aktuell werden in Deutschland Zuschläge für zertifizierte Zentren je nach Region bzw. Bundesland noch sehr unterschiedlich gewährt. Es ist eine klare, bundesweit verbindliche Rechtsgrundlage erforderlich.

Die Tumordokumentation ist für Qualitätssicherung onkologischer Behandlungen sowie als Quelle zuverlässiger Information über die sektorübergreifende Versorgung essenziell. Ein wesentliches Problem der zertifizierten Zentren mit einem erheblichen Ressourcenbedarf stellt die **Einzel- und Mehrfachdokumentation** dar. Die klinischen Krebsregister sind hier eine wichtige Hilfe. Die Unterstützung der zertifizierten Zentren ist jedoch in Deutschland sehr heterogen, sodass diese häufig die Ergebnisqualität noch durch eigene Maßnahmen erheben müssen.

Am Beispiel der Mammakarzinomerkrankung wurde untersucht, welcher **Dokumentationsaufwand** und damit verbundener Ressourcenverbrauch besteht (Beckmann et al. 2015). Hierzu wurde die Versorgungskette bei Patientinnen mit primärem Mammakarzinom in standardisierter Erkrankungssituation von initialer Diagnostik bis Abschluss der Nachsorge definiert. Nach einer Pilotphase erfolgte mit Unterstützung des Bundesgesundheitsministeriums eine multizentrische Validierung. Die Dokumentationszeitpunkte wurden horizontal erhoben und mit Länge und Personalaufwand erfasst. Es zeigte sich, dass 62 % aller Dokumentationszeitpunkte im ambulanten Sektor stattfinden, während der Großteil der Dokumentation durch die stationären Einrichtungen erfolgt – den zertifizierten Zentren. Das ärztliche Personal hat einen Anteil von 57 % der Dokumentationskosten. Innerhalb der Versorgungskette haben insbesondere die Durchführung von Systemtherapien und Strahlentherapien als auch interdisziplinäre Tumorkonferenzen einen relevanten Einfluss auf den Dokumentationsaufwand. Je Zentrum entstehen Kosten von 352,82–1 084,08 EUR für den Gesamtablauf der Behandlung von Erstdiagnose bis Abschluss der Nachsorge. In nichtzertifizierten Zentren zeigt sich demgegenüber ein reduzierter Aufwand und somit geringere Kosten. Die Ergebnisse der Analyse präsentieren eindrucksvoll die Notwendigkeit der Reduktion des Dokumentationsaufwandes – insbesondere für die ärztliche Profession, die kostenintensivste Berufsgruppe im Gesundheitswesen. Da von einer Qualitätsverbesserung durch die Zertifizierung mit ihren speziellen Anforderungen auszugehen ist, ergibt sich die Forderung nach einer adäquaten Vergütung für die Dokumentation. Des Weiteren ist es erforderlich, eine reduzierte Anzahl an Variablen für die Qualitätssicherung zentral festzulegen und eine flächendeckende berufsübergreifende Dokumentation zu erreichen. Investitionen in einen einheitlichen Datensatz und in Schnittstellenoptimierungen der vorhandenen Dokumentationssysteme sollten erfolgen.

23.2.4 Chancen der Zentren und Zertifizierung

Marketingeffekte

Im aktuell sich stetig verändernden Gesundheitssystem mit zunehmendem wirtschaftlichem Druck werden Patientinnenbindung und -gewinnung immer wichtiger. Eine Voraussetzung für den Einsatz von zertifizierten Zentren als Marketinginstrument ist ein **Bewusstsein für die Funktion** als auch das Vorhandensein eines Zentrums. Im Rahmen einer Erhebung mit 1 073 Patientinnen waren 78,2 % der Patientinnen eines Brustkrebszentrums mit der Definition eines zertifizierten Zentrums vertraut (Lux et al. 2009). Im Vergleich zu geburtshilflichen Patientinnen war den onkologischen Patientinnen die Behandlung in einem Zentrum hochsignifikant 7-mal wichtiger (Lux et al. 2011a).

In einer weiteren multizentrischen Studie wurde zudem die **Zahlungsbereitschaft** von 2 469 gynäkologischen und geburtshilflichen Patientinnen untersucht, um den Wert der Betreuung in einem zertifizierten Zentrum zu ermitteln (Thiel et al. 2013). Insgesamt waren 53,4 % der Patientinnen mit den zertifizierten Zentren vertraut und 27,4 % kannten die genaue Definition (Geburtshilfe 40,0 %/32,3 %, Mammakarzinom 66,8 %/23,2 %, gynäkologische Onkologie 54,7 %/27,3 %; $p < 0{,}001$). Für 43,8 % der Patientinnen war das Vorhandensein des zertifizierten Zentrums einer der Hauptgründe der Krankenhauswahl (Geburtshilfe 26,2 %, Mammakarzinom 66,8 %, gynäkologische Onkologie 46,6 %; $p < 0{,}001$). 72,6 % der Patientinnen befürworteten eine qualitätsabhängige Vergütung und 69,7 % einen Zuschlag für zertifizierte Zentren in einer Höhe von durchschnittlich 538,56 EUR. Jede dritte Patientin würde dafür sogar einen Zuschlag der Kassenbeiträge akzeptieren. Zudem waren 28,3 % der Patientinnen dafür, dass nichtzertifizierte Zentren einen Abschlag erhalten.

Der Kenntnisstand über zertifizierte Organkrebszentren ist hoch und kann sicherlich im Sinne des Marketings wirksam sein.

Optimierung der Versorgung mit Verbesserung der Ergebnisqualität

Grundsätzlich wird die Spezialisierung mit Zentrumsbildung und Zertifizierung als Möglichkeit aufgeführt, die Qualität der Diagnostik und Therapie zu sichern und zu verbessern. In der Literatur sind dazu jedoch insgesamt nur wenige Studien verfügbar und zeigen deutliche Limitationen, z. B. fehlende Kontrollgruppen. Die Zentrumsbildung oder Zertifizierung war nie ein direkt untersuchter Parameter (Lux et al. 2011b). Der Einfluss auf die Ergebnisqualität zertifizierter Brustkrebszentren wurde von Beckmann et al. (2011b) untersucht. Die Daten von 3940 Mammakarzinompatientinnen aus zertifizierten und nichtzertifizierten Behandlungseinheiten konnten aufzeigen, dass Patientinnen, welche in einem zertifizierten Brustkrebszentrum behandelt werden, ein hochsignifikant um **30% besseres Gesamtüberleben** nach 4 Jahren haben. Ähnliche Ergebnisse konnten anhand einer unizentrischen Erhebung des Brustzentrums des Universitätsklinikums Heidelberg präsentiert werden (Heil et al. 2012).

Abweichende Daten berichtete die Arbeitsgruppe des Münchner Tumorregisters (Schrodi et al. 2015). Diese analysierten, ob durch die Zertifizierung einer Klinik das Langzeitergebnis verbessert wird. Hierzu wurden 32789 Patientinnen mit einem operierten Mammakarzinom zwischen 2004 und 2010 ausgewertet. Für Patientinnen unter 75 Jahren konnte kein signifikanter Nutzen durch die Zertifizierung nachgewiesen werden. Allerdings zeigte sich bei älteren Patientinnen ein verbessertes Überleben (adjustierte HR 0,77; 95% CI 0,68–0,87). Dieses führten die Autoren auf eine Selektion nach Komorbiditäten und Allgemeinzustand zurück. Allerdings kann auch die leitlinienkonforme Therapie in den zertifizierten Zentren ursächlich sein, welche jährlich durch die externen Auditoren überwacht wird.

Dass die **Leitlinienkonformität** zu einer besseren Ergebnisqualität führt, wurde bereits in einer retrospektiven Analyse zur Adhärenz der S3-Leitlinie Mammakarzinom im Rahmen des BRENDA-Projektes anhand von 3976 Patientinnen mit einem primären Mammakarzinom in den Jahren 2001–2005 darstellt (Wöckel et al. 2010). 71,4% der Patientinnen wurden adhärent in Bezug auf die Indikation zur Chemotherapie behandelt. Im Falle der Abweichung von den Leitlinienempfehlungen zeigte sich ein signifikant reduziertes rezidivfreies Überleben (HR 2,20; 95% CI 1,74–2,79, $p < 0{,}001$) als auch Gesamtüberleben (HR 2,57, 95% CI 1,96–3,37, $p < 0{,}001$). Adjustiert nach Alter, Tumorgröße, Nodalstatus und Grading ließ sich in Bezug auf das Gesamtüberleben eine HR von 2,44 (95% CI 1,85–3,21) bei 1–2 Abweichungen von der Leitlinie und eine HR von 4,34 (95% CI 2,90–6,50) bei 3 und mehr Abweichungen nachweisen. Somit ist in der adjuvanten Situation die Leitlinientreue im erweiterten Sinne ein prädiktiver Faktor für das Überleben. Dieses gilt zudem für den Behandlungsort. Des Weiteren zeigt die oben genannte Analyse von Schrodi et al. (2015) die Limitation auf, dass die Kliniken über den zeitlichen Verlauf beobachtet wurden, also vor und nach durchgeführter Zertifizierung, sodass die Ergebnisse durch die für die erfolgreiche Zertifizierung bereits vorher vorhandenen Strukturen und Prozesse beeinflusst werden. Ein Vergleich mit Kliniken, die sich aufgrund von Fallzahl oder Struktur nie zertifizieren lassen konnten, fehlt.

Mit den vorliegenden Daten zur Verbesserung der Prozess- und Ergebnisqualität kann insgesamt von einer deutlichen Kosteneffektivität der zertifizierten Zentren aus Sicht des Gesundheitswesens ausgegangen werden.

Der Nationaler Krebsplan als große Chance

Hintergrund des durch das Bundesministerium für Gesundheit (BMG), die DKG e.V., die DKH e.V. und die Arbeitsgemeinschaft Deutscher Tumorzentren e.V. (ADT) initiierten Nationalen Krebsplanes ist die weiterhin **hohe Krebsneuerkrankungsrate** in Deutschland (Beckmann u. Lux 2012; BMG 2012). Der Nationale Krebsplan verfolgt unter der Mitarbeit der Fachgesellschaften und Vertretern politischer Organisationen das Ziel, die Versorgung von Patientinnen und Patienten mit einer Krebserkrankung weiter zu optimieren. Die Steuerungsgruppe hat interdisziplinäre Expertengruppen für vier Handlungsfelder berufen. Zu den zu bearbeitenden Handlungsfeldern gehören:

1. Weiterentwicklung der Krebsfrüherkennung,
2. Weiterentwicklung der onkologischen Versorgungsstrukturen und der Qualitätssicherung,
3. Sicherstellung einer effizienten onkologischen Behandlung,
4. die Stärkung der Patientenorientierung bzw. -information.

Mit Hinblick auf die weit vorangeschrittene strukturelle Versorgung in der Senologie bzw. gynäkologischen Onkologie stellt sich die Frage, inwieweit der Nationale Krebsplan für diese relevant sein kann.

Generell sind Zentrumsbezeichnungen keine gesetzlich geschützten Begriffe. Mit der Definition des Zentrumsbegriffs durch den Nationalen Krebsplan wird dieses nun von gesundheitspolitischer Seite gestärkt (Handlungsfeld 2).

Die **leitliniengerechte Therapie** ist eine fachliche Anforderung an zertifizierte Zentren. Der Wert der Leitlinien wird durch den Nationalen Krebsplan gesteigert. Das von der Arbeitsgemeinschaft der Wissenschaftlichen Medizinischen Fachgesellschaft (AWMF), der DKH e. V. und der DKG e. V. aufgelegte Onkologische Leitlinienprogramm (OL) dient der Erarbeitung von S3-Leitlinien für die verschiedensten Tumoridentitäten. Ziel ist es hier, sowohl organspezifische, wie aber auch organübergreifende Leitlinien zu definieren, um somit nachvollziehbare Versorgungsstandards zu implementieren, als auch bestehende Leitlinien weiterzuentwickeln. Durch den Gesetzgeber unterstützte Leitlinien vermögen in Zukunft onkologische Therapieentscheidungen zu stärken und die Angst vor Regressen zu reduzieren – betreffen also somit direkt den klinischen Alltag im zertifizierten Zentrum.

In zertifizierten Zentren bedeuten die Qualitätssicherung und Dokumentation einen enormen Ressourcenverbrauch. Dieser Aspekt wurde nun im Rahmen des Nationalen Krebsplanes aufgegriffen, indem die aussagekräftige **onkologische Qualitätsberichterstattung** für die Leistungsbringer, die Entscheidungsträger und die Patientinnen und Patienten gefordert wird (BMG 2012). Als erforderliches Instrument werden die klinischen Krebsregister benannt, welche bundesweit ausgebaut werden. Dieses hat weiterreichende positive Folgen für die zertifizierten Zentren.

23.2.5 Fazit

Es ist unbestritten, dass wir im Zeitalter der zertifizierten Zentren leben. Auch wenn die Zentrumsbildung mit nachfolgender Zertifizierung mit deutlichen Ressourcen verbunden ist, bestehen neben der onkologischen Qualitätsverbesserung zahlreiche Chancen für die geschaffenen Strukturen.

Literatur

Beckmann MW, Adler G, Albers P et al. Onkologie Dreistufenmodell optimiert Behandlung unter Kostendeckung. Wie die künftigen Strukturen der onkologischen Versorgung in Deutschland aussehen sollten. Dtsch Arztebl 2007; 104: A-3004/B-2644/C-2562.

Beckmann MW, Bader W, Bechtold I et al. Finanzierung und finanzielle Probleme von Leistungen und Strukturen im Fachgebiet Gynäkologie und Geburtshilfe im Jahr 2011 – allgemeine Aspekte und geburtshilfliche Versorgung. II. Artikel der Finanzierungskommission der DGGG e. V. – Teil I. Geburtsh Frauenheilk 2011a; 71: 497–510.

Beckmann MW, Bani MR, Loehberg CR et al. Are Certified Breast Centers Cost-Effective? Breast Care 2009; 4: 245–50.

Beckmann MW, Brucker C, Hanf V et al. Quality assured health care in certified breast centers and improvement of prognosis of breast cancer patients. Onkologie 2011b: 34; 362–67.

Beckmann MW, Lux MP. Nationaler Krebsplan – Bedeutung für die gynäkologische Onkologie. Gynäkologe 2012; 45: 218–22.

Beckmann MW, Sell CS, Aydogdu M et al. Dokumentationsaufwand und damit verbundene Ressourcen bei Patientinnen mit einem Mammakarzinom – von der Primärdiagnose bis zur Abschluss der Nachsorge – Ergebnisse der multizentrischen Erhebung. Gesundheitswesen 2015 (e-pub ahead of print) doi: 10.1055/s-0035-1554707.

Blamey RW, Cataliotti L. EUSOMA: the requirements of a specialist breast unit; first revision in European guidelines for quality assurance in breast screening and diagnosis, 4th ed. European Communities 2006: 343–54.

BMG (Bundesministerium für Gesundheit). Nationaler Krebsplan. Januar 2012. www.bundesgesundheitsministerium.de/fileadmin/dateien/Publikationen/Praevention/Broschueren/Broschuere_Nationaler_Krebsplan_-_Handlungsfelder__Ziele_und_Umsetzungsempfehlungen.pdf (Zugriffsdatum: 02.03.2016).

Heil J, Gondos A, Rauch G et al. Outcome analysis patients with primary breast cancer initially treated at a certified academic breast unit. Breast 2012; 21: 303–8.

Köckemann M, Lillteicher F. Entgeltverhandlungen 2007 – folgt das Geld der Qualität? Die bislang ausgebliebene Finanzierung zusätzlicher Strukturqualität von Brustzentren in Nordrhein-Westfalen. Das Krankenhaus 2007; 5: 439–45.

Lux MP, Fasching PA, Bani MR et al. Marketing von Brust- und Perinatalzentren – Sind die Patientinnen mit dem Produkt „zertifiziertes Zentrum" vertraut? Geburtsh Frauenheilk 2009; 69: 1–7.

Lux MP, Fasching PA, Schrauder M et al. The age of centers: the influence of establishing specialized centers on patients' choice of hospital. Arch Gynecol Obstet 2011a; 283: 559–68.

Lux MP, Hildebrandt T, Bani MR et al. Gesundheitsökonomische Aspekte und finanzielle Probleme in den zertifizierten Strukturen des Fachgebietes. Gynäkologe 2011b; 44: 816–26.

Merten M, Gerst T. Der Sinn erschließt sich erst mit dem Praktizieren. Deutsches Ärzteblatt 2007; 104: B1513–6.

Neubauer G, Minartz C. Zentrierte Versorgung – Ziele und Optionen. In: Klauber J, Robra BP, Schellschmidt H (Hrsg). Krankenhaus-Report 2008/2009 (Schwerpunkt: Versorgungszentren). Stuttgart: Schattauer 2009; 3–16.

Quante S. Das Krankenhaus in neuen Versorgungskonstellationen – Kooperationen und Netzwerke. In: Debatin JF, Schulte B (Hrsg). Krankenhausmanagement. Berlin: Medizinisch Wissenschaftliche Verlagsgesellschaft 2010; 92.

Schrodi S, Tillack A, Niedostatek A et al. No Survival Benefit for Patients with Treatment in Certified Breast Centers-A Population-based Evaluation of German Cancer Registry Data. Breast J 2015; 21: 490–500.

Thiel FC, Scharl A, Hildebrandt T et al. Financing of certified centers: a willingness-to-pay analysis. Arch Gynecol Obstet 2013; 287: 495–509.

Wagner S, Ganslandt T, Keiling CM et al. Ist ein Brustzentrum finanzierbar? – Ein Kalkulationsmodell für das Universitäts-Brustzentrum Franken (UBF). Geburtsh Frauenheilk 2007; 9: 966–73.

Wesselmann S, Follmann M. Leitlinien und Zertifizierung im DKG-Qualitätszirkel. Forum 2011; 3: 15–7.

Wöckel A, Kurzeder C, Geyer V et al. Effects of guideline adherence in primary breast cancer-a 5-year multicenter cohort study of 3976 patients. Breast 2010; 19: 120–7.

Sachverzeichnis

Stichworte aus Abbildungen und Tabellen sind mir *kursiver* Seitenzahl gekennzeichnet.

A

B

C

D

N

O

P